Neurologie
und Psychiatrie

Neurologie und Psychiatrie

für Krankenpflegeberufe

Wolfgang Arns · Kurt-Alphons Jochheim
Helmut Remschmidt
unter Mitarbeit von
Walter F. Haupt und Frank Thun

mit 186 Prüfungsfragen

6., überarbeitete Auflage
74 Abbildungen, 14 Tabellen

1989
Georg Thieme Verlag Stuttgart · New York

Dr. med. Wolfgang Arns, Zülpicher Straße 407, 5000 Köln 41

Prof. Dr. med. Kurt-Alphons Jochheim
Rehabilitationszentrum der Universität zu Köln (emer.)
Lindenburger-Allee, 5000 Köln 41

Prof. Dr. med. Dr. phil. Helmut Remschmidt
Leiter der Klinik und Poliklinik für Kinder- und Jugendpsychiatrie Universität Marburg
Hans-Sachs-Straße 6, 3550 Marburg

Prof. Dr. med Walter F. Haupt, Universitäts-Nervenklinik Köln

Akad. Oberrat Dr. med. Frank Thun, Radiolog. Institut und Poliklinik der Universität zu Köln, Josef-Stelzmann-Str. 9, 5000 Köln 41

CIP-Kurztitelaufnahme der Deutschen Bibliothek

Arns, Wolfgang:
Neurologie und Psychiatrie : für Kranken-
pflegeberufe ; mit 186 Prüfungsfragen /
Wolfgang Arns ; Kurt-Alphons Jochheim ;
Helmut Remschmidt. – 6., überarb. Aufl. –
Stuttgart ; New York : Thieme, 1989.

NE: Jochheim, Kurt-Alphons:; Remschmidt,
Helmut:

Wichtiger Hinweis: Medizin als Wissenschaft ist ständig im Fluß. Forschung und klinische Erfahrung erweitern unsere Kenntnisse, insbesondere was Behandlung und medikamentöse Therapie anbelangt. Soweit in diesem Werk eine Dosierung oder eine Applikation erwähnt wird, darf der Leser zwar darauf vertrauen, daß Autoren, Herausgeber und Verlag größte Mühe darauf verwandt haben, daß diese Angabe genau dem **Wissensstand bei Fertigstellung des Werkes** entspricht. **Dennoch ist jeder Benutzer aufgefordert,** die Beipackzettel der verwendeten Präparate zu prüfen, um in eigener Verantwortung festzustellen, ob die dort gegebene Empfehlung für Dosierungen oder die Beachtung von Kontraindikationen gegenüber der Angabe in diesem Buch abweicht. Das gilt besonders bei selten verwendeten oder neu auf den Markt gebrachten Präparaten und bei denjenigen, die vom Bundesgesundheitsamt (BGA) in ihrer Anwendbarkeit eingeschränkt worden sind. Benutzer außerhalb der Bundesrepublik Deutschland müssen sich nach den Vorschriften der für sie zuständigen Behörde richten.

1. Auflage 1970
2. Auflage 1972
3. Auflage 1975
4. Auflage 1978
5. Auflage 1983

Printed in Germany
Satz: Mühlberger GmbH, Gersthofen, gesetzt auf Linotype System 4 (202)
Druck: Clausen & Bosse, Leck

ISBN 3-13-453606-4 1 2 3 4 5 6

Vorwort zur 6. Auflage

Die Fortschritte auf dem Gebiet der Diagnostik und Therapie in der Nervenheilkunde haben in den letzten Jahren sowohl das ärztliche Vorgehen als auch die pflegerischen und therapeutischen Ansätze so verändert, so daß eine Neuauflage des zuerst im Jahre 1970 veröffentlichten Taschenbuches dringend notwendig erschien. Auch diesmal sind durch neue bildgebende und elektrodiagnostische Verfahren differentialdiagnostisch schwierige Zuordnungen überzeugender gelungen und damit zuverlässigere Krankheitsprognosen möglich geworden.

Der wichtige Schritt von der naturwissenschaftlichen Deutung der Krankheit zur Behandlung und Pflege kranker Menschen ist in allen Bereichen versucht worden. Dies ist gerade auch für die unterschiedlichen Mitarbeiter im Behandlungsteam von Bedeutung, weil sie im intensiven Umgang mit den ihnen anvertrauten Patienten häufig mehr noch als der Arzt um Rat gefragt werden.

Die Autoren haben sich bemüht, eine Verständnisbrücke zwischen den Ärzten und ihren Mitarbeitern zu schaffen, die ältere Schüler ebenso wie berufserfahrene Fachkräfte sinnvoll nutzen können.

Herrn Udo Frost und dem Georg Thieme Verlag sind wir für die Umsetzung zahlreicher Anregungen in mühevolle Korrekturen zu besonderem Dank verpflichtet.

Köln und Marburg, im Frühjahr 1989

Wolfgang Arns
Kurt-Alphons Jochheim
Helmut Remschmidt

Vorwort zur 1. Auflage

Es gibt eine Reihe guter und eingeführter Lehrbücher der Krankenpflege und auch der Krankheitslehre für Schwestern. Die unumgehbare Aufgliederung der Medizin in Spezialgebiete verlangt jedoch in zunehmendem Maße auch eine spezielle Anleitung für die Krankenpflege in den einzelnen Disziplinen. Dies ist zum Teil schon in angemessener Form geschehen. Langjährige eigene Erfahrungen in der Klinik und die Lehrtätigkeit an Krankenpflegeschulen rechtfertigen den Plan, auch für das Fachgebiet der Neurologie und Psychiatrie den Schwestern und Pflegern ein Lehrbuch an die Hand zu geben, zumal mancherorts wegen des Fehlens einer entsprechenden Fachabteilung im Hause die Unterrichtung noch recht unzureichend erfolgt.
Es soll daher versucht werden, die wichtigen Krankheitsbilder aus dem Gebiet der Neurologie und der Psychiatrie darzustellen. Der Verzicht auf Vollständigkeit der Nosologie und auf Raritäten möge den Zugang zu diesem schwierigen Fachgebiet erleichtern. Die besonderen pflegerischen Aufgaben werden hervorgehoben. Der breite Raum, der einer Beschreibung der Untersuchungsmaßnahmen und Befunde gegeben wurde, soll Schwestern und Pfleger nicht zu eigener diagnostischer Aktivität anregen, sie vielmehr zu kundigen Mitarbeitern und nicht nur gehorsamen Gehilfen des Arztes machen. Oft richten sich die ersten Fragen nach der Art und dem „Warum" der Untersuchungen an das Pflegepersonal auf der Station, und die vernünftige Auskunft vermag dem Kranken Sorge zu nehmen und Vertrauen zu vermitteln.
Neben den in erster Linie angesprochenen Schwestern und Pflegern kann das Buch auch ohne Zweifel allen jenen ein Ratgeber und eine Orientierungshilfe sein, die als Krankengymnastinnen, Heilpädagogen oder Sozialarbeiter vor neurologischen und psychiatrischen Krankheitsbildern stehen.
Für Kritik und Vorschläge, die dem Ziel des vorliegenden Buches dienen können, werden sich die Autoren aufgeschlossen und dankbar zeigen.
Bereits jetzt gilt unser Dank für Mitarbeit und Hilfe Fräulein Gisela Scheumann, Köln.
Die bewährte Sorgfalt bei der Herstellung und Ausstattung des Buches gewährleisteten die Mitarbeiter des Georg Thieme Verlags unter Herrn Dr. med. h. c. Günther Hauff.

Köln, im Herbst 1969

W. Arns
K.-A. Jochheim
H. Remschmidt

Anleitung zu den Prüfungsfragen

Seit der 4. Auflage wird dieses Taschenbuch um Prüfungsfragen ergänzt, damit der Leser seinen Lernerfolg kontrollieren kann. Die Prüfungsfragen stehen, fortlaufend numeriert, am Ende. Für jede Frage werden fünf Antwortmöglichkeiten angeboten (a bis e). Es kann eine, es können aber auch mehrere oder alle Antworten richtig sein.

Die richtigen Antworten finden sich, wiederum fortlaufend numeriert und getrennt für Neurologie und Psychiatrie, am Ende des Buches vor dem Sachverzeichnis.

Inhaltsverzeichnis

Einführung in die Nervenheilkunde

Die Neurologie als Lehre von den Krankheiten und Verletzungsfolgen des zentralen und peripheren Nervensystems und die Psychiatrie als Lehre von den geistig-seelischen Störungen und ihrer Behandlung werden in diesem Buch bewußt gemeinsam dargestellt, weil die Überschneidungen und Berührungspunkte beider Fächer so zahlreich sind, daß die nervenärztliche Tätigkeit ausreichende Kenntnisse in beiden Bereichen verlangt.

So war es naheliegend, auch das in den Institutionen der Gesundheitsversorgung tätige Krankenpflegepersonal in ganzer Breite und unter einheitlichen Aspekten mit den besonderen Problemen der Nervenheilkunde vertraut zu machen, obwohl inzwischen eine weitgehende Trennung erfolgt ist.

Die hier darzustellenden medizinischen Fachgebiete haben stets neben der Verantwortung im Rahmen der Beratung und Behandlung des einzelnen Patienten in besonderem Maße auch gesellschaftliche Funktionen erfüllen müssen und werden daher häufig in der Rechtspflege, bei der Würdigung sozialer Ansprüche und selbst im Straßenverkehr zur Abgabe eines Sachverständigenurteils aufgefordert, das die Wünsche des einzelnen und die Belange der Gemeinschaft gegeneinander abzugrenzen behilflich ist. Ein Teil dieser Rechtsmaterie ist zum besseren Verständnis am Schluß dieses Buches eigens erwähnt.

Diese Funktion der Nervenheilkunde ist auch Anlaß für die besonders heftigen politischen Auseinandersetzungen, denen das Fach von jeher ausgesetzt war. Regierungen und Gruppen mit ideologischem Anspruch haben sich stets bemüht, insbesondere die Psychiatrie zu einem gefügigen Werkzeug ihrer politischen Aktivität zu machen. Zuweilen wird sogar behauptet, psychische Auffälligkeiten seien generell lediglich das Symptom einer „kranken“ Gesellschaft und könnten nur durch radikalen Sturz der gegenwärtigen gesellschaftlichen Ordnung „geheilt“ werden.

Solche in Wort und Schrift vorgetragenen Auffassungen geben Anlaß, zunächst einmal zum Krankheitsbegriff Stellung zu nehmen, der ja in der Nervenheilkunde heftigen Kontroversen unterliegt. Die Modellvorstellung der Krankheit als ein regelwidriger Zustand körperlicher Funktionen mit nachweisbarer Ursache und durchschaubarer Pathogenese ist gerade in der Nervenheilkunde häufig nicht anwendbar und zwingt zur stärkeren Bewertung des subjektiven Leidenszustandes. Gerade die sog. psychosomatischen Störungen haben sichtbar gemacht, wie stark das psychophysische Gleichgewicht, das wir Gesundheit nennen, störbar ist und in welchem Umfang durch solche Störungen sogar nachweisbare körperliche Veränderungen eintreten.

Andererseits können körperliche Störungen unzweifelhaft auch die seelischen Funktionen in Mitleidenschaft ziehen. Krankheit im weiteren Sinne, die beispielsweise ärztliche Leistungen erforderlich macht, ist also eine Störung des psychophysischen Gleichgewichtes, entstanden durch eine Beeinträchtigung des Körpers und seiner Funktionen oder durch eine Beeinträchtigung der Persönlichkeitsentwicklung, aber auch durch besondere für den einzelnen untragbare soziale Verhältnisse. In allen drei Fällen können mit dem gestörten Gleichgewicht auch Krankheitssignale auftreten, die der Klärung, Zuordnung und sinngemäßen Behandlung zugeführt werden müssen, und zwar in dem Bereich, von dem die Störung ausgeht.

Mit chirurgischen, chemotherapeutischen oder physiotherapeutischen Mitteln, soweit der Körper erkrankt ist, mit psychotherapeutischen Hilfen, soweit die Persönlichkeitsentwicklung ein Defizit aufweist, und mit sozialen Hilfen, wenn die Störfaktoren in ungünstigen Milieuverhältnissen liegen.

Wieweit bei einem derartig weit gefaßten Krankheitbegriff die Mittel der sozialen Sicherheit eingesetzt werden müssen, hängt von der korrekten Beurteilung des Arztes ab. Hier sind zur Zeit Diskussionen noch nicht abgeschlossen, ob beispielsweise „Studienversagen" Krankheit im Sinne der RVO ist und psychotherapeutische Hilfen erforderlich macht, oder ob besser Nachhilfeunterricht gegeben oder gar das Berufsziel gewechselt werden sollte. Die wenigen Beispiele mögen hinreichen, um deutlich zu machen, daß Überlegungen zum Krankheitsbegriff gleichzeitig auch weitreichende sozialrechtliche Folgen haben und nicht im Rahmen einer scheinbar nur akademischen Diskussion Entscheidungen gefällt werden können, die an sich politischer Natur sind, nämlich das Ausmaß des Versicherungsschutzes festzulegen, das dem Bürger gewährt wird und das er auch zu bezahlen bereit und in der Lage ist.

Die Annahme einer Krankheit löst durchweg Leistungen der gesetzlichen Krankenversicherung aus. Dies kann in Form von Heilbehandlung, Krankenhauspflege, Behandlungspflege oder Krankengeldgewährung erfolgen. Auch die sonstigen Leistungen der Sozialversicherung machen zumeist eine ärztliche Mitwirkung erforderlich. Dies gilt für die Beurteilung der Berufs- und Erwerbsfähigkeit im Rahmen der gesetzlichen Rentenversicherung, für die Verfügbarkeit auf dem allgemeinen Arbeitsmarkt im Rahmen des Arbeitsförderungsgesetzes und für die Einschätzung der Minderung der Erwerbsfähigkeit bei der Kriegsopferversorgung und der gesetzlichen Unfallversicherung. Krankheit und Behinderung sind also nicht nur individuelles Schicksal, sondern enthalten auch ein Stück kollektiver Verantwortung im Rahmen der Versicherungsgemeinschaft.

Neurologie

Untersuchungsmethoden

Vorgeschichte

Die Kenntnis der Krankheitsvorgeschichte ist neben dem Untersuchungsbefund für den Arzt in fast allen Fällen wesentliche Voraussetzung für eine zutreffende Diagnose. Die Erhebung dieser *Anamnese* ist bei neurologischen Krankheiten oft besonders schwierig, weil das Nervensystem alle Körperorgane durchdringt und deshalb an den verschiedensten Stellen zu Störungen führen kann, die oftmals nicht sogleich als Ausdruck einer Nervenkrankheit erkannt werden. Nur die Beherrschung des Fachgebietes und ein geduldiges Fragen gewährleisten eine zuverlässige Anamnese. Dabei ist die Ausführlichkeit des Fragens und das Interesse an scheinbar belanglosen Einzelheiten niemals Ausdruck der Neugier, sondern unabdingbar für die richtige Deutung der Beschwerden und Symptome.

Die Anamnese erfragt man vom Kranken selbst. Ist dies nicht möglich, weil der Kranke bewußtlos ist, andere geistig-seelische Störungen oder eine Sprachlähmung bestehen, bleibt man zunächst auf die *Fremdanamnese* angewiesen, auf Angaben zur Vorgeschichte, wie sie von Angehörigen, Arbeitskollegen oder auch Freunden gemacht werden können, die etwa das plötzliche Einsetzen von Krankheitszeichen beobachteten. Aber auch beim geistig-seelisch unauffälligen Patienten ergibt die Fremdanamnese manchmal wichtige Gesichtspunkte.

Eine verbindliche Technik der Anamneseerhebung gibt es nicht. Die Reihenfolge, in der die Fragen gestellt werden, wird nicht immer die gleiche sein. Wichtig ist die Vollständigkeit der Vorgeschichte. Es interessieren *Nerven- und Geisteskrankheiten in der Familie,* da manche dieser Erkrankungen einem bekannten Erbgang folgen. Der *Ablauf der Geburt,* aber auch die voraufgegangene Schwangerschaft der Mutter und die *frühkindliche Entwicklung* weisen nicht selten auf eine Schädigung des Nervensystems hin. Wichtig sein können Erkrankungen, Operationen, Infektionskrankheiten und Unfälle in der Vorgeschichte auch dann, wenn sie zunächst keinen Zusammenhang mit dem aktuellen Krankheitsgeschehen erkennen lassen. Ganz besondere Aufmerksamkeit verdient dann die spezielle Vorgeschichte oder Krankheitsanamnese. Hier wird sehr genau der Beginn der Beschwerden, der Ort ihres ersten Auftretens, ihre Art und ihre weitere Entwicklung erfragt. Die akuten Beschwerden sollen möglichst plastisch geschildert werden. Hierher gehört auch der Bericht über Erfolg oder Mißerfolg vorausgegangener Behandlungsmaßnahmen. Angaben über Schlaf und Appetit, eine mögliche Änderung des Körpergewichtes, über Blasen-, Darm- und Sexualfunktionen dürfen ebensowenig fehlen wie Fragen nach Geschlechtskrankheiten, nach Alkoholkonsum und Arzneimittelverbrauch. Berufliche, wirtschaftliche und familiäre Lebenssituation werden besprochen. Verfügbare Unterlagen über frühere Untersuchungen sollten die Anamnese ergänzen.

Allgemeiner und interner Befund

Jeder speziellen neurologischen Untersuchung geht eine Erhebung des *Allgemeinbefundes* und eine Erfassung der wichtigsten *internen Befunde* voraus.

Erfaßt werden bei der ersten Inspektion Zeichen äußerer *Verletzungen* (Wunden, Narben), *Mißbildungen* und *Deformitäten* und – vor allem bei Bewußtseinsgestörten – Hinweise auf voraufgegangenes *Erbrechen, Einnässen* oder *Einkoten* sowie die Zeichen der *Verwahrlosung.*

Grundsätzlich zu untersuchen sind der *Ernährungszustand* (Größe und Gewicht), die *Beschaffenheit von Haut* und *Schleimhäuten* (Durchblutung, Exantheme, Ikterus, Ödeme), die *Körpertemperatur, Pulsfrequenz, Blutdruck* und *Atmung.* Die Perkussion und Auskultation von *Herz* und *Lungen* gehören ebenso zur Befunderhebung wie die Palpation der *Bauchorgane.* Nach Möglichkeit sollten die wichtigsten *Laborbefunde* (Blutsenkungsgeschwindigkeit, Blutbild, qualitative Untersuchung des Harns auf Eiweiß, Zucker und Gallenfarbstoffe und eine mikroskopische Betrachtung des Harnsedimentes den Allgemeinbefund ergänzen.

Neurologische Untersuchung

Die neurologische Untersuchung erfolgt nach einem festen Plan und stets vollständig. Der Untersucher benötigt dazu einen Reflexhammer, eine bewegliche, ausreichend starke Lichtquelle (Taschenlampe), einen Augenspiegel und eine Sicherheitsnadel sowie für differenziertere Untersuchungsmaßnahmen Geruchs- und Geschmacksproben, eine Stimmgabel und je ein Glasröhrchen mit Eis und heißem Wasser zur Prüfung des Temperaturempfindens.

Zunächst wird die Beweglichkeit des Kopfes geprüft, die durch eine *Nakkensteifigkeit (Meningismus)* eingeschränkt sein kann. Dann folgt die Untersuchung der *Hirnnerven,* zumeist in der Reihenfolge ihrer bekannten Numerierung. Es schließt sich die Prüfung von *Motilität, Sensibilität* und *Reflexen* an, die Untersuchung der *Koordination* und der *Sprache* und schließlich die Erforschung der *vegetativen Funktionen.* Zur vollständigen neurologischen Untersuchung gehört auch die Erhebung des psychischen Befundes.

Nach der Anamnese, der Erstellung des allgemeinen und internen sowie des speziellen neurologischen und des psychischen Befundes folgen unter bestimmten Fragestellungen die *Zusatzuntersuchungen der Neurologie.* Art und Anzahl dieser Zusatzuntersuchungen und ihre Reihenfolge werden von den differentialdiagnostischen Erwägungen bestimmt.

Unter der „*Differentialdiagnose*" ist eine Anzahl von Diagnosen zu verstehen, die aufgrund der neurologischen Untersuchung für den dabei erhobenen Befund in Frage kommen. Ziel der Zusatzuntersuchungen und der differentialdiagnostischen Erwägungen ist es, aus dieser Gruppe der möglichen oder wahrscheinlichen Diagnosen schließlich die richtige herauszufinden, d. h., den neurologischen Befund durch zusätzliche Untersuchungsergebenisse so zu ergänzen, daß Beschwerden und Symptome der Erkrankung erklärt werden können.

Hirnnerven

N. olfactorius (I). Seine Funktion wird geprüft, indem man dem Untersuchten aromatische Geruchsstoffe vorhält. Selbst wenn keine Erkrankung der Nasenschleimhaut (auch Schnupfen) vorliegt, werden die einzelnen Geruchsstoffe (geeignet sind z. B. Kaffee, Bittermandel, Fichtennadel, Rosenöl) nicht immer richtig benannt, aber schon die Mitteilung, zwar könne der Stoff im Augenblick nicht genau angegeben werden, erinnere aber etwa an Marzipan, genügt, um eine intakte Funktion des *Geruchsvermögens* anzunehmen, zumal dann, wenn bei einer Leerprobe nichts gerochen wird. Der Verlust des Geruchsvermögens heißt *Anosmie.*

N. opticus (II). Die Untersuchung seiner Funktionen gehört in erster Linie in das Gebiet der Augenheilkunde, so insbesondere die Beurteilung der lichtbrechenden Medien, die feinere Prüfung der *Sehschärfe (Visus)* und die exakte Erfassung des *Gesichtsfeldes.* Zuvor aber sind für den neurologischen Befund zumindest zwei Untersuchungen unabdingbar. Einmal muß in jedem Falle der *Augenhintergrund* – mit Hilfe des Augenspiegels – betrachtet werden. Die Feststellung einer *Stauungspapille* (Hervortreibung des Sehnervenkopfes) etwa, weist auf eine Schädelinnendrucksteigerung hin und wird daher für den weiteren Untersuchungsgang bestimmend sein. Weitere Veränderungen an der *Sehnervenpapille* oder am übrigen Augenhintergrund können sehr wichtige Gesichtspunkte für die Diagnose liefern.

Zum anderen muß neben der Untersuchung des Augenhintergrundes zumindest orientierend das *Gesichtsfeld* geprüft werden. Der Arzt läßt den Kranken geradeaus schauen und einen Punkt in etwa ½ bis 1 m Entfernung fixieren; dann nähert er aus verschiedenen Richtungen seine sich bewegenden Finger. Der Kranke gibt an, wann er die Bewegung wahrnimmt, und läßt dabei erkennen, ob er an einer Gesichtsfeldstörung leidet. *Hemianopsie* = Ausfall einer Gesichtsfeldhälfte; *homonyme Hemianopsie* = Ausfall der gleichseitigen (rechten oder linken) Gesichtsfeldhälfte für beide Augen; *heteronyme Hemianopsie* = Ausfall der nach außen *(bitemporale Hemianopsie)* oder nach innen *(binasale Hemianopsie)* gerichteten Gesichtsfeldhälften beider Augen.

Funktionsstörungen im Verlauf der Sehnerven oder der Sehbahnen im Gehirn können durch *visuell evozierte cortikale Potentiale* – v. e. c. P. – objektiviert werden.

N. oculomotorius (III), N. trochlearis (IV), N. abducens (VI). Der III., IV. und VI. Hirnnerv werden meist gemeinsam untersucht. Sie versorgen die äußeren *Augenmuskeln,* sind also für die *Beweglichkeit des Augapfels* verantwortlich. Bei ihrer Prüfung läßt man den Patienten systematisch nacheinander (der Kopf soll sich dabei nicht bewegen) in alle Richtungen schauen. Am Zurückbleiben eines Augapfels ist die Lähmung des entsprechenden Muskels unschwer zu erkennen. Die Funktion der einzelnen Augenmuskeln zeigt Abb. **1**.

Der *N. trochlearis* versorgt den *M. obliquus superior,* der N. abducens den *M. rectus lateralis,* der *N. oculomotorius* die übrigen äußeren Augenmuskeln.

Vom Patienten werden die Augenmuskellähmungen als Doppeltsehen erlebt. Die Stellung der *Doppelbilder* zueinander hängt davon ab, welcher Muskel betroffen ist. Eine schematische Darstellung gibt Abb. **2**.

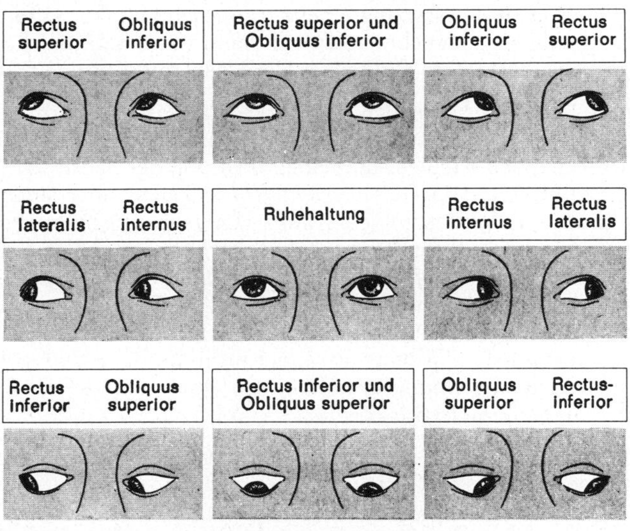

Abb. **1** Funktion der äußeren Augenmuskeln (aus M. Mumenthaler: Neurologie, 7. Aufl. Thieme, Stuttgart 1982).

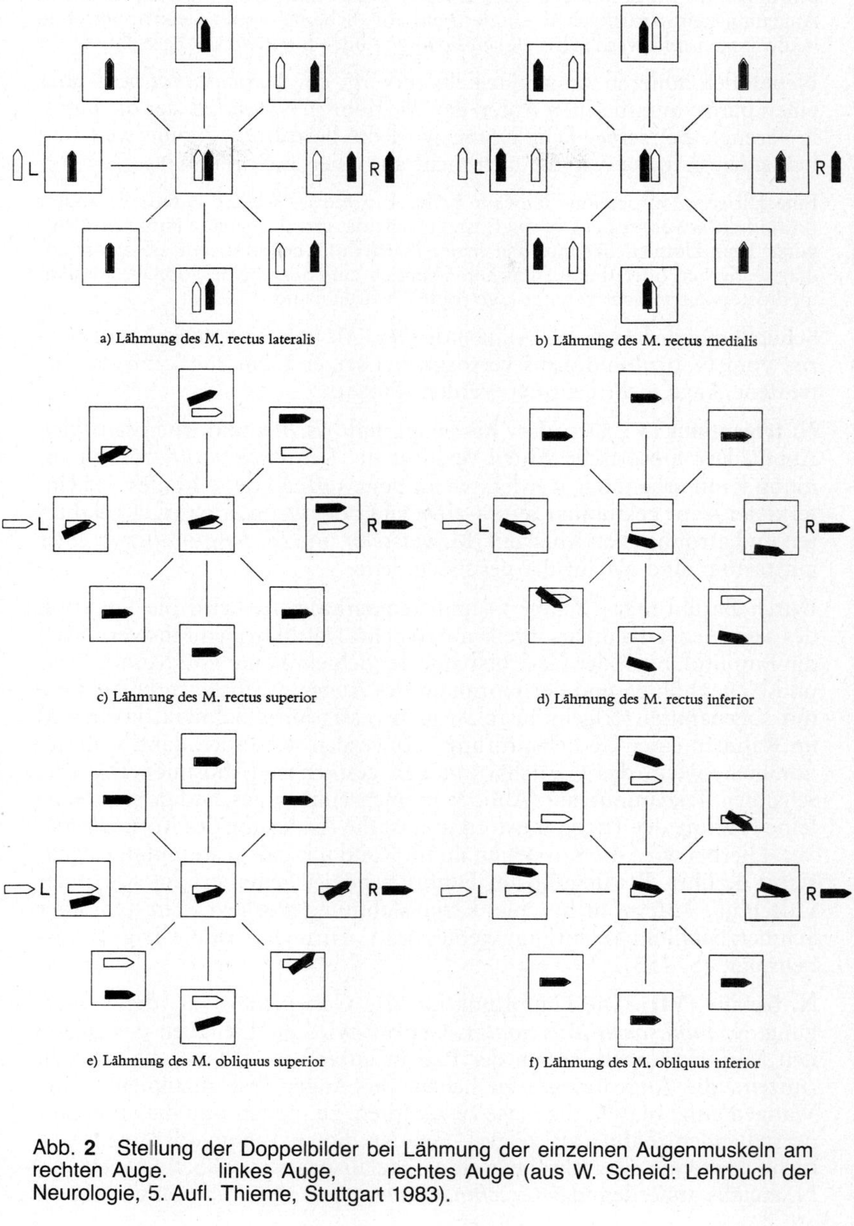

Abb. **2** Stellung der Doppelbilder bei Lähmung der einzelnen Augenmuskeln am rechten Auge. linkes Auge, rechtes Auge (aus W. Scheid: Lehrbuch der Neurologie, 5. Aufl. Thieme, Stuttgart 1983).

Störungen der Augenbewegungen, die nicht auf Funktionsbehinderung einzelner Augenmuskeln zurückgehen, sondern auf eine Schädigung im Gehirn, betreffen beide Augen und werden als *Blicklähmungen* oder *Blickparesen* bezeichnet.

Neben den äußeren Augenmuskeln versorgt der *N. oculomotorius* über einen parasympathischen Anteil den *M. sphincter pupillae,* der die Pupille verengt. Bei seiner Schädigung wird die betroffene Pupille weit und lichtstarr, d. h., sie verengt sich nicht auf einen Lichtreiz hin.

Eine Differenz in der Pupillenweite heißt *Anisokorie*. Welche Pupille verändert (krankhaft erweitert oder verengt) ist, entscheidet erst die genaue Funktionsprüfung. Dem Untersucher muß bei seiner Beurteilung bekannt sein, ob zuvor aus diagnostischen oder therapeutischen Gründen eine oder beide Pupillen medikamentös erweitert oder verengt („getropft") worden sind.

Schließlich wird auch der Augenlidheber *(M. levator palpebrae superioris)* vom N. oculomotorius versorgt; bei seiner Lähmung kann das betroffene Auge nicht geöffnet werden (Ptose).

N. trigeminus (V). Der Nerv hat einen *motorischen* und einen *sensiblen* Anteil. Der motorische Anteil versorgt die *Kaumuskulatur*. Seine Lähmung kann erkennbar werden, wenn beim Öffnen des Mundes der Unterkiefer – zur gelähmten Seite – abweicht oder wenn die stärker gelähmten und atrophischen Muskeln *(M. masseter* und *M. temporalis)* weniger gut tastbar sind als auf der gesunden Seite.

Durch Berührungs-, Schmerz- und Temperaturreize wird die Funktion des sensiblen Trigeminusanteils untersucht. Der N. trigeminus vermittelt die Empfindungen der Gesichtshaut, der Schleimhäute von Mund, Nase und Nebenhöhlen und der Hornhaut des Auges. Wichtig ist die Prüfung mit sogenannten Trigeminusreizstoffen (Essigsäure, Salmiak, Formalin) im Rahmen einer Geruchsprüfung. Sie werden stets auch dann wahrgenommen, wenn das Geruchsvermögen gestört ist (Anosmie). Die drei sensiblen Trigeminusäste (Abb. **3**) können einzeln geschädigt sein. Eine feine Prüfung der Trigeminusfunktion ist die Auslösung des *Kornealreflexes*. Hierbei wird die Kornea an ihrem Rand mit einem stumpfen Gegenstand berührt. Bei ungestörter Funktion beider Seiten erfolgt sofortiger Lidschluß, sofern nicht eine Fazialislähmung vorliegt. Ein typischer Schmerzbefall im Versorgungsgebiet des V. Hirnnervs ist die Trigeminusneuralgie (S. 155).

N. facialis (VII). Die Hauptfunktion des *Gesichtsnervs* ist die Versorgung der *mimischen Muskulatur*. Geprüft wird die Fähigkeit der einzelnen Muskelgruppen, indem der Patient aufgefordert wird, die Stirn zu runzeln, die Augenbrauen zu heben, die Augen fest zuzukneifen, die Wangen aufzublasen, die Nase zu rümpfen, zu pfeifen und die aufeinanderstehenden Zähne zu zeigen. Gelingt dies einseitig oder beidseitig nicht, liegt eine ein- oder beidseitige Fazialisparese vor (S. 154). Da der N. facialis außerdem das *Geschmacksvermögen* der vorderen zwei Zun-

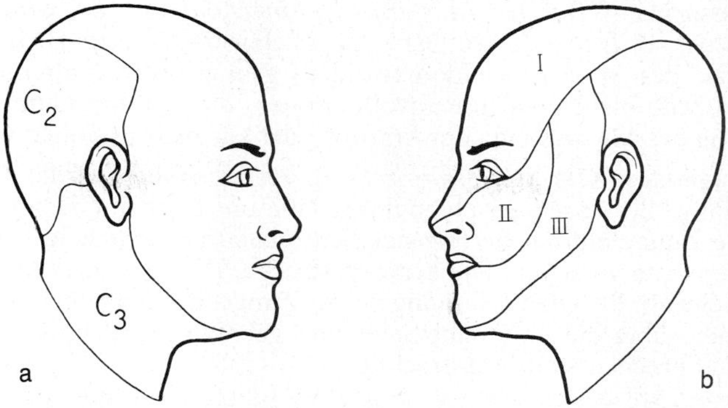

Abb. **3** Sensible Versorgung der Haut. **a** Rechte Kopfseite: radikuläre Areale. – **b** Linke Kopfseite: Areale der drei Trigeminusäste (aus W. Scheid: Lehrbuch der Neurologie, 5. Aufl. Thieme, Stuttgart 1983).

gendrittel vermittelt, gehört zur Fazialisuntersuchung eine Geschmacksprüfung. Getrennt voneinander wird auf beiden Seiten auf die vorderen Zungenanteile ein Tropfen süßer, bitterer, salziger oder saurer Flüssigkeit aufgetropft. Der Patient soll sogleich die richtige der auf einer Tafel notierten vier Qualitäten anzeigen. Die Zunge muß solange vorgestreckt bleiben, da sonst möglicherweise über hintere Zungenabschnitte oder die gesunde Seite der richtige Geschmack erkannt wird. Elektrodiagnostische Untersuchungen können meist über die Funktionsfähigkeit des N. facialis präzisere Auskunft geben.

N. statoacusticus (VIII). Das *Hörvermögen* kann im Ablauf der neurologischen Untersuchung nur orientierend geprüft werden. Man wird eine einseitige Taubheit oder deutliche Herabsetzung des Hörvermögens feststellen und im weiteren Befund werten, die genauere Erforschung jedoch dem Hals-Nasen-Ohren-Arzt übertragen, ebenso wie die Prüfung des *Gleichgewichtsapparates,* auf dessen Schädigung im Rahmen der neurologischen Untersuchung *Gangabweichung, unsichere Zielbewegungen,* ein *Nystagmus* und Klagen über *Schwindelgefühl* hinweisen.

N. glossopharyngeus (IX) und **N. vagus (X).** Durch diese Nerven werden *Gaumensegel* und *Pharynxmuskulatur* sowie die *Kehlkopfmuskeln* versorgt. Weniger eine gezielte Prüfung als die Klagen des Kranken über Schluckstörungen, eine näselnde Sprache oder Heiserkeit weisen auf eine Schädigung hin. Bei der Lähmung des Gaumensegels wird das Zäpfchen („A"-sagen) zur gesunden Seite gezogen. Die *Sensibilität des Zungengrundes und Rachens* wird von beiden Nerven vermittelt, die Geschmacksleitung des hinteren Zungendrittels erfolgt über den N. glossopharyngeus. Vegetative Anteile des N. vagus gehen zu den Eingeweiden des Brust- und Bauchraums.

N. accessorius (XI). Der *M. sternocleidomastoideus* und wesentliche Anteile des *M. trapezius* werden vom XI. Hirnnerv versorgt. Bei einer Schwäche des M. sternocleidomastoideus gelingt die Kopfdrehung zur anderen Seite nicht oder nur unvollkommen; die Schulter kann bei der Lähmung des M. trapezius nur kraftlos oder gar nicht gehoben werden.

N. hypoglossus (XII). Der *motorische Zungennerv* versorgt die Zungenmuskulatur. Bei einseitiger Hypoglossuslähmung erscheint die im Munde liegende Zunge auf der betroffenen Seite schlaffer, gerunzelt, leicht zur gesunden Seite verzogen. Die hervorgestreckte Zunge weicht zur paretischen Seite ab. Bei einer Lähmung beider Zungenhälften kann die Zunge nicht mehr über die Zahnreihe nach vorn gebracht werden, das Schlukken und Sprechen sind beeinträchtigt.

Motorisches System

Die Fähigkeit zu Willkürbewegungen setzt die Intaktheit zahlreicher Anteile des Nervensystems voraus. Von der vorderen Zentralwindung (Gyrus praecentralis) und anderen Hirngebieten verlaufen die zentralen motorischen Bahnen als Fibrae corticospinales in der Pyramidenbahn zum Vorderhorn des Rückenmarks. Hier beginnt das periphere motorische Neuron, das über Nervenwurzel, Plexus und peripheren Nerv schließlich zum Muskel zieht. – In den Fibrae corticonucleares führen die zentralen motorischen Bahnen zu den Hirnnervenkernen.

Die Funktion des motorischen Systems, die *Motilität,* kann an ganz verschiedenen Stellen gestört werden, so daß es zu unterschiedlichen Symptomen kommt; daher hat ihre Prüfung stets auf bestimmte Merkmale zu achten. Dabei ist es gleichgültig, ob zuerst die oberen Extremitäten geprüft werden und danach die unteren, oder ob nach einem Schema alle Muskeln systematisch nacheinander untersucht werden.

Zu achten ist zunächst auf die *Trophik* der Muskulatur. Es ist weniger wichtig, ob der Untersuchte ein besonders muskelstarker oder ein eher muskelschwacher Mensch ist. Wichtig sind Unterschiede in der Ausprägung der Muskelmasse, etwa zwischen dem rechten und linken Oberschenkel oder dem rechten und linken Daumenballen und schließlich Unterschiede in der Form, daß beide Unterschenkel besonders dünn erscheinen im Vergleich mit der gesamten übrigen Muskulatur. Die Verschmächtigung des Muskels, die *Atrophie,* kann einen einzelnen Muskel betreffen oder ganze Muskelgruppen. Das Verteilungsmuster der Atrophien ist für die neurologische Diagnose von besonderer Bedeutung.

Ebenso wie die Störung der Trophik sind bei der Inspektion oft schon *motorische Reizerscheinungen* erkennbar. Es sind dies vom Kranken nicht oder nicht in dieser Form gewünschte Bewegungen.

Faszikuläre Zuckungen sind plötzliche, unwillkürliche Kontraktionen einzelner Muskelbündel.

Fibrilläre Zuckungen als Zuckungen einzelner Muskelfasern sind meist für den Untersucher nicht sichtbar, werden jedoch manchmal vom Betroffenen bewußt „erlebt“; nachweisbar sind sie bei der Elektrodiagnostik.

Beim *Tremor* sind verschiedene Muskelgruppen betroffen in der Form, daß der Bewegung eines Muskels oder einer Muskelgruppe stets die Kontraktion der Gegenspieler folgt. Man unterscheidet den *Ruhetremor,* bei dem die Zitterbewegungen auch in der nicht willkürlich bewegten Extremität auftreten, von jenem Zittern, das eine beabsichtigte Bewegung begleitet oder sogar hochgradig stört, dem *Intentionstremor* oder Zielwackeln.

Ungeordnete, grob ausfahrende – im Gegensatz zum Tremor nicht rhythmische – unwillkürliche Bewegungen kommen als *choreatische, ballistische* und *athetotische Bewegungsabläufe* vor und gehören ebenso wie die Beeinträchtigung durch das Parkinson-Syndrom und der Torticollis dystonicus in die Gruppe der *extrapyramidalen Bewegungsstörungen.*

Die *Willkürmotorik* entfaltet die Muskelkraft für die beabsichtigten Bewegungen. Die Minderung dieser Kraft heißt *Lähmung, Parese oder Plegie.* Die vollständige Kraftlosigkeit eines Muskels wird als *Paralyse* bezeichnet. Die Bestimmung des Lähmungsgrades (Prüfung der Muskelkraft) geschieht in der Form, daß man dem mit aller Kraft angespannten Muskel Widerstand entgegensetzt. Ein Beispiel möge dies erläutern: Der Kranke wird aufgefordert, seinen Arm im Ellenbogengelenk zu beugen, und der Untersucher versucht nun, gegen den Willen des Kranken, den Arm zu strecken. Voraussetzung für eine zuverlässige Bestimmung von Paresen ist die Mitarbeit des Patienten. – *Monoparesen* betreffen einzelne Extremitäten, *Hemiparesen* eine Körperseite, die *Paraparese* beide Beine und die *Tetraparese* alle Extremitäten. *Monoplegie, Hemi-, Para-* und *Tetraplegie* bezeichnen denselben Sachverhalt bei vollständiger Ausprägung der Lähmung.

Bestimmte Paresen sind schon aus Stellung und Haltung der Extremitäten oder einzelner Extremitätenabschnitte abzulesen, etwa die Radialislähmung aus der „Fallhand“, die Peroneusparese aus dem „Spitzfuß“.

Neben dem Grad der Lähmung, gemessen nach Kraftgraden 0–5 (0 = keine Aktivität, 5 = normale Kraft), wird die Spannung im gelähmten Muskel geprüft. Der *Tonus* kann gemindert (schlaff) sein. Dann setzt sich der passiven Bewegung eines Extremitätenabschnittes durch den Untersucher nur geringer oder kein Widerstand entgegen. Bei einer Tonuserhöhung ist der Widerstand gesteigert, und zwar je nach dem Ort der Schädigung im motorischen System in verschiedener Form.

Die *spastische Tonuserhöhung (Spastik)* setzt der passiven Bewegung durch die erhöhte Grundspannung der Muskeln einen federnden Widerstand entgegen. Eine Spastik entsteht dann, wenn durch Schädigung extrapyramidaler Hemmungsbahnen, im Gehirn oder Rückenmark auch ohne besondere oder auf nur sehr leichte Reize der Muskelspindeln, der Dauertonus der Muskeln erhöht ist.

Bei der spastischen Parese liegt der Schaden im ersten motorischen Neuron (Gehirn, Rückenmark), bei der schlaffen Lähmung im peripheren motorischen Neuron (Vorderhornzelle des Rückenmarks, vordere Nervenwurzel, Spinalnerv, Plexus, peripherer Nerv).

Wegen der engen anatomischen Nachbarschaft der für die Willkürbewegungen zuständigen zentralen motorischen Bahnen zu den extrapyramidalen Hemmungsbahnen bestehen meist – aber keineswegs immer – zugleich Spastik und Parese.

Die Tonuserhöhung beim *Rigor* wirkt mit einem zähen Widerstand der passiven Bewegung auf dem gesamten Bewegungsweg entgegen. Häufig gelingt die passive Bewegung nur ruckartig, eine Erscheinung, die als *„Zahnradphänomen“* bezeichnet wird (s. Parkinson-Syndrom).

Im Zusammenhang mit den verschiedenen Krankheitsbildern werden die einzelnen Lähmungstypen besprochen.

Wichtig für die Beurteilung schlaffer (peripherer) Paresen ist das Ergebnis der elektrischen Untersuchungen. Einige Tage nach Beginn der schlaffen Lähmung wird auch die Atrophie (Muskelschwund) deutlich (atrophische Parese).

Reflexe

Reflexe sind die unwillkürliche Antwort auf einen Reiz. Die rasche Erregung der Muskelspindel bei kurzer Dehnung des Muskels wird zum Rückenmark geleitet. Von dort wird als Reizantwort – reflektorisch – die schnelle Kontraktion des Muskels bewirkt. Der Weg der Erregung ist der Reflexbogen: Reizorgan – Zentralnervensystem – Erfolgsorgan. Bei den *Eigenreflexen* ist Reizorgan und Erfolgsorgan derselbe Muskel.

Beispiel für *Fremdreflexe* sind die *Bauchhautreflexe:* Reizort ist die Haut, Erfolgsorgan die Bauchmuskulatur.

Die Reflexe werden am möglichst entspannt liegenden Kranken geprüft. Durch einen Schlag mit dem Reflexhammer auf die Sehne oder ihren Ansatz am Knochen erfolgt die kurze Muskeldehnung, die die schnelle Kontraktion bewirkt. Bleibt diese Kontraktion aus, so spricht man von einem *Fehlen des Reflexes* oder auch von einem negativen Reflex. Das Ausmaß der Kontraktion kann auch bei gesunden Menschen sehr unterschiedlich sein. Es gibt sehr lebhafte und sehr schwache Reflexe, ohne daß daraus allein schon auf eine Krankheit zu schließen wäre. Wichtig ist die abwechselnde Prüfung der Reflexe auf beiden Körperhälften, um Unterschiede zwischen rechts und links nicht zu übersehen.

Zu den wichtigsten, in der genannten Form zu untersuchenden normalen oder *physiologischen* Reflexen gehören:

Bizepsreflex. Beim Beklopfen der Bizepssehne in der Ellenbeuge wird der Unterarm gebeugt.

Radiusperiostreflex. Das Beklopfen des handnahen Radiusdrittels führt zu einer Beugung des Unterarms im Ellenbogengelenk durch die Gruppe der Unterarmbeuger.

Trizepsreflex. Nach Beklopfen der Trizepssehne nahe dem gebeugten Ellenbogengelenk wird der Unterarm kurz gestreckt.

Patellarsehnenreflex. Ein leichter Schlag auf die Patellarsehne, knapp unterhalb der Kniescheibe, führt zur Streckung im leicht gebeugten Kniegelenk.

Achillessehnenreflex. Durch Beklopfen der Achillessehne, gerade oberhalb der Ferse, wird eine kurze Senkung der Fußsohle bewirkt.

Die physiologischen Reflexe fehlen oder sind abgeschwächt, wenn an irgendeiner Stelle des Reflexbogens – meist im peripheren Nerv, in der Nervenwurzel oder im Muskel – eine Schädigung vorliegt.

Zu den physiologischen Reflexen gehören darüber hinaus die *Bauchhautreflexe.*

Bei der Auslösung der Bauchhautreflexe streicht der Untersucher mit einer Nadelspitze von der Seite zur Mitte leicht über die Bauchwand. Daraufhin zieht sich die Bauchmuskulatur im entsprechenden Abschnitt kurz zusammen. Auch hier ist wieder der Seitenvergleich wichtig.

Als *pathologische Reflexe* und damit als Hinweis auf ein krankhaftes Geschehen gelten die *spastischen Reflexe,* die auf dem Boden einer spastischen Tonuserhöhung möglich werden. Sie sind dann auslösbar, wenn das motorische System zentral vom peripheren Nerv betroffen ist, also bei einer Rückenmarks- oder Hirnschädigung. Bei einer peripheren Lähmung treten niemals spastische Reflexe auf. Die physiologischen Reflexe sind dann erloschen oder abgeschwächt (s. auch S. 144 ff).

Wichtigste pathologische Reflexe sind die nach Trömner, Babinski und Rossolimo benannten Zeichen.

Trömner-Reflex. Der Untersucher schlägt mit seinen Fingern kurz gegen die Fingerbeeren an der herabhängenden Hand des Kranken. Daraufhin werden beim positiven Reflex die Finger des Patienten gebeugt, der Daumen adduziert.

Babinski-Reflex. Mit dem Stiel des Reflexhammers streicht der Untersucher über den äußeren Fußsohlenrand des Kranken. Bei positivem Reflex geht die Großzehe langsam nach oben (Extension), die übrigen Zehen werden gespreizt und gebeugt.

Rossolimo-Reflex. Ähnlich wie beim Trömner-Reflex schlägt der Untersucher mit seinen Fingern nunmehr kurz unter die Zehenkuppen. Bei positivem Reflex folgt eine schnelle Beugung der Zehen.

Eine nicht unbedeutende Anzahl weiterer pathologischer und physiologischer Reflexe ist bekannt, doch genügen die hier genannten Reflexe durchaus zu einer zuverlässigen neurologischen Untersuchung.

Sensibles System

Ungestörte Sensibilität bedarf der Funktionsfähigkeit der den Reiz empfangenden Rezeptoren (Empfänger) in Haut und Schleimhaut, in Muskeln, Sehnen und im Skelettsystem. Weiter gehören dazu die peripheren und zentralen Leitungsbahnen und schließlich die Anteile des sensiblen Systems im Gehirn.

Die vom Rezeptor aufgenommene Empfindung wird über den peripheren Nerv zum Spinalganglion und von dort durch die hintere Wurzel zum Rückenmark geleitet. Im Hinterhorn kommen zunächst alle sensiblen Reize an. Die Wahrnehmungen von Schmerz- und Temperaturempfinden gehen dann im gleichen Rückenmarkssegment – unmittelbar vor dem Zentralkanal des Rückenmarks – zur Gegenseite und verlaufen in der *Vorderseitenstrangbahn* zum *Thalamus*. Von dort gelangen sie zur hinteren Zentralwindung (Gyrus postcentralis) der Hirnrinde. Die Wahrnehmung der Berührung und die Tiefensensibilität (Lage- und Bewegungsempfinden) verlaufen im *Hinterstrang* des Rückenmarks und kreuzen erst im verlängerten Mark (Medulla oblongata) zur anderen Seite. Dadurch kann es möglich werden, daß Empfindungsqualitäten unterschiedlicher Art voneinander unabhängig gestört werden.

Bei einer Unterbrechung des peripheren Nervs ist die Sensibilität für alle Qualitäten in gleicher Weise beeinträchtigt. Ein Schaden in der Nähe der Rückenmarksmitte (Zentralkanal) führt zur Abschwächung von Temperatur- und Schmerzempfinden (weil deren Bahnen hier unterbrochen werden) bei wenig veränderter Berührungswahrnehmung und ungestörter Tiefensensibilität. Diese unterschiedliche Beeinträchtigung der Sensibilität hat als *dissoziierte Empfindungsstörung* für die Diagnose bestimmter Krankheiten besonderes Gewicht.

Eine zuverlässige Prüfung der *Sensibilität* bedarf der Erfahrung und der Geduld des Untersuchers. Er ist auf die konzentrierte Mitarbeit des Kranken angewiesen und muß eine Reihe von Empfindungsqualitäten prüfen und ihre Störung gegenüber gesunden Gebieten abgrenzen. Sehr oft läßt sich aus dieser Grenze schon der Ort der Nervenschädigung (etwa Rükkenmark oder ein einzelner peripherer Nerv) ablesen. Die Abb. **4** und **5** zeigen die sensiblen Versorgungsgebiete der Körperoberfläche jeweils auf der einen Seite für die peripheren Nerven und auf der anderen Seite für die Nervenwurzeln entsprechend den Rückenmarkssegmenten.

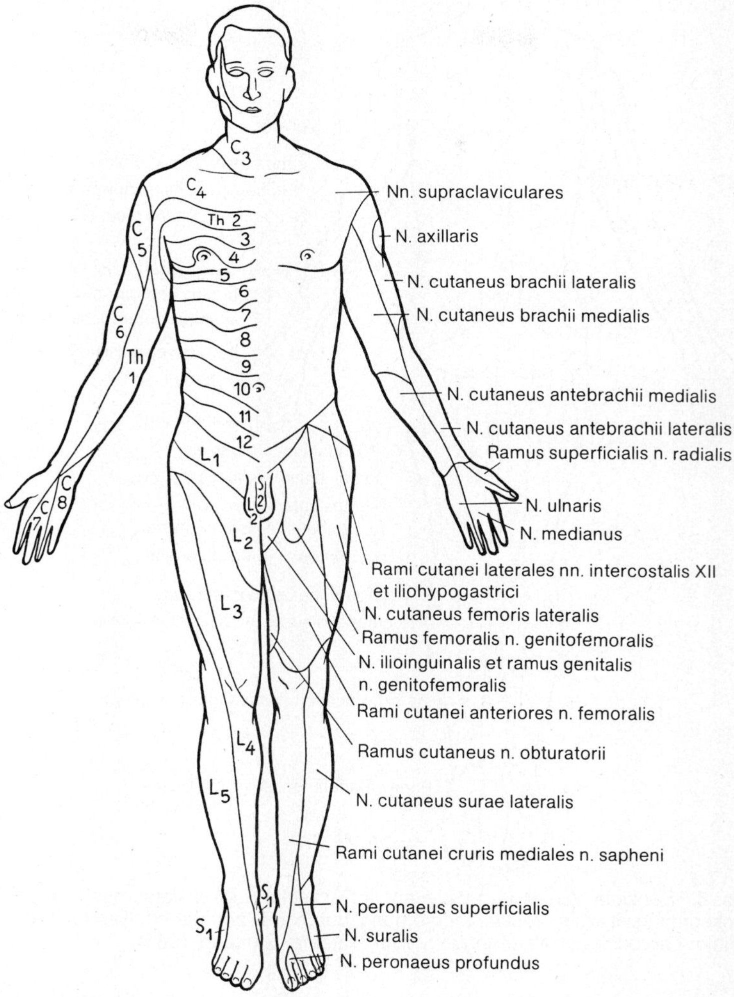

Abb. **4** Sensible Versorgung der Haut – Vorderseite. Rechts: Versorgung durch die Rückenmarkswurzeln; links: Versorgung durch die peripheren Nerven (aus W. Scheid: Lehrbuch der Neurologie, 5. Aufl. Thieme, Stuttgart 1983).

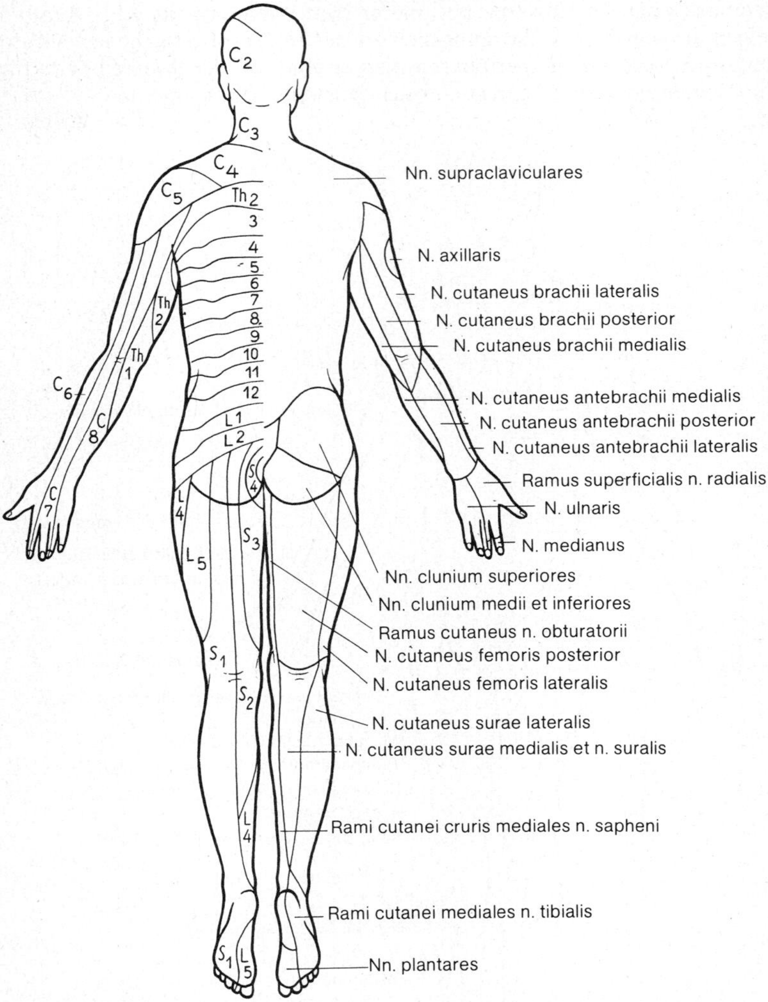

Abb. **5** Sensible Versorgung der Haut – Rückseite. Links: Versorgung durch die Rückenmarkswurzeln; rechts: Versorgung durch die peripheren Nerven (aus W. Scheid: Lehrbuch der Neurologie, 5. Aufl. Thieme, Stuttgart 1983).

Geprüft werden die Oberflächen- und die Tiefensensibilität. Zur *Oberflächensensibilität* gehören *Berührungs-*, *Schmerz-* und *Temperaturempfinden*. Das Berührungsempfinden wird durch feines Bestreichen mit dem Finger oder einem Wattestäbchen geprüft. *Hypästhesie* ist die herabgesetzte Berührungsempfindung, *Anästhesie* der völlige Verlust, *Hyperästhesie* die Überempfindlichkeit gegen Berührungsreize. Wird die Berührung nicht normal empfunden, sondern verändert, etwa als „Kribbeln" oder „Elektrisieren" statt Bestreichen, so wird von *Allästhesien* gesprochen. Tritt auch ohne Berührung, also spontan, das Gefühl des Kribbelns oder Ameisenlaufens auf, liegen *Parästhesien* vor.

Die *Schmerzempfindung* wird durch Stiche mit einer Nadel geprüft. *Hypalgesie* ist eine Verminderung, *Analgesie* der völlige Verlust des Schmerzempfindens, und die *Hyperalgesie* ist die Überempfindlichkeit gegenüber Schmerzreizen. Ein Reagenzglas mit heißem Wasser und eines mit Eis werden nacheinander auf die Haut gebracht bei der Erfassung des *Temperaturempfindens.* Wir unterscheiden wiederum *Thermhypästhesie, Thermanästhesie* und *Thermhyperästhesie.* Gelegentlich wird in umschriebenen Gebieten ein Kältereiz als schmerzhaft empfunden.

Zur *Tiefensensibilität* gehören Lageempfinden, Bewegungsempfinden und Vibrationsempfinden.

Prüfung des *Lageempfindens.* Der Kranke schließt die Augen, und der Arzt bringt eine Extremität in eine bestimmte Haltung. Der Patient muß die entsprechende Extremität der anderen Seite in die gleiche Stellung bringen.

Das ungestörte *Bewegungsempfinden* gestattet dem Patienten bei geschlossenen Augen die Aussage, ob ein Extremitätenabschnitt – etwa Fingerendglied oder ganzer Finger – vom Arzt aufwärts oder abwärts bewegt wird.

Bei der Prüfung des *Vibrationsempfindens* muß der Kranke angeben, ob er das Vibrieren der zuvor angeschlagenen und auf einen Finger- oder Fußknöchel oder auf Finger- oder Zehenspitzen aufgesetzten Stimmgabel verspürt.

Eine kombinierte sensible Leistung schließlich, die *Stereognosie,* befähigt den Menschen, Gegenstände bei geschlossenen Augen allein durch Betasten zu erkennen. Auch diese Leistung kann vermindert oder aufgehoben sein (Stereoagnosie).

Koordination

Um einer Bewegung die beabsichtigte Form, Richtung, Kraft, Geschwindigkeit und Dauer zu geben, müssen alle daran beteiligten Muskeln (wie viele Muskeln wirken allein an der einfachen Geste des Handreichens mit!) „koordiniert" werden. Ist diese Koordination gestört, wird von einer *Ataxie* gesprochen. Die Ursache dafür kann in einer Schädigung des Großhirns liegen – zerebrale Ataxie –, besteht aber meistens in Kleinhirn- oder Rückenmarksstörungen und wird dann als *zerebellare* oder *spinale Ataxie* bezeichnet. Schon alltägliche, insbesondere feinere Bewegungen, können eine Koordinationsstörung erkennen lassen. Bei der Untersuchung wird der Patient dann zur Ausführung verschiedener Bewegungen (Gehen, Greifen, Schreiben, Knöpfen, Finger-Nase-Versuch, Knie-Hacke-Versuch u. a.) aufgefordert, deren Beobachtung Hinweise auf Art und Sitz der Störung ergeben.

Sprache und andere besondere Leistungen

Die Prüfung der Sprache gehört zur neurologischen Untersuchung. Die *Aphasie* ist der vollständige Verlust des Sprachvermögens. Bei einer *motorischen Aphasie* kann der Kranke das gesprochene Wort verstehen, ist aber nicht imstande, selbst zu sprechen. Bei der *sensorischen Aphasie* kann der Kranke – meist allerdings nur eine begrenzte Anzahl von Worten – sprechen, das gesprochene Wort aber nicht verstehen. Als *gemischte* oder *totale Aphasie* treten die beiden Formen in der Mehrzahl der Fälle gemeinsam auf. Feinere Unterscheidungen der Aphasien werden bei speziellen Untersuchungen getroffen. Die Ursache der Aphasie liegt in einer Schädigung des Sprachzentrums, das in der dominanten Großhirnhemisphäre liegt (beim Rechtshänder also links).

Sprachstörungen, die nicht zur Gruppe der Aphasie gehören, können als *Dysarthrien* zusammengefaßt werden (undeutliche Sprache). Sie können auf verschiedene Schädigungen am zentralen oder peripheren Nervensystem zurückgehen. Die einzelnen Formen sollen im Zusammenhang mit den Krankheitsbildern genannt werden.

Zumeist gleichzeitig mit den Zeichen einer Aphasie können auch andere höhere Leistungen des Nervensystems ausfallen. Die wichtigsten Störungen sind:

- Agraphie = Unfähigkeit zu schreiben,
- Alexie = Unfähigkeit zu lesen,
- Akalkulie = Unfähigkeit zu rechnen,
- Agnosie = Störung des optischen oder akustischen Erkennens,
- Apraxie = Unfähigkeit, zielstrebig und geschickt zu hantieren, obgleich keine Lähmung besteht.

Vegetative Funktionen

Den Abschluß der speziellen neurologischen Untersuchung bildet meist die Erkundung der vegetativen Funktionen. Vom Kranken erfragt werden Abweichungen von einer normalen *Blasen-* oder *Darmfunktion,* Neigung zu *vermehrtem Schwitzen (Hyperhidrose)* und zu flüchtigem, meist fleckigem *Erröten* im Gesicht oder am Hals. Letztere Zeichen einer vegetativen Überregbarkeit sind oft auch schon bei der Untersuchung erkennbar, ebenso wie eine leichte Blaufärbung der Extremitätenenden

(Akrozyanose) oder ein feinschlägiger *Tremor*. Darüber hinaus können gezielte Untersuchungen zusätzliche vegetative Fehlsteuerungen aufdekken, so der *Schellong-Versuch* oder die Auslösung des *Chvostek-Zeichens*. Bei der Auslösung dieses Reflexes folgt einem Beklopfen der Haut im Gebiet vor dem Ohr eine Kontraktion der mimischen Muskulatur auf der gleichen Seite.

Die über den Untersuchungsrahmen hinausgehenden Fragen der vegetativen Funtkionsstörungen werden im Zusammenhang mit den Krankheitsbildern besprochen.

Psychischer Befund

Grundsätzlich ist der psychische Befund für das Ergebnis einer jeden ärztlichen Untersuchung von Bedeutung. Im Bereich der Neurologie ist er aber oftmals ganz besonders wichtig, weil bei mancher Diagnose eines Nervenleidens der psychische Befund ein nicht unwesentlicher Baustein ist. Während der Exploration und im Ablauf der Untersuchung muß hinreichende Klarheit geschaffen sein über die Bewußtseinslage des Patienten, seine Orientierung über Zeit, Ort, die eigene Person und den Zweck der Untersuchung. Außerdem dürfen Phänomene einer Psychose – Sinnestäuschungen, Wahnvorstellungen, Denkstörungen – ebensowenig übersehen werden wie ein Abbau intellektueller Fähigkeiten (Merkschwäche, Kritikminderung) oder eine organische Wesensänderung, hier vor allem unbegründete Störungen der Stimmungslage (Affektlabilität) oder Antriebsstörungen (Teilnahmslosigkeit, planlos überaktives Verhalten). Auch wenn ausgeprägte psychische Auffälligkeiten fehlen, sollte sich der Arzt ein möglichst zutreffendes Bild von Intelligenz, Charakterstruktur und Verhalten des Patienten machen. Immer einmal können besondere Persönlichkeitsmerkmale oder gezielte Wünsche („Krankschreiben“, Rente) die Angaben des Kranken verfälschen wie auch die Angst vor einem ernsteren Leiden oder Schamgefühl.

Psychische Störungen sollen nach Möglichkeit im Rahmen der ärztlichen Untersuchung erfaßt werden. Da sie aber manchmal auch flüchtiger Natur sein können, bekommen jene Beobachtungen einen besonderen Wert, die im ständigen Umgang mit dem Kranken gemacht werden. So können etwa kurzdauernde Bewußtseinsstörungen – bis hin zur Bewußtlosigkeit –, von denen der Kranke selbst nicht einmal weiß, dem Pflegepersonal auffallen ebenso wie vorübergehende Orientierungsstörungen. Ein ungewöhnlich rascher Wechsel in der Stimmungslage stellt sich manchmal im Gespräch heraus, oder es fallen Teilnahmslosigkeit, mangelnder Schwung, Verlangsamung oder Gedächtnisstörungen auf. Derartige Feststellungen sollten stets von der Schwester oder vom Pfleger gewissenhaft im Pflegebericht festgehalten oder sogleich dem Arzt mitgeteilt werden.

Auch etwa eine Änderung im Verhalten des Kranken, je nachdem, ob der Arzt anwesend ist oder nicht, sollte genau vermerkt werden. Zitterbewegungen und Lähmungen, Sprach- oder Gedächtnisstörungen werden nicht selten bei der Untersuchung simuliert und schwinden sehr rasch, wenn der Untersuchte sich vom Arzt unbeobachtet weiß. Solche Verhaltensweisen sind außerordentlich wichtig und dürfen getrost ausführlich beschrieben werden. Mit Vermutungen oder eigener Deutung des Beobachteten ist dem Arzt nicht gedient, wohl aber mit der möglichst bildhaften Beschreibung des Gesehenen. Es gilt dies in gleicher Weise wie bei der Schilderung eines hirnorganischen Anfallszustandes oder eines Delirs. – Selbstverständlich darf die Mitteilung des Patienten, er habe bei der Untersuchung absichtlich von dieser oder jener früheren Erkrankung oder einem Krankenhaushaufenthalt nichts gesagt, dem Arzt ebensowenig verschwiegen werden wie der Wunsch eines Kranken, man möge ihm heimlich ein Medikament beschaffen, oder sein Versuch, die verordneten Arzneimittel nicht zu nehmen.

Zur pflegerischen Betreuung des Kranken gehört die sorgfältige Beobachtung seines geistig-seelischen Verhaltens auch dann, wenn es sich um einen nicht in erster Linie psychisch Kranken handelt, und nicht selten ermöglicht erst eine solche Beobachtung die zutreffende Beurteilung des psychischen Befundes.

Zusatzuntersuchungen in der Neurologie

Die Zusatzuntersuchungen im Verlauf einer neurologischen Untersuchung kommen stets erst dann zur Anwendung, wenn der neurologische Befund erhoben ist und immer nur bei einer bestimmten Fragestellung, niemals der Vollständigkeit halber.

Ehe Technik und Ergebnis der einzelnen Zusatzuntersuchungen beschrieben werden, erscheinen noch einige Gesichtspunkte wichtig, die etwa gleichermaßen für alle Hilfsuntersuchungen gelten.

Der Kranke *muß* zuvor über die Art der Untersuchung in für ihn verständlicher Form unterrichtet werden. Dabei muß ihm der Wert des möglicherweise zu erhebenden Befundes für die Diagnose genauso genannt werden wie das Untersuchungsrisiko. Harmlosen Untersuchungen (EEG) wird der Kranke leichter zustimmen als jenen, bei denen – wenngleich selten – schwerere Komplikationen auftreten können (Angiographie). Die Zustimmung des Kranken (oder seines Vormundes) ist notwendig und sollte – nach einem ausführlichen Aufklärungsgespräch, das im Krankenblatt zu protokollieren ist – bei eingreifenderen Maßnahmen stets schriftlich fixiert werden.

Bei bewußtlosen Kranken, bei denen eine Verzögerung der Untersuchungsmaßnahmen für den Kranken eine akute Gefahr bedeutet, dürfen die Zusatzuntersuchungen auch ohne vorherige Einwilligung vorgenommen werden (Geschäftsführung ohne Auftrag).

Neben dieser Aufklärung des Kranken ist für verschiedene Untersuchungen auch eine besondere Vorbereitung des Patienten notwendig. Hier sollen die für alle Untersuchungen gemeinsam geltenden Richtlinien besprochen werden. Besondere Maßnahmen im Zusammenhang mit Einzeluntersuchungen werden in den entsprechenden Kapiteln genannt.

Vor manchen Untersuchungsmaßnahmen erhält der Patient Beruhigungsmittel, so etwa vor der Angiographie, bei unruhigen, bewußtlosen oder ängstlichen Patienten auch vor einer Computer- oder Kernspintomographie. Diese Mittel sollten der jeweiligen Anordnung gemäß rechtzeitig gegeben werden. Ist eine Narkose für die Untersuchung vorgesehen, bleibt der Kranke selbstverständlich nüchtern, und es wird seine Prothese aus dem Mund genommen. Es gelten im übrigen die gleichen Richtlinien, wie sie für die Narkose bei chirurgischen Eingriffen maßgeblich sind. Die Mitwirkung eines Anästhesisten ist heute unentbehrlich.

Alle Instrumente, die in irgendeiner Form durch die Körperoberfläche eingebracht werden sollen (Punktionsnadeln) und die notwendigen Zusatzgeräte (Angiographiespritze) sind zuvor sterilisiert, und der Umgang damit erfolgt dementsprechend sorgsam. Ausreichend viele Hilfspersonen müssen bei den Untersuchungen zur Verfügung stehen, um Zwischenfälle zu vermeiden oder ihre Folgen zu mindern. Andererseits ist auf die Gefahr einer Infektion desjenigen zu achten, der mit Körperflüssigkeiten eines Patienten (Blut, Liquor, Speichel etc.) in Berührung kommt (AIDS!).

Ganz besondere Aufmerksamkeit verdient die *Lagerung* des Patienten bei den Zusatzuntersuchungen. Eine bestimmte Körperlage, die für den Patienten Gefahren oder Unannehmlichkeiten mit sich bringt, sollte nicht länger als unabdingbar notwendig eingehalten werden. Längeres Liegen auf dem Röntgentisch kann z. B. bei einem Querschnittsgelähmten, dessen empfindungslose Hautpartien dabei gedrückt werden, zu einem Dekubitalgeschwür mit unabsehbaren Folgen führen. Auch gelähmte Gliedmaßen sollten besonders sorgfältig gelagert werden, damit nicht durch den Druck einer Kante oder den Zug einer herabhängenden gelähmten Extremität zusätzliche Druck- oder Dehnungsschäden an einzelnen Nerven entstehen.

Klagen des Patienten nach einer Untersuchung müssen sofort dem Arzt mitgeteilt werden, auch wenn sie vielleicht ungerechtfertigt oder übertrieben erscheinen. Oft genügt schon ein beruhigendes oder erklärendes Wort; häufig sind aber auch besondere Maßnahmen, etwa die Anwendung von schmerzstillenden Mitteln (nach Liquorentnahme) oder die Behandlung einer Kontrastmittelallergie, notwendig, um unerwünschte Folgen des diagnostischen Eingriffes zu mindern.

Liquoruntersuchungen

Der *Liquor cerebrospinalis,* das „Nervenwasser", umgibt das Zentralnervensystem. Es umspült das Gehirn im Schädelinnern und das Rückenmark im Wirbelkanal und findet sich außerdem in den *Hirnkammern (Ventrikel).* Da bei sehr vielen Erkrankungen des Nervensystems der Liquor cerebrospinalis, kurz Liquor genannt, charakteristische Veränderungen zeigt, gehört seine Untersuchung zu einer der häufigsten Zusatzuntersuchungen der Neurologie. Seine Gewinnung bringt bei kunstgerechtem Vorgehen kaum jemals nachteilige Folgen.

Liquorentnahme. Der Liquor kann an zwei verschiedenen Stellen entnommen werden. Die Wahl der Entnahmestelle ist weitgehend willkürlich, doch ist sie bei bestimmten Indikationen unbedingt lumbal oder zisternal vorzunehmen oder auch an beiden Stellen.

Die *lumbale* Liquorentnahme *(Lumbalpunktion)* erfolgt meist zwischen dem 3. und 4. oder dem 4. und 5. Lendenwirbel. Abb. **6** zeigt die Lage der Punktionsnadel. Der Eingriff erfolgt am liegenden oder am sitzenden Patienten. Die Wirbelsäule soll möglichst stark gebeugt sein – „Katzenbuckel" –, damit die Dornfortsätze auseinandertreten. Der Kopf ist gebeugt, die Beine sind angewinkelt, und in dieser Position wird der Patient von einer Pflegeperson gehalten. Die Einstichstelle wird desinfiziert, da-

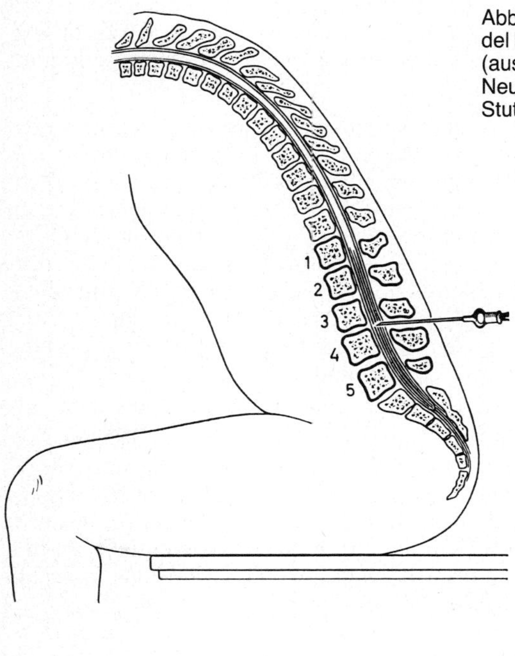

Abb. **6** Lage der Punktionsnadel bei lumbaler Liquorentnahme (aus W. Scheid: Lehrbuch der Neurologie, 5. Aufl. Thieme, Stuttgart 1983).

nach die Haut für den Eingriff mit Novocain (2% ohne Suprarenin) örtlich betäubt. Häufig wird heute allerdings auf die Lokalanästhesie verzichtet, da die Anwendung einer dünnen Einmalkanüle kaum schmerzhaft ist. Alsdann wird die Punktionsnadel, die einen Mandrin trägt, eingeführt. Nach Entfernen des Mandrins tropft der Liquor ab und wird für die verschiedenen Untersuchungen in vorbereiteten und mit dem Namen des Patienten beschrifteten Röhrchen aufgefangen. Die Einstichstelle bekommt nach Entfernung der Nadel ein Schutzpflaster. Der Patient soll einen Tag nach der Untersuchung Bettruhe einhalten, damit möglicherweise auftretende Kopfschmerzen in leicht erträglichen Grenzen bleiben. Über die möglichen flüchtigen Folgen sollte der Patient zuvor unterrichtet sein. Wir konnten in den letzten Jahren feststellen, daß die sog. postpunktionellen Beschwerden geringer waren, wenn der Patient nach der Untersuchung ca. ½–1 Std. auf dem Bauch liegenblieb.

Die *zisternale* Liquorentnahme *(Zisternalpunktion* oder *Subokzipitalpunktion)* erfolgt am günstigsten unter Durchleuchtungskontrolle in der Mittellinie zwischen der Hinterhauptsschuppe und dem hinteren Atlasbogen. Abb. **7** zeigt die Nadellage.

Auch dieser Eingriff kann wiederum am liegenden oder am sitzenden Patienten vorgenommen werden. Da bei der Subokzipitalpunktion ein zu tiefes Eindringen der Nadel für den Patienten sehr ernste Folgen haben kann, ist die Fixierung des Kopfes durch eine zuverlässige Pflegeperson von besonderer Bedeutung. Der Kopf darf nicht gedreht sein, wird stark

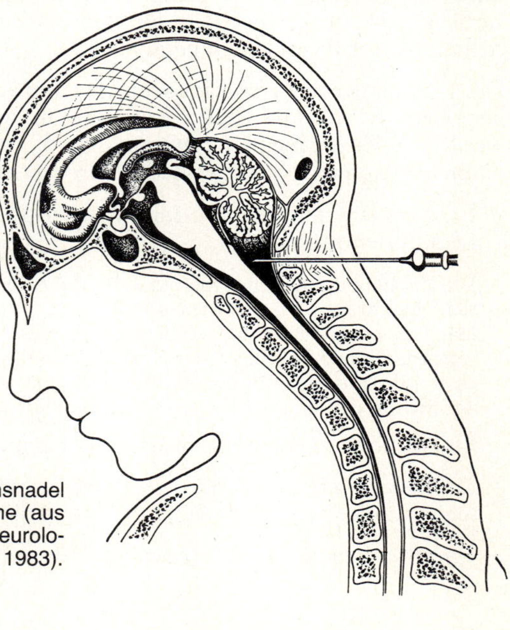

Abb. **7** Lage der Punktionsnadel bei zisternaler Liquorentnahme (aus W. Scheid: Lehrbuch der Neurologie, 5. Aufl. Thieme, Stuttgart 1983).

gebeugt und das Kinn angezogen. Während des Eingriffs darf dann der Kopf nicht mehr bewegt werden. Auch jetzt wird eine Nadel mit Mandrin durch die zuvor desinfizierte und von störenden Haaren befreite Haut eingeführt. Eine Lokalanästhesie ist nicht immer notwendig. Tropft der Liquor nicht wie bei der lumbalen Entnahme spontan ab, wird er mit einer Spritze angesaugt und dann in die vorbereiteten Röhrchen gegeben. Nach der zisternalen Liquorentnahme braucht keine Bettruhe eingehalten zu werden.

Wenn *Zeichen einer Schädelinnendrucksteigerung* vorliegen (Stauungspapille), darf eine Liquorentnahme in der angegebenen Form nicht erfolgen, weil durch Druckveränderungen im Liquorraum lebenswichtige Zentren des Hirnstammes in den Tentoriumschlitz oder das Hinterhauptsloch eingeklemmt werden können und diese *Einklemmung* zum plötzlichen Tode führen kann.

Liquorbefunde. Nicht selten ist bereits bei der Liquorentnahme Blut oder Eiter in der sonst *wasserklaren Flüssigkeit* erkennbar und damit ein wichtiger Schritt zur Diagnose getan. Läuft der Liquor klar ab, wird noch während der Entnahme eine orientierende Untersuchung auf den *Eiweißgehalt* vorgenommen. Einige Tropfen Liquor in einem Röhrchen mit *Pandy-Reagens* geben bei Eiweißvermehrung je nach ihrem Grad eine mehr oder minder starke Trübung.

Der aufgefangene Liquor sollte *möglichst unverzüglich* im Laboratorium untersucht werden. Für manche Untersuchungen ist sein Auffangen in sterilen Glasröhrchen geboten, für andere wird er in Gefäßen mit vorbereiteten Zusatzflüssigkeiten gesammelt.

Die Technik der weiteren Liquoruntersuchungen soll hier nicht beschrieben werden. Art und Bedeutung der einzelnen Liquorveränderungen werden im Zusammenhang mit den Krankheitsbildern besprochen. Genannt seien nur die *wichtigsten Liquoruntersuchungen:*

– *Bestimmung der Zellzahl.* Im normalen Liquor finden sich bis zu 5 Leukozyten pro mm^3.

  Die Zählung der Zellen erfolgt in einer *Zählkammer,* einer in einen besonderen Objektträger eingeschliffenen Vertiefung. Da diese Kammer einen Rauminhalt von etwa 3 mm^3 hat, muß das Ergebnis der Zählung durch 3 geteilt werden, um den Zellgehalt von *einem* Kubikmillimeter anzugeben. Unter Verzicht auf diese Ausrechnung wird vielfach mit der Angabe X/3 Zellen gesagt, daß sich in den untersuchten *drei* Kubikmillimetern X Zellen befinden.

  Eine Erhöhung der Zellzahl wird als *Pleozytose* bezeichnet.

– *Differenzierung der Zellen.* Erythrozyten, Granulozyten, Lymphozyten, pathologische Zellformen.

– *Untersuchung des Liquorsediments.* Wenn Hinweise auf eine Entzündung bestehen, wird mit entsprechenden Methoden nach Bakterien oder anderen Erregern gefahndet.

- *Bestimmung des Liquoreiweißgehaltes.* Es wird einmal der Gesamteiweißgehalt gemessen, normal um 25–40 mg/100 ml, alsdann eine Untersuchung nach Albuminen, Globulinen und eine Trennung der einzelnen Eiweißfraktionen mit zunehmend verfeinerten Techniken und differenzierten Aussagemöglichkeiten vorgenommen.

- *Kolloidreaktionen.* Am häufigsten wird die Mastixreaktion angewendet. Einer empirisch gefundenen kolloidalen Lösung des Mastix, einer Harzart, wird Liquor in einer Verdünnungsreihe von 1 : 1 bis 1 : 256 zugesetzt. Bei normalem Eiweißgehalt bleibt eine Ausflockungsreaktion aus, d. h., die Mastixreaktion ist negativ. Steigt der Eiweißgehalt unter krankhaften Bedingungen an, kommt es in Abhängigkeit von Art und Ausmaß der Eiweißerhöhung zu Ausfällungen der Mastixlösung, die nach einer Skala als Kurve aufgezeichnet werden kann. Diese „Mastixkurve" gibt Hinweise auf die Art der Eiweißvermehrung und ist bei bestimmten Erkrankungen in charakteristischer Weise verändert.

- *Untersuchungen der Blut-Liquor-Schranke.* Zwischen den Konzentrationen bestimmter Eiweißkörper in Blut und Liquor bestehen normalerweise feste Verhältnisse (Gradienten). Durch entzündliche Veränderungen im Zentralnervensystem wird die Funktion der Blut-Liquor-Schranke gestört, es treten Veränderungen im Konzentrationsgradienten bestimmter Eiweißkörper auf. Die Bestimmung dieser Konzentrationsgradienten zwischen Serum und Liquor erlaubt eine Aussage darüber, ob die Eiweißerhöhung im Liquor Folge einer passiven Filtration vom Serum in den Liquorraum ist oder ob die Eiweißkörper im Zentralnervensystem selbst gebildet werden. Dadurch kann eine Eiweißvermehrung als Folge einer Entzündung des Nervensystems aufgedeckt werden. Weiterhin kann festgestellt werden, welche Immunglobulinfraktionen im Zentralnervensystem gebildet werden. Daraus kann auf die Art der entzündlichen Reaktion im Zentralnervensystem zurückgeschlossen werden.

- *Luesreaktionen.* Zu den regelmäßigen Liquoruntersuchungen gehören die Lues-Suchreaktionen (TPHA: **T**reponema-**p**allidum-**H**äm**a**gglutinations-Test; VDRL: **V**enereal-**d**isease-**r**esearch-**l**aboratory-Test).

Unter bestimmten Fragestellungen sind weitere Liquoruntersuchungen angezeigt, etwa in einem Viruslaboratorium zum Nachweis einer Virusinfektion (z. B. Poliomyelitis) oder die Messung von Zuckergehalt, Chloriden und Mineralien oder auch Giften.

Neuroradiologische Untersuchungen

Bei vielen Erkrankungen des Nervensystems ist die *Röntgenuntersuchung des Schädels* von großer Bedeutung, da Veränderungen am Knochen oft Hinweise auf Sitz oder Art der Krankheit geben. Zeichen eines gesteigerten Schädelinnendrucks sind häufig zu erkennen. Neben den Aufnahmen im sagittalen und seitlichen Strahlengang sind je nach der Fragestellung Spezialaufnahmen notwendig zur gezielten Darstellung der Sella turcica, der Schädelbasis, der Felsenbeine oder des Hinterhauptsloches, der Augenhöhlen oder der Gehörgänge. Gelegentlich lassen sich erst auf Filmschichtaufnahmen feinere Veränderungen, so z. B. Fissuren nach einer Schädelverletzung, erkennen.

Für die Röntgenuntersuchung der Wirbelsäule gelten im wesentlichen die gleichen Gesichtspunkte. Zunächst werden sagittale und seitliche Aufnahmen angefertigt, die dann ergänzt werden können durch Spezialaufnahmen (Schrägaufnahmen, ausgeblendete Aufnahmen und Filmschichtaufnahmen, wenn bestimmte Verdachtsdiagnosen hierzu Veranlassung geben.

Computertomographie (CT)

Bei der 1971 zuerst klinisch erprobten Computertomographie wird im Gegensatz zum konventionellen Röntgenvefahren *keine direkte Abbildung* auf einem Film erzeugt. Statt dessen wird die Strahlendurchlässigkeit von „Scheiben“ eines Patienten durch einen auf 1–8 mm eingeblendeten Röntgenstrahl gemessen. Er tastet eine Schicht aus zahlreichen Richtungen ab, die durchgelassenen Strahlenenergien werden durch Detektoren fortlaufend registriert und sämtliche Werte elektronisch gespeichert. Ein entsprechend programmierter Computer verarbeitet sogleich diese Datenflut und rekonstruiert eine Objektschicht – in der primären Strahlenrichtung oder auch in beliebig anderer Orientierung –, sichtbar in Form eines Monitorbildes. Seine Helligkeitsstufen entsprechen den radiologischen Absorptionswerten des untersuchten Gewebes.

Das CT zeigt zwar nur Schichten des Kopfes oder Körpers, stellt dafür jedoch dessen Binnenstrukturen mit einer vielfach höheren Kontrastauflösung als das Röntgenbild dar; die geringere Detailerkennbarkeit wird auch weitgehend durch das Fehlen störender Überlagerungen von Knochenstrukturen aufgewogen. Durch Sichtbarmachung selbst minimaler Gewebsdichtedifferenzen werden weiße und graue Hirnsubstanz, Liquorräume, Tumoren, Blutungen, Zysten, Verkalkungen und Ödeme gegeneinander abgrenzbar (Abb. **8**).

Die *Strahlenbelastung* beim CT entspricht etwa derjenigen einer konventionellen Aufnahme. Da eine absolute Ruhighaltung des Kopfes während des Untersuchungsablaufes (mindestens 10 Minuten) erofrderlich ist,

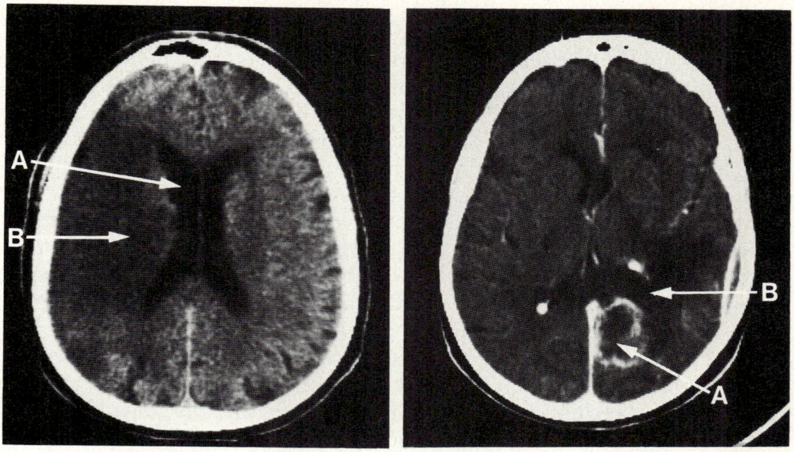

Abb. **8** **a** Alter ischämischer Parenchymdefekt im Schweifkernkopf (A) und frische Ischämie der A. cerebri media (B); leichte Kompression des linken Seitenventrikels. **b** Glioblastom rechts okzipital mit zentraler Nekrose und randbetontem Enhancement (A) sowie erheblichem perifokalem Ödem (B) und raumfordernder Wirkung.

muß bei Kleinkindern oder unruhigen Erwachsenen eine Sedierung oder auch Vollnarkose durchgeführt werden.

Viele Fragestellungen lassen sich aufgrund von Nativbildern, ohne anderweitige Hilfsmittel, beantworten. Jedoch ist zur Differentialdiagnose von Tumoren, Gefäßmißbildungen oder Störungen der Blut-Hirn-Schranke zumeist eine Kontrastanhebung (Enhancement) durch eines der angiographischen Kontrastmittel notwendig. Im Vorfeld derartiger Untersuchungen sollte nach einem gründlichen Aufklärungsgespräch stets das Einverständnis des zu Untersuchenden eingeholt werden.

Die wichtigsten *Indikationen* zur Computertomographie sind Hirntumoren, Schlaganfälle, Schädel-Hirn-Verletzungen, Abszesse, Blutungen, hirnatrophische Prozesse, Hydrozephalus und Gehirnmißbildungen. Auch Tumoren und andere Erkrankungen im Bereich der Augenhöhle, des übrigen Gesichtsschädels sowie der Schädelbasis können mit der Computertomographie diagnostiziert werden. Gerade bei *akuten Notfällen* hat sich die Computertomographie allen anderen Untersuchungsverfahren als überlegen erwiesen, da bereits in wenigen Minuten und ohne Belastung für den Patienten eine exakte Diagnose gestellt werden kann.

Die Computertomographie wird heute auch zur Darstellung der Wirbelsäule (Bandscheibenvorfall) und des Rückenmarks (s. Abb. **57**), in anderen Fachgebieten zur Beurteilung des Brust- und Bauchraumes vorgenommen.

Kernspintomographie (KST)

Die Kernspintomographie (KST), englisch: magnetic resonance imaging (MRI) oder nuclear magnetic resonance (NMR), ist zur Zeit das modernste bildgebende Verfahren. Im Gegensatz zu den traditionellen radiologischen Methoden verwendet es elektromagnetische Wellen, die nicht ionisieren; es ist also nicht mit einem Strahlenschaden belastet. Seine Bilder entstehen aufgrund eines völlig neuartigen Prinzips. Die KST ist die Fortentwicklung der schon seit Jahrzehnten von Chemikern zur zerstörungsfreien Strukturaufklärung von Molekülen angewandten Spektroskopie. Die Kerne einiger Atome – ^{1}H, ^{13}C, ^{19}F und ^{23}Na – besitzen nämlich eine Eigenrotation, einen Kernspin. Werden sie in ein sehr starkes, gleichmäßiges und homogenes Magnetfeld gebracht und zusätzlich kurzfristig einem Hochfrequenzimpuls mit bestimmter Frequenz im Kurzwellenbereich ausgesetzt, so gehen sie in einen Besetzungszustand mit höherer Energie über. Nach Beendigung des HF-Impulses und durch Rückkehr in den Ausgangszustand emittieren die angeregten Atome ein elektromagnetisches Signal, das Kernresonanzsignal (F. Bloch und E. Purcell, Nobelpreis 1952). Es wird aufgefangen, elektronisch analysiert und auf einem Bildschirm sichtbar gemacht in Form einer Kurve. Wellenlänge und Intensität dieses „Spektrums" sind abhängig von der Anzahl der angeregten Atomkerne (ϱ) – beim Wasserstoff also von der Protonendichte – und der benachbarten Elektronenstruktur. Die Spektroskopie ermöglicht also Rückschlüsse auf die Konzentration und die chemischen Bindungen der angeregten Atome.

Eine bildmäßige Wiedergabe der räumlichen Anordnung der signalgebenden Atome auf dem Bildschirm als zweidimensionaler Querschnitt des untersuchten Objektes wurde möglich durch die Anwendung der Algorithmen der Bildrekonstruktion und die Erfahrungen der digitalen Bildverarbeitung auf dem Sektor der Computertomographie (P. C. Lauterbur 1973).

Bei einem flüchtigen Blick auf den Monitor können CT- und KST-Bilder verwechselt werden, ihr Aussagewert ist jedoch grundlegend unterschiedlich wegen ihrer verschiedenen physikalischen Entstehungsweise. Bei der CT werden die Helligkeitswerte der einzelnen Bildelemente (Pixel) bestimmt durch die Qualität der Röntgenstrahlung (kV und mAs) und den Absorptionskoeffizienten des durchstrahlten Objektes; bei der KST hingegen werden die Pixelwerte von einer viel größeren Anzahl von Faktoren festgelegt: Seitens des emittierenden (nicht absorbierenden!) Objektes wirken sich die Protonendichte ϱ sowie die Zeitspanne aus, in der die angeregten Atomkerne in den ursprünglichen Gleichgewichtszustand im konstanten Magnetfeld zurückkehren. Diese Relaxationszeit hängt ab von den Bindungskräften des Atomkerns zum umgebenden Molekulargitter (T_1) und zu den benachbarten Kernspins (T_2). Apparatemäßig spielen eine Rolle die Zeit zwischen den einzelnen Hochfrequenzimpulsen (Repetitionszeit T_R) und das Intervall zwischen dem HF-Impuls und der Bildauslesung (Echozeit T_E). In Abhängigkeit von den willkürlich zu verändernden T_R und T_E, dem „Meßmode", können sich also dieselben physiologischen oder pathologischen Strukturen in unterschiedlicher Weise auf der Grauwertskala des Bildschirms zwischen hell, grau oder dunkel darstellen.

Die Deutung eines KST-Bildes, das aus den zahlreichen und sich gegenseitig beeinflussenden Faktoren resultiert, bietet natürlich viele Probleme. Andererseits sind auch die diagnostischen Möglichkeiten dieser Methode bei weitem noch nicht ausgeschöpft. So brachte die Einführung paramagnetischer Kontrastmittel eine wesentliche Verbesserung. Es handelt sich dabei um intravenös zu applizierende Substanzen (z. B. Gd-DTPA, Magnevist, ein Chelat des Gadoliniums, aus der Gruppe der seltenen Erden), die eine Verkürzung der Relaxationszeiten bei gewissen Prozessen und dadurch ihre artdiagnostische Zuordnung gestatten.

Beim heutigen Wissensstand ist bei der KST die Sensitivität größer als ihre Spezifität, während dies Verhältnis bei der CT durchweg umgekehrt ist. Die KST ist der CT überlegen aufgrund ihres besseren Dichteauflösungsvermögens und des Fehlens störender Überlagerungen durch Knochenartefakte. Sie ist vorzuziehen bei der Abklärung intrakranieller Prozesse im basisnahen Bereich, im Hirnstamm und der hinteren Schädelgrube (demyelinisierende Läsionen, einige Tumorarten, Temporallappenepilepsie und Gefäßmißbildungen) und ferner bei Veränderungen im Bereich der Wirbelsäule (intraspinale Tumoren, Syringomyelie, Bandscheibenvorfälle) (Abb. **9–11**).

Einen weiteren Vorteil der KST stellt zudem die frei wählbare Orientierung der Untersuchungsebene dar. Als Nachteil machen sich jedoch die Wirkungen des Magnetfeldes auf ferromagnetische Gegenstände und elektronische Apparate (Herzschrittmacher!) bemerkbar.

Ein neustes Verfahren, die In-vivo-MR-Spektroskopie, verbindet die spektroskopischen und bildgebenden Qualitäten der Magnetresonanz. Sie ermöglicht es, in einem bildmäßig beliebig zu wählenden kubischen Hirnanteil von ca. 7 mm bzw. 35 mm Kantenlänge das hierin enthaltene ^{1}H- bzw. ^{31}P-Spektrum darzustellen. So lassen sich in vivo komplementäre Informationen über Morphologie und Biochemie und damit Einblicke in die Artdiagnose von zerebralen Prozessen und ihr Verhalten auf physiologische und therapeutische Einflüsse erzielen.

Kontrastmittelverfahren

Die im folgenden aufgeführten Kontrastmittelverfahren haben seit Einführung von CT und KST einen Großteil ihrer Anwendungsgebiete ein-

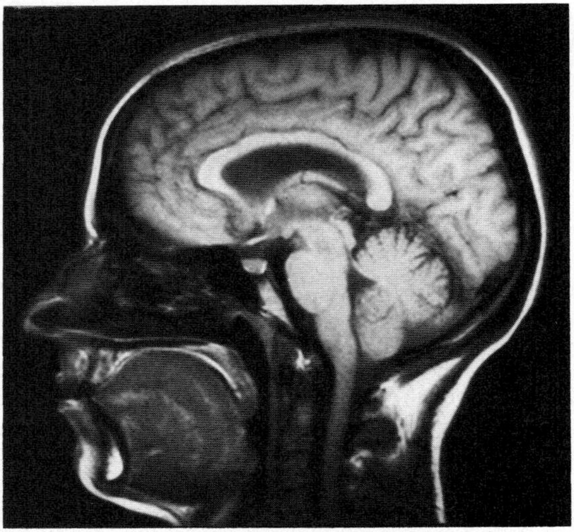

Abb. **9** Normales seitliches KST des Kopfes, T_1-gewichtet; Mittelschnitt.

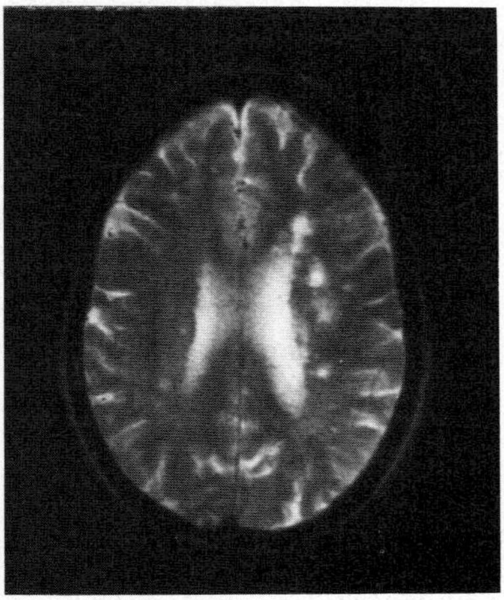

Abb. **10** Axiales KST – Schnitt, T_2-gewichtet; mehrere periventrikuläre Demyelinisationsherde bei Encephalomyelitis disseminata.

gebüßt; dennoch sollen sie der Vollständigkeit halber kurz beschrieben werden.

Ventrikulographie. Die bildgebende Untersuchung der Hirnkammern erfolgt am schonendsten durch die Computer- oder die Kernspintomographie. Nur in Ausnahmefällen, wenn z. B. eine sehr minutiöse Aussage

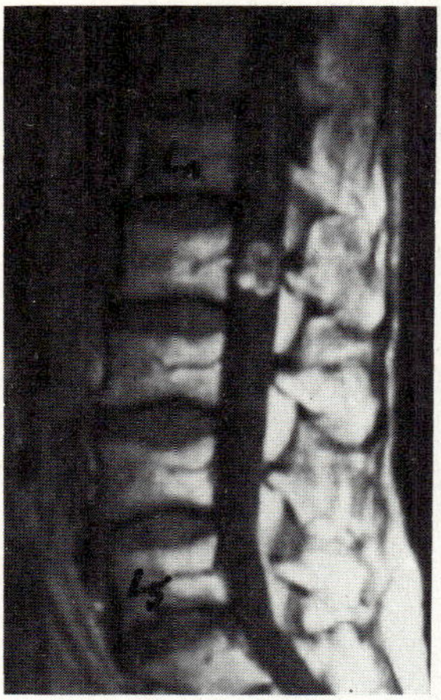

Abb. **11** KST, sagittaler Mittelschnitt der LWS, T_2-gewichtet; thrombosiertes Angiom bei L_2.

über morphologische Details ihr Auflösungsvermögen überfordert oder eine liquordynamische Frage über die Durchlässigkeit der inneren Liquorräume vorliegt, wird man auf eine Ventrikulographie zurückgreifen (Abb. **12a**). Sie ist definiert als direkte Kontrastdarstellung der Hirnkammern und entspricht einem neurochirurgischen Eingriff, weil zur Einbringung des Kontrastmittels (einem Myelographikum) eine Schädeltrepanation (über einer „stummen" Hirnregion, meist rechts frontal) sowie eine Punktion von Hirnhäuten und -gewebe notwendig ist. Das eingeführte Kontrastmittel wird dann durch entsprechende Lagerung des Patienten mit mechanischem Hilfsgerät und unter Bildverstärker-Fernseh-Kontrolle in die gewünschten Ventrikelabschnitte verlagert und der Befund mit Röntgenaufnahmen in 2 Ebenen und evtl. Schichtaufnahmen dokumentiert (Abb. **12b**).

Angiographie. Die Bildgebung der Gefäße des Kopfes oder der Wirbelsäule hat durch die Einführung von Computer- und Kernspintomographen einen großen Teil ihrer Indikationen eingebüßt, bleibt aber für speziell angiologische Fragestellungen und vor allem dort, wo jene Röntgen-Großgeräte nicht zur Verfügung stehen, unentbehrlich. Röntgenphysikalisch gründet sich die Angiographie auf eine Gefäßkontrastierung dank der hohen Strahlenabsorption einer Komponente des intravasalen Kontrastmittels, des Jods, aufgrund seiner hohen Ordnungszahl. Es ist chemisch fast vollständig an das Kontrastmittelmolekül gebunden, jedoch nicht so weit, um einen evtl. pathologischen Schilddrüsenstoffwechsel nicht doch wesentlich zu verschlechtern. Die Moleküle moderner Kontrastmittel zerfallen in Lösung nicht in Anionen und Kationen mit Steigerung ihrer osmotischen Wirkung (nichtionische Kontrastmit-

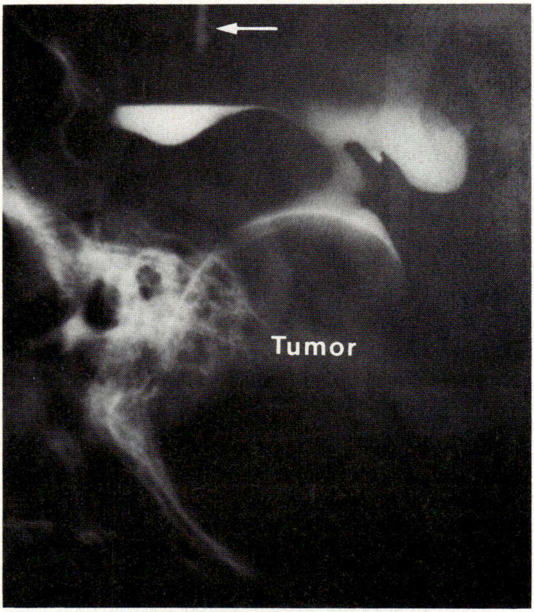

a

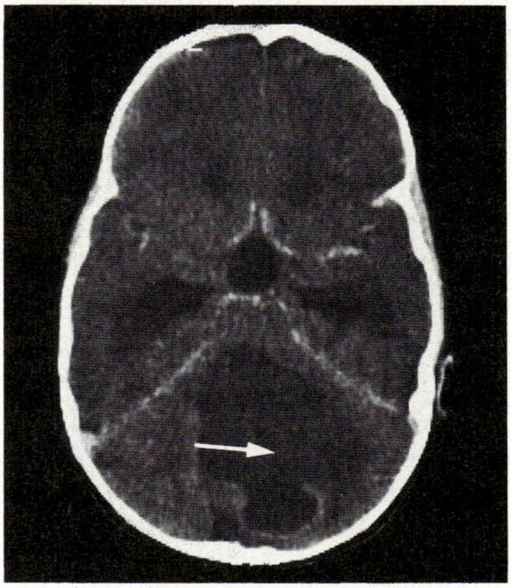

b

Abb. **12** **a** Ventrikulographie. Das positive, durch einen Ventrikelkatheter (Pfeil) eingeführte Kontrastmittel umspült den Tumor in der hinteren Schädelgrube; Liquorabflußbehinderung durch den Tumor mit Erweiterung der inneren Liquorräume. **b** CT nach intravenöser Kontrastmittelgabe; der ausgedehnte, hypodense Tumor (Astrozytom, Pfeil) füllt die hintere Schädelgrube weitgehend aus; der III. Ventrikel und die dargestellten Unterhörner sind erweitert.

tel) und zeichnen sich durch eine deutlich höhere Verträglichkeit bei der Injektion (Schmerzlosigkeit, geringes Wärmegefühl) als auch minimierte Nephro- und Neurotoxizität aus.

Die Einbringung des Kontrastmittels erfolgt ohne oder mit Hilfe eines Katheters. Im ersten Falle wird die A. carotis am Hals direkt punktiert, oder sie wird – ebenso wie die A. vertebralis – im Gegenstromverfahren nach Punktion der A. brachialis oder der A. axillaris retrograd gefüllt. Unter den Kathetermethoden ist der transfemorale Zugang nach Seldinger am gebräuchlichsten. Bei Bildverstärker-Fernseh-Kontrolle wird selektiv ein das Hirn oder Rückenmark versorgendes, großes Gefäß (A. carotis oder vertebralis; A. intercostalis oder lumbalis) oder superselektiv einer ihrer Äste sondiert und kontrastiert. Bei der Frage nach zerebralen Durchblutungsstörungen ist nicht nur die Darstellung intrakranieller Gefäße, sondern ebenso die des Aortenbogens und der supraaortalen Arterien wichtig.

Zur Bilddokumentation des Kontrastmitteldurchflusses durch die arterielle, kapillare und venöse Gefäßbahn werden Bilder in schneller Folge, in einer oder zwei Ebenen angefertigt. Zur Verfügung stehen Blatt- und Rollfilmwechsler bzw. Bildverstärker mit Einzelbildkamera oder mit digitaler Bildverarbeitung. Letztere ermöglicht eine sofortige Bildbetrachtung und zusätzliche -bearbeitung, z. B. Kontrastveränderung oder Subtraktion. Die digitale Subtraktionsangiographie (DSA) wird wohl die Filmangiographie weitgehend ablösen, wenn die Detailauflösung der DSA die Qualität der traditionellen Filmaufnahmen erreicht hat.

Die Strahlenbelastung des angiographierten Patienten muß vor allem bei längeren oder wiederholten Serien sorgfältig beachtet werden. Weitere Komplikationsmöglichkeiten sind bedingt durch die Punktion (Gefäßläsion, extravasale Kontrastmittelinjektion, Gefäßverschluß auch durch Thrombembolie oder lokale Blutung, Nachblutung), eine zerebrale Schwellungsreaktion mit neurologischen Ausfällen, die in der großen Mehrzahl vollkommen zurückgehen, oder durch eine allergoide Kontrastmittelreaktion des Patienten. Zur vorsorglichen Abklärung einer solchen Prädisposition gibt es keinen zuverlässigen Test und keine absolut sichere Prämedikation. Hieraus folgt zwingend die sorgfältige Aufklärung des Patienten und zum anderen seine genaue Kontrolle während und nach der Untersuchung, um notfalls sofort alle notwendigen Maßnahmen ergreifen zu können. Das ist wiederum nur sichergestellt, wenn auch alle Hilfsmittel (einschließlich Intubationsbesteck und Defibrillator) griffbereit vorhanden sind und sogleich von erfahrenen Händen eingesetzt werden können.

Die stürmische Entwicklung der Kathetermethoden hat in den letzten Jahren zu diagnostischen Ergebnissen geführt, die über das rein Morphologische hinausführen, so z. B. hämodynamische Studien. Außerdem sind die Neuroradiologen, nachdem sie den Gefäßkatheter bis an die Läsion im Hirn oder Rückenmark heranführen können, auch auf therapeutisches Terrain vorgestoßen. Im Rahmen der interventionellen Radiologie werden mittels hochspezialisierter, arbeits- und apparatemäßig sehr aufwendiger Verfahren Embolisierungen von sonst inoperablen, intrakraniellen oder intraspinalen Gefäßmißbildungen sowie präoperativ von Tumoren zur Reduzierung des Blutverlusts während ihrer Exstirpation durchgeführt.

Die Angiogramme der intrakraniellen Gefäße werden angefertigt zum Nachweis – oder zum Ausschluß – von Gefäßmißbildungen (Angiom, Aneurysma), Gefäßverschlüssen und von raumfordernden Prozessen im Schädelinnern, die aus der Abweichung vom normalen Gefäßverlauf geschlossen werden können. Ein normales Karotisangiogramm zeigt die Abb. **13**.

Myelographie. Wenn sich klinisch oder aufgrund von Nativaufnahmen der Wirbelsäule der Hinweis auf einen raumfordernden Prozeß im Spinalkanal ergibt, wird mit Hilfe der KST oder CT sowie der Myelographie der Prozeß weiter abgeklärt.

Die KST erfaßt jeweils große Abschnitte der Wirbelsäule und ist in der Abklärung medullärer und z. T. auch ossärer und nukleärer Veränderungen den zwei anderen Verfahren überlegen. Die schichtgebundene CT eignet sich nicht als Suchmethode; nur bei gezielter Anwendung ergeben

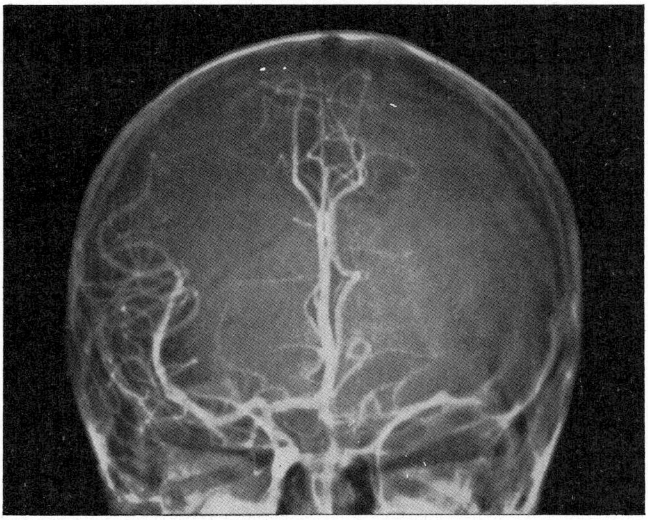

a

Abb. **13** Normales Karotisangiogramm. **a** u. **b** Arterielle Phase, **c** venöse Phase (aus W. Scheid: Lehrbuch der Neurologie, 5. Aufl. Thieme, Stuttgart 1983).

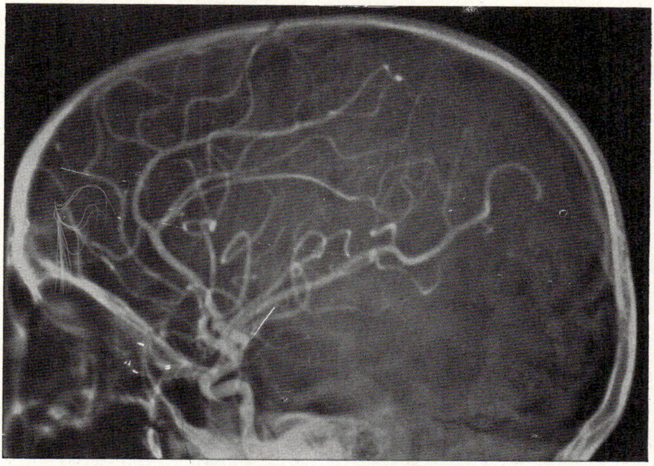

b

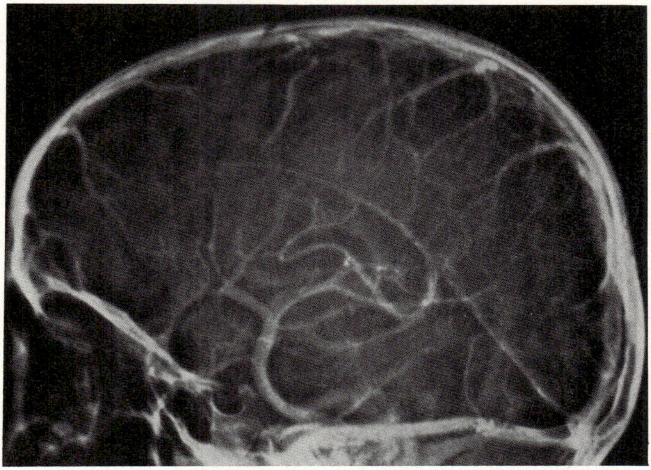

c

Abb. **13** **b + c**

sich Aussagen über die Knochenstruktur und die Konfiguration des Wirbelkanals, die Weichteile para- und mit Einschränkung auch intraspinal sowie über die Bandscheiben.

Im Myelogramm wird der subarachnoidale Liquorraum mit einem Kontrastmittel sichtbar gemacht. Rückenmark, Spinalnerven und evtl. Fremdstrukturen heben sich als Aussparungen der Kontrastsäule ab und können zudem eine Verlagerung oder/und Deformierung der normalen Strukturen bewirken. Das Myelographikum wird im kaudalen oder kranialen Bereich der Wirbelsäule subarachnoidal injiziert, nach Punktion lumbal ($L_{2/3}$ oder $L_{3/4}$) bzw. subokzipital (in die Cisterna cerebellomedullaris) oder von lateral zwischen den dorsalen Anteilen der Wirbelbögen C_1 und C_2. Es handelt sich um ein den modernen Angiographika analoges, wasserlösliches und nicht ionisches Jodpräparat, das in wenigen Stunden resorbiert und über die Nieren ausgeschieden wird. Seine Neurotoxizität ist minimal; nur äußerst selten kann es zu einem Krampfanfall kommen, der sich durch sensible Mißempfindungen und klonische Muskelzuckungen ankündigt. Aufklärungspflicht! Einverständniserklärung! Postmyelographische Kopfschmerzen sind als punktionsbedingtes Liquorunterdrucksyndrom zu werten und nicht dem Kontrastmittel anzulasten.

Durch entsprechende Lagerung des Patienten auf einem Kipptisch mit Bildverstärker-Fernseh-Kette, am besten in 2 Ebenen und mit Tomographiezusatz, wird angestrebt, das Kontrastmittel vom Injektionsort als möglichst zusammenhängende „Pfütze" im Spinalkanal bis zum klinisch vermuteten Prozeß zu verlagern. Hierbei verdünnt sich leider das Jodpräparat mit dem Liquor zunehmend, und der Kontrast wird merklich und unwiederbringlich schwächer. Folglich bestimmt die Lokalisation des suspekten Befundes den Ort der Punktion, damit das Kontrastmittel den kürzesten Weg zurücklegt, und auch die Bauch- oder Rückenlage des Patienten, damit die maximale Kontrastierung ventral oder dorsal im Spinalkanal erreicht wird.

Die Kontur des Prozesses im Kontrastband legt seine Ausdehnung fest, häufig auch seine Beziehung zum Rückenmark (intra- oder extramedullär, intra- oder epidural; juxtamedullär = extramedullär-intradural) (Abb. **14**) und nur ausnahmsweise seine Artdiagnose (z. B. Angiom). Ein „Stopp" entspricht einer totalen Passagebehinderung des Kontrastmittels. Abschließend wird die Höhenlokalisation des Befundes vom Untersucher auf der Rückenhaut des Patienten möglichst permanent markiert, z. B. mit einem roten Karbolfuchsin-Strich. Nicht abwaschen!

Diskographie. Die bildliche Darstellung eines Bandscheibenkerns zervikal oder lumbal sowie seiner pathologischen Veränderungen (Nukleographie) durch Direktinjektion von ca. 1 ml eines angiographischen Kontrastmittels unter Bildverstärker-Fernseh-Kontrolle wird nur noch selten vorgenommen, weil CT und KST als weniger belastende und diagnostisch gleichwertige Verfahren zur Verfügung stehen. Lediglich als Ausgangsbefund für eine Chemonukleolyse, die enzymatisch herbeigeführte Einschmelzung eines Nukleusvorfalls, wird auf diese Untersuchung nicht verzichtet.

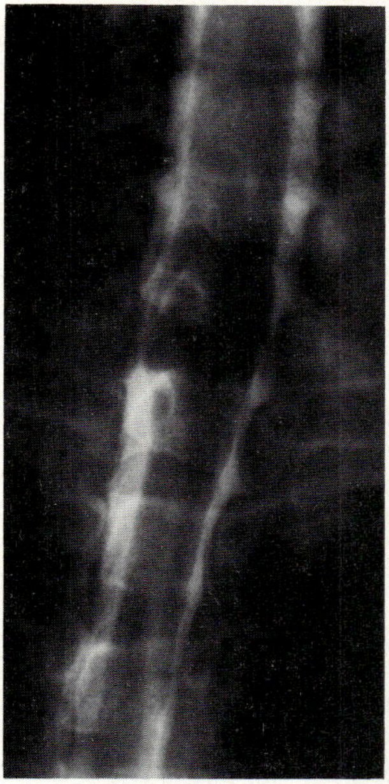

Abb. **14** Myelographie, sagittales Bild. Das Kontrastmittel umgibt das Rückenmark, das bei C_7 eine spindelförmige Auftreibung durch einen intramedullären Tumor aufweist.

Elektrische Untersuchungen

Jede Funktion der Nervenzellen geht mit elektrischer Aktivität einher. Diese Aktivität kann mit geeigneten Verfahren gemessen werden und gestattet dann Aussagen darüber, ob eine normale Funktion vorliegt oder ob Hinweise für eine Störung gegeben sind. Die in der Neurologie angewandten Verfahren sind zum Teil der Elektrokardiographie (EKG) vergleichbar.

Elektroenzephalographie (EEG). Mit Hilfe der Elektroenzephalographie werden die Aktionsströme der Hirnrinde abgeleitet. Dazu setzt man je nach Größe des Elektroenzephalographen 8–20 Elektroden auf die Kopfhaut. Die Ableitpunkte sind nach internationaler Vereinbarung einheitlich, so daß die Elektroenzephalogramme *(Hirnstrombilder)* von verschiedenen Untersuchern vergleichbar sind.

Die Aktionsströme werden im Elektroenzephalographen verstärkt und auf einen Direktschreiber übertragen, der das Kurvenbild auf einem Papierstreifen aufzeichnet (Abb. **15**).

In halbsitzender oder liegender Stellung soll der Patient für die Ableitung möglichst entspannt und von äußeren Reizen abgeschirmt sein (Abb. **16**). Außerdem sollte darauf geachtet werden, daß zuvor *Kopfhaut und Haar entfettet* werden und *frei* sind von *Haarfestigern,* da hierdurch

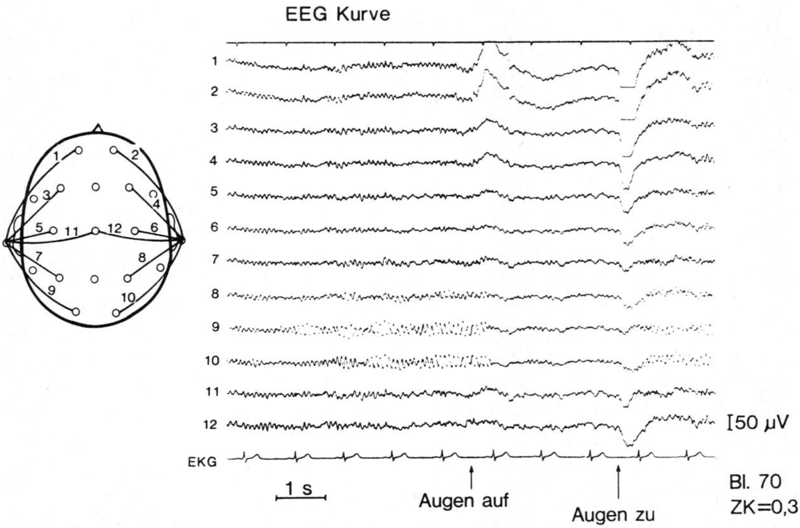

Abb. **15** Elektroenzephalogramm. Normales Kurvenbild.

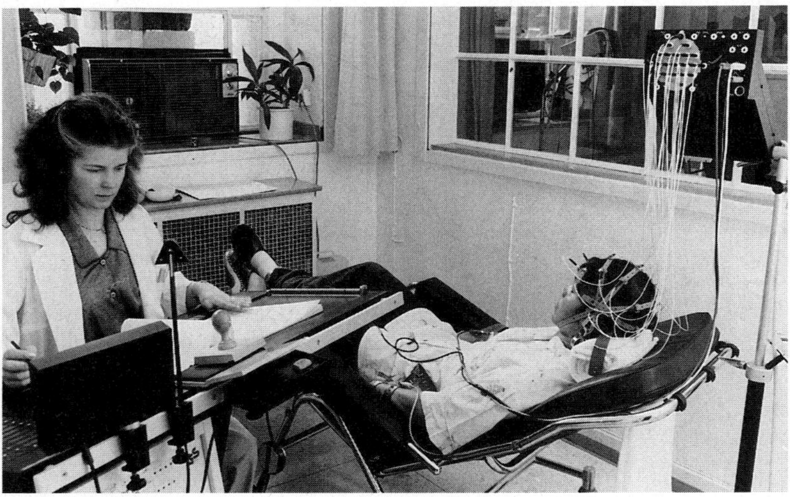

Abb. **16** EEG-Ableitung.

die Leitfähigkeit verändert und das EEG verfälscht werden kann. Auch ohne eine krankhafte Störung der Hirnfunktion können die Hirnstrombilder recht unterschiedlich aussehen. Das Kurvenbild ist einmal abhängig vom Reifungsgrad des Gehirns, also vom Alter des Patienten. Außerdem ändert sich der Kurvenverlauf im Zustand der Ermüdung und schließlich im Schlaf. Allgemeinveränderungen des EEG treten auf bei Sauerstoffmangel oder Vergiftungen. Selbst geringere Mengen eines Schlaf- oder Beruhigungsmittels können schon eine Abwandlung vom Normalbefund bewirken. Daher muß dem Untersucher bei der Ableitung eine voraufgegangene Medikation bekannt sein.

Seinen besonderen Wert hat das EEG beim Nachweis umschriebener Störungen der hirnelektrischen Aktivität, die sich in einer Änderung von Form, Amplitude und Frequenz der einzelnen Wellen zeigt. So kann häufig beim Fehlen neurologischer Symptome mit Hilfe der Elektroenzephalographie die erkrankte Hirnregion ermittelt werden, und der Untersucher bekommt einen Hinweis, welches Gefäßgebiet gegebenenfalls angiographisch darzustellen ist. Oft gestatten auch die Art und Lokalisation der Veränderungen Rückschlüsse auf die zugrundeliegende Störung. Allerdings läßt der EEG-Befund allein keine sicheren Aussagen zu, ob etwa ein Tumor oder eine Durchblutungsstörung vorliegt. Nicht selten aber kann das Hirnstrombild trotz einer Hirnerkrankung unauffällig sein. Bei entsprechendem Verdacht erfolgt dann die Ableitung nach *Provokationsmaßnahmen* (Hyperventilation = tiefe Atemzüge, Flackerlicht, Schlafentzug oder die Verabreichung bestimmter Medikamente). Diese Provokationsmaßnahmen machen die Veränderung der Hirnaktivität sichtbar und verstärken die in der Ruheableitung nur leichten Abwandlungen.

Eine besondere Bedeutung hat die Elektroenzephalographie bei der Krankheitsgruppe der *hirnorganischen Anfallsleiden.* Charakteristische Wellenformen und Wellenfolgen bestätigen oder begründen den Verdacht auf das Vorliegen einer Epilepsie. Die verschiedenen Epilepsieformen können durch die Art der EEG-Veränderungen gegeneinander abgegrenzt werden, und nicht zuletzt kann das EEG Aufschluß geben über den Erfolg einer medikamentösen Behandlung, unter deren Wirkung die Krampfbereitschaft des Gehirns herabgesetzt wird.

Elektrische Untersuchung der Muskeln und Nerven. Bei der *einfachen* elektrischen Untersuchung werden nicht die Aktionsströme vom Muskel abgeleitet, sondern der Muskel bzw. der periphere Nerv werden mit elektrischem Strom gereizt. Die Reaktion des Muskels läßt Schlüsse zu auf die Funktionstüchtigkeit des peripheren Nervs und des Muskels. Beim intakten Funktionssystem reagiert der Muskel auf einen Reiz mit *faradischem Strom.* Auf die Reizung mit *galvanischem Strom* erfolgt eine prompte Zuckung. Liegt eine Störung oder Unterbrechung des peripheren Funktionssystems vor, bleibt die Reaktion auf den faradischen Strom aus, und die Zuckungen nach galvanischer Reizung lassen eine veränderte Reaktion in Form verlangsamter, träger oder gar wurmförmiger Kontraktionen erkennen.

Die genannten Prüfungen gestatten keine exakte Messung, erlauben aber im Rahmen der Untersuchung einen wesentlichen Überblick über das Ausmaß der Schädigung. Bei wiederholten Kontrollen im Verlauf einer Erkrankung ergibt die Besserung der elektrischen Erregbarkeit Hinweise auf die Rückbildung der Krankheit.

Genauere Werte über die elektrische Erregbarkeit liefert die Messung der *Chronaxie*. Hierbei wird die kürzeste Reizzeit gemessen, in der ein Strom von doppelter *Rheobase* eine Muskelzuckung erzielt. Die Rheobase ist diejenige Mindeststromstärke, mit der eine Muskelkontraktion erreicht werden kann.

Eine Kombination der Reizung mit elektrischem Strom und der Ableitung von Aktionspotentialen dient der Messung der *Nervenleitgeschwindigkeit* (NLG) (Abb. **17a**).

Bei der Bestimmung der motorischen Leitgeschwindigkeit wird der Nerv an mehreren voneinander entfernt liegenden Stellen gereizt, und gemessen wird die Zeit bis zur Reizantwort an einem peripher gelegenen Muskel. Aus der Entfernung zwischen den Reizpunkten und dem Zeitabstand zwischen den Reizantworten kann die Leitgeschwindigkeit in Metern pro Sekunde errechnet werden. Bei Messung der sensiblen Nervenleitgeschwindigkeit erfolgt die periphere Reizung eines sensiblen Nervs – etwa an der Fingerkuppe –, und es werden gemessen die Entfernung bis zum

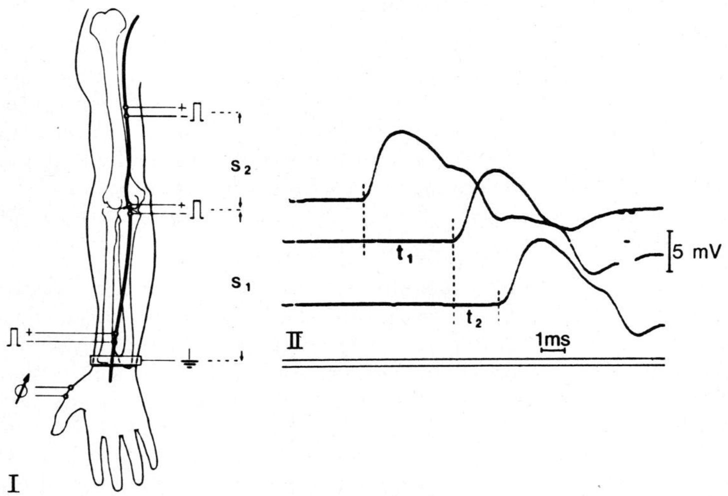

Abb. **17** **a** Nervenleitgeschwindigkeitsmessung. I Reiz- und Ableitungspunkte für den N. medianus. II Reizantwortpotentiale des M. abductor policis brevis vom Handgelenk, Ellenbogen und Axilla. Die Nervenleitgeschwindigkeit errechnet sich aus den Strecken s_1 und s_2 sowie den Latenzdifferenzen t_1 und t_2. NLG = $\frac{s}{t}$

Ableitpunkt am Nerv und die Zeit, bis die Reizantwort dort registriert werden kann. Die wiederholte Bestimmung der Nervenleitgeschwindigkeit gestattet Aussagen über eine Besserung der Funktion nach Schädigung eines peripheren Nervs. Typische Veränderungen der Nervenleitgeschwindigkeit können für die Diagnose bestimmter Nervenleiden wichtig sein. F-Wellen-Untersuchungen ergeben Hinweise auf proximale Nervenläsionen.

Evozierte zerebrale und spinale Potentiale (EP) ermöglichen den Nachweis einer Leitungsstörung in sensiblen oder sensorischen Bahnen sowohl in der Peripherie als auch im Gehirn. Bei der Prüfung ist die Mitarbeit des Untersuchten, also seine Angabe über aufgehobene oder veränderte Wahrnehmung nicht nowendig. Mit besonderen Reizgeräten werden optische (Abb. **17 b**), akustische (Abb. **17 c**) oder – auf der Haut – sensible Reize gegeben (Abb. **17 d**). Die von diesen Reizen hervorgerufenen (evozierten) Antworten in den zugehörigen Hirngebieten werden als

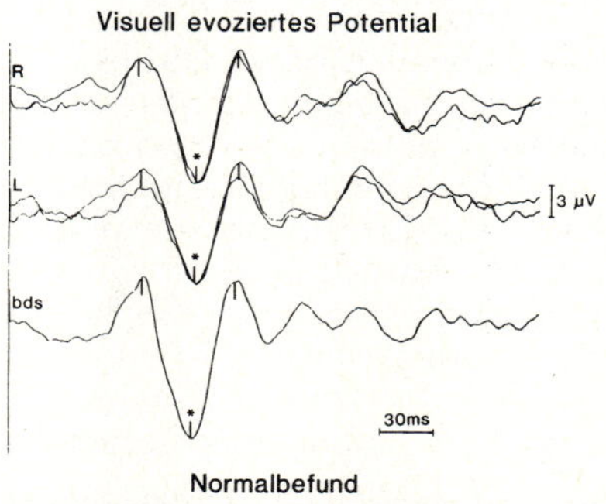

Abb. **17** **b** Normales, visuell evoziertes Potential. Die Markierung mit * stellt die seitengleiche Welle P_{100} dar. Die Reizantwortform ist beiderseits gleich.

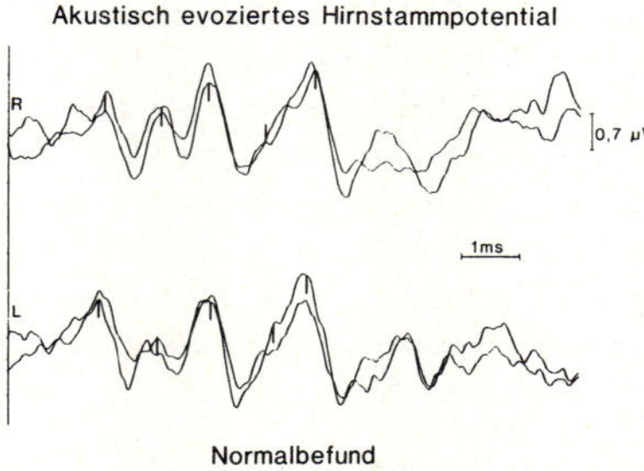

Abb. **17** **c** Normales, akustisch evoziertes Hirnstammpotential. Die Markierungen zeigen die Wellen I bis V mit seitengleicher Latenz. Die Reizantwortform ist ebenfalls bei Reizung des rechten und linken Ohres gleich.

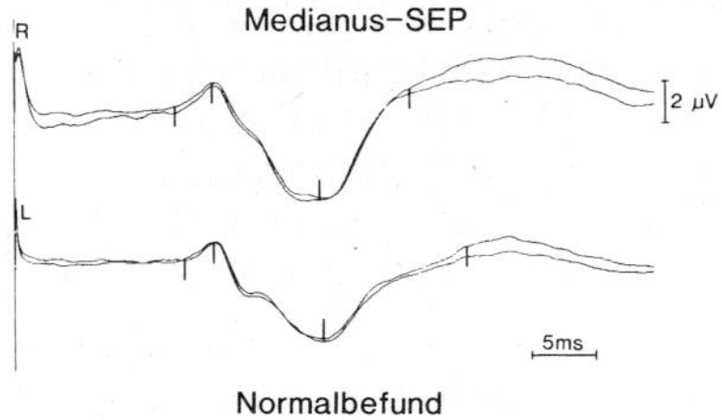

Abb. **17** **d** Normales, medianusevoziertes somatosensibles Potential. Die Markierungen zeigen seitengleiche Latenzwerte bei Reizung am rechten und linken Handgelenk. Die Potentialform ist seitengleich.

Spannungsschwankungen mit Hilfe einer EEG-Ableitung registriert, verstärkt und nach elektronischer Mittelwertberechnung aufgezeichnet. So können nun auch – vom Patienten vielleicht noch gar nicht bemerkte – Störungen in der Leitfähigkeit zentraler Nervenbahnen erfaßt werden. – Schon heute vielfach ausgenutzt ist der Nachweis einer Reizleitungsstörung im optischen System bei einer Neuritis nervi optici (Sehnervenentzündung) im Verlauf einer multiplen Sklerose (Encephalomyelitis disseminata). – Tumoren oder Durchblutungsstörungen im Hirnstamm sind am Nachweis einer Störung der Erregungsausbreitung akustischer und sensibler Reize erkennbar. Mit besonderen Verfahren gelingt es, den geschädigten Bezirk der sensiblen Leitungsbahn im peripheren Nerv, im Bereich der Nervenwurzel oder des Rückenmarks zu lokalisieren. So ist etwa die sensible Grenze bei einer Querschnittslähmung bestimmbar. Eine simulierte Wahrnehmungs- oder Empfindungsstörung kann entlarvt werden.

Bei der *Elektromyographie (EMG)* werden die Aktionspotentiale der Muskulatur abgeleitet. Dazu werden entweder Elektroden – ähnlich wie beim EEG – auf die Haut über dem zu untersuchenden Muskelgebiet aufgesetzt oder Nadelelektroden direkt in den Muskel eingebracht. Die Ableitung erfolgt einmal in Ruhe und zum anderen während der Muskeltätigkeit. Der gesunde Muskel weist in Willkürruhe keine elektrische Aktivität auf; bei einer Schädigung des neuromuskulären Funktionssystems tritt häufig pathologische Aktivität, sog. Spontanaktivität, auf. Abweichungen von den normalen Kurvenverläufen treten auf bei Lähmungen des Muskels, bei einer Änderung des Muskeltonus und bei den motorischen Reizerscheinungen. Aus dem EMG läßt sich ablesen, ob eine Lähmung die Folge einer Muskelerkrankung oder eine Störung der peripheren Nervenleitung ist, d. h., ob es sich um eine *myogene* oder eine *neurogene* Parese handelt.

Motorische Reizerscheinungen wie Tremor und Rigor zeigen einen typischen Kurvenverlauf. Häufig ermöglicht des EMG die Aufdeckung einer psychogenen Lähmung.

Besondere Methoden wie Einzelfaser-EMG ergeben differenzierte Aussagen über leichtere Veränderungen der Muskulatur.

Untersuchungen mit radioaktiven Isotopen

Spritzt man einem Patienten eine radioaktive Substanz in die Vene, so verteilt sich dieser Stoff im strömenden Blut. In bestimmten gefäßreichen Organen ist der radioaktive Stoff stärker angesammelt als in seiner Umgebung. Da gewisse Geschwulstarten mit einer besonderen Vermehrung der Blutzufuhr – und damit der Blutgefäße – einhergehen, kann bei der Registrierung der Radioaktivität mit geeigneten Geräten Aufschluß über das Vorhandensein und die Lage eines solchen Tumors erhalten werden. Die Abb. **18** zeigt den Befund einer Isotopenuntersuchung.

Die Hirndurchblutungsmessung mit radioaktiven Stoffen kann Auskunft geben über die Minderdurchblutung bestimmter Hirngebiete – etwa beim Verschluß einer der großen Hirnschlagadern –, auch wenn schwerwiegende Krankheitszeichen noch nicht erkennbar sind.

Positronen-Emissions-Tomographie (PET). Radioaktiv markierte Stoffe wie Sauerstoff, Glukose und andere können eingebracht und mit besonderen computertomographischen Verfahren im Gehirn dargestellt werden. Im Gegensatz zur konventionellen Röntgen-Computertomographie und Kernspintomographie können globale und regionale Stoffwechseländerungen aufgezeigt werden, die nicht zu Strukturveränderungen führen müssen. Der Gehirnstoffwechsel kann u. a. unter dem Aspekt des Stoffwechsels verschiedener, für die Hirnfunktion wichtiger Stoffe unter-

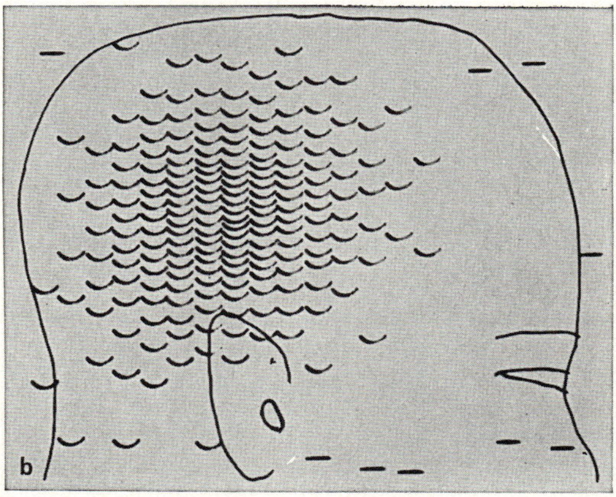

Abb. **18** Tumornachweis bei einer Isotopenuntersuchung. Die registrierte Radioaktivität ist durch die Markierung der einzelnen Impulse aufgezeichnet. Das Gebiet der vermehrten Aktivität entspricht dem Tumorsitz (aus W. Scheid: Lehrbuch der Neurologie, 5. Aufl. Thieme, Stuttgart 1983).

sucht werden. Derzeit sind CT und KST für die Darstellung von Strukturveränderungen überlegen, während die PET für die Erforschung von Stoffwechselvorgängen eingesetzt wird.

Biopsien

Muskelbiopsie. Vor allem bei Nervenerkrankungen, die mit Lähmungserscheinungen vom Typ der peripheren Parese einhergehen, kann oft erst die *Muskelbiopsie* eine diagnostische Klärung bringen. In erster Linie wird die Unterscheidung möglich sein zwischen *neurogenen* Muskelveränderungen infolge einer peripheren Nervenschädigung und *myogenen* Veränderungen bei Muskelerkrankungen (Myopathien).

Durch Färbung des Präparates mit verschiedenen Substanzen, wie z. B.

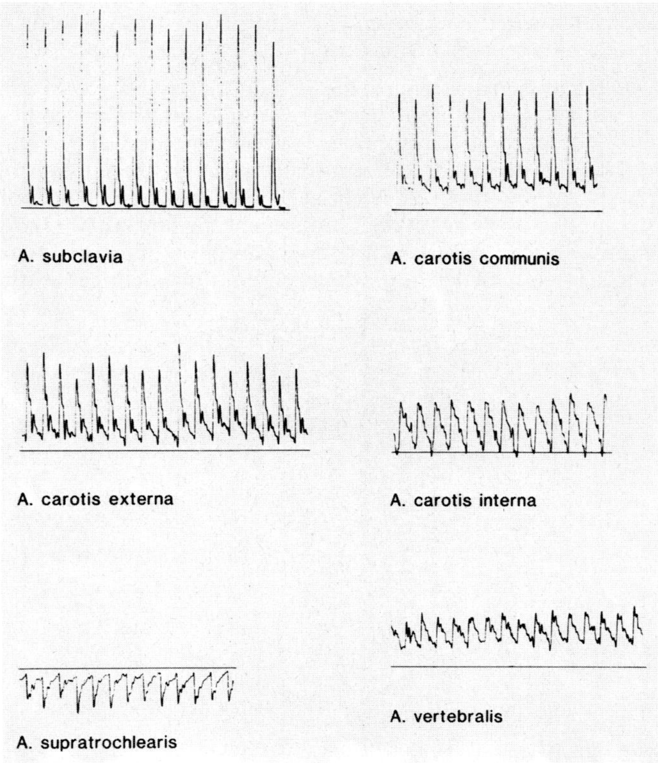

Abb. **19** **a** Doppler-Sonographie der hirnversorgenden Arterien (A-Bild-Verfahren), Normalbefund.

Hämatoxylin-Eosin (HE), und Untersuchungen mit Enzymen (enzymhistochemische Reaktionen) können bestimmte typische Veränderungen des Gewebes sichtbar gemacht werden.

Nervenbiopsie. Bei manchen Erkrankungen des peripheren Nervensystems zeigt die mikroskopische Untersuchung am Nerv typische Veränderungen. Entnommen wird dazu etwa ein Stück aus dem für die Funktion weniger wichtigen N. suralis.

Für beide Untersuchungsmethoden gewinnt die Elektronenmikroskopie an Bedeutung.

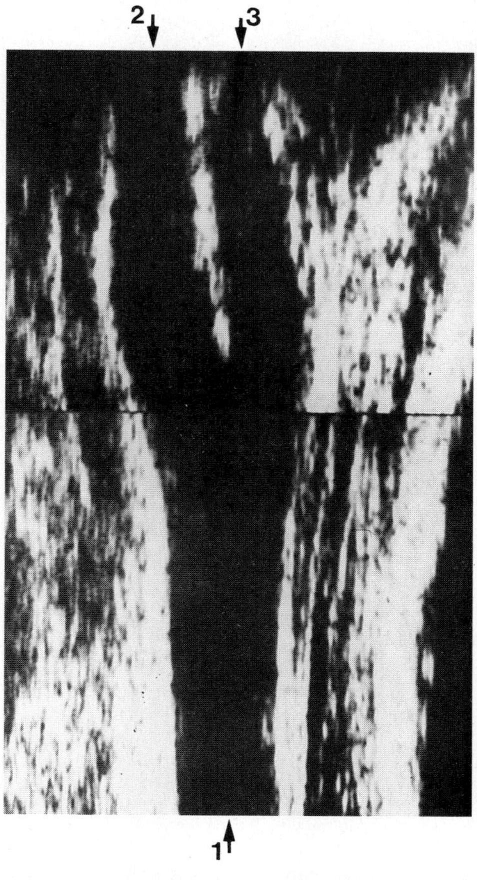

Abb. **19** **b** Doppler-Sonographie der Halsarterien (B-Bild-Verfahren). 1 A. carotis communis, 2 A. carotis interna, 3 A. carotis externa.

Doppler-Sonographie

Die Ultraschall-Doppler-Sonographie ermöglicht eine für den Patienten ungefährliche und nicht belastende Messung des Blutstroms in den zum Gehirn führenden extrakraniellen Arterien. Die Untersuchungsmethode beruht darauf, daß ein Schallsignal, das auf eine sich bewegende Oberfläche (Blutstrom in der Arterie) trifft, reflektiert und dabei in seiner Frequenz verändert wird. Diese Frequenzänderung ist abhängig von der Strömungsgeschwindigkeit. Sie ist akustisch erfaßbar und kann aufgezeichnet werden. Für die Aufzeichnung ist einerseits eine fortlaufende Darstellung des Signals auf EKG-Papierstreifen gebräuchlich (A-Bild-Verfahren, Abb. **19 a**), andererseits kann mit weiterentwickelten Geräten ein zweidimensionales Bild des untersuchten Gefäßes erzeugt werden, welches Gefäßwandveränderungen sichtbar macht (B-Bild-Verfahren, Abb. **19 b**). Mit diesem Verfahren läßt sich eine Gefäßstenose oder eine durch andere Störungen bedingte Strömungsveränderung in den extrakraniellen Gefäßen mit größtmöglicher Sicherheit erfassen.

In neuerer Zeit kann mit der Methode der transkraniellen Doppler-Sonographie auch die Blutflußgeschwindigkeit der Gefäße innerhalb des Schädels dargestellt werden.

Krankheiten des Gehirns und seiner Häute

Kreislaufbedingte Erkrankungen

Die Durchblutung des Gehirns ist wegen seiner Bedeutung als zentrales Steuerungsorgan und seines hohen Sauerstoffbedarfs besonders intensiv. In der Ruhe benötigt das Gehirn etwa 15–20% vom Sauerstoff des Gesamtorganismus. Die Blutversorgung erfolgt durch die beiden Halsschlagadern (Aa. carotides internae) und durch die in der Wirbelsäule aufziehenden Schlagadern (Aa. vertebrales), die sich zur A. basilaris vereinigen. A. basilaris und die Karotiden münden ein in den *Circulus arteriosus* an der Hirnbasis. Durch dieses Arteriennetz kann der Ausfall einer einzelnen Arterie häufig noch ohne Schaden für das Gehirn kompensiert werden. Die Verschmelzung dieses Gefäßnetzes in der Embryonalentwicklung gelingt nicht immer vollständig. Dadurch bedingte Wandschwächen können unter der Einwirkung des Blutdrucks zu *Aussackungen (Aneurysmen)* (Abb. **23 a, b, c**) und schließlich zur *Subarachnoidalblutung* führen. Eine weitere Fehlbildung ist das *Angiom* (s. Abb. **25**). Der Nachweis von Aneurysmen oder Angiomen erfolgt unter anderem durch die Angiographie. Störungen der Sauerstoffversorgung der Gehirnzellen entstehen sowohl durch derartige Mißbildungen als auch durch Erkrankungen der Hirngefäße selbst und schließlich durch Allgemeinschädigungen (Erkrankungen, Unfälle, Vergiftungen), die die Sauerstoffversorgung des Gehirns beeinträchtigen. Art und Umfang der neurologischen und psychopathologischen Ausfälle richten sich nach der Intensität, der Dauer und der Lokalisation des Sauerstoffmangels.

Bei totalem Gefäßverschluß entwickeln sich in dessen Versorgungsbereich bereits nach wenigen Sekunden (Abb. **20**) erste Störungen, die bald darauf in einen völligen Funktionsverlust ausmünden, wenn nicht in wenigen Minuten – noch innerhalb der Wiederbelebungszeit – über Kollateralen zumindest eine Sauerstoffminimalversorgung von 15% des Normalbedarfs aufrechterhalten werden kann. Die Wiederherstellung der örtlichen Sauerstoffversorgung noch während der Wiederbelebungszeit läßt nach Ablauf der Erholungslatenz innerhalb der Erholungszeit eine vollständige Funktionsrückkehr erwarten. Diese Forschungsergebnisse der Physiologie und Pathophysiologie zeigen weitreichende Konsequenzen auch für die pflegerischen und therapeutischen Aspekte der im folgenden eingehender dargestellten kreislaufabhängigen Hirnerkrankungen.

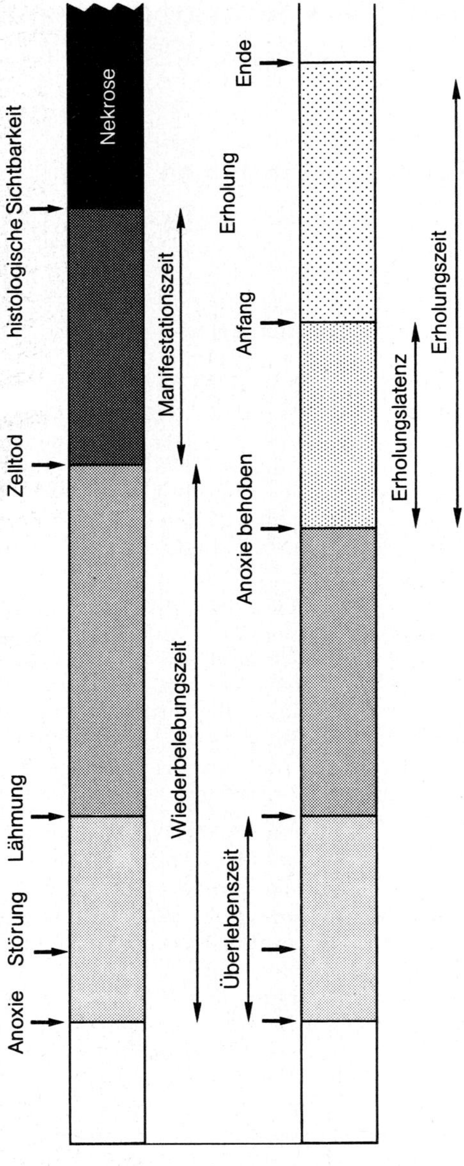

Abb. **20** Schematische Darstellung der Sauerstoffmangelfolgen (nach M. Schneider, aus W. Scheid: Lehrbuch der Neurologie, 5. Aufl. Thieme, Stuttgart 1983).

Durchblutungsstörungen des arteriellen Systems

Häufigste Ursache für eine Hirnfunktionsstörung auf dem Boden einer gefäßabhängigen Erkrankung ist die *Enzephalomalazie (Gehirnerweichung)* als Folge einer Arteriosklerose; es folgt etwa im Verhältnis 5 : 1 die Blutung (intrazerebrale *Massenblutung*) aus einem rupturierten sklerotischen Gefäß bei einer Hypertonie. Das meistens typische Syndrom im Gefolge einer arteriellen Durchblutungsstörung ist die *Hemiparese.*

Syndrom der Hemiparese

In der Regel ist die Folge einer arteriellen Hirndurchblutungsstörung die Lähmung der gegenüberliegenden Körperseite (Hemiparese). Die weitgehend gleichförmige Symptomenkombination besteht in einer *Kraftminderung,* einer *Steigerung des Muskeltonus* mit *Steigerung der Eigenreflexe* und dem Auftreten *pathologischer Reflexe.* Am stärksten betroffen sind meist der untere Anteil der mimischen Muskulatur, der Arm und vor allem die Hand. Weniger stark ist die Lähmung häufig im Bein. Die Muskulatur der oberen Gesichtshälfte ist kaum je nennenswert gelähmt. Infolge der durchweg *spastischen Hemiparese* (nur bei ganz frischen Prozessen fehlt gelegentlich im Beginn die Spastik) wird die Haltung des Kranken in typischer Weise geprägt: Das Überwiegen der physiologischerweise kräftigeren Muskelgruppen führt zur Beugung in den Gelenken der oberen Extremität und zur Streckung im Bein (Abb. **21**). Man spricht vom Wernicke-Mann-Prädilektionstypus.

Zugleich mit der Hemiparese findet sich häufig eine *Sensibilitätsstörung* auf derselben Körperseite. Wenn die linke Hirnhälfte betroffen ist, kann es beim Rechtshänder zur *Aphasie* kommen, beim Linkshänder durch Befall der rechten Hemisphäre.

Enzephalomalazie und Massenblutung

Bei der vielfach als *Apoplexie, Schlaganfall* oder *zerebraler Insult* bezeichneten Funktionsstörung handelt es sich in der Mehrzahl der Fälle um eine Enzephalomalazie oder um eine intrazerebrale Massenblutung.

Enzephalomalazie. Die Hirnerweichung auf dem Boden einer Mangeldurchblutung kündigt sich häufig durch flüchtige Vorbotensymptome an; so wird manchmal über Kopfschmerzen, Schwindelgefühl oder eine minutenlange Ungeschicklichkeit einer Hand geklagt (TIA = transitorische ischämische Attacke). Mit oder ohne Bewußtseinstrübung unterschiedlichen Ausmaßes tritt die eigentliche Enzephalomalazie plötzlich oder doch sehr rasch ein, wenn die sklerotisch verengten oder verschlossenen Arterien eine ausreichende Blutversorgung nicht mehr zulassen. Obwohl manchmal ungewöhnliche körperliche Anstrengungen oder seelische Belastungen dem Auftreten der Lähmung unmittelbar vorausge-

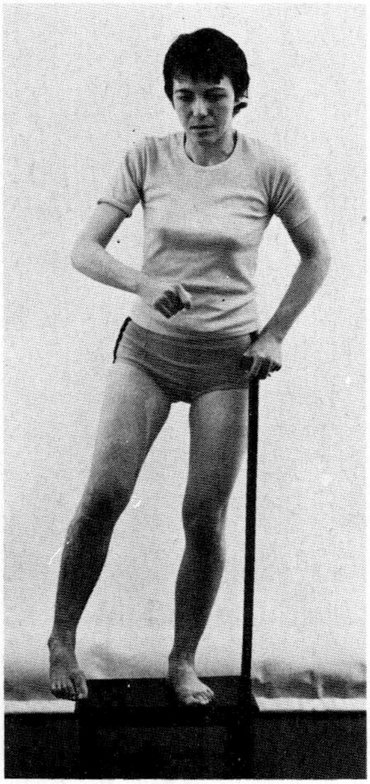

Abb. **21** Spastische Hemiparese rechts. Typische Haltung.

hen, tritt die Mangeldurchblutung weitaus häufiger ohne faßbaren Zusammenhang mit besonderen Ereignissen auf. Vielfach werden für die Manifestation relativ niedrige Blutdruckwerte in der Nacht und in den frühen Morgenstunden als Teilursache angeschuldigt.

Hypertonische Massenblutung. Fünfmal seltener als die Enzephalomalazie, aber noch doppelt so häufig wie die Hirnembolie kommt es im Rahmen des *Bluthochdruckleidens* mit Arteriosklerose zu *zerebralen Massenblutungen* durch Gefäßriß. Das unter arteriellem Druck austretende Blut wirkt durch Gewebezerstörung und Verdrängung auf das Hirngewebe ein (Abb. **22**) und kann damit ähnliche bleibende Symptome (Hemiparese) verursachen wie der ischämische Gewebsuntergang (Gehirnerweichung). Im allgemeinen ist jedoch der Beginn der Massenblutung durch eine längere Bewußtlosigkeit wesentlich dramatischer und die Aussicht des Überlebens ist erheblich geringer. 80% der Erkrankten sterben, die Hälfte davon in den ersten 24 Stunden.

Embolien

Die Auswirkungen einer *Blutgerinnselembolie* unterscheiden sich nicht von der bereits beschriebenen Hirnerweichung durch örtlichen Gefäßverschluß. Der Embolus stammt zumeist aus dem Herzen. Die Klärung und

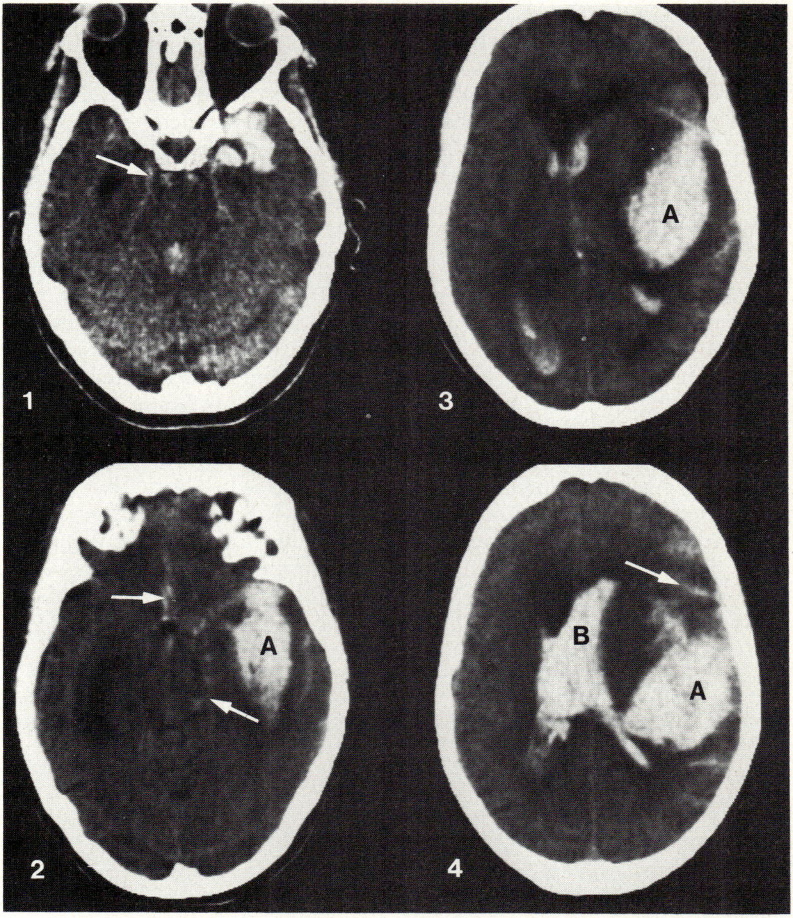

Abb. **22** Hypertonische Massenblutung. Das intraparenchymatöse Hämatom (A) ist in die äußeren Liquorräume (Pfeile) und in das Ventrikelsystem durchgebrochen mit Kompression des rechten Seitenventrikels (B) und Mittellinienverlagerung.

Behandlung des zugrundeliegenden Herzleidens und die kardiale Belastungsfähigkeit werden den Heilplan entscheidend mitbestimmen.

Zu den seltenen Ursachen einer zerebralen Durchblutungsstörung zählen ferner die Fett- und Luftembolien. *Fettembolien* entwickeln sich zuweilen Stunden oder Tage nach Frakturen der großen Röhrenknochen oder nach ausgedehnten Weichteilverletzungen. Neben den zerebralen Embolien finden sich Embolien in der Lunge und am Augenhintergrund. An der Haut treten punktförmige Blutungen (Petechien) auf. Führendes klinisches Symptom ist die Bewußtseinsveränderung von den Stadien deliranter Unruhe bis zum tiefen Koma. Der weitere Verlauf hängt entscheidend von der pflegerischen Sorgfalt während der Initialphase ab. Konnten Kreislauf und Atmung hinreichend stabilisiert werden, so klingt die Bewußtseinstrübung allmählich wieder ab. Ob schließlich eine völlige Rückbildung eintritt oder eine organische Wesensänderung verbleibt, hängt zwar von der anfänglichen Ganglienzellzerstörung ab, ist aber erst nach etwa zwei Jahren zuverlässig abzuschätzen.

Zur *Luftembolie* des Gehirns kommt es, wenn größere Luftmengen plötzlich in den Kreislauf eindringen. Gefahr droht vor allem bei chirurgischen Eingriffen im Thoraxgebiet, selbst schon beim Nachfüllen eines Pneumothorax, wenn unter den örtlichen Unterdruckverhältnissen verletzte Venen die Luft aufnehmen und über das linke Herz in den großen Kreislauf abgeben. Die Venen des großen Kreislaufs können ebenfalls unter Druck stehende Luft aus Körperhöhlen und Hohlorganen aufnehmen. Zu nennen sind die Kontrastmittelfüllungen (Pneumoperitoneum) oder auch Blasenspülungen und vor allem artifizielle Aborte. Bei schweren Luftembolien kommt es zur schlagartigen Bewußtlosigkeit, meistens verbunden mit generalisierten oder fokalen hirnorganischen Anfällen. Wird dieses alarmierende Initialstadium überlebt, so kommt es entweder über Wochen und Monate zur vollständigen Rückbildung der psychopathologischen und neurologischen Symptomatik, oder es verbleibt ein Defektsyndrom mit organischer Wesensänderung, spastischer Hemiparese, Beeinträchtigung der Koordination und der Sehleistung.

Ähnlichkeiten im klinischen Ablauf zur Luftembolie finden sich bei plötzlichem *äußerem Sauerstoffabschluß* wie bei *Strangulationen,* bei *Verschüttungen im Sand,* bei *Lawinenunglücken* und beim *Ertrinken.*

Hirnbasisaneurysma und Subarachnoidalblutung

Das *Aneurysma* (Abb. **23 a, b, c**) ist eine Aussackung an der Arterie, die sich auf dem Boden einer umschriebenen angeborenen Gefäßwandschwäche entwickelt und leicht einreißt. Im mittleren Lebensalter und manchmal im Zusammenhang mit körperlichen Anstrengungen kommt es dann zur *Subarachnoidalblutung* (Blutung in die Spinnwebenhaut) (Abb. **24 a**). Manchmal wühlt sich unter dem Druck des Blutstroms das Blut auch in das benachbarte Hirngewebe (Abb. **24 b**).

Die Symptome der stets dramatisch einsetzenden Erkrankung sind heftigste Kopfschmerzen und eine durch die Reizung der Hirnhäute verursachte Nackensteifigkeit. Die Kranken sind anfangs häufig bewußtseinsgetrübt oder bewußtlos. Der Liquor ist blutig oder fleischwasserfarben. Erhebliche Störungen von Kreislauffunktionen und Atmung können auftreten. Oft sind spastische Reflexe auslösbar. Hirnnervenausfälle und

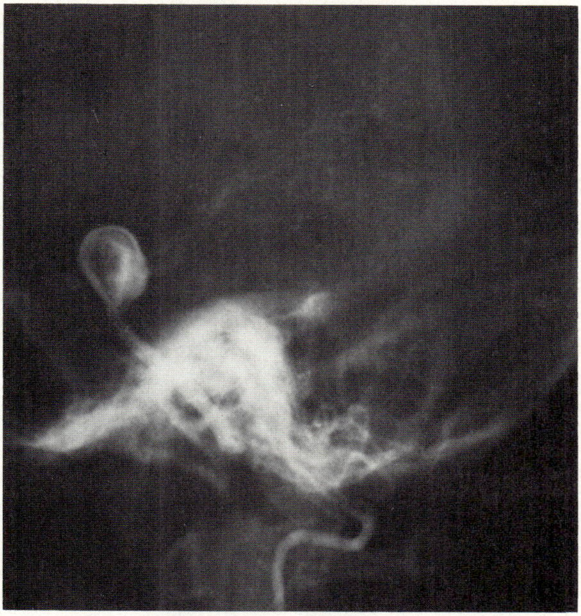

Abb. **23** Aneurysma an der Spitze der A. basilaris. **a** Seitliche Vertebralisangiographie. Keine homogene Füllung wegen Teilthrombosierung des Aneurysmas. **b** CT nach Kontrastmittelgabe. Deutliche Darstellung der Gefäßmißbildung (Pfeil). **c** KST, T_1-gewichtet; Aneurysma stellt sich signalarm dar (Pfeil).

Hemiparesen kommen vor. Rund ein Drittel der Betroffenen stirbt innerhalb einiger Wochen an Nachblutungen. Nicht immer führt das Hirnbasisaneurysma zu einer Blutung. Gelegentlich drückt es durch seine Größenzunahme auf den N. oculomotorius. Es kommt zu einem Herabhängen des Oberlides (Ptose). Bei manchen Menschen liegen mehrere Aneurysmen vor.

Therapie: Operativ angehbare Aneurysmen sollten baldmöglichst vom Neurochirurgen aus dem Kreislauf ausgeschaltet werden. Der Zeitpunkt zur Operation ist nach der Erfahrung aber erst dann gegeben, wenn die Bewußtseinstrübung abgeklungen ist und alle vegetativen Funktionen stabilisiert sind.

Bei der *Pflege* eines Patienten mit einer Aneurysma-/Subarachnoidalblutung ist die Ruhigstellung wichtigster Gesichtspunkt. Der Kranke muß im Bett bleiben, häufig sediert werden, und vor allem müssen seine Schmerzen medikamentös beseitigt oder gelindert werden. Jede Anstrengung, so auch stärkeres Pressen bei der Darmentleerung, sind zu vermeiden (Laxantien).

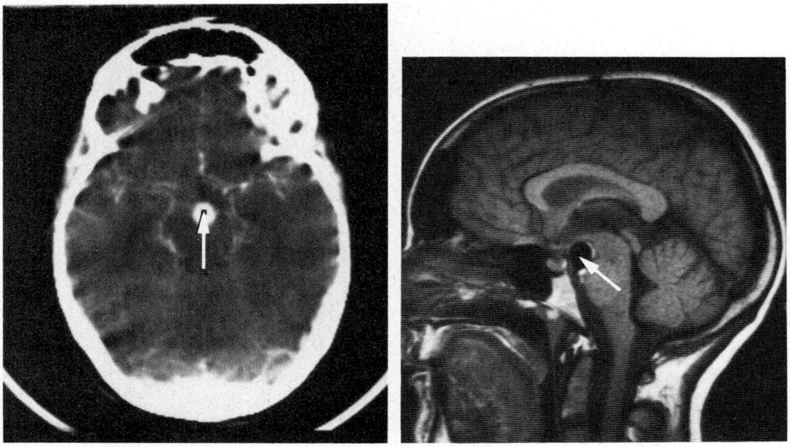

Abb. 23 **b + c**

a 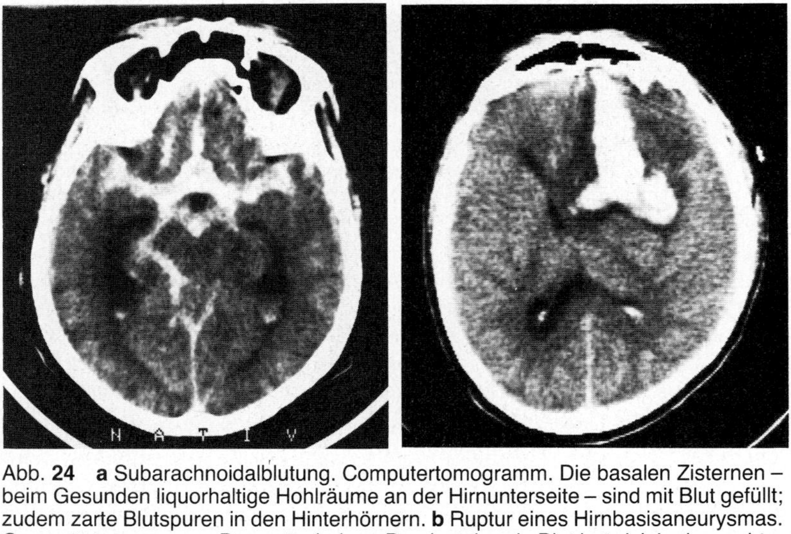 b

Abb. 24 **a** Subarachnoidalblutung. Computertomogramm. Die basalen Zisternen – beim Gesunden liquorhaltige Hohlräume an der Hirnunterseite – sind mit Blut gefüllt; zudem zarte Blutspuren in den Hinterhörnern. **b** Ruptur eines Hirnbasisaneurysmas. Computertomogramm. Das unter hohem Druck stehende Blut hat sich in das rechtsseitige Hirngewebe gewühlt.

Intrazerebrales Angiom

Das arteriovenöse Angiom (Abb. **25**) ist eine angeborene Fehlbildung des Gefäßsystems. Kurzschlußverbindungen von Arterien und Venen bilden ein Knäuel von Gefäßen mit atypischer Wandstruktur anstelle des nor-

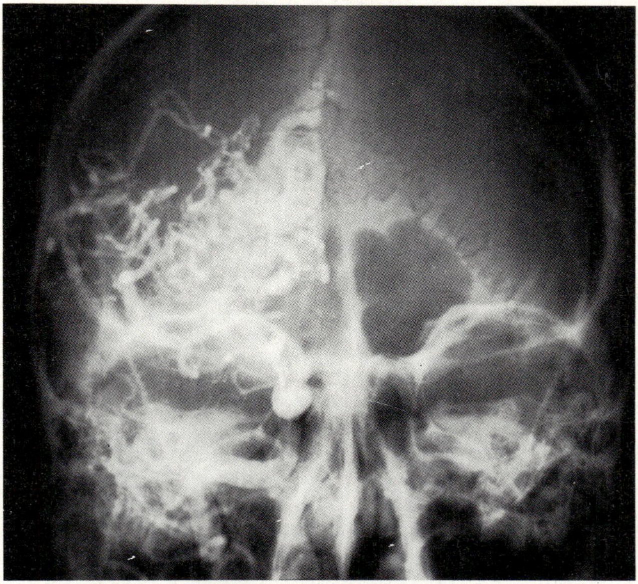

a

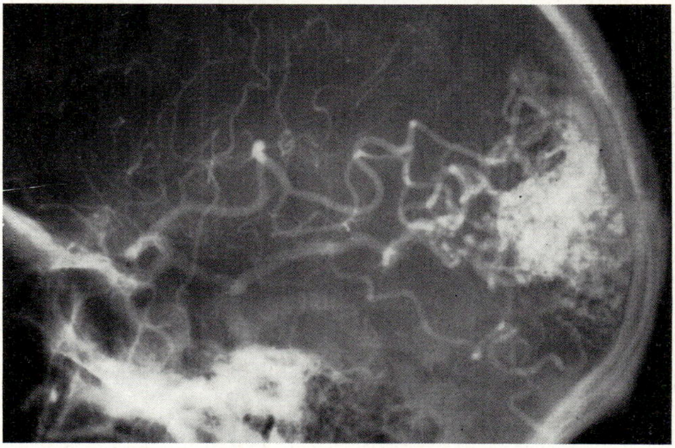

b

Abb. **25** Arteriovenöses Angiom okzipital, **a** im sagittalen Strahlengang, **b** in der seitlichen Aufnahme.

malen Kapillarnetzes. – An der Haut (häufig im Gesicht) sind ähnliche Gefäßanomalien als blauroter, etwas erhabener „Blutschwamm" bekannt. – Krankheitszeichen treten auf, wenn die pathologischen Strömungsverhältnisse einer Minderdurchblutung umschriebener Hirngebiete nach sich ziehen oder wenn eine Gefäßruptur zur Blutung ins Hirngewebe (intrazerebrales Hämatom) führt.

Erste Hinweise auf das Vorliegen eines Angioms gibt meist das Auftreten hirnorganischer Krampfanfälle. Daneben können als Folge der Minderdurchblutung oder einer Blutung in die Hirnsubstanz Hemiparesen, Sehstörungen und andere neurologische Ausfallerscheinungen auftreten. Ausgedehnte intrazerebrale Hämatome führen unter den Zeichen der Schädelinnendrucksteigerung zum Tode. Nicht alle arteriovenösen Angiome führen zu Krankheitszeichen. Bei dem einmal nachgewiesenen Angiom ist die Operation je nach Lage, Alter und Allgemeinzustand des Patienten mit dem Neurochirurgen eingehend zu erörtern.

Durchblutungsstörungen des venösen Systems

Das notwendige Durchströmungsvolumen des Gehirns wird auch beeinträchtigt, wenn der venöse Abfluß über Hirnvenen und Sinus behindert ist. Solche Hindernisse entstehen vor allem durch Thrombosen, die sich beispielsweise in Verbindung mit entzündlichen Nachbarschaftsprozessen der Nebenhöhlen, des Ohres, des Nasen-Rachen-Raumes oder der Zähne entwickeln oder die in zeitlichem Zusammenhang mit Schwangerschaft und Wochenbett auftreten. Auch nach Schädeltraumen und Schädeloperationen oder in Verbindung mit allgemeinen Venenerkrankungen oder einer Veränderung der Blutgerinnbarkeit kann es zu *Hirnvenenthrombosen* kommen. Die Symptomatik ähnelt durchaus den arteriellen Gefäßprozessen. Dies ist nicht überraschend, weil durch Stauung, lokalisierte Blutung und Ödeme eine unmittelbare Rückwirkung auf die Sauerstoffversorgung der Ganglienzellen gegeben ist. Auch bei der Hirnvenenthrombose stehen eine zunehmende Bewußtseinstrübung, das Auftreten epileptischer Anfälle sowie die Entwicklung einer Nackensteifigkeit und motorische Lähmungen im Vordergrund der klinischen Symptomatik. Hirnvenenthrombosen sind außerhalb von Schwangerschaft und Wochenbett mit einer Sterblichkeit von fast 50 % belastet. Überlebende Patienten bleiben weiterhin für erneute Schübe gefährdet, obwohl sich die psychopathologischen und neurologischen Ausfälle auch nach Wochen und Monaten noch weitgehend oder völlig zurückbilden können.

Therapie und Pflege bei kreislaufbedingten Erkrankungen des Gehirns

Die Darstellung der pathophysiologischen Bedingungen für Durchblutungsstörungen im arteriellen und venösen System läßt erkennen, daß Maßnahmen der Kausalbehandlung für den bereits manifestierten Schub in der Regel zu spät kommen; sie können allenfalls zur Eindämmung der gefäßabhängigen Gewebsschädigung und zur Verhütung von Rezidiven beitragen. Kausal wirksame Methoden sind vor allem die Wiederherstellung einer ausreichenden Herzleistung durch Digitalisierung oder die Verbesserung der Durchströmungsbedingungen durch operative Beseitigung von Gefäßverschlüssen.

Sog. durchblutungsfördernde Mittel haben sich bisher nicht als wirksam erwiesen, wohingegen die Möglichkeit einer Verbesserung der Fließeigenschaften des Blutes (Rheomacrodex) genutzt werden sollte.

Wichtig ist vor allem die Therapie angehbarer Symptome und die Vermeidung von Komplikationen. Hier gehen ärztliche Behandlung und pflegerische Maßnahmen ineinander über.

Den größten Aufwand fordert der infolge einer Durchblutungsstörung bewußtlose Kranke (sog. *zerebrales Koma*). Meist werden solche Patienten auf einer *Intensivpflegestation* betreut, wo in der Zusammenarbeit eines erfahrenen Teams die Aufrechterhaltung der vitalen Funktionen und die Vermeidung von Komplikationen am ehesten gewährleistet und Zwischenfälle durch die konstante Überwachung erkannt und sachgerecht angegangen werden.

Bei den bewußtlosen oder bewußtseinsgetrübten Kranken ist für eine *unbehinderte Atmung* zu sorgen. Fehlen Husten- und Schluckreflex, kann sich Sekret im Bronchialbaum ansammeln und zu bronchopneumonischen Infiltrationen führen. Regelmäßiges *Absaugen* durch Mund- oder Nasenkatheter sind notwendig. In vielen Fällen wird bei langdauernder Bewußtlosigkeit oder schlechtem Allgemeinzustand des Patienten eine *Tracheotomie* unumgänglich. Bei fehlender oder unzureichender Spontanatmung wird eine maschinelle Beatmung erforderlich.

Im Akutstadium gilt es, das *Hirnödem* zu beherrschen. Tutofusin S 40 und im weiteren Verlauf Decadron-Phosphat bringen meist die gewünschte Wirkung. Dabei ist der *Wasser- und Elektrolythaushalt* ständig zu überwachen. Die Erfahrung zeigt, daß ein venöser Zugang dauernd erhalten bleiben sollte. Über diesen Weg kann gegebenenfalls auch der *Kohlenhydrat- und Eiweißbedarf* gedeckt werden, sofern hierzu nicht eine Magensonde gelegt wurde.

Bei *Fieberzuständen* reicht manchmal die physikalische Abkühlung (Wadenwickel, Anblasen des teilentblößten Körpers mit einem Ventilator) aus, oder zur weitergehenden Dämpfung der vegetativen Funktionen wird die „lytische Mischung“ (Psyquil-Atosil-Dolantin) verabreicht. Erhöhte Temperaturen verlangen eine vermehrte Flüssigkeitszufuhr.

Bewußtlose bedürfen auch der sorgfältigen Überwachung der *Harnausscheidung*. Am einfachsten wird diese Aufgabe durch die Einführung eines *abgestöpselten Dauerkatheters* gelöst, der regelmäßig geöffnet wird und damit zugleich eine qualitative und quantitative Kontrolle des Urins zuläßt. Allerdings wird hierbei das Infektionsrisiko für die Harnblase des Patienten gesteigert. Kontrolle!

Während der Bewußtlosigkeit kann sich der Kranke aus eigener Kraft nicht bewegen. Die durch das Körpergewicht belastete Haut ist daher besonders an Stellen ungenügender Weichteilpolsterung in Gefahr, *Druckgeschwüre* zu entwickeln. Neben der allgemeinen *Hautpflege* durch Waschen, Abreibungen mit Franzbranntwein, Schutz gegen Feuchtigkeit durch Silikonspray usw. muß vor allem auf die zweistündliche Druckentlastung durch *Lagewechsel* geachtet werden. Zum Druckschutz der Fersen während der Bettlägerigkeit haben sich imprägnierte Schaffellschuhe besonders bewährt. Wichtig ist die Trockenhaltung aller Hautpartien, die leicht der Einwirkung von Nässe ausgesetzt sind.

Unabhängig vom Ausmaß der Bewußtseinsstörung bedarf der Kranke mit Extremitätenlähmungen der sorgfältigen *Lagerung seiner Gliedmaßen* im Hinblick auf die Erhaltung der späteren Funktion (Abb. **26**). Besondere Gefahren einer *Kontrakturbildung* drohen im Schultergelenk, in den Fingergelenken, in den Hüft-, Knie- und Fußgelenken der paretischen Körperseite. Ein tägliches Durchbewegen aller Gelenke dient der *Kontraktur-* und *Thromboseprophylaxe.*

Die *Lagerung* der gelähmten Gliedmaßen sollte, auch wenn die Parese anfangs noch schlaff ist, der später auftretenden spastischen Tonuserhöhung Rechnung tragen: Kopf in Mittelstellung. Die zurückgesunkene gelähmte Körperseite wird unterlagert. Schultergelenk in Abduktion, Ellbogengelenk in Streckung, Handgelenk dorsalflektiert, Finger gestreckt mit abgespreiztem Daumen. Eine Rolle in der Hand stimuliert den Greifreflex und fördert damit die Beugetendenz der Finger. Sie ist als Lagerungsmittel abzulehnen. Stundenweise wird der Arm hinter den Kopf gelegt, um die Bewegungsfreiheit im Schultergelenk zu erhalten (Abb. **27**). Bei ausgeprägter Beugetendenz des Beines muß dieses in Streckung und leichter Abduktion gelagert werden. Die Dorsalflexion des Fußes wird durch eine gepolsterte Stütze gehalten.

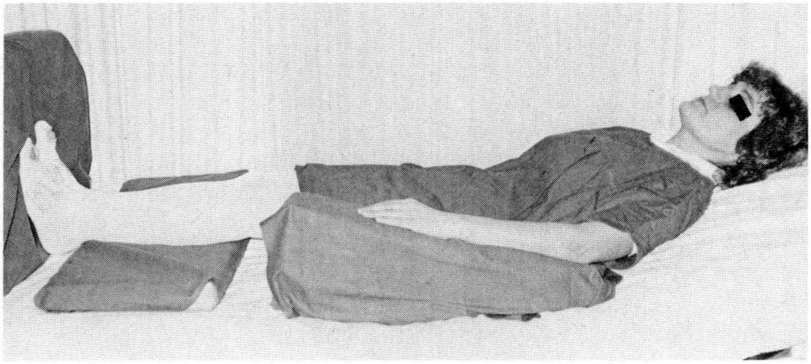

Abb. **26** Lagerung bei linksseitiger Hemiparese in Streckstellung.

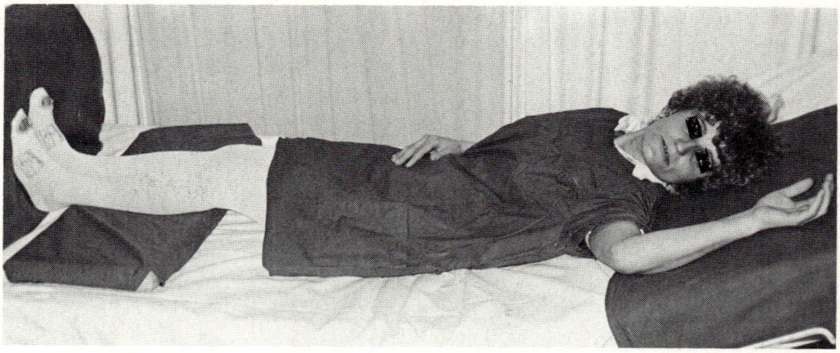

Abb. **27** Lagerung bei linksseitiger Hemiparese in Beugestellung.

Mit Wiederkehr des Bewußtseins kann der Patient bei vielen pflegerischen Aufgaben mitwirken und sollte auch ständig dazu angehalten werden.

Sobald die ersten aktiven Bewegungsleistungen an der gelähmten Körperseite erkennbar werden, setzt die Aufgabe der Krankengymnasten mit der Schulung zweckmäßiger Bewegungen, dem Kraft- und Ausdauertraining ein. Steht für diese Aufgabe eine geschulte Krankengymnastin nicht zur Verfügung, so können ersatzweise auch Krankenschwester oder Pfleger behilflich sein, indem sie beim Betten, Füttern und bei der Körperpflege bereits mögliche aktive Bewegungen nutzen und weiter ausbauen. Sobald die Herz- und Kreislaufsituation das Aufsitzen gestattet, kann der einseitig gelähmte Patient mit Hilfe eines Einhänderrollstuhls sein Übungsprogramm außerhalb des Krankenzimmers fortsetzen. Wenn schließlich die Kniestreckung wieder ausreichend vollzogen werden kann, ist der Zeitpunkt zur Aufnahme von Gehübungen gekommen. Zwar bedarf der Kranke anfänglich noch der sicheren Führung, gewöhnt sich vorübergehend aber auch an einen Handstock, um die wichtigsten Wege zur Toilette, zum Tagesraum und zum Untersuchungszimmer selbständig zurücklegen zu können. Mit der Aufnahme des Gehtrainings ist die Gefahr der Beugekontraktur im teilparetischen Bein weitgehend gebannt, weil der Gehakt selbst eine ausreichende Beanspruchung der Gelenke und die Entwicklung von Strecksynergien fördert.

Weniger günstig verläuft in der Regel die Lähmungsrückbildung im Arm. Die *volle* Handgeschicklichkeit wird etwa nur von 10% der Kranken wiedergewonnen. Man muß daher frühzeitig auf die kompensatorische Hilfe durch den gesunden Arm verweisen und vor allem die das Feinhandgeschick beanspruchenden Verrichtungen des täglichen Lebens auf die gesunde Hand verlagern. Ob dabei die geschädigte Gliedmaße als Beihand ausreicht oder ob Einhänderhilfsmittel verwendet werden müssen, hängt vom Ausmaß der Lähmungsrückbildung ab. Einhänderhilfen gibt es für Körperpflege, Mahlzeiten und für den Küchenbereich. Nicht selten bleibt eine Schwäche der Streckmuskulatur am teilgelähmten Unterschenkel bestehen, so daß zur Verbesserung des Gehens Hilfsmittel wünschenswert sind. Je nach dem Ausmaß der Spastik kann bereits eine Peroneusschiene oder ein Heidelberger Winkel (Einlage im Schuh, die über die Ferse rechtwinklig zur Wade reicht) genügen. Hilfreich hat sich neuerdings auch die *intermittierende Elektrostimulation* erwiesen. Kurze Stromstöße regen die Muskulatur zur Bewegung an und reduzieren die Beugerspastik (Abb. **28**).

Besteht eine *Aphasie,* so kann diese im Beginn als *gemischte* und *komplette* Sprachlähmung Sprechvermögen und Wortverständnis auslöschen. Im Verlauf der Heilung bildet sich der *sensorische* Anteil (Wortverständnis) schneller und besser zurück als die *motorische* Komponente. Im Syndrom der motorischen *Restaphasie* bereiten *Wortfindungsstörungen* oft lange oder auf Dauer stärkere Verständigungsschwierigkeiten, und manchmal verkargt der Wortschatz bis auf wenige Begriffe des täglichen Lebens. Eine spezielle Sprachheilbehandlung ist geboten, obgleich ihre Erfolgsaussichten nicht überall positiv beurteilt werden.

Am Ende der stationären Behandlung sollten Patienten mit durchgemachten zerebralen Gefäßprozessen so weit verselbständigt sein, daß sie sich ohne fremde Hilfe in der eigenen Wohnung fortbewegen und die tägliche Körperpflege allein vollziehen können. Sie sollten einfache Mahlzeiten bereiten und ohne fremde Hilfe essen können. Das Erreichen dieses Zieles ist nicht nur vom Ausmaß der verbliebenen Lähmung, sondern auch von den psychopathologischen Folgeerscheinungen des Gefäßprozesses abhängig. Bei mangelndem Antrieb und schlechter Merkfähigkeit bedarf es eines großen Maßes an geduldiger pädagogischer Führung, um ein zumindest für die Rückkehr in die Familie notwendiges Maß an Selbständigkeit zu erzielen.

Tumoren und andere raumfordernde Prozesse

Da die Schädelhöhle beim Erwachsenen eine feste Raumbegrenzung darstellt, muß eine Gewebsvermehrung innerhalb der Schädelkapsel notwendigerweise Rückwirkungen auf das Gehirn, die Liquorzirkulation und die Blutversorgung haben. Eine Behinderung des Blut- und Liquorabflusses beschleunigt die Symptome des sog. *Hirndrucks,* die schließlich bei einer *Einklemmung* des Gehirns am Tentoriumschlitz oder der Kleinhirntonsillen im Hinterhauptsloch zu dem bedrohlichen Syndrom der *Enthirnungsstarre* führen können.

Im Kindesalter ist insofern ein andersartiger Verlauf möglich, als es vor der Verknöcherung der Schädelnähte noch zum Ausweichen des Schädelknochens kommen kann und daher raumfordernde zerebrale Prozesse mit einer Umfangszunah-

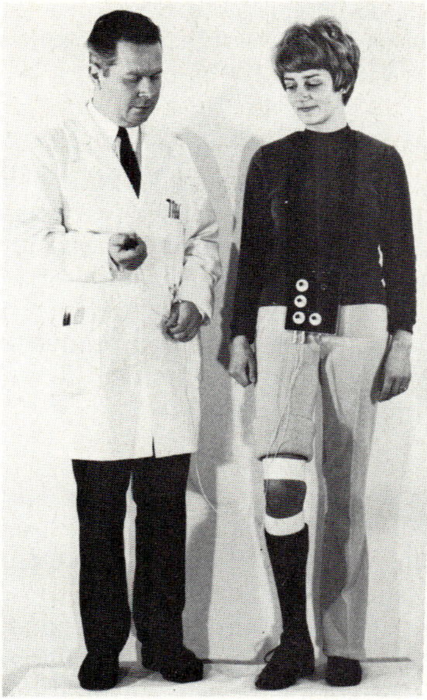

a

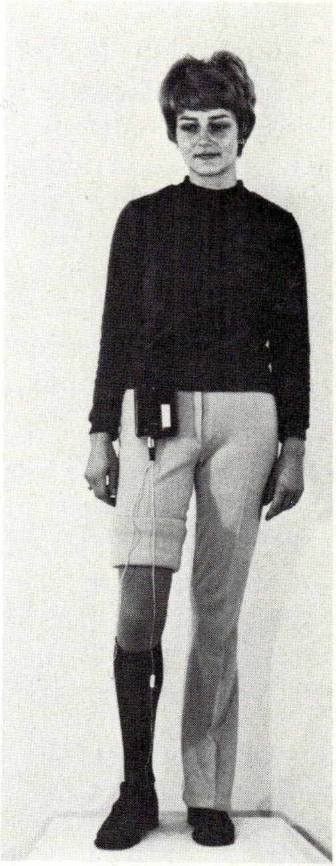

b

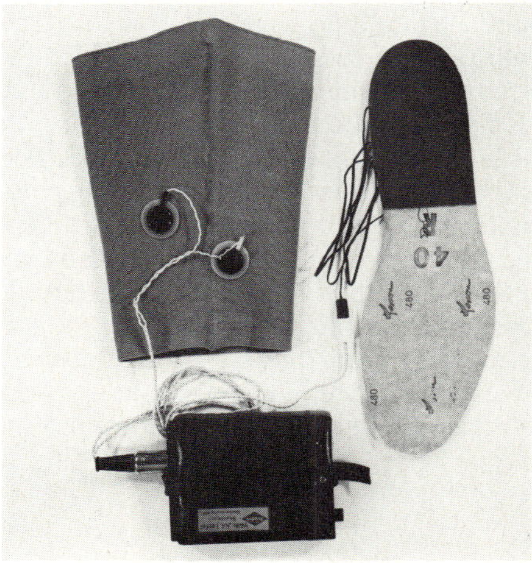

c

Abb. **28** Elektrostimulation der spastisch gelähmten Streckmuskulatur. **a** Auslösung des Kontaktes durch eine Begleitperson. **b** Elektrostimulator für die häusliche Versorgung. **c** Bestandteile des Elektrostimulators für die häusliche Versorgung: Stimulator – Elektroden – Sohlenkontakte.

me des Schädels einhergehen. Die Behinderung des Liquorflusses führt daher im Kindesalter zu besonders ausgeprägter Erweiterung der inneren Liquorräume und der typischen Schädelform des sog. inneren *Wasserkopfes (Hydrocephalus internus occlusus)*.

Langsam sich entwickelnde Drucksteigerungen im Bereich des Schädelinnern sind unschwer im Röntgenbild zu erkennen. Der Schädelknochen weist dann nämlich im Bereich des Türkensattels und der Kalotte typische Druckveränderungen auf. Die Untersuchung des Augenhintergrundes läßt vielfach eine sog. *Stauungspapille* erkennen. Die Computertomographie (CT) weist eine Erweiterung der Hirnkammern (Ventrikel) auf, die als Hydrocephalus internus bezeichnet wird. Die Symptomatik der akuten *intrakraniellen Drucksteigerung* ist durch heftige *Kopfschmerzen, Erbrechen, Schwindel* und eine zunehmende *Bewußtseinstrübung* gekennzeichnet.

Bei der Pulskontrolle findet sich häufig eine extreme Verlangsamung (Bradykardie), die auch als *Druckpuls* bezeichnet wird. Hält der Druck weiter an oder verstärkt er sich gar noch, wie beispielsweise bei einem intrakraniellen Hämatom, so entwickeln sich schließlich eine ausgesprochene *Nackensteife*, eine ein- oder beidseitige *Pupillenstarre* und Tonusschwankungen der Muskulatur mit einer Neigung zu *Streckkrämpfen* der Arme und Beine, die sich bei optischen, akustischen und taktilen Reizen zuweilen verstärken.

Bei langsam sich entwickelnden raumfordernden Prozessen wird in der Regel die klinische Diagnostik und Behandlung weit früher als im Stadium der beschriebenen Enthirnungsstarre einsetzen, weil sich der Erkrankungsprozeß ja zumeist Jahre oder zumindest Monate zuvor durch *Kopfschmerzen, morgendliches Erbrechen,* durch *hirnorganische Anfälle* oder durch leichte *geistig-seelische Auffälligkeiten* im Sinne eines Antriebsverlustes, einer Merkschwäche und einer Affektveränderung ankündigt. Die Dauer der Vorbotensymptome gibt bereits gewisse differentialdiagnostische Hinweise für die Artdiagnose des raumfordernden Prozesses. Eine diagnostische Sicherung wird aber erst durch die zerebrale Angiographie, die Computertomographie sowie die Kernspintomographie (KST) möglich. In der nachfolgenden Darstellung ist die Auswahl innerhalb der Hauptgruppen bewußt unter dem Gesichtspunkt des Verlaufs getroffen worden. Tab. **1** gibt eine Übersicht über die raumfordernden intrakraniellen Prozesse.

Gutartige Tumoren

Die von den Hirnhüllen ausgehenden Geschwülste werden *Meningiome* genannt. Sie werden zumeist erst im mittleren Lebensalter entdeckt, wachsen ausschließlich verdrängend und rufen zum Teil örtliche Reiz- oder Ausfallerscheinungen im Bereich des komprimierten Hirnabschnitts

Tabelle **1** Einteilung und prozentuale Häufigkeit der Hirngeschwülste und der Gefäßmißbildungen (aus W. Scheid: Lehrbuch der Neurologie, 5. Aufl. Thieme, Stuttgart 1983)

	Nach Tönnis und Zülch %	Eigene Erfahrungen (1350 Fälle) %
Neuroepitheliale Tumoren		
Medulloblastome	4,0	1,3
Spongioblastome	7,1	2,2
Oligodendrogliome	7,8	5,3
Astrozytome	7,1	5,3
Glioblastome	13,3	20,0
Ependymome	4,6	0,9
Plexuspapillome	0,5	0,07
Pinealome	0,4	0,22
Neurinome	7,5	4,0
Gangliozytome	0,4	0,07
Mesodermale Tumoren		
Meningiome	118,1	9,7
Angioblastome	1,5	0,3
Fibrome	0,1	–
Sarkome	1,9	0,5
Chondrome	0,3	0,07
Lipome	–	–
Osteome	0,4	0,07
Chordome	0,2	0,14
Ektodermale Tumoren		
Kraniopharyngiome	2,7	1,3
Hypophysenadenome	7,0	4,0
Zylindromatöse Epitheliome	0,2	–
Mißbildungstumoren		
Epidermoide	1,5	0,44
Dermoide	0,1	0,07
Teratome	0,3	–
Sonstige Formen		
Unklassifizierbare Blastome	3,8	5,65
Metastasen	4,1	24,4
Angiome und Aneurysmen	2,1	11,0*
Verschiedenes	3,0	3,0

* Nur angiographisch oder durch die Sektion nachgewiesene Angiome und Aneurysmen.

hervor; oft führen aber erst hirnorganische Anfälle oder leichte psychopathologische Auffälligkeiten zu Computertomographie (Abb. **29**), Kernspintomographie oder Angiographie und damit auf die richtige Spur. Meningiome bedürfen in der Regel der operativen Behandlung, wenn vom Allgemeinzustand des Kranken her keine Gegenindikation besteht. Die zweite Gruppe gutartiger Tumoren geht von den intrakraniellen Abschnitten der Hirnnerven aus. Sie werden als *Neurinome* be-

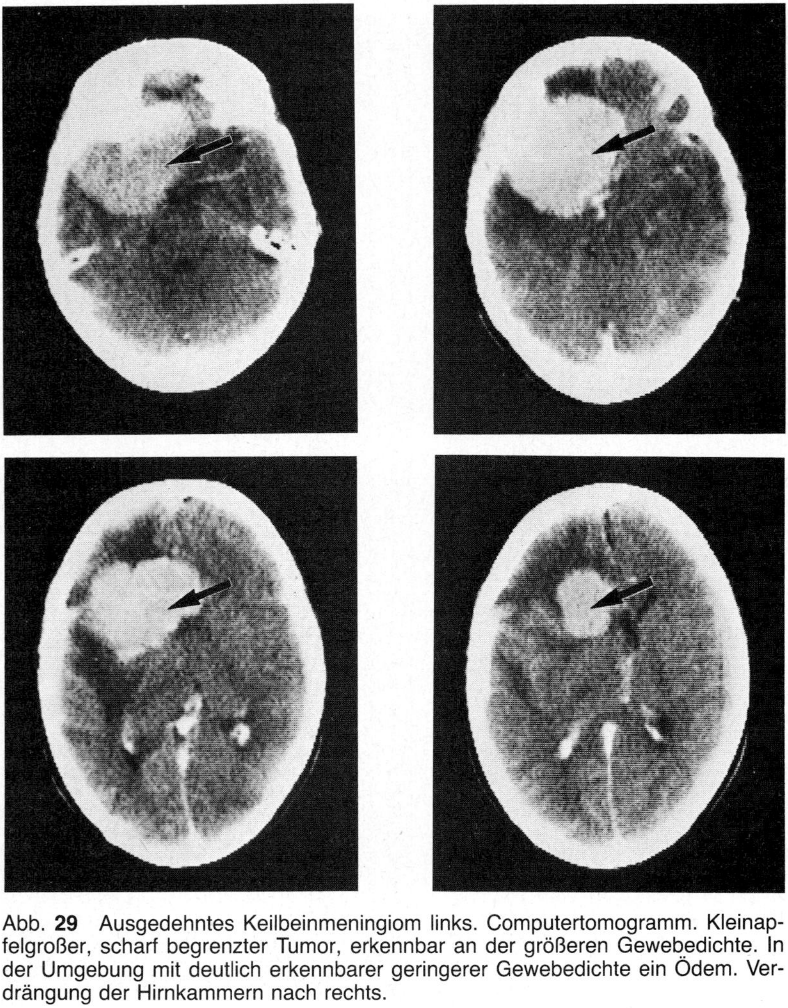

Abb. **29** Ausgedehntes Keilbeinmeningiom links. Computertomogramm. Kleinapfelgroßer, scharf begrenzter Tumor, erkennbar an der größeren Gewebedichte. In der Umgebung mit deutlich erkennbarer geringerer Gewebedichte ein Ödem. Verdrängung der Hirnkammern nach rechts.

zeichnet und entwickeln sich weitaus am häufigsten im Kleinhirnbrükkenwinkelgebiet, vom Gehörnerv ausgehend. Auch diese Tumorart wird zumeist erst spät erkannt, wenn nämlich stärkere Hörminderungen, Gleichgewichtsstörungen und schließlich psychopathologische Auffälligkeiten oder erste Hirndrucksymptome zur diagnostischen Klärung Anlaß geben.

Schließlich ist unter den gutartigen Tumoren noch das *Hypophysenadenom* zu erwähnen, das sich zunächst innerhalb des Türkensattels entwikkelt, dann aber, je nach der Zellart, mehr oder weniger rasch aus dem Hypophysenlager herauswächst und bis zu Apfelgröße erreichen kann. Wenn die eosinophilen Zellen des Hypophysenvorderlappens das tumoröse Wachstum bestimmen, sind frühzeitig hormonale Veränderungen erkennbar (S. 174). Vor Abschluß des Wachstums kommt es zum hypophysären Riesenwuchs, im Erwachsenenalter führt die übermäßige Hormonproduktion zur *Akromegalie* mit typischer Verplumpung der Hände, der Füße und des Gesichtes (Abb. **30**). Die Kranken selbst klagen oft frühzeitig über Kopfschmerzen, Störungen von Menstruation, Libido und Potenz sowie über Sehstörungen, die auf die Druckeinwirkung des Tumors auf die über das Hypophysenlager hinwegziehende Sehnervenkreuzung hinweisen.

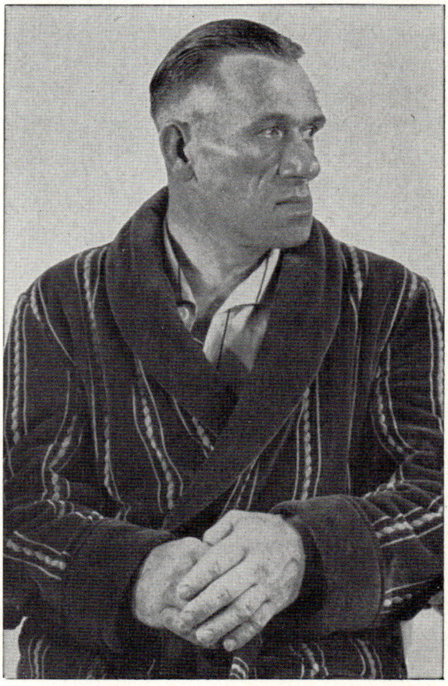

Abb. **30** Akromegalie bei eosinophilem Hypophysenadenom (aus W. Scheid: Lehrbuch der Neurologie, 5. Aufl. Thieme, Stuttgart 1983).

Bösartige Tumoren

Im Gegensatz zu den bisher beschriebenen Geschwülsten geht die größere Gruppe der Hirntumoren vom Hirngewebe selbst aus, und zwar von den Gliazellen. Besonders rasch und dramatisch gestaltet sich der Krankheitsverlauf beim Vorliegen eines *Glioblastoms.* Zwischen den ersten Krankheitszeichen und dem unvermeidlich tödlichen Ausgang vergehen im Durchschnitt nur sechs Monate. Diese Geschwulstart wächst infiltrierend und kann daher auch kaum erfolgreich operiert werden. Die jeweils vorherrschende Symptomatik richtet sich nach dem Sitz des Tumors und dem Begleitödem, das früher oder später die Zeichen des Hirndrucks in den Vordergrund bringt und damit den ungünstigen Ausgang einleitet (vgl. Abb. **8 b**).

Hirnmetastasen

Als dritte Gruppe von Tumoren innerhalb der Schädelhöhle sind schließlich Metastasen zu erwähnen, die in der Regel als Absiedlungen eines *Karzinoms,* seltener eines *Sarkoms,* auf dem Blutwege in das Gehirn eingeschleppt werden (Abb. **31**). Unter den auslösenden Karzinomen steht das *Bronchialkarzinom* bei weitem an der Spitze. Es folgen an zweiter Stelle das *Mammakarzinom* und das *Nebennierenkarzinom (Hypernephrom)* (Tab. **2**). Hirnmetastasen prägen oft den Krankheitsverlauf, auch wenn die Primärgeschwulst noch keinerlei faßbare Beschwerden oder Symptome hervorgerufen hat. Handelt es sich um eine therapeutisch schlecht beeinflußbare Krebsart, wie beispielsweise das Bronchialkarzinom, so entwickelt sich neben neurologischen Ausfällen mehr oder weniger rasch ein durch die Metastasen selbst und das Begleitödem bedingter Hirndruck, der schließlich unter den bereits beschriebenen Einklemmungszeichen zum Tode führt.

Therapie und Pflege bei raumfordernden intrakraniellen Prozessen

Die für den Krankheitsverlauf und damit auch für die Therapie entscheidende Frage ist die der Operabilität der Geschwulst. Man wird daher stets zur Operation raten müssen, wenn die Wahrscheinlichkeit oder zumindest die ernsthafte Möglichkeit besteht, durch einen operativen Eingriff die Geschwulst vollständig zu beseitigen. Wo diese Möglichkeit wegen der Art oder des Sitzes der Geschwulst nicht gegeben ist, treten ersatzweise symptomatische Maßnahmen in den Vordergrund, die der raschen Geschwulstvergrößerung und damit dem Einsetzen des Hirndrucks entgegenwirken sollen.

Es kommen hierbei die palliative Bestrahlung und die Therapie mit Zytostatika zur Anwendung.

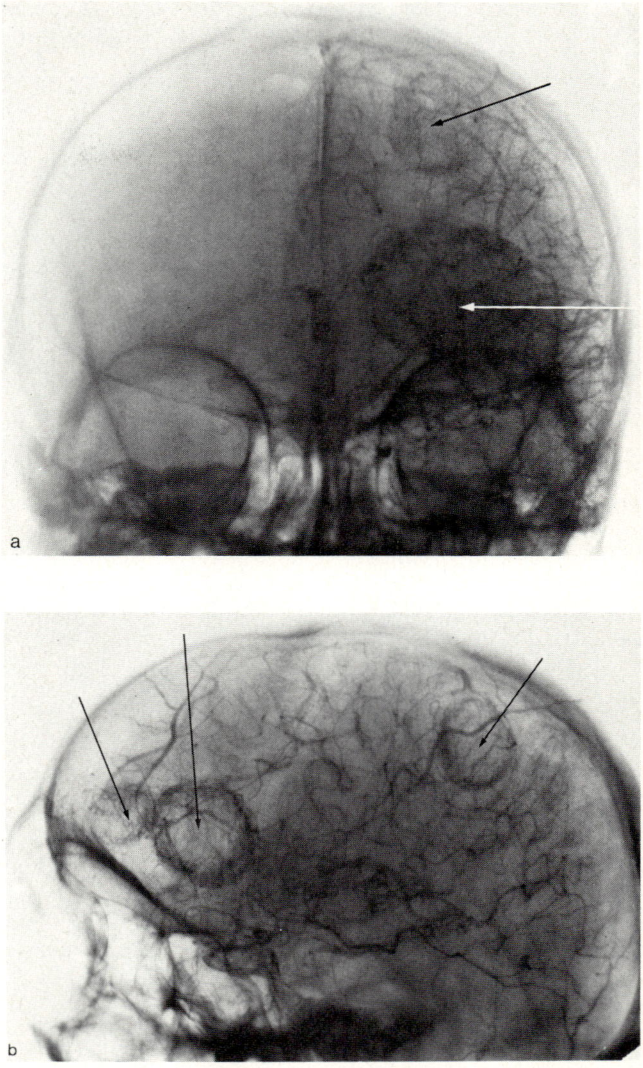

Abb. **31** Hirnmetastasen im Karotisangiogramm, dargestellt **a** im sagittalen und **b** im seitlichen Strahlengang.

Tabelle **2** Die Herkunft der Karzinommetastasen des Gehirns (Prozentwerte errechnet aufgrund von 398 eigenen Beobachtungen) (aus W. Scheid: Lehrbuch der Neurologie, 5. Aufl. Thieme, Stuttgart 1983)

	%
Bronchialkarzinom	49
Mammakarzinom	11
Hypernephrom	5
Genitalkarzinome der Frau	4
Rektumkarzinom	2
Magenkarzinom	2
Schilddrüsenkarzinom	2
Mediastinalkarzinom	1
Prostatakarzinom	1
andere Karzinome	4
Primärtumor nicht gesichert	19

Die übrigen therapeutischen und pflegerischen Maßnahmen richten sich auf das jeweils im Vordergrund stehende Syndrom. Besonders wichtig ist das Bemühen um eine *Entquellung des den Hirntumor begleitenden Ödems*. Dazu ist zunächst eine Flüssigkeitsbeschränkung erforderlich. Die Wasserausschwemmung kann ferner mit Tutofusin S 40, Lasix, Decadron-Phosphat und Fortecortin erfolgen.

Bei hartnäckigem *Erbrechen* wird man zusätzlich Antiemetika benötigen und im übrigen die Nahrungs- und Flüssigkeitszufuhr auf dem Wege der Tropfinfusion durchführen müssen.

Nach Möglichkeit sollte der Kranke durch die Anwendung geeigneter Medikamente schmerzfrei sein. Die Sorge um die Gewöhnung an Schmerzmittel darf hier zurückstehen.

Eine wichtige therapeutische Aufgabe ist ferner die Unterdrückung hirnorganischer Anfälle, die ja bei zahlreichen Tumorkranken vorkommen. Die Behandlungsprinzipien und die besondere pflegerische Verantwortung bei Anfallskranken und Anfallsgefährdeten ist im Epilepsiekapitel eingehend dargestellt und braucht daher hier nur als Merkhilfe erwähnt zu werden (S. 326).

Schließlich bietet der Tumorkranke häufig psychopathologische Auffälligkeiten, die eine besonders sorgfältige Überwachung auch während der Nachtzeit notwendig machen. Kritiklosigkeit, Unsauberkeit oder Apathie sind hier nicht charakterliche Mängel, sondern Krankheitssymptome, die einen festgefügten pflegerischen Ordnungsrahmen fordern und kaum jemals durch einfache Ermahnungen und Belehrungen auszugleichen sind.

Erhebliche neurologische Ausfälle, aber auch stärkere Grade der Bewußtseinstrübung zwingen zu einer Intensivierung der pflegerischen Hilfen nach den gleichen Gesichtspunkten, wie sie bezüglich der Verhütung von Komplikationen bei den zerebralen Gefäßprozessen dargestellt wurden (S. 56).

Nach der Operation, Zytostatikatherapie oder Bestrahlung wird man sich, ähnlich wie bei den Durchblutungsstörungen des Gehirns, bemühen müssen, den voraussichtlich verbleibenden Defekt abzuschätzen, um alle Möglichkeiten zur frühzeitigen Verselbständigung des Kranken zu nutzen. Im statistischen Durchschnitt überwiegen allerdings bei Hirntumoren die psychopathologischen Auffälligkeiten gegenüber den neurologischen Ausfällen, es sei denn, bei der Operation mußte ein größeres Gefäß durch Clip verschlossen werden. Die Rückbildung solcher psychischer Auffälligkeiten ist aber erst 2–3 Jahre nach der Operation abgeschlossen, so daß vorübergehend stärkere Ausfälle in mehrmonatigem Abstand einer wiederholten Überprüfung bedürfen. Oft gelingt schließlich die Einordnung in die familiäre Gemeinschaft doch noch überraschend gut, wenn der bescheidene Pflichtenkreis des Kranken hinreichend genau auf das geistig-seelische und das körperliche Leistungsvermögen abgestimmt und bei Kontrolluntersuchungen überprüft wurde.

Traumatische Schäden des Gehirns

Die moderne technische Welt hat nicht nur im Zusammenhang mit kriegerischen Auseinandersetzungen, sondern vor allem infolge erheblicher Beschleunigung des Verkehrs eine erhöhte Unfallgefährdung hervorgerufen, die sich ganz besonders an dem beängstigenden Anstieg der Kopfverletzungen ablesen läßt. Obwohl exakte Statistiken im Hinblick auf die Vielschichtigkeit des Gesundheitswesens in der Bundesrepublik Deutschland fehlen, lassen sorgfältig vorgenommene Schätzungen etwa 200 000 im Krankenhaus behandelte Kopfverletzte pro Jahr vermuten. Davon bestehen bei etwa 30 000 schwere Verletzungsfolgen, 16 000 bedürfen wegen intrakranieller Hämatome neurochirurgischer Behandlung und 10 000 Kopfverletzte sterben entweder an den Folgen der Hirnschädigung oder an den gleichzeitig erlittenen Begleitverletzungen. Die Klassifizierung der Schädelverletzungen bereitet einige Schwierigkeiten, weil sich die pathologisch-anatomischen Befunde nur mit einem gewissen Wahrscheinlichkeitsgrad zu den klinischen Befunden und Verläufen in Beziehung setzen lassen. Die in der Mitte des vorigen Jahrhunderts von Bruns geschaffene Einteilung in *Commotio*, *Contusio* und *Compressio cerebri* findet sich heute noch in den meisten Lehrbüchern der Unfallchirurgie. Davon möchten wir mit mancherlei Reserve nur noch die Begriffe *Commotio* und *Contusio* übernehmen, während die Compressio cerebri, der

Hirndruck, zumeist nicht durch die Hirnschädigung selbst, sondern durch die zusätzlichen intrakraniellen Hämatome oder ein Ödem hervorgerufen wird. Es hat sich ferner als notwendig erwiesen, auch *Schädelprellungen* und *-frakturen* ohne Hirnbeteiligung kurz darzustellen und in einem weiteren Abschnitt auf offene Hirnverletzungen sowie traumatische intrakranielle Hämatome und ihre Besonderheiten einzugehen.

Schädelprellungen und -frakturen

Gewalteinwirkungen auf den Schädel müssen keinesfalls regelmäßig auch eine Hirnbeteiligung auslösen. Riß-, Platz- und Quetschwunden, ja selbst *Frakturen* des *Schädeldaches* und der *Basis* sind zwar als Indizien für das Ausmaß der wirksamen Kräfte von Bedeutung, ein Rückschluß auf eine eventuelle Hirnbeteiligung ist aus diesen äußeren Verletzungszeichen nicht möglich. In diesen Zusammenhang reihen sich auch periphere Hirnnervenverletzungen ein, die zumeist im Gefolge von Schädelbasisbrüchen beobachtet werden. Eine Ausnahme macht lediglich die Störung des Geruchssinns, die häufig durch Abscherung der Riechfasern im Bereich der Siebbeinzellen entsteht. Hingegen sind Schädigungen des N. facialis, des N. trigeminus, des N. oculomotorius und des N. abducens, ebenso wie der Blut- und Liquorabfluß aus dem Ohr oder das sog. Brillenhämatom recht zuverlässige Kennzeichen der Basisfraktur. Besondere Schwierigkeiten in der Behandlung der unkomplizierten Schädelprellung und -fraktur sind kaum gegeben. Selbst ausgedehnte Wunden im Gesicht und im Bereich des behaarten Kopfes heilen nach chirurgischer Versorgung im allgemeinen primär, da die ausgezeichnete Durchblutung einer sekundären Wundinfektion wenig Entwicklungsmöglichkeiten bietet. *Impressionsfrakturen* müssen frühzeitig gehoben werden, da die reaktiven Heilungsvorgänge sonst die Gefahr der *posttraumatischen Epilepsie* begünstigen. Die Prognose der Hirnnervenausfälle hängt von ihren Entstehungsbedingungen ab. Unmittelbar nach dem Trauma bereits manifeste Hirnnervenlähmungen sind zumeist echte Frakturfolgen, während sich erst langsam ausbreitende Paresen und Gefühlsstörungen im Versorgungsgebiet einzelner Hirnnerven dem begleitenden Hämatom zuzuordnen sind; diese pflegen sich nach dem Resorptionsstadium rasch zurückzubilden. Auch die bei Basisfrakturen keineswegs seltenen Trommelfelleinrisse pflegen ohne therapeutische Maßnahmen bald zu vernarben. Verbleibende Hörstörungen können, sofern es sich um eine Mittelohrschwerhörigkeit handelt, relativ gut durch eines der modernen Hörgeräte kompensiert werden.

Schädelverletzungen mit Hirnbeteiligung

Commotio cerebri

Die Annahme einer *Hirnerschütterung* ist ausschließlich an die typische Kombination klinischer Zeichen gebunden und ist nur dann begründet, wenn das Achsensymptom, die *Bewußtseinsstörung*, eindeutig erkennbar ist und alle sonstigen Befunde unter Einschluß von Liquor und EEG, evtl. Computertomographie, keine substantielle Hirnschädigung vermuten lassen. Solche nur flüchtigen Betriebsstörungen des Gehirns hinterlassen keine anatomischen Veränderungen. Lediglich die zerebrale Durchblutung ist zunächst häufig beeinträchtigt. Die Dauer der initialen Bewußtseinsveränderung kennzeichnet den Schweregrad der erlittenen Hirnerschütterung. Während in den typischen Fällen die zunächst völlige Bewußtlosigkeit sich langsam aufhellt und einem affektiv-amnestisch gefärbten Durchgangssyndrom Platz macht, kann die initiale Bewußtseinstrübung auch sehr bescheiden sein und dem oberflächlichen Beobachter lediglich als gereizte Verstimmung erscheinen. An derartige geordnete Dämmerzustände erinnert sich der Verletzte selbst nicht, und sie können manchmal, etwa im Zusammenhang mit Fahrerfluchtdelikten, rechtlich bedeutsam werden. Die Erinnerungslücke – *Amnesie* – umfaßt stets den Zeitabschnitt der Bewußtseinsstörung. Sie löscht aber zuweilen auch noch Erinnerungseindrücke vor dem Unfallereignis; man spricht in diesen Fällen von einer *retrograden Amnesie*. Nach Abklingen der Bewußtseinsstörungen beherrschen vegetative Regulationsstörungen das klinische Bild. *Kopfschmerzen, Schwindel* und *Erbrechen* werden selten vermißt. Neurologische Herdzeichen gehören nicht zum Bild der Commotio, lediglich eine vorübergehende Neigung zum Spontannystagmus – zumeist nach Art des Endstellungsnystagmus – läßt sich noch in das Syndrom einer reversiblen Betriebsstörung des Hirnstamms zwanglos einordnen. Unter den selten fehlenden vegetativen Zeichen sind die *Störung des Schlaf-Wach-Rhythmus,* die *Neigung zu vermehrtem Schwitzen,* der rote *Dermographismus* und die *orthostatische Kreislaufinsuffizienz* zu nennen. Bei der unkomplizierten Commotio cerebri bilden sich sowohl die Bewußtseinsveränderungen im akuten Schockstadium als auch die oft mit erheblichen Krankheitsgefühlen verbundenen vegetativen Beschwerden in den ersten 8–14 Tagen weitgehend zurück, sofern keine besonderen Anforderungen an die Verletzten gestellt werden. Neben der Bettruhe wird vor allem der Spaziergang an frischer Luft außerordentlich geschätzt, während geistige Belastungen im Sitzen, schwere körperliche Arbeit und besonders das häufige Bücken mit einer Verstärkung oder dem Wiederauftreten von Kopfschmerzen, Übelkeit und Schwindel verbunden sind. Auch gegen Genußmittel, insbesondere gegen Alkohol, besteht in den ersten Wochen eine besondere Empfindlichkeit. Eine Commotio hinterläßt *keine* Dauerschäden.

Contusio cerebri

Bei erheblicheren Gewalteinwirkungen auf den Schädel entstehen neben den anatomisch nicht faßbaren Betriebsstörungen im Stammhirnbereich häufig umschriebene blutige Prellungsherde über den Kuppen der Hirnwindungen, die die Diagnose der *Hirnkontusion* rechtfertigen. Sie sind bevorzugt an den Hirnpolen und an der Basis der Stirn- und Schläfenlappen zu finden, weil hier das Liquorpolster sehr viel dünner ist als etwa über der Konvexität oder über den basalen Zisternen. Je nach der Richtung und Stärke des Stoßes sind Hirnrindenprellungen am Orte der Gewalteinwirkung selbst oder aber durch Sogwirkung am gegenüberliegenden Pol erkennbar. Nach Resorption der Blutung verbleiben meist bräunlich pigmentierte Narben, die nicht ganz selten als belanglose Residuen eines durchgemachten Hirntraumas zufällig bei der Sektion gefunden werden, ohne daß zu Lebzeiten klinische Symptome vorhanden waren. Der anatomische Hirndauerschaden ist also keineswegs mit einem klinischen Defektsyndrom identisch.

Neben diesen oberflächlichen Hirnrindenprellungen kommt es bei *schweren gedeckten Hirnschädigungen* auch zu tiefer gelegenen *Marklagerblutungen, Ödemnekrosen* und *traumatischen Zysten*, die mit erheblichem Substanzschwund verbunden sind und sowohl im anatomischen Bild als auch im Computertomogramm einseitige oder beidseitige Ventrikelerweiterungen erkennen lassen. Derartig ausgedehnte Hirnnarben hinterlassen in der Regel auch neurologische und psychopathologische Dauerfolgen. Das klinische Bild der Hirnkontusion ist einmal von Dauer und Tiefe der initialen Bewußtlosigkeit geprägt und zum anderen durch die psychopathologischen und neurologischen Ausfälle im weiteren Ablauf gekennzeichnet. So können entweder unmittelbar nach dem Trauma oder im Verlauf der nächsten Tage *Gliedmaßenlähmungen, Sensibilitätsausfälle, Sprachstörungen*, generalisierte oder herdbetonte *Krampfanfälle* auftreten; es kann sich auch eine tage- oder wochenlang anhaltende *Bewußtseinstrübung* mit erheblicher psychomotorischer *Unruhe* entwikkeln, die schließlich in mehr amnestisch-affektiv gefärbte Durchgangssyndrome überzugehen pflegt und dabei psychopathologische Bilder entwickelt, wie Korsakow sie bei Alkoholpsychosen beschrieben hat. Zuweilen füllen die Verletzten die *Gedächtnislücken* mit lebhaften *Konfabulationen* aus oder erscheinen durch stets wiederholte patzige oder aggressive Bemerkungen disziplinär untragbar, bis die genauere psychiatrische Untersuchung den Umfang der klinischen Auffälligkeiten zutage treten läßt.

Gelegentlich vergehen einige Stunden bis Tage zwischen dem Trauma und der Entwicklung erheblicher neurologischer und psychischer Krankheitszeichen. Zwar taucht bei derartigen freien Intervallen stets der Gedanke einer Komplikation im Sinne des *intrakraniellen Hämatoms* auf, aber auch die nach Kontusionen keineswegs seltenen *Hirnschwellungen* können zunächst zu einer Zunahme der hirnorganischen Ausfälle führen. Sie bilden sich aber in der Regel wesentlich besser zurück als etwa nach gefäßbedingten Hirnschädigungen. Ausgeprägte Hemiparesen werden seltener beobachtet und lassen stets den Verdacht einer zusätzlichen Enzephalomalazie aufkommen, wobei der ursächliche Zusammenhang mit dem Trauma von Fall zu Fall sorgfältig erwogen werden muß. Die sog. *traumatische Spätapoplexie* ist sicherlich eine ausgesprochene Rarität und läßt stets einen Vorschaden des Gefäßsystems vermuten.

Wesentlich langsamer als die Paresen pflegen sich die posttraumatischen psychischen Auffälligkeiten und die vegetativen Störungen zurückzubilden. Manche Verletzte erreichen nach 1–2 Jahren sowohl in körperlicher wie in seelischer Hinsicht wieder ihre volle Leistungskraft, andere bleiben mit subjektiven Kontusionsfolgen aus dem vegetativen Formenkreis behaftet. Wieder andere bieten, insbesondere nach schweren diffusen Hirnschäden, bleibende Zeichen einer *organischen Wesensänderung*, die für die berufliche und soziale Zukunft ungleich schwerer wiegen als bescheidene Lähmungen oder eine Entgleisung der vegetativen Funktionen.

Offene Hirnverletzung

Durch erhebliche Gewalteinwirkung vermögen kleinkalibrige Fremdkörper nicht nur die Kalotte nach Art der Impressionsfraktur einzudrücken, sondern sie dringen oft mit der Eröffnung der Dura in das Hirngewebe selbst ein. Man spricht in diesem Falle von einer offenen Hirnverletzung. Am häufigsten werden derartige Verletzungen bei der Verwendung von Schußwaffen angetroffen. Dabei können selbst vollständige Durchschüsse ohne faßbare Beeinträchtigung des Bewußtseins erfolgen. Schon bei gründlicher Inspektion der sichtbaren Ein- und Ausschußwunden weist der Austritt von Liquor oder Hirnbrei auf die erlittene Hirnverletzung hin. Ob unmittelbar nach der Verletzung neurologische Ausfälle auftreten, hängt ganz vom anatomischen Sitz des Schadens ab. Durchschüsse durch sog. stumme Regionen, wie etwa das Frontalhirn, können bemerkenswert symptomarm verlaufen. Trotzdem ist in derartigen Fällen eine rasche neurochirurgische Hilfe dringend erforderlich. Wegen der drohenden Infektionsgefahr für das Hirngewebe selbst und für die Hirnhäute muß die operative Wundversorgung, bei der auch eine plastische Dekkung der Duralücke angestrebt wird, innerhalb von 8 Stunden erfolgen. Bei Beachtung dieser Zeitregel und unter energischer antibiotischer Behandlung sind eitrige Komplikationen, insbesondere Verhaltungen und Frühabszesse, weitgehend vermeidbar. Die bei oftmals undramatisch ablaufenden Verletzungen entstehende Fraktur der Siebbeinplatte eröffnet mit dem gleichzeitigen Einriß der Dura den Zugang vom Nasen-Rachen-Raum zum Schädelinnern. Die Verletzung wird oft nicht erkannt. Manchmal ist der Liquorabfluß aus der Nase *(Liquorfistel)* Hinweis auf die Gefahrenquelle. Häufig wird erst bei oder nach einer Meningitis die Schadensstelle entdeckt. Eine Operation zum Verschluß ist notwendig. Schließlich muß im Hinblick auf deren Bedeutung noch auf die wichtigsten Komplikationen bei Schädelverletzungen eingegangen werden.

Intrakranielle Hämatome. Unter den intrakraniellen Blutungen soll hier zunächst das *epidurale Hämatom* besprochen werden. Die häufigste Quelle dieser Blutung ist die Verletzung der A. meningea media bei Frakturen der Schläfenschuppe. Aus diesem Grunde finden sich die epiduralen Hämatome zumeist in der Temporalregion bis hinunter zum Temporalpol. Der Nachweis einer entsprechenden Fraktur im Schädelübersichtsbild muß stets die Aufmerksamkeit auf die Möglichkeit eines Blutergusses in die Schädelhöhle richten. Ist die Initialschädigung nur relativ leichter Natur gewesen und hat sie nicht zu einem stärkeren Kommotionssyndrom geführt, so erweckt ein sog. *freies Intervall* bis zur erneuten *Eintrübung des Bewußtseins* den Verdacht auf das Vorliegen eines Hämatoms. Der Verlauf der unter der Blutung eintretenden Hirnkompression ist oft recht dramatisch. Eine zumeist gleichzeitig auftretende *einseitige Pupillenstarre* leitet in das Syndrom der Enthirnungsstarre über, das nur noch eine kurze Überlebenszeit ankündigt, wenn nicht sofort neurochirurgisch eingegriffen wird.

Auch das *akute subdurale Hämatom* (Abb. **32**) entwickelt sich im engen zeitlichen Zusammenhang mit einem vorausgegangenen Trauma. Bei seiner Entstehung ist stets eine Verletzung der Hirngefäße und eine Ruptur der Arachnoidea zu unterstellen. Die Entwicklung des akuten subduralen

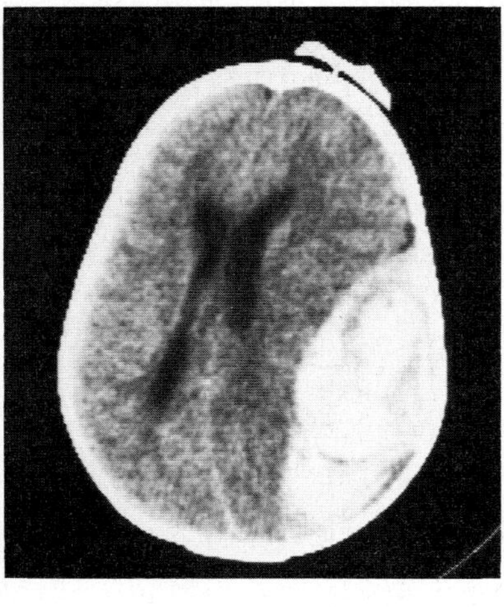

Abb. **32** Akutes subdurales Hämatom rechts parietookzipital. Computertomogramm. Sturz eines 8monatigen Säuglings vom Wickeltisch. Zwischen Schädelknochen und Gehirn ein deutlich über der Hirngewebedichte liegender Bezirk (Blut); die Hirnkammern sind komprimiert und nach links verlagert.

Hämatoms hat also in der Regel eine gleichzeitig entstandene erhebliche Hirnkontusion zur Voraussetzung. Aus diesem Grunde ist eine Abgrenzung der durch die Compressio cerebri bedingten Bewußtseinsstörung von der initialen Schädigung im Sinne eines freien Intervalls oft besonders schwierig. Man wird sich daher bei länger als 24 Stunden bestehender tiefer Bewußtlosigkeit vielfach entschließen, mit Hilfe des EEG und der Angiographie oder der Computertomographie den Verdacht oder die Möglichkeit eines subduralen Hämatoms auszuschließen (Abb. **32**).

Gelegentlich kommt es bei kontusionellen Hirnschädigungen auch zu größeren, als raumfordernde Prozesse wirkenden *Blutungen in das Hirngewebe* selbst. Diese haben ihren Sitz fast immer temporal und frontotemporal. Die klinischen Zeichen ähneln denen des akuten subduralen Hämatoms. Das aus diesem Grund angefertigte Computertomogramm deckt dann die Blutung auf.

Derartige Blutungen können nur in den mit neurochirurgischer Kenntnis vertrauten Spezialabteilungen operativ behandelt werden.

Weit weniger dramatisch als die Entwicklung des epiduralen, des akuten subduralen und des intrazerebralen Hämatoms stellt sich die Entstehung des *chronischen subduralen Hämatoms* dar. Das oft recht harmlos erscheinende Trauma ist vielfach bei Beginn erster klinischer Erscheinungen bereits vergessen und wird in der Anamnese gar nicht besonders hervorgehoben. Erst auf näheres Nachfragen treten einige Brückensymptome, zumeist hartnäckige Kopfschmerzen, zutage, die einen losen zeitlichen Kontakt mit dem Trauma herzustellen vermögen. Erste klinische Erscheinungen eines solchen chronischen subduralen Hämatoms sind *selten vor einigen Wochen bis Monaten* erkennbar; sie sind zunächst durch ein affektiv-amnestisches *Durchgangssyndrom* gekennzeichnet, das unter zunehmendem Antriebsverlust schließlich bis in leichtere oder gar erheblichere Stadien der *Bewußtseinstrübung* übergeht; Hemiparesen und Krampfanfälle kommen vor. Zu diesem Zeitpunkt ist dann die diagnostische Klärung vielfach unter dem Verdacht eines Hirntumors eingeleitet worden. Die bei typischem CT eindeutige Diagnose muß rasch zum entlastenden operativen Eingriff führen (Abb. **33**).

Während eine Verletzung der großen Gefäße im Gehirn selbst zu den Seltenheiten gehört, finden sich gelegentlich bei Schädelbasisfrakturen Einrisse der A. carotis interna im Bereich des Sinus cavernosus. Ein solcher *arteriovenöser Kurzschluß* hat zur Folge, daß das venöse Abflußgebiet eines oder beider Augen unter arteriellen Druck gerät und damit das unverwechselbare Bild des *pulsierenden Exophthalmus* entsteht. Die Stellungsänderung der Bulbi gibt häufig zu *Doppelbildern* Anlaß, zuweilen wird auch über *Sehstörungen* geklagt. Kaum je fehlen die auch an den Lidern und am Fundus erkennbaren erheblichen Venenstauungen und ein *pulssynchrones Rauschen* bei der Auskultation des Schädels. Die

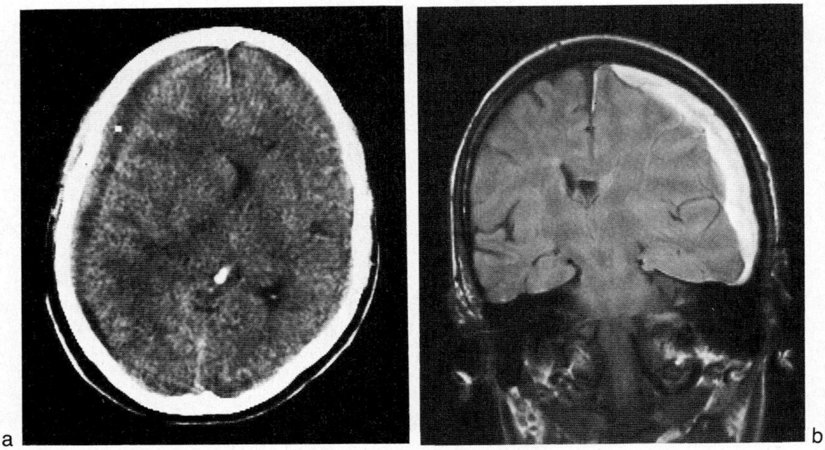

Abb. **33** Chronisches subdurales Hämatom. **a** CT. Sichelförmiger hypodenser Saum (weißer Punkt) zwischen Hirnoberfläche und Schädel bei erheblicher Kompression der Seitenventrikel und Verlagerung der verkalkten Pinealis. **b** KST koronar, T_1-gewichtet. Das Hämatom hebt sich signalintensiv ab mit Ausdehnung bis in den Mittelspalt und in die Schädelbasis.

Behandlung dieser Störung besteht zumeist in der einseitigen Karotisunterbindung.

Schließlich kommt es bei Basisfrakturen häufiger auch zum *Liquorabfluß aus dem Ohr,* der meist spontan unter entsprechenden Schutzmaßnahmen mit sterilen Verbänden und Antibiotika zum Stehen kommt. Dagegen können *Liquorfisteln zum Nasen-Rachen-Raum* und in die Nebenhöhlen hinein durchaus fortbestehen und einen intermittierenden Liquorabfluß aus der Nase aufrechterhalten. Diese Kommunikation der Hirnhäute mit der Außenwelt bedeutet eine ständige Gefahr hinsichtlich der Invasion von Eitererregern und damit der Entwicklung einer fortgeleiteten *Meningitis.*

Therapie und Pflege bei traumatischen Schäden des Gehirns

In der Behandlung schwerer kontusioneller Hirnschäden sind in den letzten Jahren bedeutsame Verbesserungen erzielt worden. Der wesentlichste Fortschritt liegt in der modernen *Schockbekämpfung,* die unter Führung der Anästhesisten ein eigenes Forschungsgebiet geworden ist. Der Zustand der Frischverletzten im sog. *Schock* ist außerordentlich bedrohlich; der *Puls ist klein,* und bei sonst völliger *Reflexlosigkeit* weist nur die schnappende, später *flach werdende Atmung* darauf hin, daß ärztliche Hilfe noch nicht zu spät kommt. Die Haut ist trocken, grauweiß und kalt; dieser Zustand ist bereits die erste Abwehrmaßnahme des Körpers auf den Schock hin, nämlich die *Zentralisation des Kreislaufs*. Sie kann nur auf begrenzte Zeit vom Organismus ertragen werden.

Steht sachgemäße Hilfe nicht zur Verfügung, kommt es unter dem charakteristischen *Temperaturanstieg* in diesen schweren Fällen zum Entspannungskollaps, und bald darauf tritt der Tod ein. Die Erklärung für diesen Ablauf liegt darin, daß Stoffwechselprodukte in der Peripherie die Zentralisation des Kreislaufs aufheben. Aus diesen Erfahrungen geht die moderne Therapie einen recht einfachen und überraschend wirksamen Weg. Am 1. und 2. Tag nach dem Trauma steht die *Behandlung der Atem- und Kreislaufstörungen ganz im Vordergrund*. Neben einer Infusionsbehandlung wird die Eigenregulation des vegetativen Nervensystems etwa durch Hydergin, Dolantin und Neuroleptika gedämpft, um so die Kreislauffunktionen zu steuern. Zur Verhinderung der gefürchteten Hyperthermie wird der entblößte Körper des Kranken durch Anblasen mit einem Ventilator abgekühlt. Auch dazu müssen die vegetativen Eigenregulationen gedämpft sein.

Natürlich müssen hier auch die sonstigen Voraussetzungen für die Pflege bewußtloser Kranker beachtet werden. Lassen sich die Atemwege nicht genügend freihalten, werden Guedel-Tubus (durch den Mund) oder Wendl-Tubus (durch die Nase) eingeführt. Reichen diese Maßnahmen nicht aus, muß eine *endotracheale Intubation* oder eine *Tracheotomie* vorgenommen werden. Bei längerer Intubation müssen Schäden an Kehlkopf und Trachea befürchtet werden. Daher sollte die orotracheale Intubation nicht länger als etwa 24 Stunden liegen. Der nasotracheale Tubus aus weicherem Kunststoffmaterial darf länger belassen werden. Auch für eine regelmäßige *Entleerung der Blase* und *häufiges Umlagern des Kranken* ist Sorge zu tragen, um Sekundärschäden zu verhindern. Nach Ablauf der ersten beiden Tage im Stadium der Hirnschwellung ist vor allem auf den Eiweiß- und Mineralhaushalt zu achten. Die Wasserausscheidung kann durch Zufuhr von Lasix, durch Infusionen von Rheomacrodex 10% mit Sorbit 20% und die Verordnung von Kortikoiden die bedrohlichen Zeichen der Schädelinnendrucksteigerung oft schon innerhalb von Stunden beseitigen. Unabdingbar sind Kontrollen des Mineralhaushaltes und der Sauerstoffsättigung im Blut.

Mit dem Ende der 1. Woche muß man bei anhaltend komatösen Patienten auch auf die Gefahr der Nebenniereninsuffizienz achten und gegebenenfalls mit Substitutionsmaßnahmen zur Hand sein.

Nach Aufhellung der Bewußtseinsstörung kann mit den allgemeinen Nachbehandlungsmaßnahmen begonnen werden, die bei leichteren Kommotionen bereits unmittelbar nach dem Trauma einsetzen sollten. Im Gegensatz zu der Darstellung in vielen Lehrbüchern ist es nämlich *keineswegs notwendig*, eine *zeitlich fest normierte Bettruhe* einhalten zu lassen. Bei Fehlen von Hirnschwellungszeichen ist eine wesentlich raschere Mobilisation durchaus erfolgreich. Mit einer stufenweisen Belastung kann schon nach Stunden bis zu wenigen Tagen nach dem Trauma begonnen werden. Bei diesem Vorgehen kann oft dem für die Rückbildung vegetativer Störungen besonders hinderlichen Trainingsverlust und den psychologischen Fehlentwicklungen am besten vorgebeugt werden. Eine verständnisvolle und doch hinreichend energische Trainingspartnerin findet der Verletzte in der geschulten *Krankengymnastin,* deren Mitwirkung von Anfang an in Anspruch genommen werden sollte. Medikamentöse Maßnahmen sind stets als ausgesprochene Übergangshilfen anzusehen. Die laufende Medikation der üblichen Mischanalgetika in selbstgewählter Dosierung „nach Bedarf" führt sonst leicht und rasch zur Gewöhnung und zum Mißbrauch! Während in den ersten Tagen Analgetika unbedenklich und kaum entbehrlich sind, wird man sich während der Übungsbehandlung der Sympathikolytika (Gynergen, Dihydergot) und Sedativa (Bellergal usw.) bedienen und im übrigen die Gesichtspunkte beachten, die bei der Behandlung vegetativer Störungen eingehender Erwähnung finden (S. 178). Solche medikamentösen Hilfen erleichtern die planmäßige Fortführung des Trainings durch die einzelnen Behandlungsstufen hindurch bis zur Wiedereingliederung in eine zunächst wenig belastende und zeitlich begrenzte Berufsarbeit. Je nach der Schwere des Initialsyndroms sowie den körperlichen und charakterlichen Konstitutionsmerkmalen des Verletzten klingt das postkommotionelle Syndrom in wenigen Monaten bis zu längstens 2 Jahren weitgehend ab; belangvolle Dauerbeschwerden haben zumeist andere Gründe, unter denen die chronische Arzneimittelvergiftung und abnorme Verarbeitungsweisen des Traumas und seiner Folgen als häufigste Faktoren zu erwähnen sind. Bei einer großen Zahl von *kontusionellen Hirnschädigungen* verbleibt eine leichte vegetative Anpassungsschwäche, die eine gewisse Ordnung des Lebensablaufes auf die Dauer erforderlich macht.

Zu den *bleibenden Defekten* nach schweren Hirnverletzungen sind insbesondere psychische Auffälligkeiten im Sinne der *organischen Wesensänderung,* leichte *Koordinationsstörungen,* gelegentlich auch ausgeprägte *Paresen* und *hirnorganische Anfälle* zu rechnen, die hinsichtlich der therapeutischen Aufgaben im Epilepsiekapitel näher erwähnt werden (S. 325). Ausnahmsweise kommt es zu Monate bis Jahre anhaltenden *apallischen Syndromen.*

Entzündliche Erkrankungen

Unter *Meningitiden* und *Enzephalitiden* werden Krankheitsbilder sehr unterschiedlicher Herkunft zusammengefaßt, bei denen teils bekannte Erreger aus der Gruppe der *Bakterien,* der *Pilze* oder *Viren* ursächlich beteiligt sind, teils jedoch der Entstehungsprozeß bisher in seiner Pathogenese weitgehend ungeklärt blieb. Wenngleich unter Würdigung pathologisch-anatomischer Befunde eine strenge Trennung zwischen entzündlichen Erkrankungen der Hirnhäute und der Hirnsubstanz selbst kaum gelingt, so wird die Unterscheidung im folgenden durch den jeweiligen Schwerpunkt der klinischen Symptomatik getroffen. Sind im klinischen Bild Zeichen der Meningitis und der Enzephalitis nebeneinander vertreten, so soll dies durch den Begriff *Meningoenzephalitis* verdeutlicht werden.

Eitrige Meningitiden

Die eitrige Meningitis ist stets ein alarmierendes Krankheitsbild, das ohne rasche ätiologische Diagnose und energische Therapie eine ernste Lebensgefahr für den Kranken bedeutet. Die diagnostischen Überlegungen müssen zunächst auf die Erregerart abzielen und danach das Ausbreitungsmuster der bakteriellen Infektion einschließen. Bei *hämatogener Aussaat* genügt in der Regel eine entsprechende antibiotische Medikation, während bei sog. *Nachbarschaftsprozessen* im Bereich der Nebenhöhlen, der Ohren oder des Kiefers gleichzeitig die chirurgische Hilfe erforderlich sein kann.

Eine früher recht häufige und daher auch jetzt noch meldepflichtige epidemische Form ist die *Meningokokkenmeningitis,* die übertragbare Genickstarre, die Menschen aller Altersgruppen befallen kann und vor der Sulfonamidära in allen Kontinenten zu kleineren oder größeren Gruppenerkrankungen geführt hatte. Die Sterblichkeit betrug vor der modernen Behandlungsmöglichkeit zwischen 30 und 70%. Der in der Regel im Liquor cerebrospinalis nachweisbare Erreger, ein Diplococcus intracellularis meningitidis oder einfach Meningokokkus genannt, kann sich längere Zeit auf den Schleimhäuten des Nasen-Rachen-Raumes aufhalten. Träger solcher inapparenten Infektionen spielen sicher bei der Übertragung der Seuche eine bedeutsame Rolle. Bei der hämatogenen Aussaat entwickelt sich zuweilen im Kindesalter, seltener bei Erwachsenen, eine Meningokokkensepsis mit ausgedehnten Hautblutungen. Sie wird als Waterhouse-Friderichsen-Syndrom bezeichnet. Gemeinhin kommt es dagegen vorwiegend zur Organmanifestation im Bereich der Meningen. Die Inkubationszeit beträgt zwischen 1 und 5 Tagen. Nach einem kurzen Prodromalstadium mit allgemeinem Krankheitsgefühl tritt oft schon nach wenigen Stunden das Vollbild der Meningitis mit *Kopfschmerzen, Erbrechen, Nackensteifigkeit* und einer rasch zunehmenden *Bewußtseinstrübung* ein. Zuweilen entstehen im weiteren Verlauf *Ausfälle im Bereich der Hirnnerven,* insbesondere des N. oculomotorius, des N. abducens, des N. facialis und durch entzündliche Affektionen des Labyrinths eine beidseitige Ertaubung.

Während der akuten Meningitis finden sich bei hohem *Fieber* im *Blutbild* und in der *Blutsenkungsgeschwindigkeit* deutliche *Zeichen der akuten*

Entzündung. Der frisch entnommene *Liquor* ist *eitrig-trüb*, zuweilen sogar flockig. Der Erregernachweis kann im Ausstrichpräparat solcher eitriger Flocken oft unmittelbar geführt werden, sicherheitshalber sollte aber zusätzlich der kulturelle Nachweis angestrebt werden. Der Krankheitsverlauf hat sich durch die modernen therapeutischen Möglichkeiten entscheidend verändert. Während früher ein erheblicher Prozentsatz der Kranken unter den Zeichen eines zunehmenden Hirndrucks verstarb, ein weiterer Teil nach mehrwöchigem Fieber hirnorganische Dauerschäden davontrug, sind heute bei unverzüglicher Behandlung mit einer Kombination geeigneter Antibiotika zumeist schon nach wenigen Tagen entscheidende Wendungen zur Besserung erkennbar. Damit mindert sich auch die Gefahr dauerhafter Erkrankungsfolgen.

Durch ein ähnlich dramatisches Entwicklungstempo ist auch der Verlauf der *Pneumokokkenmeningitis* gekennzeichnet. Oft kommt es schon innerhalb von Stunden zu einer schweren *Bewußtseinstrübung* mit allen typischen Symptomen der Meningitis. Keineswegs selten ist die Keimbesiedlung der Meningen nicht auf dem Blutwege, etwa im Zusammenhang mit einer Pneumonie, erfolgt, sondern durch einen *entzündlichen Nachbarschaftsprozeß* entstanden. Traumatische oder idiopathische *Liquorfisteln, Basisfrakturen* mit Einbruch des Nebenhöhlendachs, des Siebbeins oder der Paukenhöhle begünstigen die Entwicklung von Meningitiden, deren bakteriologische Aufklärung zumeist ebenfalls schon im Ausstrichpräparat gelingt. Der *eitrige Liquor* enthält nämlich *extrazellulär gelegene Diplokokken;* auch in diesen Fällen ist eine kulturelle Sicherung der Ergebnisse aus dem Liquor vor dem Beginn der Therapie wünschenswert.

Der Verlauf wird nicht allein von dem frühzeitigen Beginn einer sachgemäßen Behandlung her bestimmt, sondern auch vom Alter und Kräftezustand des Kranken. Ältere, wenig widerstandsfähige Patienten sterben unter dem Ansturm der Infektion zuweilen schon innerhalb von 12 Stunden. Antibiotika müssen ausreichend hoch und anhaltend lang verabreicht werden. Entzündliche Infektionen im Bereich des Ohres und der Nebenhöhlen bedürfen des operativen Eingreifens. Trotzdem liegt die Letalität noch bei etwa 25 % der bakteriologisch gesicherten Pneumokokkenmeningitiden.

Seltenere meningitische Syndrome finden sich auf dem Wege der hämatogenen Ausbreitung auch durch *Bacterium coli* und auf dem Wege der Fortleitung, insbesondere bei offenen Schädel-Hirn-Verletzungen, durch *Streptokokken* und *Staphylokokken*. Frühzeitige Wundversorgung und antibiotische Behandlung entscheiden auch in diesen Fällen über das weitere Schicksal des Verletzten.

Besondere Bedeutung hat schließlich sowohl im Kindesalter als auch bei Erwachsenen die *tuberkulöse Meningitis* erlangt, die sich inzwischen dank der spezifischen modernen Therapie von einer früher absolut tödlichen zu einer behandlungsfähigen Erkrankung gewandelt hat. Auch der Befall der Hirnhäute durch Tuberkelbakterien findet in der Regel im Rahmen einer miliaren Streuung statt und zwingt zu einer besonders raschen und energischen Therapie. Bei verspätetem Einsatz bilden sich nämlich vorwiegend an der Hirnbasis ausgebreitete sulzige Narbengewebe, in denen Gefäße und Hirnnerven eingeengt werden und vor allem die Tuberkelbakterien selbst gegenüber den Heilmitteln unangreifbar werden. Tuberkelbakterien können mit speziellen Techniken zuweilen in den durch den hohen Eiweißgehalt des Liquors entstehenden *Spinnengewebsgerinnseln* nachgewiesen werden. Zur Sicherung sind jedoch Kultur und Tierversuch unabdinglich. Auch vor Erhalt der bakteriologischen Untersuchungsergebnisse muß auf den ernsthaften Verdacht hin die kombinierte Behandlung mit Streptomyzin, INH (Isonikotinsäurehydrazid) und PAS (Paraaminosalizylsäure), gelegentlich auch die Kombination mit anderen Tuberkulostatika (Rifampicin, Ethambutol) bereits einsetzen, damit nicht wertvolle Zeit versäumt wird. Anfängliche Ausfälle im basalen Hirnnervengebiet und im Bereich des Rückenmarks nach Art flüchtiger medullärer Kompressionen können sich oft nach Wochen erstaunlich gut zurückbilden.

Nichteitrige Meningitiden

Nichteitrige Meningitiden sind keine einheitliche Gruppe, sondern stellen nur eine weniger dramatische Reaktionsweise der Hirnhäute auf Fremdreize dar. Darunter sind vielfach auch Infektionserreger, die zur Gruppe der Viren gehören. Ein harmloser *meningitischer Reiz* entsteht bereits nach *diagnostischen Eingriffen im Liquorraum*, nämlich bei der einfachen Lumbalpunktion und in intensiverem Maße bei der Myelographie. Die auf diese Weise entstandene *Zellvermehrung* (Pleozytose) ist jedoch in der Regel nach 8–10 Tagen wieder verschwunden. Auch eitrige Nachbarschaftsprozesse, die im Kapitel der Pneumokokkenmeningitis bereits erwähnt wurden, können, bevor es zum Bakterieneinbruch in den Liquorraum selbst kommt, zunächst eine sog. *sympathische Meningitis* hervorrufen. Am häufigsten wird man aber bei serösen Hirnhautentzündungen mit oder ohne mäßiger Eiweißvermehrung und einer leichten bis mittelgradigen Zellzahlerhöhung – bis zu einigen 100/3 Zellen – eine Erregerkrankheit vermuten müssen. Es würde den Rahmen der Darstellung sprengen, hier eine vollständige Übersicht der durch *Viren* und *Leptospiren* bedingten Meningitiden auszubreiten. Vielmehr sollen einige häufige und typische Krankheitsbilder dargestellt werden, die teils als Epidemien oder Endemien in Erscheinung treten, teils als „Komplikation" sonst harmloser Kinderkrankheiten vorkommen.

Ein Beispiel für eine Begleitmeningitis einer typischen Kinderkrankheit ist die *Mumpsmeningitis.* Zuweilen beginnen Kopfschmerzen, Fieber, leichte Nackensteifigkeit und Erbrechen schon vor der Speicheldrüsenmanifestation, so daß die ätiologische Einordnung zunächst schwerfällt und mit Hilfe serologischer Befunde versucht werden muß, zu einer Diagnose zu kommen; meistens jedoch klärt sich das Krankheitsbild durch das typische Auftreten der beidseitigen Parotitis von selbst. Seltene zerebrale Symptome weisen auf eine Mitbeteiligung tiefergelegener Hirnanteile hin und müssen korrekterweise als *Meningoenzephalitis* klassifiziert werden. Folgeerscheinungen der Mumpsmeningitis sind nicht zu erwarten.

Eine Reihe von serösen Meningitiden läßt zwar durch Anamnese und Befund gewisse Verdachtsmomente über den vermutlichen Erreger aufkommen, eine sichere Zuordnung gelingt hingegen nur durch die modernen Laboratoriumsbefunde. Hierzu zählen die durch *Coxsackie-Viren der Gruppen A und B* und die durch *Echo-Viren* bedingten Erkrankungen. Weitere Besonderheiten bieten die durch Tiere übertragenen Meningitiden. Ein gutes Beispiel bietet die *lymphozytäre Choriomeningitis,* hervorgerufen durch eine auf Hausmäusen endemische Virusart, die in besonderen Endemiegebieten entweder über Mäuse- und auch Hamsterexkremente oder durch Biß den Menschen infizieren kann. Manche Infektionen sind lediglich durch grippeähnliche Verläufe geprägt. Oft kommt es jedoch zu einem bei Viruskrankheiten häufigen biphasischen Fieberverlauf und zu einer meningitischen oder meningoenzephalitischen oder gar myelitischen Mitbeteiligung bei dem zweiten Fieberanstieg. Auch bei dieser Infektion bietet nur die Antikörperbestimmung im Serum des Kranken zuverlässige Hinweise auf die Ätiologie.

Schließlich bedürfen noch die *Leptospirosen* der Erwähnung, die ebenfalls von tierischen Wirtsorganismen übertragen werden und neben den mehr oder weniger ausgeprägten *meningealen Zeichen* erhebliche Organmanifestationen, insbesondere in der Leber und in den Nieren, erkennen lassen. Die Leptospirosen zeigen häufig ebenfalls einen typischen biphasischen Krankheitsverlauf und werden zum Teil von Ratten und Mäusen, zum Teil von Haustieren, nämlich von Hunden, Rindern und Schweinen, übertragen. Leptospirosen können durch eine frühzeitige Tetrazyklinanwendung im Krankheitsverlauf günstig beeinflußt werden. Die differentialdiagnostische Klärung gegenüber den vorgenannten Viruserkrankungen wird bereits zu Beginn durch die starke Senkungsbeschleunigung erleichtert, gelingt aber erst zuverlässig durch entsprechende serologische Untersuchungen.

Wird das Krankheitsbild über die meningealen Zeichen hinaus durch eine erhebliche Bewußtseinstrübung, das Auftreten epileptischer Anfälle oder durch zentrale Lähmungen geprägt, so wird man auch hier eher von einer Meningoenzephalitis sprechen.

Enzephalitiden

Alle bisher erwähnten Erregergruppen können also bei schwererem Verlauf gelegentlich auch das Syndrom der Enzephalitis hervorrufen. Unter den bakteriellen Infektionen ist insbesondere in diesem Zusammenhang die *embolische Herdenzephalitis* nachzutragen, die auf dem Wege der Mikroembolien im Rahmen der *Endocarditis lenta* auftritt. Als Erreger ist häufig der *Streptococcus viridans* beteiligt. Im Hinblick auf die ungünstigen Durchblutungsverhältnisse an den Herzklappen muß der Antibiotikaspiegel extrem hoch gehalten werden. Vor der antibiotischen Ära verlief auch diese Erkrankung immer tödlich.

Unter den Viruserkrankungen mit spezieller Hirnbeteiligung ist ferner die *Herpesenzephalitis* zu nennen. Obwohl das Herpesvirus gemeinhin, wie etwa bei rezidivierendem Lippenherpes, eine Symbiose mit dem Wirtsorganismus eingeht, kommt es gelegentlich bei Kindern und Erwachsenen zu schweren septischen Verläufen mit einer hämorrhagisch-nekrotisierenden Enzephalitis. Durch die Einführung der Behandlung mit Aciclovir (Zovirax) konnte die hohe Anzahl von tödlich verlaufenden Herpesenzephalitiden entscheidend gesenkt werden, jedoch verlaufen auch unter dieser Behandlung 25 % der Herpesinfektionen des ZNS tödlich.

Zu einer ebenfalls schweren zentralnervösen Erkrankung kommt es bei der Infektion mit *Lyssa-(Rabies-)* oder *Tollwutviren.* Die Ansteckung erfolgt zumeist durch Biß eines tollwütigen Hundes, Dachses, Schakals oder Fuchses. Der Verlauf endet ohne therapeutische Maßnahmen ausnahmslos tödlich. Nach einem Inkubationszeitraum zwischen 10 Tagen und 8 Monaten klagen die Kranken zumeist über Abgeschlagenheit, Kopfschmerzen und hartnäckige Schlafstörungen; allmählich entwickeln sich starker Speichelfluß und anfallsweise Krämpfe der Schlundmuskulatur. Schließlich kommt es zu episodischen Erregungszuständen mit Toben, Schreien, Spucken und zu schlaffen Lähmungen der Augenmuskeln, der Extremitäten- und Stammuskulatur, nach deren Eintreten die Kranken in wenigen Tagen sterben.

Als eine zumindest vor einigen Jahrzehnten besonders wichtige Enzephalitis ist schließlich noch die *Encephalitis epidemica* (v. Economo) zu erwähnen, die gegen Ende des Ersten Weltkrieges in Mitteleuropa und in den USA in großen Epidemien auftrat und vielfach als Defektsyndrom postenzephalitische Parkinson-Syndrome (S. 87) zurückgelassen hat.

In unmittelbarem zeitlichem Zusammenhang mit *Masern, Varizellen, Röteln* und mit der *Pockenschutzimpfung* beobachtet man zuweilen *Enzephalitiden,* die als *parainfektiöse Enzephalitis* vorerst eine Deutung gefunden haben. Auch diese Hirnentzündungen hinterlassen zumeist keine erheblichen Restsymptome, nur vereinzelt kommt es zur Entwicklung eines Anfallsleidens, zu bleibenden psychopathologischen Ausfällen oder zu geringen neurologischen Störungen. Soweit diese Dauerschäden auf eine vorausgegangene Impfung zu beziehen sind, werden Entschädigungen nach dem Bundesseuchengesetz geleistet.

Um noch einige seltenere Erregerkrankheiten zu nennen, sei hier an die *Fleckfieberenzephalitis* erinnert, die während des Zweiten Weltkrieges durch die Verlausung der Armeen im Osten Bedeutung erlangte. Als kongenitale Infektionen sind inzwischen solche mit *Listerien* und mit *Toxoplasmen* bekannt geworden. Die Abgrenzung von frühkindlichen Hirnschäden anderer Genese ist verständlicherweise schwierig. Entscheidend ist der Verlauf, insbesondere die Zunahme der Krankheitssymptome in den ersten Jahren der frühkindlichen Entwicklung. Selbst durch Befall mit *Schweinebandwurm* kann es gelegentlich zu einer Enzephalitis kommen. Die Larven der *Zystizerken* werden nicht nur in Muskulatur und subkutanes Fettgewebe ausgeschwemmt, sondern können sich auch auf der Hirnoberfläche ansiedeln. Erste klinische Symptome sind zumeist hirnorganische Anfälle. Im Liquor findet sich häufig eine anhaltende Zellvermehrung. Schließlich wird auch immer wieder einmal die durch Vögel übertragene *Ornithose* beobachtet, in deren Verlauf der Befall des Gehirns zu neurologischen Ausfallserscheinungen und psychischen Störungen führt.

Auf das Masernvirus zurückgeführt wird die *subakute sklerosierende Leukenzephalitis*, die zumeist im *Schulalter* beginnt und zunächst durch *psychische Auffälligkeiten* gekennzeichnet ist. Die Kinder weisen einen deutlichen Leistungsknick auf und fallen durch *Antriebsschwäche* und erhöhte *Reizbarkeit* auf. Nach Monaten treten auch *neurologische Störungen* ins Blickfeld, die Sprache wird eintönig und gequetscht, schließlich fallen *extrapyramidale Bewegungsstörungen* auf, die oft nach Art eines rhythmischen Zusammenzuckens ablaufen, manchmal sind aber auch mehr choreoathetotische Bewegungsabläufe führend. Erst nahe vor dem vielfach ungünstigen Ausgang kommt es zu einer Bewußtseinstrübung. Vereinzelt ist auch ein Stillstand, sogar eine Rückbildung der Symptome beobachtet worden. Kausal wirksame Behandlungsmaßnahmen sind nicht bekannt.

Akute Enzephalitisformen ohne erkennbare Erregerursache sind häufiger im Kindesalter anzutreffen. Sie eröffnen zumeist differentialdiagnostische Überlegungen im breitesten Umfang. Bleibt eine entzündliche Affektion als plausible Erklärung des Krankheitsbildes zurück, so richtet sich die Behandlung nach dem vorhandenen Syndrom, also nach der Bewußtseinslage und den neurologischen Auffälligkeiten. Zuweilen bleiben auch nach zunächst leicht erscheinenden Verläufen erhebliche intellektuelle Defekte und grobe Verhaltensstörungen zurück.

Bei der erworbenen Immunschwäche AIDS (**a**quired **i**mmune **d**eficiency **s**yndrome) kommen in allen Stadien der Erkrankung Infektionen des Zentralnervensystems vor. Es handelt sich einerseits um Infektionen mit mannigfaltigen Erregern wie der Toxoplasmose, andererseits um primäre Infektionen mit dem HIV-Erreger (human immune deficiency virus)

(HIV-Enzephalopathie). Die Infektionen mit Toxoplasmose und anderen können durch geeignete Antibiotika meist beseitigt werden, während die primäre HIV-Enzephalopathie noch nicht gezielt behandelt werden kann.

Therapie und Pflege bei Meningitiden und Enzephalitiden

In der Gruppe der Meningitiden und Enzephalitiden ist die pflegerische Verantwortung besonders groß, weil die sorgfältige Durchführung der notwendigen Kausalbehandlung (Antibiotika, Sulfonamide) sich mit den Vorsorgemaßnahmen gegenüber einer Ausbreitung der Infektion auf Mitpatienten und Pflegepersonal verbindet und schließlich die jeweils vom Syndrom bestimmten Pflegemaßnahmen in gleicher Weise wie bei den schon beschriebenen Hirnprozessen einsetzen müssen. Der notwendige *Erregernachweis* einschließlich der *Resistenzbestimmung* erfordert rasches und zuverlässiges *steriles Arbeiten bei Abnahme und Transport des Untersuchungsmaterials.* Irrtümer oder Nachlässigkeiten können im Hinblick auf die folgenden therapeutischen Konsequenzen das Leben des Kranken gefährden. Mit den Maßnahmen der *Isolierung* ist stets bei der speziellen Erregergruppe an die wesentlichen Ausscheidungswege und an den Übertragungsmodus zu denken, um das generelle Verhalten bei Infektionskrankheiten auf die speziellen Belange einzustellen. Diese Gesichtspunkte sind besonders wichtig, wenn etwa ein Kranker mit einer tuberkulösen Meningitis auf einer geschlossenen psychiatrischen Station gepflegt wird oder wenn bei der Pflege eines Meningitiskranken auf einer offenen neurologischen Station die Möglichkeit einer Poliomyelitisinfektion zunächst noch nicht ausgeschlossen wurde. Die wesentlichen Viruskrankheiten, die nicht über tierische Wirtsorganismen auf den Menschen übertragen werden, verlängern die Infektionskette entweder auf dem Wege der *Tröpfcheninfektion* oder auf dem Wege der *Schmierinfektion,* insbesondere durch Stuhl und Urin. Es ist daher wichtig, durch *Desinfektion* der Ausscheidung, durch Mundschutz, Handschuhe und durch gesonderte Kittel bei allen pflegerischen Verrichtungen die Weitergabe von Keimen entscheidend einzuschränken.

Im übrigen gelten bezüglich der pflegerischen Maßnahmen bei Bewußtseinstrübung und bei neurologischen Herdstörungen die bereits bei Gefäßprozessen und Traumen dargelegten Gesichtspunkte (S. 56 u. 66).

Bei AIDS ist neben der üblichen Pflege besonders auf die Vermeidung einer Infektion des Pflegepersonals durch Blut und andere Körperflüssigkeiten zu achten. Bei der Pflege sind stets Handschuhe zu tragen, beim Umgang mit Blut und anderen Flüssigkeiten sind besondere Entsorgungsmaßnahmen zu beachten, und schließlich müssen Stichverletzungen mit Injektions- und Blutentnahmekanülen unbedingt ausgeschlossen werden.

Hirnabszesse

Ebenso wie in anderen Körperorganen kommen auch im Gehirn umschriebene und abgekapselte Entzündungen vor. Diese Hirnabszesse entstehen entweder auf metastatischem Wege über die Blutbahn, oder die Erreger werden von entzündlichen Prozessen in der Nachbarschaft (Ohren, Nebenhöhlen) fortgeleitet, oder sie gelangen durch offene Schädel-Hirn-Verletzungen ins Gehirn.

Die Symptome können die gleichen sein wie bei einer Meningitis; häufig aber herrschen die Erscheinungen des raumfordernden Prozesses vor. Insbesondere bei älteren und abgekapselten Abszessen sind oft die Hinweise auf eine Entzündung nur gering ausgeprägt oder fehlen ganz. Krampfanfälle, Hemiparesen, Stauungszeichen und Bewußtseinsstörungen lenken dann den Verdacht auf einen Tumor im Schädelinneren und geben Veranlassung zu den entsprechenden Untersuchungsmaßnahmen (Abb. **34**). Der Hirnabszeß wird vom Neurochirurgen operiert. Nachbehandlung und Pflege erfolgen in gleicher Weise wie bei anderen raumfordernden intrakraniellen Prozessen oder nach traumatischen Schäden des Gehirns.

Degenerative Erkrankungen

Die degenerativen Erkrankungen des Gehirns, also jene Störungen, die auf einen Abbau oder einen Funktionsverlust der Hirnsubstanz zurückgehen, beginnen in verschiedenen Altersklassen, schreiten mehr oder minder schnell fort und machen dort, wo die psychischen Veränderungen

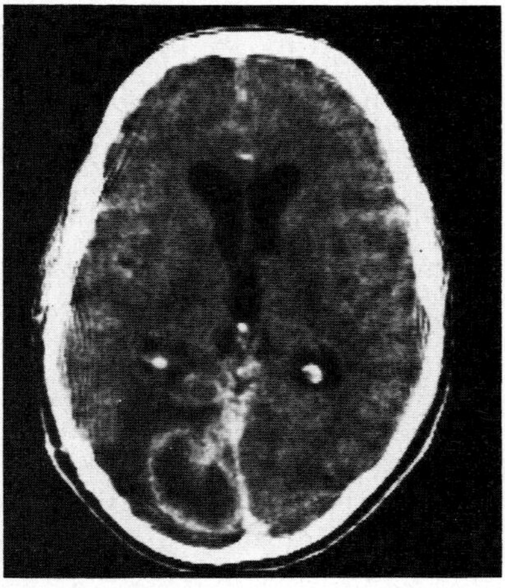

Abb. **34** Hirnabszeß. CT nach intravenöser KM-Gabe. Der Abszeß hebt sich okzipal mit deutlichem, randbetontem Enhancement und perifokalem Ödem ab; Verlagerung der linken Plexusverkalkung nach ventral.

im Vordergrund stehen, oft schon sehr frühzeitig eine Anstaltspflege notwendig.

Pick-Krankheit

Die Pick-Krankheit beginnt meist zwischen dem 50. und 60. Lebensjahr. Es kommt zu einer *Hirnatrophie (Hirnschwund),* die vornehmlich die vorderen Hirnanteile (Stirn- und Schläfenlappen) betrifft. Im Computertomogramm und Kernspintomogramm sind die Ventrikel erweitert, grobstrichige und fleckige Luftansammlungen in den Windungsfurchen weisen auf die Atrophie der Hirnwindungen hin. Neurologische Ausfallserscheinungen gehören in der Regel nicht zum Bild der Pick-Krankheit. Die Kranken bieten eine organische Wesensänderung und eine Demenz, die hier schon vor Erreichung des Greisenalters einsetzen kann und ebenso wie bei der Alzheimer-Krankheit zum Begriff der *„präsenilen Demenz"* geführt hat. Eine erfolgreiche Behandlung ist nicht bekannt. Die Kranken bedürfen schon sehr bald der gleichen Pflege wie die Alterskranken (S. 293).

Alzheimer-Krankheit

Die Alzheimer-Krankheit, die schon früher einsetzen kann als die Pick-Krankheit, ist gekennzeichnet durch eine mehr diffuse *Atrophie der Hirnrinde,* die wiederum im Computertomogramm wie auch im Kernspintomogramm sichtbar wird. Neben Wesensänderung und Demenz treten bei ihr auch häufig die Zeichen einer Aphasie, einer Alexie, einer Akalkulie und einer Apraxie (S. 18) auf. Das Leiden führt ebenfalls im weiteren Verlauf zur Pflegebedürftigkeit (S. 293).

Parkinson-Syndrom

Das Parkinson-Syndrom, auch *Schüttellähmung* oder *Paralysis agitans* genannt, ist eine sehr häufige neurologische Erkrankung. Es ist einzuordnen in die Gruppe der *degenerativen Prozesse,* die mit sog. *extrapyramidalen Bewegungsstörungen* einhergehen. Ohne hier auf Einzelheiten der zum Teil auch noch nicht einmal bekannten Funktionszusammenhänge eingehen zu wollen, kann man etwa sagen, daß an bestimmten Stellen im Zusammenspiel des motorischen Systems ein Regulationsmechanismus ausfällt, der für den ungestörten harmonischen Ablauf der willkürlichen und automatischen Bewegungen notwendig ist.

Ursache des Parkinson-Syndroms ist die vorzeitige Degeneration von Zellen in der Substantia nigra des Gehirns. Diese Degeneration ist bei der idiopathischen Form der Erkrankung in der Erbanlage bedingt. Sie kann aber auch auftreten nach einer (viele Jahre zurückliegenden) Enzephalitis oder – seltener – im Gefolge von Hirndurchblutungsstörungen oder von Vergiftungen (Kohlenmonoxid, Mangan).

Kernsymptom der Parkinson-Krankheit ist allgemeine *Bewegungsverarmung*. Sie betrifft die gesamte quergestreifte Muskulatur und führt zu einer Einschränkung der Willkürbewegungen sowie der Mitbewegungen und der Ausdrucksbewegungen. Alle Grade von leichtester *Hypokinese* bis zur völligen Erstarrung *(Akinese)* kommen vor. Zusammen mit der Hypokinese kann der *Rigor* (gleichzeitige Erhöhung des Muskeltonus in Agonisten und Antagonisten) die Haltung prägen. Alle Bewegungen werden spärlicher, langsam, hölzern. Der Kranke geht schwerfällig mit schlurfenden kleinen Schritten. Die pendelnde Mitbewegung der Arme geht verloren.

Der Beginn einer Bewegung ist ebenso erschwert wie ihre willkürliche Unterbrechung oder eine Änderung der Bewegungsrichtung. Der Patient kommt nur „schwer in Gang". *Propulsion* und *Retropulsion* sind die Folge fehlender reflektorischer Ausgleichsbewegungen. Der Patient schießt mit seiner Bewegung – etwa beim Gehen – über das Ziel hinaus, oder er muß schon sehr früh vor einem Hindernis um ein Abbremsen seiner Schritte bestrebt sein. Der trippelnde Gang läßt sein Bemühen erkennen, das Gleichgewicht nicht zu verlieren.

Typisch ist die Haltung des Parkinson-Kranken. Der Kopf ist zwischen die Schultern eingezogen und wird bei einer Drehung von Rumpf und Schultern mitbewegt. Der Rumpf ist nach vorn geneigt, die Arme sind angewinkelt, Hüft- und Kniegelenke stehen in Beugestellung (Abb. **35**).

Die Bewegungsverarmung in der mimischen Muskulatur gibt als *Hypomimie* oder *Amimie* dem Kranken einen starren, teilnahmslos wirkenden Gesichtsausdruck (Abb. **36**).

Die *Sprache* wird leise, monoton, kann bis zur Unverständlichkeit verändert sein.

Die *Schrift* wird zunehmend kleiner, zuletzt unleserlich.

Zu den Zeichen der Hypokinese und des Rigors gesellt sich häufig – aber keineswegs immer – als *Hyperkinese* ein typischer *Tremor*. Die Finger führen rhythmische Bewegungen aus, bei denen Agonisten und Antagonisten sich in regelmäßiger Folge kontrahieren, als „Münzenzählen" oder „Pillendrehen" plastisch beschrieben. Es ist ein *Ruhetremor,* der bei Anspannung und Willkürbewegungen eher abnimmt. Er kann von den Extremitätenenden auf die rumpfnahen Gliedmaßenabschnitte übergreifen. Das Elektromyogramm zeigt charakteristische Veränderungen.

Schließlich treten *vegetative Störungen* beim Parkinson-Kranken auf. Es kommt zu vermehrtem *Speichelfluß,* zu verstärkter *Talgsekretion* (man spricht dann häufig vom „Salbengesicht", und es tritt eine Neigung zu stärkerem Schwitzen auf. Anfallsartig können zudem *Blickkrämpfe* beobachtet werden, bei denen die Augen in bestimmte Richtung gedreht werden, oder es kommt zum *Blepharospasmus,* zu einem unwillkürlichen krampfhaften Zukneifen der Augen.

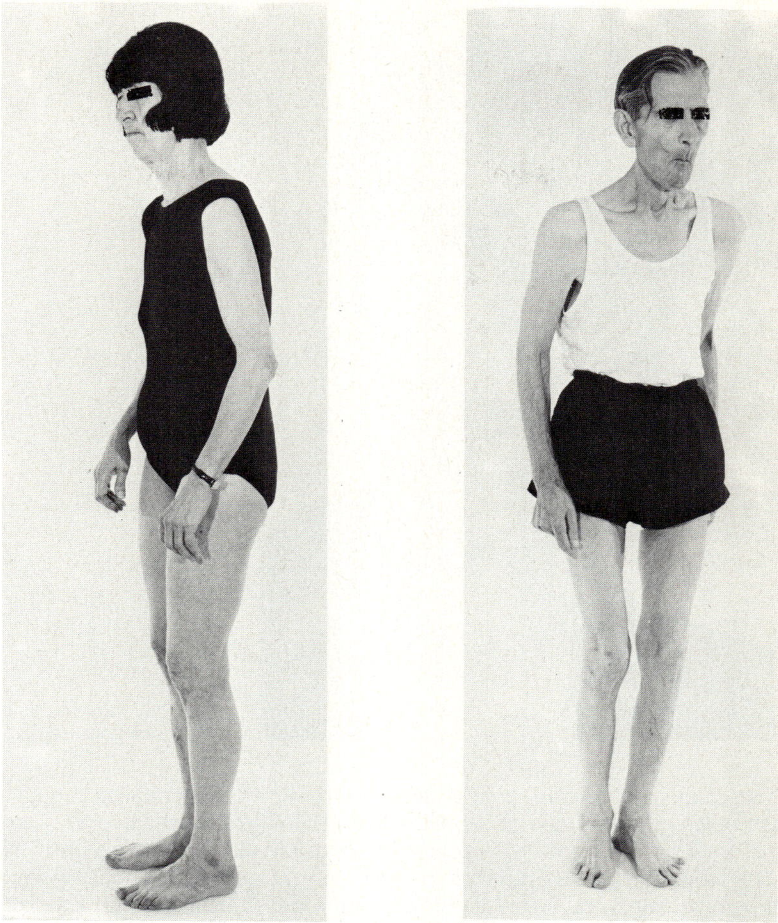

a b

Abb. **35** **a** u. **b** Typische Haltung bei Parkinson-Kranken.

Störungen der Sensibilität und des Reflexverhaltens bestehen nicht. Der Liquor ist normal, und auch die übrigen Zusatzuntersuchungen bringen für die Diagnose des Parkinson-Syndroms keine wesentlichen Erkenntnisse.

Für die Behandlung des Parkinson-Syndroms steht eine Anzahl von synthetischen Präparaten zur Verfügung, die in der Lage sind, Hypokinese und Rigor zu vermindern. Der Tremor kann durch eine medikamentöse Therapie bisher noch nicht befriedigend beeinflußt werden.

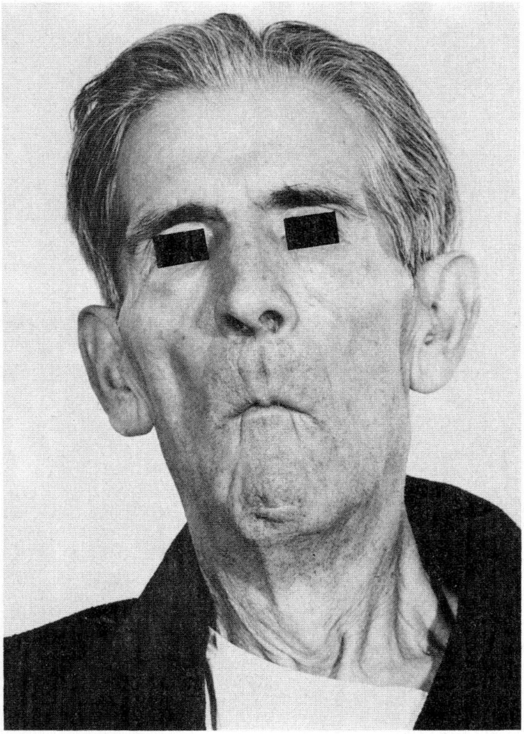

Abb. **36** Starre Mimik des Parkinson-Kranken.

Seit einigen Jahren hat eine neue Substanz in die Behandlung Eingang gefunden. Das L-Dopa (Lävo-**D**ihydr**o**xy**p**henyl**a**lanin) ist eine Vorstufe des im Gehirn Parkinson-Kranker in verminderter Menge vorkommenden Dopamins. Es kann vom Körper aufgenommen und in Dopamin umgewandelt werden und dann die Symptomatik beeinflussen. Zumeist werden Präparate verwendet, die L-Dopa und einen zusätzlichen Stoff (Decarboxylasehemmer) enthalten, der den Abbau von L-Dopa im Nervensystem hemmen soll. Zusätzlich wird seit einiger Zeit Prolactinhemmer (z. B. Pravidel) eingesetzt. In der Regel wird eine Kombinationsbehandlung mit mehreren dieser Stoffe bevorzugt.

Eine operative Behandlungsmöglichkeit ist der *stereotaktische Eingriff*. Durch ein Bohrloch im Schädelknochen wird eine Sonde in verschiedene Kerngebiete des extrapyramidalen Systems im Gehirn gezielt eingeführt. Durch diese Sonde können Hirnzellen zerstört werden, deren Aktivität bei einer Degeneration der Substantia nigra unkontrolliert wirksam sind und Tremor und Rigor hervorrufen.

Die Behandlungsmaßnahmen vermögen jedoch meist nur die Symptome zu mildern und selbst das manchmal lediglich für kurze Zeit. Daher ist die *Krankengymnastik* gerade beim Parkinson-Kranken von besonderer Bedeutung, weil sie ihm hilft, die verbliebenen Fähigkeiten so gut wie möglich auszunutzen und ständig zu trainieren.

Diese Gesichtspunkte sollten auch bei der *Pflege* und *Betreuung* der Kranken ganz im Vordergrund stehen. Im Rahmen seiner Fähigkeiten muß der Patient immer wieder zur Übung aufgefordert und angeregt werden. Auch wenn manches Hantieren mühsam, mancher Weg etwas beschwerlich ist, darf die Behinderung des Kranken nicht Anlaß sein, ihm jedwede Tätigkeit abzunehmen. Notwendige Hilfen müssen natürlich gegeben werden. Hat das Fortschreiten der Störungen, insbesondere Hypokinese und Rigor, zur Bettlägerigkeit geführt, droht bei den unbeweglichen Kranken vor allem das Dekubitalgeschwür.

Der Kranke soll über die chronische Natur seines Leidens aufgeklärt werden, damit er an die Behandlungsmaßnahmen keine ungerechtfertigten oder übertriebenen Hoffnungen knüpft. Für den Behandlungsplan ist seine Mitarbeit unabdingbare Voraussetzung. Wichtig ist eine stetige aktive Übung, die durch Bäder oder Massagen nicht ersetzt werden kann. Eine gut verständliche Anleitung für solche Übungen kann dem Kranken und seinen Angehörigen empfohlen werden (W. Birkmayer, W. Danielczyk: Ärztlicher Rat für Parkinson-Kranke. Thieme, Stuttgart 1981).

Echte psychotische Phänomene sind bei der Parkinson-Krankheit selten. Etwa vergleichbar der Verlangsamung der Willkürmotorik kann das Denken verlangsamt und schwerfällig sein. Die Interessen erscheinen eingeengt. *Psychische Auffälligkeiten* in Form depressiver Verstimmung, Reizbarkeit oder egozentrischen Verhaltens können aber auch eine Reaktion auf die schleichend fortschreitende Erkrankung sein oder auf die Aufmerksamkeit, die die Umgebung den Krankheitssymptomen widmet.

Chorea Huntington

Zur Gruppe der degenerativen Erkrankungen, die mit extrapyramidalen Symptomen einhergehen, gehört als seltenere Krankheit die Chorea Huntington, nach dem ersten Beschreiber des Leidens mit dem Eigennamen bezeichnet. Sie tritt auf um das 40. Lebensjahr, ist erblich und zeigt im allgemeinen eine *Hirnatrophie* (im Computertomogramm und in der Kernspintomographie [KST] erkennbar). Die Bewegungsabläufe der choreatischen *Hyperkinesen* sind regellos, unsystematisch, sehr rasch und ausfahrend. Grimassieren und Schmatzen sind Folge einer Beteiligung der mimischen Muskulatur. Nur einzelnen Kranken gelingt es, manche der unbeherrschbaren Bewegungen willkürlich umzuwandeln in ein scheinbar beabsichtigtes Wischen, Zurückstreichen der Haare oder sonstige Verlegenheitsbewegungen. Die *Sprache* wird zunehmend *dysar-*

thrisch und schließlich unverständlich. Im fortgeschrittenen Stadium ist der Kranke in einer anhaltenden stürmischen Bewegung und bedarf starker medikamentöser Dämpfung.

Längst vor Beginn der Hyperkinesen können bei der Chorea bereits *psychische Veränderungen* in Form echter körperlich begründbarer Psychosen auftreten, meist als zunehmende Wesensänderung und Demenz.

Eine erfolgreiche Behandlung der Chorea Huntington ist nicht bekannt. Die starke Bewegungsunruhe kann mit der Verordnung von Neuroleptika gedämpft werden. Patienten in fortgeschrittenen Stadien des Leidens bedürfen der Anstaltspflege.

Bewegungsstörungen vom Typ der *choreatischen Hyperkinesen* treten selten einmal bei jungen Menschen im Zusammenhang mit rheumatischen Erkrankungen auf, dann als *Chorea minor* (Sydenham) bezeichnet. Diese Bewegungsstörungen klingen nach einiger Zeit wieder ab, ebenso wie bei der *Chorea gravidarum,* die in der Schwangerschaft oder im Wochenbett auftreten kann.

Torticollis dystonicus, Torsionsdystonie und andere extrapyramidale Bewegungsstörungen

Zur Vervollständigung der Reihe extrapyramidaler Störungen müssen noch der Torticollis dystonicus oder auch spasticus und die Torsionsdystonie genannt werden, daneben der sehr seltene Hemiballismus, die Athetose und die Degeneratio hepatolenticularis (Wilson).

Der Torticollis dystonicus und die Torsionsdystonien zeigen einander verwandte unwillkürliche *Hyperkinesen.* Es kommt zu langsamen, drehenden, schraubenden Bewegungen, die bei der Torsionsdystonie Gesicht, Rumpf und die Extremitäten ergreifen, beim Torticollis dystonicus *(spastischer Schiefhals)* auf die Hals- und Schultermuskulatur beschränkt sind; vornehmlich befallen sind dabei der M. sternocleidomastoideus und der M. trapezius. Oft verharrt der Kopf längere Zeit in einer extremen Stellung. Bei der Behandlung der Störungen wird versucht, mit dämpfenden Medikamenten diese Bewegungsabläufe zu unterbinden. Stereotaktische Operationen sind bei schweren Fällen zu erwägen.

Meist einseitig als *Hemiballismus* tritt das *ballistische Syndrom* auf. Die Kranken schleudern mit Wucht die Extremitäten in weitem Bogen, und der ganze Körper wird mitgerissen. Die Kraft dieser Schleuderbewegungen birgt die Gefahr in sich, daß die Patienten sich verletzen. Deshalb ist neben einer intensiven Sedativbehandlung die Lagerung der Kranken wichtig! Am Bett müssen Seitengitter ein Herausgeschleudertwerden vermeiden, und alle Teile des Bettes sind dick zu polstern. Der Hemiballismus kann sehr rasch zum Tode führen.

Athetotische Hyperkinesen, sehr häufig Folge eines frühkindlichen Hirnschadens, sind langsam, wurmförmig drehend und befallen meist nur die

Extremitätenenden, wo häufig Gelenkveränderungen als Folge der abnormen Bewegungen auftreten (Abb. **37**). Hier findet sich dann die typische „Bajonettstellung" der Finger. Die Willkürbewegungen sind durch die Hyperkinesen gestört, die Sprache ist oft undeutlich bis zur Unverständlichkeit.

Bei einer erblichen Störung im Kupferhaushalt des Körpers entwickelt sich die *Degeneratio hepatolenticularis (Wilson)*. Die meist vor dem 20. Lebensjahr beginnende Erkrankung führt zu einer *Leberzirrhose*, zu einer *Pigmentablagerung in der Hornhaut* des Auges und zu *extrapyramidalen Bewegungsstörungen*. Die *Hyperkinesen* dieser Krankheit sind nicht einheitlich; manchmal ähneln sie den choreatischen oder athetotischen Formen, in anderen Fällen sind sie den zerebellaren Bewegungsstörungen vergleichbar oder dem Parkinson-Syndrom.

Psychische Störungen nach Art einer körperlich begründbaren Psychose können die Erkrankung begleiten.

Die Behandlung, die in der Verordnung einer strengen Diät und gezielt wirkender Medikamente besteht, setzt die besondere Kenntnis dieser Stoffwechselstörung voraus.

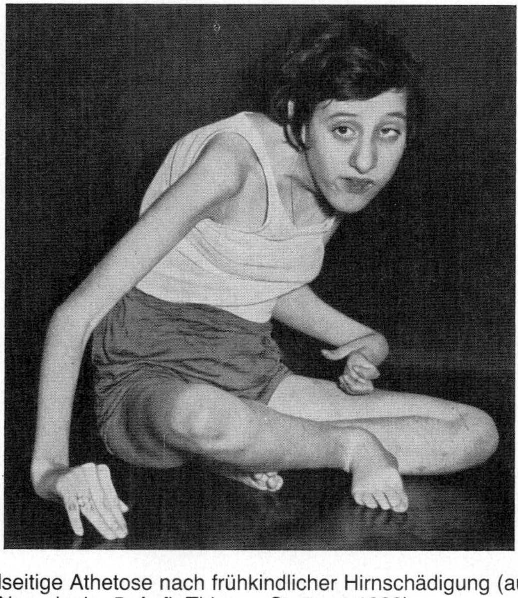

Abb. **37** Beidseitige Athetose nach frühkindlicher Hirnschädigung (aus W. Scheid: Lehrbuch der Neurologie, 5. Aufl. Thieme, Stuttgart 1983).

Frühkindliche Hirnschädigungen und Mißbildungen des Gehirns

Während der Entwicklung des Kindes im Mutterleib können mannigfache Schädigungen auftreten, die unter anderem auch die Entwicklung des Gehirns beeinträchtigen. Schwere Schäden führen oft bereits zur Fehlgeburt oder zur Totgeburt, Teilschädigungen, die noch mit dem Leben vereinbar sind, hinterlassen mehr oder weniger ausgeprägte Defekte, die sowohl die körperliche als auch die geistig-seelische Entwicklung beeinträchtigen. Einen Überblick über die Schäden und Schädigungsmöglichkeiten während der intrauterinen Entwicklung, unter der Geburt und in der frühen Kindheit vermittelt Tab. **3**.

Die erschwerte psychische Entwicklung bei den angeborenen und früherworbenen Störungen des Gehirns und ihre Auswirkungen auf die soziale Integration ist im wesentlichen im psychiatrischen Teil dieses Buches dargestellt (S. 228). Hier soll im folgenden nur über die körperlichen Symptome berichtet werden.

Mißbildungen des Gehirns

Unter den verschiedenen Mißbildungen fallen durch Abweichung des Größenwachstums des Gehirns vor allem die *Mikrenzephalie* und *Megalenzephalie* (zu kleines oder zu großes Gehirn) auf. Schon die besonders kleine oder große Schädelform läßt bei der Begegnung mit diesen Kindern einen entsprechenden Verdacht aufkommen. Die Leistungseinschränkungen liegen vorwiegend auf intellektuellem Gebiet.

Bei den Spaltbildungen des Schädels können Anteile der Hirnhöhlen oder auch des Gehirns außerhalb der Schädelkapsel liegen *(Zephalozelen)*. Größere Hirnbrüche führen zu Lähmungen und oft auch zu epileptischen Anfällen. Zumeist wird man bei solch einem *Hirnvorfall* rasche neurochirurgische Hilfe in Anspruch nehmen müssen.

Zerebrale Kinderlähmung

Je nach dem Zeitpunkt des Schadenseintritts und der Lokalisation entstehen recht unterschiedliche Defektsyndrome, deren Gemeinsamkeit nur darin liegt, daß das sich noch entwickelnde Gehirn betroffen wurde. Daraus ergeben sich unter anderem Besonderheiten in der motorischen Entwicklung.

Klinisches Bild. Bei umschriebener Schädigung einer Hirnhälfte entsteht die *hemiplegische Form,* die eine weitgehende Ähnlichkeit mit der *Hemiparese* der Erwachsenen erkennen läßt. Auf die frühkindliche Entstehung weisen jedoch ein *Wachstumsrückstand der geschädigten Seite* und eine weitgehende Funktionsübernahme durch die gesunde Körperseite hin.

Tabelle **3** Wichtigste Schädigungen des Nervensystems vor der Geburt und während der ersten Lebensjahre (aus W. Scheid: Lehrbuch der Neurologie, 5. Aufl. Thieme, Stuttgart 1983)

Ursachen		Folgen
Röntgen- und Radiumstrahlen, Mutationen unbekannter Herkunft		1. *Erbschäden* (Chromosomen- und Gen-veränderungen in der Aszendenz)
Anoxie (Störungen des mütterlichen, des plazentaren oder fetalen Kreislaufs) Hormon- und Stoffwechselstörungen Mangelzustände Röntgen- und Radiumstrahlen Schwangerschaftstoxikosen Intoxikationen Abtreibungsversuche Mechanische Schädigungen	Genitale Erkrankungen und Rückbildungsvorgänge	2. *Pränatale (intrauterine) Schädigungen* a) Gametopathien (Schädigung der Gameten während der Entwicklung bis zur Befruchtung)
	Röteln, Zytomegalie	b) Embryopathien (Schädigung während der ersten 3–4 Schwangerschaftsmonate)
	Toxoplasmose, Lues Listeriose, Tuberkulose, Malaria, Zytomegalie, lymphozytäre Choriomeningitis	c) Fetopathien (Schädigung während der letzten 5–6 Schwangerschaftsmonate)
Anoxie, mechanische Schädigungen (Tentoriumriß, epi- und subdurales Hämatom, Rißblutung der großen Venen), Stauungsblutung in die Hirnsubstanz		3. *Schädigung durch die Geburt*
Kernikterus, Infektionen (Meningitis, Enzephalitis, Keuchhustenzephalopathie), Hirnembolie, Intoxikationen, alimentäre Schäden, Röntgen- und Radiumstrahlen, Schädel-Hirn-Traumen		4. *Postnatale Schädigungen* (bis zum 3.–4. Lebensjahr)

Wesentlich häufiger findet sich die schon von dem englischen Kinderarzt W. Little beschriebene *paraplegische Form* mit starker spastischer Gehbehinderung und leidlichem Handgeschick, auch als *zerebrale Kinderlähmung* oder *Diplegia spastica infantilis* bezeichnet. Außerordentlich behindert sind Kinder mit ausgedehnten beiderseitigen Schäden im Sinne der *tetraplegischen Form.* Sie bedürfen oft über viele Jahre hinweg erheblicher pflegerischer Hilfen und erlernen die üblichen Kulturtechniken nur spät und unvollständig.

Als besonderes Bewegungsmuster bei frühkindlichen Hirnschädigungen sind schließlich *Athetosen* und *choreatische Hyperkinesen* zu erwähnen, die teils in Verbindung mit spastischen Lähmungen, teils ohne wesentliche Spastik die Koordinationsleistungen der Kinder erheblich verschlechtern und im Hinblick auf die Beteiligung der mimischen Muskulatur auch das Ausdrucksvermögen weitgehend prägen (Abb. **37**).

Neben dem allgemeinen Entwicklungsrückstand und der verzögerten motorischen Entwicklung finden sich bei frühkindlichen Hirnschädigungen häufig zusätzlich Einschränkungen der Sinnesleistungen, der Sprachentwicklung und eine Neigung zu epileptischen Anfällen.

Therapie und Pflege bei frühkindlichen Hirnschädigungen

Im Hinblick auf die entstandenen Hirnnarben ist eine Kausalbehandlung nicht möglich. Neurochirurgische Eingriffe sind lediglich bei einer Liquorzirkulationsstörung (Hydrocephalus internus occlusus) und bei anderweitig unbeherrschbaren epileptischen Anfällen angezeigt. Mit Hilfe stereotaktischer Eingriffe lassen sich manche Formen der Athetose günstig beeinflussen.

Bei erheblichen spastischen Kontrakturen muß zuweilen durch Sehnenverlängerung sowie durch Muskel- und Nervendurchtrennung eine statisch günstigere Ausgangssituation für Steh- und Gehübungen erreicht werden.

Die entscheidende Behandlung liegt jedoch heute in der Kombination neurophysiologisch orientierter Bewegungsübungen und heilpädagogischer Förderung in sozialpädiatrischen Zentren, Sonderkindergärten und Sonderschulen.

Ziele der Therapie sind:
1. funktionelle Übungsbehandlung,
2. Krankengymnastik, Beschäftigungstherapie, logopädische Behandlung,
3. Versorgung mit Hilfsmitteln,
4. operative Behandlung,
5. pädagogische Förderung (Sonderschulen etc.).

Bezüglich der Anfallsbehandlung kann auf S. 328 verwiesen werden.

Krankheiten von Hirn und Rückenmark

Poliomyelitis

Die *Poliomyelitis anterior acuta,* auch *spinale Kinderlähmung* oder Heine-Medin-Krankheit genannt, ist, wie wir seit den Übertragungsversuchen von Popper und Landsteiner aus dem Jahre 1908 wissen, eine *Viruserkrankung.* Die Verbreitung dieser Krankheit umfaßt offenbar die ganze Welt. Während im Altertum und im Mittelalter vorwiegend Einzelerkrankungen und kleinere Epidemien beobachtet wurden, sind Ende des vorigen Jahrhunderts zunächst in Nordeuropa, dann auch in den USA und Mitte des 20. Jahrhunderts im Mittelmeerraum, in Südamerika, Afrika und Asien *große Epidemien* vor allem im Spätsommer aufgetreten, deren Ausbreitungsbedingungen trotz intensiver Bemühungen undurchschaubar blieben. Erst mit der erfolgreichen Übertragung der Erreger auf Gewebekulturen durch den Nobelpreisträger John F. Enders gelang es, das Durchseuchungsmuster in den verschiedenen Erdteilen aufzuklären und wirksame Vorbeugungsmaßnahmen zu entwickeln.

Wenn hier trotz der heute selten gewordenen Erkrankung der Poliomyelitis weiterhin eine relativ breite Darstellung gewidmet ist, so einmal deshalb, weil dieses Krankheitsbild als besonders gut erforschte Virusinfektion anzusehen ist und weil zum anderen die erschreckend zunehmende Impfmüdigkeit das Wiederaufflakkern von Poliomyelitisepidemien befürchten läßt.

Erreger. Die zahlreichen *Isolierungen von Polioviren* aus dem Stuhl und aus dem Zentralnervensystem lassen sich in drei jeweils in immunologischer Hinsicht zusammengehörige Prototypen einordnen. Erst die *natürliche oder künstliche* (Schluckimpfung) *Immunisierung gegen Stamm I, II und III* gewährt hinreichend Schutz gegen den Ausbruch der gefürchteten Seuche. Während in tropischen und subtropischen Ländern unter primitiven hygienischen Verhältnissen auch heute noch Kinder zumeist in den ersten Lebensjahren durch Schmutz- und Schmierinfektionen mit allen drei Stämmen in Verbindung kommen und sich somit ohne ernstere Krankheitssymptome spontan immunisieren, ist in den Ländern mit hohem Zivilisationsstand die Begegnung mit Polioviren nicht mehr so regelmäßig im frühen Kindesalter gegeben. Dieser Sachverhalt hat auch die wachsende Seuchengefahr in Nordeuropa und in den USA vor der Entwicklung einer wirksamen Immunisierung bedingt. Sowohl Wildviren als auch die über Tier- und Gewebekulturpassagen „gezähmten" Poliostämme vermehren sich zunächst in der Regel in der Darmschleimhaut und werden über mehrere Wochen unter Entwicklung einer *bleibenden Im-*

munität vom Wirtsorganismus mit dem Stuhl ausgeschieden (inapparente Infektion). Nur ausnahmsweise gelingt den Wildviren der *Einbruch in die Blutbahn (Virämie);* die damit verbundenen apparenten Erkrankungszeichen können einem harmlosen *grippalen Infekt* entsprechen oder aber auch, bei Befall des Zentralnervensystems, *meningeale Reizerscheinungen* und schließlich *schlaffe Lähmungen* hervorrufen (Abb. **38**). Erst mit der Entwicklung des *paralytischen Krankheitsbildes* ist die klinische Diagnose der Poliomyelitis auch ohne Hilfe des Laboratoriums möglich.

Klinisches Bild. Nach einer *Inkubationszeit* von 5–35 Tagen, im Durchschnitt zwischen 7 und 14 Tagen, beginnt die erkennbare Erkrankung häufig mit *katarrhalischen Erscheinungen* im Bereich des Nasen-Rachen-Raums oder des Intestinaltrakts, mit *Übelkeit* und *Erbrechen* oder *Durchfällen.* Eine leichte *Nackensteifigkeit* leitet vielfach zu allgemeinen *Muskelschmerzen* über, die als Reizsymptom den Beginn der diffusen oder lokalisierten *schlaffen Lähmung* überdauern. Bald nach Einsetzen der Lähmung pflegt das Fieber abzuklingen, die Ausbreitung der Lähmung kann jedoch den Fieberabfall bis zu 3 Tagen überdauern. Die in

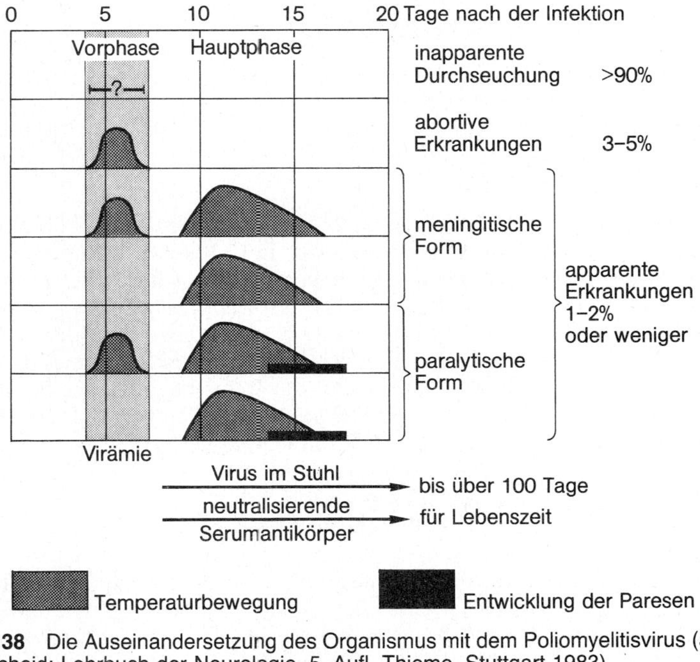

Abb. **38** Die Auseinandersetzung des Organismus mit dem Poliomyelitisvirus (aus W. Scheid: Lehrbuch der Neurologie, 5. Aufl. Thieme, Stuttgart 1983).

diesem Stadium vorgenommene *Liquoruntersuchung* zeigt in der Regel eine mäßige *Zellvermehrung* und eine *geringe Eiweißerhöhung*. Die Elektromyographie (EMG) gibt Hinweise auf pathologische Denervierungsaktivität und Zeichen einer Vorderhornzellschädigung des Rückenmarks in den betroffenen Muskeln. Die Mehrzahl der gelähmten Patienten weist muskuläre Ausfälle an Armen und Beinen auf, ein kleiner Teil hat nur Beinlähmungen zu verzeichnen, und ausnahmsweise ist nur ein Arm von der Lähmung betroffen. Eine besondere Gefahr für den Kranken stellt stets die *Lähmung der Interkostalmuskulatur* und des *Zwerchfells* dar, da in solchen Fällen die Spontanatmung plötzlich unzureichend werden kann und umfangreiche pflegerische Hilfe erforderlich wird. Trotz künstlicher Beatmung beträgt die Sterblichkeit in dieser Gruppe, vor allem wenn auch der Schluckvorgang betroffen ist, noch 30–50%.

Therapie und Pflege. Eine wirksame Kausalbehandlung der einmal ausgebrochenen Poliomyelitis ist nicht bekannt. Die klinischen Maßnahmen sind daher ausschließlich darauf gerichtet, a) die weitere Ausbreitung der Erkrankung zu verhüten, b) Komplikationen möglichst zu verhindern. Aus seuchenpolitischen Gründen muß der Poliokranke in einer Infektionsstation isoliert werden, obwohl er zweifellos schon während der Inkubationszeit als Virusträger Gelegenheit zu weiteren Kontaktinfektionen gegeben hatte und zuweilen auch noch 2–3 Monate nach der Krankenhausbehandlung Viren im Stuhl ausscheidet. Dieser Infektionsmodus zwingt zu einer sorgfältigen *Desinfektion der Ausscheidungen* und zur Beachtung der üblichen hygienischen Maßnahmen auf einer Infektionsstation, besonders hinsichtlich des Kittelwechsels und der Händedesinfektion nach allen pflegerischen Verrichtungen am Kranken. Die Krankheit – auch bereits der Verdacht – ist meldepflichtig.

Die individuelle Therapie hat einmal die zum Teil heftigen *Muskelschmerzen* zu berücksichtigen; zumeist genügen Phenothiazine in kleinen Dosen und milde Analgetika. Nur in seltenen Fällen werden die von Sister Kenny empfohlenen heißen Packungen noch erforderlich.

Eine große Bedeutung für das spätere Schicksal des Kranken hat die von vornherein *richtige Lagerung der gelähmten Gliedmaßen*. Bei Lähmungen der Schultermuskulatur empfiehlt sich eine Abduktionslagerung zumindest für einige Stunden am Tage, weil die Gefahr einer bleibenden Kontraktur im Schultergelenk besonders groß ist. Weiter ist für die spätere Gehleistung die Verhütung des Spitzfußes und einer Beugekontraktur im Knie- und Hüftgelenk wichtig.

Wenn in modernen Kliniken die erforderliche *krankengymnastische Behandlung* schon unmittelbar an die akute Krankheitsphase anschließt, wird das tägliche Durchbewegen der Gelenke von vornherein die Gefahr einseitiger Lagerung erheblich einengen. Stehen Krankengymnastinnen jedoch nicht zur Verfügung, müssen die allgemeinen pflegerischen Aufgaben gleichzeitig genutzt werden, die Durchblutung der Gliedmaßen zu unterstützen und durch Lagewechsel die Gelenkfunktionen weitgehend zu erhalten. So wird die Schwester beim Betten, beim Waschen oder bei sonstigen Maßnahmen die Gelenke wenigstens einmal am Tage bewegen.

Wenn bei schwerem Krankheitsverlauf mit Beeinträchtigung der Interkostalatmung *Atemhilfen* erforderlich werden, so bieten sich, je nach dem Ausmaß der bulbären Beteiligung und den vorhandenen apparativen Möglichkeiten, künstliche Beatmungsmaßnahmen an. Die sorgfältige Überwachung der Atemwege, der Blutgase und des Kreislaufs verlangt eine spezielle Ausbildung und Arbeitsbedingungen, wie sie heute auf sog. Intensivpflegeabteilungen gegeben sind. Die Verlegung in eine solche Abteilung ist in der Regel unter ärztlicher Überwachung mit dem Notarztwagen möglich.

Weiterer Krankheitsverlauf und Nachsorge. Über das Ausmaß der verbleibenden Lähmungen kann man zumeist schon 6–8 Wochen nach Erkrankungsbeginn eine grobe Aussage treffen. Muskelgruppen, die zu diesem Zeitpunkt noch völlig ohne Funktion sind, werden erheblich geschädigt bleiben, während Muskeln mit teilweise erhalten gebliebener Muskelkraft sich innerhalb eines Zeitraumes von 2 Jahren noch ganz erheblich kräftigen können. Dieser Zeitraum muß durch Übungsmaßnahmen, durch Versorgung mit *orthopädischen Hilfsmitteln* und mit *Berufsförderungsmaßnahmen* so gut wie möglich genutzt werden. Operative Muskelverpflanzungen oder Gelenkversteifungen werden in der Regel erst nach Abschluß der Rekonvaleszenz geplant.

Obwohl frische Erkrankungen durch die Schluckimpfung selten geworden sind, werden insbesondere unter dem Aspekt der Nachbehandlung vermutlich noch zahlreiche Patienten aus früheren Epidemien der gezielten klinischen Hilfe bedürfen.

Vorbeugung. Mit Einführung der *Schluckimpfung* ist die Poliomyelitis schlagartig zurückgegangen. Bei der Schluckimpfung werden *abgeschwächte* Poliomyelitisviren aller drei Stämme eingenommen und bewirken im Körper eine *aktive Immunisierung*. Ein solcher Impfschutz kann nur dann vollständig sein, wenn jeder – möglichst in den ersten Lebensjahren – an der Schluckimpfung teilnimmt.

Gürtelrose (Zoster)

Der Zoster ist eine Viruserkrankung, deren Erreger mit dem *Varizellenvirus* (Windpocken) identisch ist. Bevorzugt befallen werden Menschen des mittleren und höheren Lebensalters. Die Einordnung dieser Bläschenerkrankung der Haut und Schleimhäute unter die Nervenkrankheiten ist durch die entzündliche Affektion der Spinalganglien des Rückenmarks und der das Mark umgebenden Häute gerechtfertigt.

Klinisches Bild. Die Erkrankung kündigt sich zumeist durch nur geringfügige *Störungen des Allgemeinbefindens* und durch eine leichte *Temperaturerhöhung* an. Es folgen oft recht heftige, reißende oder brennende *Schmerzen im Versorgungsgebiet der befallenen Nervenwurzel* (Segment), selten in mehreren benachbarten Segmenten. Innerhalb von Stunden oder wenigen Tagen schießen dann *Bläschen* in kleinen Gruppen auf, die mit einer klaren Flüssigkeit gefüllt sind. Nach Eintrübung des Bläscheninhalts bildet sich schließlich über dem Epitheldefekt Schorf, der später abfällt und eine weißliche Narbe hinterläßt. Häufig ist der Zoster im Bereich der Brustsegmente lokalisiert, seltener sind Arme oder Beine betroffen; besonders unangenehm ist die Zosterlokalisation im Bereich der Hirnnerven. So kommt es bei einem Bläschenbefall im Versorgungsgebiet des 1. Trigeminusastes oft zu einer Mitbeteiligung des Auges im Sinne der *Keratitis,* der *Iritis* oder einer *Neuritis nervi optici.* Der *Zoster oticus* mit oft nur geringfügigem Bläschenausschlag im äußeren Gehörgang geht zumeist mit *Gleichgewichtsstörungen,* einer *Hörminderung,* heftigem *Ohrensausen* und einer *Fazialislähmung* einher.

Selbst nach Abheilung der Hauterosionen verbleiben manchmal *motorische Ausfälle und Sensibilitätsstörungen* als Folge einer Zosterneuritis viele Wochen. Am hartnäckigsten sind, vor allem bei älteren Patienten, segmental begrenzte neuralgische Schmerzen (Zosterneuralgie), die nicht selten zu langfristigen medikamentösen Maßnahmen zwingen und die Gefahr der Betäubungsmittelsucht in sich bergen.

Therapie und Pflege. Während des akuten Bläschenstadiums des Zoster sollte eine Sekundärinfektion schon aus kosmetischen Gründen möglichst vermieden werden. Ein steriler Schutzverband oder die Verwendung eines Sulfonamidgels genügen zumeist völlig. Schwieriger ist die Beurteilung des Ausmaßes der verbliebenen Schmerzen. Hier ist eine sorgfältige Verhaltensbeobachtung unter verschiedenen Formen analgetischer Behandlung für den Arzt eine wichtige Hilfe.

Tetanus

Der Wundstarrkrampf (Tetanus) ist nicht nur in der Kriegschirurgie eine gefürchtete Komplikation bei verschmutzten und mit ausgedehnten Gewebszerfetzungen verbundenen Verwundungen, sondern kann sich auch nach harmlos erscheinenden Stichverletzungen und Schrunden entwikkeln. Selbst nach Aborten und Spontangeburten sind Starrkrampfinfektionen beobachtet worden. Der Erreger, das *Clostridium tetani,* ist vor allem im Erdreich, besonders im Humus zu finden und vermehrt sich im Wundbereich unter Sauerstoffabschluß. Das *Tetanustoxin* dringt auf dem Blutwege in das Nervensystem ein und führt dort zu einer Erregbarkeitssteigerung an den Schaltstellen der motorischen Nerven, welches klinisch und elektromyographisch nachgewiesen werden kann.

Klinisches Bild. Nach einer Inkubationszeit von 8 Stunden bis mehreren Wochen treten zunächst *uncharakteristische Allgemeinerscheinungen* in Form von *Mattigkeit, Kopfschmerzen, Erbrechen* und *Schwitzen* auf. Die für die Erkrankung typischen *Muskelkrämpfe* beginnen häufig im Bereich des Kiefers und der Halsmuskulatur. Die Verkrampfung der Gesichtsmuskeln führt zu einer Veränderung des mimischen Ausdrucks, der als *Risus sardonicus* (grimmiges Lachen) bezeichnet wird. Die Krämpfe in der Nacken- und Rückenmuskulatur *(Opisthotonus),* in der Muskulatur des Stammes und der Extremitäten vervollständigen das Krankheitsbild, das allerdings erhebliche Intensitätsschwankungen aufweist. Schon geringfügige Außenreize verstärken oft die Muskelkrämpfe, so daß unter brettharter Spannung der Interkostalmuskeln und der Bauchdecke die Atmung erheblich erschwert ist. Die Letalität konnte durch die verbesserten pflegerischen Maßnahmen von über 50 % auf 30–40 % gesenkt werden.

Therapie und Pflege. Eine überzeugende Kausalbehandlung des ausgebrochenen Wundstarrkrampfes ist nicht bekannt. Dennoch wird eine *Wundausschneidung* zumeist gefordert, um die weitere Ausschwemmung von Toxinen zu verhindern. Manche Autoren empfehlen in den ersten Krankheitstagen hohe *Tetanusantitoxingaben* von 10 000–15 000 IE pro kg Körpergewicht. Wichtig ist die *Simultanimpfung,* bei der gleichzeitig *Tetanusserum und Tetanusimpfstoff* verabreicht werden. Die Pflege des Tetanuskranken sollte möglichst in einem ruhigen, abgedunkelten Einzelzimmer oder in einer abtrennbaren Abteilung der Intensivpflegestation erfolgen. Eine Einzelwache ist sowohl am Tage als auch im Nachtdienst zumeist erforderlich.

Die entscheidende Therapie besteht in einer der Krampfneigung angepaßten *Sedierung* mit Neuroleptika; bei schwereren Verläufen sind im Krampf zusätzlich Muskelrelaxantien oder Kurznarkotika erforderlich. Dabei ist zuweilen künstliche Beatmung notwendig. Die Gefahr der Druckgeschwürbildung bei starker Sedierung ist besonders groß, und ihr muß durch Schaumgummiunterlagen und regelmäßigen Lagewechsel vorgebeugt werden.

Die Krankheitsdauer bei den Überlebenden schwankt zwischen 2 und 7 Wochen; Kranke in jüngerem Lebensalter und mit relativ langer Inkubationszeit haben die günstigere Prognose. Wer je Gelegenheit hatte, den dramatischen Kampf auf Leben und Tod am Bett eines Tetanuskranken mitzuerleben, wird sicherlich den einzig möglichen Schutz, die *rechtzeitige aktive Immunisierung,* umgehend bei sich selbst verwirklichen!

Luische Erkrankungen des Nervensystems

Seit Entdeckung der *Spirochaeta pallida* (Treponema pallidum) als Erreger der *Lues (Syphilis)* durch Schaudinn und Hoffmann im Jahre 1905 und der Einführung der *Wassermann-Reaktion* im Jahre 1906 ist es gelungen, die Vielfalt der Manifestationen dieser chronischen Geschlechtskrankheit an Haut und Schleimhäuten, an den inneren Organen, am Skelettsystem und im Bereich des Zentralnervensystems zu ordnen und die inneren Beziehungen zwischen den einzelnen Stadien in Abhängigkeit von der Immunitätslage zu durchdringen. Es hat sich als nützlich erwiesen, folgende Stadien zu unterscheiden:

1. *Primärperiode* (Ausbildung des *Primäraffektes* mit Beteiligung der Lymphbahnen 6 Tage bis 7 Wochen nach der Infektion);
2. *Sekundärperiode* (Auftreten des Exanthems und einer generalisierten Lymphknotenbeteiligung 8–12 Wochen nach der Infektion);
3. *Tertiärperiode* (chronische Hautulzerationen, Granulationsbildung im Bereich des Gefäßsystems, der inneren Organe, des Skeletts und des Zentralnervensystems 3 Monate bis zu vielen Jahren nach der Infektion);
4. *Spätstadium* (chronische Entzündung des Gehirns und/oder des Rükkenmarks – Paralyse, Tabes – zwischen 8 und 20 Jahren nach der Infektion, ausnahmsweise früher).

Der Eintrittsort der Spirochäten ist häufig im Haut-/Schleimhaut-Gebiet der Genitalien zu suchen, jedoch sind auch andere Übertragungswege als der des normalen Geschlechtsverkehrs zuverlässig beschrieben. So kann beispielsweise keimhaltiges Sekret auf die Haut des Gesichts oder die Schleimhaut der Mundhöhle übertragen werden. Die Möglichkeit zu einer derartigen Infektion verpflichtet zu sorgfältiger Beachtung der hygienischen Grundregeln bei der Pflege Lueskranker. Eine Übertragung aus dem strömenden Blut ist außerordentlich selten, weil die Keimdichte, verglichen mit Sekreten, recht bescheiden ist. Trotzdem sind bei Blutübertragungen immer wieder Einzelfälle und kleine Endemien beschrieben worden. Ebenfalls auf dem Blutwege über den Fetalkreislauf kann eine luesinfizierte Mutter die Erkrankung in der Schwangerschaft auf das Kind übertragen. Eine solche *konnatale Syphilis* (angeborene Syphilis) sollte frühzeitig erkannt werden, um durch rasche Behandlung ernsthafte Dauerschäden zu vermeiden.

Die Frühdiagnose im Primärstadium gelingt nur aus Abstrichen vom *Primäraffekt.* Der TPHA-*(Treponema-pallidum-Hämagglutinations-) Test* beweist die Syphilisinfektion und bleibt auch nach erfolgreicher Behandlung und Beschwerdefreiheit positiv. Die früher übliche Wassermann-Reaktion (WaR) wird heute nicht mehr durchgeführt. Die Akuität des luischen Prozesses und damit seine Behandlungsbedürftigkeit richtet sich in jeder Phase nach dem VDRL-*(veneral disease research laboratory-) Test.* Ein erhöhter Titer dieser quantitativen Methode zwingt zur Behandlung. Unter dem Aspekt der Beteiligung des Zentralnervensystems ist vor allem stets eine *Liquoruntersuchung* erforderlich, um jene Anwärter auf eine neurologische Spätkomplikation rechtzeitig zu entdecken, bei denen 3–5 Jahre nach der Infektion noch eine Zell- und Eiweißvermehrung sowie ein positiver VDRL-Test im Liquor die Aktivität des chronisch-infektiösen Prozesses verdeutlichen. Eine solche nur durch Blut- und Liquorbefund belegbare Lueserkrankung nennen wir eine *Lues latens liquorpositiva.* Der latente Krankheitsprozeß bedarf der energischen Behandlung und kann in der Regel im Verlauf mehrerer Penizillinkuren völlig ausgeheilt werden.

Frühsyphilitische Meningitis

Schon in der Sekundärperiode der Lues, bei der es ja nach Durchbruch der Lymphschranke zu einer generellen hämatogenen Aussaat des Erregers kommt, können auch die Meningen, die Hirnnerven und die Hirnrinde befallen werden. Das klinische Bild weist im allgemeinen bei recht stürmischem Verlauf *Fieber, Kopfschmerzen* und *Nackensteifigkeit* auf, zuweilen kommt es zu zerebralen Reiz- und Ausfallserscheinungen, manchmal finden sich *hirnorganische Anfälle,* in anderen Fällen *Augenmuskelstörungen, Hörstörungen, Sehstörungen* oder *Lähmungen der Gesichtsmuskulatur.* Ein ausgedehnterer Hirnbefall kann zu einer *Hemiparese* führen. Eine mäßige *Erhöhung der Zell- und Eiweißwerte im Liquor* und stets *positive* TPHA- und VDRL-Tests klären die Zugehörigkeit des Krankheitsbildes zum Formenkreis der Lues.

Behandlung. Die rasche Einleitung einer intensiven Penizillinbehandlung bessert das Krankheitsbild oft schon in wenigen Tagen und führt in der Regel zu einer defektfreien Heilung. Nur ausnahmsweise bleiben Hirnnervenausfälle oder eine Hemiparese zurück.

Lues cerebrospinalis

In der Tertiärperiode werden recht unterschiedliche neurologische Krankheitsbilder beobachtet. Sie lassen sich nach den wesentlichen Syndromen in drei Gruppen einteilen, nämlich die *meningitische* Form, die *vaskuläre* Form und die *granulomatöse* Form.

Meningitische Form

Das klinische Bild der meningitischen Form entwickelt sich in der Regel schleichend, häufig unter den Symptomen der *intrakraniellen Drucksteigerung.* Kopfschmerzen, Erbrechen und Schwindel sind vielfach mit psychopathologischen Auffälligkeiten im Sinne des Antriebsverlustes und der Affektlabilität gekoppelt. Das Auftreten von Stauungszeichen am Augenhintergrund, von Gesichtsfeldausfällen durch Druck auf die Sehnervenkreuzung und von endokrinen Störungen durch eine Beeinträchtigung des Hypophysen-Zwischenhirn-Systems sowie Hörstörungen, Lähmungen der mimischen Muskulatur und der Augenmuskeln deuten auf eine vorwiegend an der Hirnbasis gelegene chronische Entzündung der Hirnhäute hin. Schließlich kann auch eine durch diesen Prozeß eingeengte Blutversorgung zu umschriebenen Ausfällen der Motorik, der Sensibilität und der Sprache Anlaß geben.

Vaskuläre Form

Die vaskuläre Form der Lues cerebrospinalis beginnt oft recht dramatisch mit einer plötzlichen *Hemiparese* als Folge eines einseitigen entzündlichen Verschlusses der A. cerebri media. Das klinische Bild unterscheidet sich im Prinzip nicht von einem durch einen arteriosklerotischen Gefäßverschluß bedingten Durchblutungsschaden (S. 49), betrifft aber zumeist Menschen im jüngeren oder mittleren Lebensalter. Selten werden mehrere Gefäßabschnitte so massiv gleichzeitig befallen, daß es zu schweren beidseitigen Lähmungen kommt. Auch ohne spezifische Therapie bilden sich die Ausfälle zuweilen rasch zurück, neigen aber zum Wiederauftreten, bis aufgrund der eindeutigen Liquorbefunde mit positiven Luesreaktionen die Ursache geklärt wird und die Kausalbehandlung einsetzen kann.

Therapie und Pflege. Auch die vaskuläre Form der Lues reagiert prompt auf eine hochdosierte Penizillinkur. Wie weit sich die entstandenen neurologischen Ausfälle zurückbilden, hängt vom Umfang der eingetretenen Zellschädigung ab. Die erforderlichen pflegerischen Maßnahmen entsprechen im übrigen dem Behandlungsplan bei zerebralen Durchblutungsstörungen anderer Genese (S. 56).

Granulomatöse Form

Bei der granulomatösen Form der Lues cerebri führt die Entwicklung eines spezifischen Granulationsgewebes (Gumma) innerhalb der Schädelkapsel im klinischen Bild zu ähnlichen Auffälligkeiten, wie sie bereits im Kapitel über die Hirntumoren dargestellt wurden (S. 60). Vereinzelt ist daher bei unzureichender serologischer Diagnostik die Artdiagnose des raumfordernden intrakraniellen Prozesses erst vom Neurochirurgen bei der Operation gestellt worden. Wenn jedoch der sich meist langsam entwickelnde *Hirndruck* noch hinreichend Zeit zur vollständigen Liquoruntersuchung läßt, führt die Penizillinbehandlung zu einer raschen Einschmelzung des Granulationsgewebes und damit auch zur Rückbildung der klinischen Erscheinungen.

Spinale Formen der Lues in der Tertiärperiode

Zuweilen kommt es bei grundsätzlich gleichen pathologisch-anatomischen Veränderungen in der Tertiärperiode zu einem isolierten Befall der Rückenmarkshäute und der das Mark versorgenden Blutgefäße. Die neurologischen Ausfälle treten oft in wenigen Stunden oder Tagen in Form eines *Querschnittsyndroms* auf und unterscheiden sich in der klinischen Symptomatik nicht von anderen entzündlichen oder vaskulären Schäden des Rückenmarks und der Kauda. Bei unvollständigen Markschäden ist oft noch das vornehmlich betroffene Gefäßgebiet erkennbar. So kann beispielsweise bei einem Verschluß der A. spinalis anterior vor allem eine spastische Lähmung mit Ausfall des Schmerz- und Temperaturempfindens auftreten, während die Hinterstrangssensibilität (Berührungs- und Lageempfinden) intakt bleibt.

Therapie und Pflege. Sobald durch die Liquoruntersuchung die Genese der Rückenmarksschädigung aufgehellt wurde, muß die schon mehrfach erwähnte Penizillinkur eingeleitet werden. Manchmal bildet sich unter dieser Kausalbehandlung das Querschnittsyndrom überraschend gut zurück, bleibende Ausfälle durch die zu Beginn der Erkrankung entstandenen anoxämischen Zellschäden sind jedoch häufig. Die pflegerische Aufgabe richtet sich in den ersten Tagen und Wochen vor allem auf die Verhütung der *typischen Komplikationen bei Querschnittslähmungen,* nämlich auf die Vermeidung von Druckgeschwüren, Harnwegsinfektionen und Kontrakturen. Die hierzu erforderlichen Maßnahmen sind bei der traumatischen Rückenmarkschädigung (S. 129) eingehend beschrieben.

Spätstadien

Bei ungünstiger Immunitätslage kann sich aus der Lues latens liquorpositiva sowohl nach konnataler (angeborener) als auch nach individueller Infektion eine spezifische Enzephalitis oder Myelitis entwickeln, die wir bei vornehmlichem Rückenmarksbefall als *Tabes,* bei vorwiegendem Hirnbefall als *Paralyse* und bei gemischten Krankheitszeichen als *Paralyse mit Hinterstrangserscheinungen* bezeichnen. Die Entwicklungsdauer dieser Erkrankungen nimmt of Jahrzehnte in Anspruch. Selbst bei stürmischen Verläufen sind eindeutig klassifizierbare Krankheitsbilder nicht früher als 3 Jahre nach der primären Infektion beobachtet worden.

Tabes

Seit der Entdeckung von Spirochäten im Rückenmark von Tabeskranken im Jahre 1913 ist die bunte Vielfalt der Symptomatik hinsichtlich ihrer Genese hinreichend sicher geklärt. Dennoch ist für die eindeutige Diagnose zumindest die Kopplung von 3 typischen klinischen Zeichen unerläßlich, gleichzeitig der Nachweis spezifischer Luesreaktionen im Liquor.

Eintrittspforte des Erkrankungsprozesses ist die Hinterwurzel mit Ausbreitungstendenz der Degeneration im Bereich der Hinterstränge. Die häufigsten diagnostisch wichtigen Symptome sind die *Pupillenstörung* und der *Verlust der Sehnenreflexe* an den unteren Gliedmaßen. Vom Kranken selbst werden demgegenüber zunächst vielfach heftige, sog. *lanzinierende Schmerzen* bemerkt, die meist anfallsweise auftreten und an verschiedenen Stellen lokalisiert sind. Ferner bemerkt der Kranke das Auftreten einer *Gangunsicherheit (Ataxie)*, die sich durch die entstandene Lagesinnstörung erklärt, und schließlich fällt bei manchen Patienten eine Neigung zur *Harnverhaltung* auf, die bei Männern oft fälschlicherweise auf eine Prostatahypertrophie bezogen wird. Daneben können eine *Kältehyperpathie der Haut, analgetische Inseln* und eine *verzögerte Schmerzleitung* bestehen. Unter den selteneren Krankheitszeichen sind die *Sehnervenatrophie* und schwere Veränderungen der Gelenke im Sinne der *tabischen Arthropathie* zu erwähnen. Über die Häufigkeitsverteilung tabischer Symptome unterrichtet Abb. **39**.

Paralyse

Die für den Kranken einschneidendste luische Späterkrankung ist zweifellos die durch Spirochäten bedingte *Enzephalomeningitis*, die Paralyse. Während in der Mehrzahl der Fälle vor allem das Stirnhirn von den entzündlich-degenerativen Veränderungen betroffen ist, findet sich bei dem sog. *Lissauer-Typ* auch ein stärkerer Befall des Schläfenhirns und bei den angeborenen Formen eine ausgeprägte Kleinhirnbeteiligung.

Das *klinische Bild* beginnt oft schleichend mit einem *geistigen* und *körperlichen Leistungsabfall*, seltener mit *epileptischen Anfällen* oder flüchtigen *Hemiparesen*. Im weiteren Verlauf ist der *Verfall des sprachlichen Ausdrucks* (Dysarthrie) recht charakteristisch. Schwierige Testsätze können nicht mehr fehlerfrei artikuliert werden. Während ein Teil der Kranken zunehmend im Antrieb verarmt und schließlich teilnahmslos herumsitzt, fallen andere ihrer Umgebung durch eine großsprecherische Umtriebigkeit auf, die zum Teil zu leichtfertigen Rechtsgeschäften Anlaß gibt und aufgrund von unkritischen *Größenideen* mit einer völligen Fehleinschätzung der eigenen Kräfte und Möglichkeiten verbunden ist.

Unter den neurologischen Zeichen ist die schon bei der Tabes erwähnte *Pupillenstörung* bei der Hälfte der Fälle von besonderem diagnostischem Wert. Für die Diagnose entscheidend sind wiederum die positiven spezifischen Luesreaktionen in Blut und Liquor. Unbehandelt führte die Paralyse früher über eine zunehmende Auszehrung zum Tode. Mit Hilfe der von Wagner v. Jauregg entwickelten Malariabehandlung konnte früher der weitere Krankheitsverlauf zumeist aufgehalten werden. Sie wird heute nicht mehr ausgeführt.

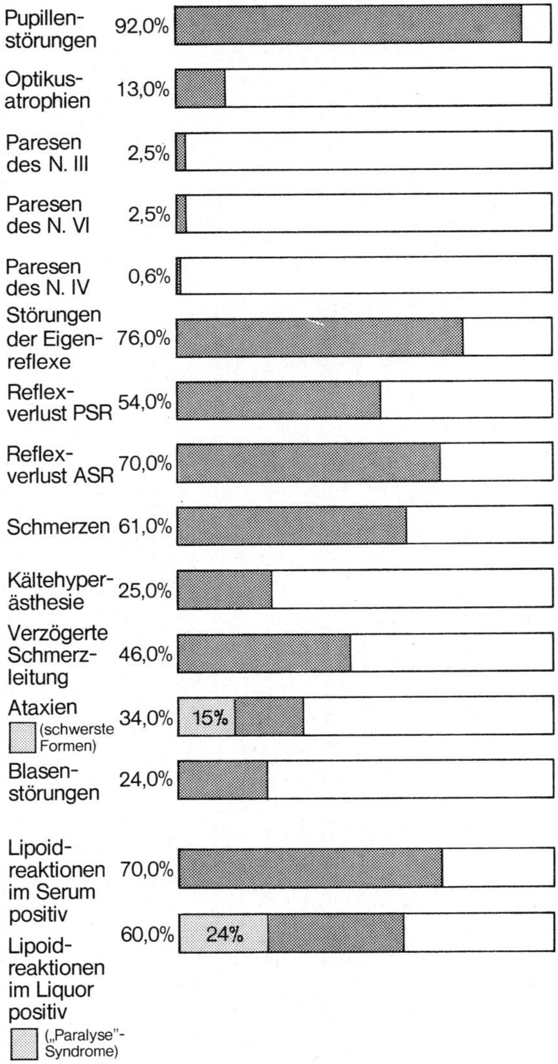

Abb. **39** Häufigkeit einiger Symptome bei der Tabes dorsalis (157 Fälle) (aus W. Scheid: Lehrbuch der Neurologie, 5. Aufl. Thieme, Stuttgart 1983).

Therapie und Pflege bei Tabes und Paralyse

Wie bei den bereits besprochenen luischen Erkrankungsformen steht auch bei der *Tabes* die Kausalbehandlung an erster Stelle. Sie muß bis zur Sanierung des Liquors fortgesetzt werden. Die übrige Behandlung und Pflege richtet sich nach den führenden Symptomen. Besondere Aufmerksamkeit muß der *Blasenstörung* zugewendet werden. Um eine Überdehnung des Blasenmuskels zu vermeiden, wird man zunächst regelmäßig unter sterilen Bedingungen katheterisieren müssen und an diese Notversorgung ein Blasentraining mit normierten Trinkzeiten und Entleerungsintervallen anschließen, wie es sich bei den Blasenstörungen nach Querschnittslähmungen bewährt hat (S. 131). Bei ataktischen Störungen ist eine krankengymnastische Übungsbehandlung nützlich; zuweilen wird man auch auf die Dauer die Anpassung von Gehhilfen (Handstock, Vierbeinstock oder Rollator) empfehlen müssen. Durch *Sehnervenatrophie* erblindete Kranke bedürfen der Verselbständigung in einem Blindengrundkurs, um mittels der Braille-Schrift und durch die Tonbandbibliothek einen ausreichenden Informationsaustausch mit der sehenden Umwelt aufrechtzuerhalten.

Auch bei der *Paralyse* gilt heute die Penizillinbehandlung als Methode der Wahl. Oft bessert sich das psychiatrische Bild bereits während der ersten und zweiten Kur beträchtlich, wenngleich zumeist ein Defektsyndrom im Sinne der *organischen Wesensänderung* verbleibt, das zu einer sorgfältigen fürsorgerischen Betreuung bei der Rückkehr ins Familienleben zwingt. Gerade die Feinstruktur der Persönlichkeit erscheint vergröbert und abgeflacht, so daß sowohl im beruflichen Bereich als auch in der Rollenverteilung im Familienleben Anpassungshilfen vonnöten sind. Die Beobachtung des Verhaltens auf der Krankenstation kann hierfür wichtige Hinweise liefern. Nicht selten wird die Einrichtung einer Pflegschaft oder die Entmündigung zum Schutz des Kranken notwendig.

Borreliosen

Hierunter fallen eine Reihe neurologischer und auch dermatologischer Krankheitsbilder, denen allesamt eine durch Zecken- oder Läusebiß übertragene Borrelieninfektion als Entstehungsursache gemeinsam ist. Im folgenden sollen zwei der durch Zeckenbiß (Zeckenborreliosen) verursachten neurologischen Krankheitsbilder besprochen werden.

Meningopolyneuritis Bannwarth

Durch Biß (bzw. Stich) der Zeckenart Ixodes ricinus (Holzbock), die in verschiedenen Waldgebieten Mitteleuropas heimisch ist, kann die Borrelia burgdorferi auf den Menschen übertragen werden. Die Zecke ist der natürliche Wirt für die Borrelie, die mit dem Erreger der Syphilis, der Spirochäte, eng verwandt ist. Einige Tage bis Wochen nach dem Biß stellt sich eine umschriebene Hautrötung ein, die etwa handtellergroß wird. Der gerötete Hautbezirk ist meist überempfindlich oder schmerzhaft. Diese Hauterscheinungen breiten sich aus und können an mehreren Körperstellen auftreten. Man spricht von einem wandernden Exanthem (Erythema chronicum migrans). Bald stellen sich hartnäckige Schmerzen ein, die zumeist, aber keineswegs immer, in der Region der Hauterscheinungen gelegen sind. Neurologische Ausfallserscheinungen folgen nach einigen Tagen. Häufig sind Hirnnervenlähmungen, besonders Fazialisparesen oder schlaffe Gliedmaßenlähmungen, anzutreffen. Bei einem Großteil der Patienten tritt eine Meningitis mit Nackensteife, Übelkeit, Brechreiz und Lichtscheu auf. Im Blutserum finden sich hohe Antikörpertiter gegen Borrelien. Der lumbal entnommene Liquor zeigt eine lymphozytäre Zellzahlerhöhung und eine Eiweißvermehrung, daneben Zeichen einer Produktion von Antikörpern gegen die Borrelien im Zentralnervensystem.

Die neurologischen Auffälligkeiten bilden sich meist nach 1 bis 3 Monaten zurück. Eine Behandlung mit Penizillin führt in der Regel zu einem raschen Rückgang der Meningitis und der Schmerzen. Bei Penizillinallergie kann auch eine Behandlung mit Tetrazyklinen zum Erfolg führen.

Progressive Borrelien-Enzephalomyelitis

Bei einigen Kranken mit unbehandelten Borrelieninfektionen treten Monate bis Jahre nach der Erythema-chronicum-migrans-Krankheit und der Polyneuritis auch zentralnervöse Krankheitszeichen auf; es kommt zu oft fortschreitenden spastischen Lähmungen als Zeichen einer chronischen Borrelien-Enzephalomyelitis. Im Serum wie im Liquor sind erhöhte Antikörpertiter gegen Borrelien nachweisbar. Oft kann auch hier eine wiederholt durchgeführte Penizillinkur eine Besserung der Krankheitszeichen herbeiführen. Die Borrelien-Antikörpertiter zeigen dann einen langsam abfallenden Verlauf.

Multiple Sklerose (Encephalomyelitis disseminata)

Obwohl die Encephalomyelitis disseminata zu den häufigsten organischen Nervenkrankheiten zählt, ist unsere Kenntnis über ihre Entstehungsbedingungen noch sehr begrenzt. Leidlich gesicherte Angaben liegen lediglich hinsichtlich der Altersverteilung und der geographischen Verbreitung vor. So sind vor allem jüngere Erwachsene von der Erkrankung betroffen, während ein Befall im Kindesalter und jenseits des 60. Lebensjahres nur ausnahmsweise beobachtet wird. Die geoneurologische Forschung hat eine besondere Häufung der Erkrankung in den USA und in Europa, vor allem in den nördlichen Regionen, ermitteln können, während in Ostasien und in den südlichen Ländern Europas und Amerikas entsprechende Krankheitsbilder sehr viel seltener aufzutreten pflegen. Selbst in einem Lande mit erheblichem Einwandererzustrom (Israel) erkranken Zuwanderer aus nördlichen Ländern signifikant häufiger als die Einwanderer aus Südeuropa, Afrika und Südamerika. Welche Ursachen dieses eigenartige Verteilungsmuster bedingen, ist bisher unbekannt geblieben. Die unbestreitbare Ähnlichkeit mit der Poliomyelitisverteilung könnte eine Stütze für diejenige Ansicht sein, nach der es sich um eine Viruserkrankung handelt. Ein zweifelsfreier Nachweis von Erregern oder Antikörpern ist allerdings bisher nicht gelungen. Auch die *Allergietheorie* hat bisher selbst in tierexperimentellen Modellversuchen keine ausreichende Stütze erhalten, weil eine der menschlichen Erkrankung entsprechende schubweise Entmarkung nicht in Gang gebracht werden konnte. Einige Erwägungen und Befunde sprechen für die Annahme einer Autoimmunkrankheit.

Unabhängig von den Hypothesen zur Krankheitsentstehung sind noch einige Beobachtungen berichtenswert, die die Auslösung akuter Schübe betreffen. So können nach Schiffsunglücken mit langer Durchnässung und Durchkühlung zuweilen akute Krankheitszeichen auftreten oder sich abrupt verschlimmern. Ähnliche plötzliche Verschlechterungen treten im Einzelfall auch einmal in der frühen Schwangerschaft auf, so daß bei erneuter Gravidität die Frage des Abbruchs erörtert werden muß.

Die multiple Sklerose ist eine Erkrankung mit herdförmigem Zerfall von Markscheiden im Zentralnervensystem. Die Demyelinisierungsherde sind von entzündlichen Veränderungen des Gewebes umgeben. Ihre multilokuläre Aussaat über Gehirn und Rückenmark erklärt die vielgestaltige Symptomatik. Weitgehend sklerotisch vernarbte Herde haben zu der Bezeichnung *multiple Sklerose* Anlaß gegeben, die vor allem in den verschiedenen Laienorganisationen namengebend geworden ist. Im klinischen Alltag werden beide Bezeichnungen synonym gebraucht.

Symptomatik und Verlauf. Die Entwicklung der Encephalomyelitis disseminata läßt keine strengen Gesetzmäßigkeiten in ihren klinischen Erscheinungen erkennen. Alle in Frage kommenden Symptome können als erste Krankheitszeichen erscheinen, können allein auftreten, oder sie können gleichzeitig vorhanden sein. Einzelne Symptome mögen bereits abklingen, während andere noch fortschreiten.

Häufige Erstsymptome sind *Mißempfindungen,* Kribbelparästhesien an den Extremitätenenden, aber auch ein Schnür- oder Bandagegefühl oder eine *Hypästhesie.* Weiterhin treten häufig als Erstsymptom Sehstörungen infolge einer Entzündung des Sehnervs (Retrobulbärneuritis) auf.

Zu stärkerer Behinderung können Bewegungsstörungen führen, die einzelne oder mehrere Gliedmaßen unsystematisiert befallen und als *spasti-*

sche Paresen mit Tonuserhöhung und Reflexsteigerungen einhergehen. – Recht früh sind oft die *Bauchhautreflexe erloschen.*

Eine zerebellare Beteiligung bewirkt *Koordinationsstörungen* (zerebellare Ataxie) mit Zielwackeln, dem typischen *Intentionstremor,* der zu unsicherem Hantieren führt und zu einem torkelnd unkoordinierten Gang. Die Sprache wird durch die zerebellare Beteiligung *dysarthrisch* (undeutlich, unartikuliert). Bei der Untersuchung fällt ein Augenwackeln *(Nystagmus)* auf.

Außerordentlich belästigend werden *Blasenstörungen* empfunden, die als Inkontinenz oder als Retention auftreten.

Im Bereich der Hirnnerven tritt häufig schon früh die bereits erwähnte Sehnervenentzündung (Retrobulbärneuritis) auf. Diese Störung führt zu Schleiersehen und Gesichtsfeldausfällen. Mit Hilfe des visuell evozierten Potentials (VEP) (S. 41) läßt sich die Funktionsstörung des Sehnervs objektivieren und im Verlauf verfolgen. Eine einmal abgelaufene Retrobulbärneuritis hinterläßt bleibende Veränderungen des visuell evozierten Potentials und kann somit auch Jahre nach abgelaufener Entzündung noch sicher nachgewiesen werden. Weiter treten Doppelbilder infolge Augenmuskellähmungen sowie Lähmungen der mimischen Muskulatur auf.

Wesentlicher Baustein für die Diagnose ist die in der Mehrzahl der Fälle nachweisbare *Veränderung des Liquor cerebrospinalis.* Es kommt zu einer leichten Erhöhung der Zellzahl bis zu etwa 100/3 Zellen und zu einer Abwandlung in der Zusammensetzung der Eiweißbestandteile (bestimmte Immunglobuline sind vermehrt) bei meist nur geringer Vermehrung des Gesamteiweißgehaltes. Darüber hinaus sichern heute die in etwa 90 % der Fälle pathologisch veränderten visuell evozierten Potentiale (VEP) sowie das Kernspintomogramm (KST) die Diagnose. Im Kernspintomogramm sind bei nahezu allen MS-Kranken Entmarkungsherde in der weißen Substanz des Gehirns nachweisbar.

Bei ausgedehnten Hirnherden stellen sich psychische Auffälligkeiten im Sinne der *organischen Wesensänderung* ein, die auch die Einsicht des Kranken in die Schwere der Behinderung vernebeln. Solche Zustände heiterer Gleichgültigkeit (Euphorie) erleichtern sicher das Abfinden mit dem Leiden, schwächen andererseits die Aktivität, die Leistungseinschränkung durch eigene Anstrengungen unter Verwendung der verfügbaren technischen Hilfsmittel auszugleichen.

Unter den verschiedenen Krankheitsentwicklungen heben sich drei Verlaufstypen ab, die die individuelle Prognose bestimmen:

Eine kleine Gruppe von etwa 15 % bietet nach einem oder mehreren entzündlichen Schüben eine ausgesprochen günstige Gesamtentwicklung. Die klinischen Zeichen bilden sich nach Wochen oder Monaten weitgehend zurück und hinterlassen nur bescheidene Narbensymptome, die keine wesentliche Funktionsbeeinträchtigung bedeuten und allenfalls rückblickend noch die diagnostische Einordnung gestatten. Eine weitere Gruppe verschlechtert sich in Schüben schließlich so weit, daß nach 10–15 Jahren noch erhebliche spastisch-zerebellare Ausfälle verbleiben, die pflegerische Hilfen notwendig machen. Die dritte Gruppe verschlechtert sich oft langsam und kontinuierlich, bis nur noch das Leben im Rollstuhl oder sogar eine dauernde Bettlägerigkeit übrig bleiben.

Völlig bettlägerig gewordenen Kranken drohen die gleichen *Komplikationen,* welche im Kapitel über die traumatischen Querschnittslähmungen dargestellt werden (S. 129), nämlich die Entwicklung von *Druckgeschwüren, spastischen Kontrakturen* und *Harnwegsinfektionen.* Diese Komplikationen sind meist auch die Todesursache bei ungünstigem Verlauf.

Therapie und Pflege. Im Hinblick auf die unzureichende Kenntnis über die Ätiologie der multiplen Sklerose ist auch eine wirksame Kausalbehandlung nicht bekannt. Die Therapie kann daher nur auf die Symptome gerichtet sein. Im akuten Schub können zuweilen *Kortikosteroide* oder *ACTH* die Entzündungserscheinungen eindämmen. Durch Gabe von Immunsuppressiva (Imurek) oder immunmodulierenden Mitteln (Interferon) wird versucht, langfristig auf den vermuteten Autoimmunprozeß Einfluß zu nehmen. Eindeutige therapeutische Erfolge sind aber auch mit diesen Behandlungen nicht zu belegen. Während der frisch entzündlichen Phase wird im allgemeinen Bettruhe angeordnet, um den erkrankten Organismus in eine möglichst günstige Abwehrlage zu versetzen. Dabei sind bei ausgedehnten zerebralen oder medullären Lähmungen die Gesichtspunkte der *Dekubitusprophylaxe* und der *Verhütung von Gelenkkontrakturen* zu beachten. Sofern *krankengymnastische Hilfen* verfügbar sind, wird man auch schon in dieser Phase die Gelenke regelmäßig durchbewegen.

Aber auch bei ausschließlich pflegerischer Versorgung kann die Abduktionslagerung der Arme die Schultergelenkskontraktur verhüten und die Verwendung einer Bettkiste der Spitzfußneigung entgegenwirken. Die Behandlung der Blasenstörungen bedarf der gleichen Sorgfalt wie bei traumatischen Rückenmarkschädigungen. Wenn irgend möglich sollte man auf die Einlegung eines Dauerkatheters verzichten und frühzeitig durch genormte Entleerungsintervalle das systematische *Training der Reflexblase* anstreben. Nach 3–4 Wochen wird man, gleichgültig ob es zu einer Remission gekommen ist oder nicht, mit den Maßnahmen der Aktivierung beginnen.

Schwere zerebellare Störungen zwingen ebenso wie eine schwere medulläre Lähmung zur Gewöhnung an den Zimmerfahrstuhl. So mobilisierte Kranke lernen allmählich wieder, den verbliebenen Bewegungsraum zu nutzen und die notwendigen Verrichtungen des täglichen Lebens selbst zu übernehmen.

Der berechtigten Frage des Kranken nach dem voraussichtlichen weiteren Verlauf seiner Krankheit kann man schwerlich auf die Dauer ausweichen. In Absprache mit dem Arzt bewährt sich dabei die Formulierung, daß man das Ausmaß der Rückbildung und eines möglicherweise verbleibenden Defekts nicht voll übersieht, aber sicherheitshalber sich auf die Ausfälle einzustellen lernt, um sich von einer weiteren Besserung positiv überraschen zu lassen.

Vor der Entlassung von MS-Kranken ist stets die häusliche Situation sorgfältig zu überprüfen, um die Wiedereingliederung in das berufliche und familiäre Leben in materieller und psychologischer Hinsicht optimal vorzubereiten. Schlecht vorgeplante Entlassungen aus der Klinik führen sonst erfahrungsgemäß zur alsbaldigen Wiederaufnahme in ein anderes Krankenhaus und beschleunigen damit den Zerfall familiärer Bindungen und eine resignierte Hingabe in das scheinbar unvermeidliche chronische Siechtum.

Spinozerebellare Heredoataxien

Die Heredoataxien bilden eine Gruppe, aus der sich zwei Haupttypen, nämlich die rezessiv vererbte *Friedreich-Krankheit* und die dominant vererbte *Nonne-Marie-Krankheit,* herausheben. Allerdings lassen beide Haupttypen auch als Krankheitseinheit noch zahlreiche Varianten und Übergänge erkennen, so daß die Einordnung ohne Kenntnis der Familienanamnese oft schwerfällt. Das unerbittliche Fortschreiten solcher degenerativer Leiden bedeutet für den Kranken selbst und für die unmittelbare Umgebung eine sehr starke seelische Belastung, und es ist oft schwierig, für die zumeist noch recht jungen Menschen eine der schweren Behinderung angepaßte persönliche Lebenszielsetzung zu entwickeln.

Bei massiver familiärer Häufung sieht man zuweilen die gesamte Geschwisterreihe von der gleichen Krankheit betroffen, ein Anlaß, zumindest in vorsichtiger Form die Krankheitswahrscheinlichkeit weiteren Nachwuchses mit den Eltern klar anzusprechen.

Friedreich-Krankheit

Zuweilen entwickeln sich bei der *spinalen* Heredoataxie schon in frühester Kindheit, meist aber zwischen dem 8. und 14. Lebensjahr, *Gleichgewichtsstörungen* und eine *Ungeschicklichkeit beim Gehen und Hantieren,* die sowohl auf eine Störung der sensiblen Bewegungskontrolle als auch der Steuerung des Kleinhirnsystems zurückgehen und außerdem durch *spastische Paresen* bedingt sein können. Häufig erfährt auch die *sprachliche Artikulation* eine deutliche Beeinträchtigung. Im weiteren Verlauf können solche Kinder nur an der Hand geführt oder im Rollstuhl fortbewegt werden. In fortgeschrittenen Stadien entwickelt sich zumeist auch eine *organische Wesensänderung* in Verbindung mit einem Abbau der intellektuellen Fähigkeiten. Nach Jahren oder wenigen Jahrzehnten sterben die Kranken an interkurrenten Infekten.

Neben diesen progredienten Verläufen finden sich zuweilen auch Abortivformen mit nur angedeuteten Krankheitszeichen und geringfügiger Tendenz zur Verschlechterung. Sehr typisch ist die *Hohlfußbildung*.

Nonne-Marie-Krankheit

Die ersten Symptome dieses Erbleidens, der *spinozerebellaren* Heredoataxie, manifestieren sich in der Regel erst im 4. Lebensjahrzehnt; führend sind dabei die Zeichen der *zerebellaren Unsicherheit* im Gangbild und in der *Gliedmaßenkoordination*. Frühzeitig wird auch die bei allen zerebellaren Prozessen typische *Sprachveränderung* beobachtet. *Spastische Paresen* können sich entwickeln. Oft stellen sich zusätzlich *Hör- und Sehstörungen* ein, regelmäßig zeigt sich bald auch ein fortschreitender Abbau der intellektuellen Leistungen. Die Ausfälle schreiten in mehreren Jahren unaufhaltsam fort, und die Kranken sterben zumeist im Zustand weitgehender Hilflosigkeit an interkurrenten Infekten.

Therapie und Pflege der Heredoataxien

Eine erfolgreiche Behandlung der Heredoataxien ist nicht möglich. Die pflegerischen Maßnahmen richten sich jeweils nach der Schwere der Ausfälle. Besonders wichtig für die Erhaltung der verbleibenden Leistung ist die schrittweise Verstärkung der pflegerischen Hilfen und die Herauszögerung der dauernden Bettlägerigkeit durch die Nutzung der verbliebenen Aktivität vom Rollstuhl aus. Kann der Behinderte im häuslichen Milieu nicht ausreichend betreut werden, so bieten beschützende Werkstätten und beschäftigungstherapeutisch orientierte Tagesstätten oft eine wirksame Entlastung für die Angehörigen. In anderen Fällen muß zur Sicherung der pflegerischen Minimalforderungen und einer dem Leiden angepaßten Beschäftigung die Hilfe eines Pflegeheimes in Anspruch genommen werden.

Krankheiten des Rückenmarks

Ohne an dieser Stelle vertraute anatomische Kenntnisse wiederholen zu wollen, sei noch einmal kurz auf die Unterscheidung der Strukturen des Nervensystems verwiesen, die für die Besprechung der neurologischen Krankheitsbilder wichtig ist. Die Länge des Rückenmarks beim Erwachsenen ist erheblich geringer als die der Wirbelsäule. Das Rückenmark endet in Höhe der unteren Brustwirbelsäule und läuft dann kegelförmig im *Conus medullaris* aus. Unterhalb davon, also von der Höhe des 1. Lendenwirbels ab, verlaufen in einem Bündel – vielleicht einem Pferdeschweif vergleichbar – als *Cauda equina* die zum Teil schon weit oberhalb aus dem Rückenmark ausgetretenen Nervenwurzeln durch den Wirbelkanal bis zu ihren jeweiligen Austrittsstellen (Abb. **40**). Die Erinnerung an diese Verhältnisse ist deshalb bedeutsam, weil sie die Unterschiede verständlich macht, die zwischen einer Querschnittslähmung als Folge einer Rückenmarksschädigung und einer Konus- oder Kauda-(Cauda-equina-)Läsion bestehen.

Kreislaufbedingte Erkrankungen

Im Vergleich zu den verschiedenen Durchblutungsstörungen des Gehirns und ihren Folgen sind die *vaskulären Rückenmarksschäden* sehr viel seltener.

Myelomalazien

Den Minderdurchblutungsfolgen am Gehirn (Enzephalomalazie) vergleichbar, kommt es bei einer Unterbrechung der Blutzufuhr zum Rükkenmark zur Myelomalazie. Ursache ist meist eine Arteriosklerose der Aorta, seltener der von ihr zum Rückenmark führenden Blutgefäße, manchmal eine Embolie, eine Thrombose oder der Befall dieser Gefäßabschnitte von einem generalisierten Gefäßleiden. Bei der lumbalen Grenzstrangblockade oder der Sympathektomie kann ein Gefäßverschluß oder eine Gefäßverletzung zur Myelomalazie führen. Das allzu schnelle Auftauchen aus großen Wassertiefen führt bei der sog. *Taucherkrankheit* zur Entwicklung kleiner Gasbläschen im strömenden Blut, die bei entsprechender Größe ein zum Rückenmark führendes Gefäß blockieren (Luftembolie) und damit eine Rückenmarkserweichung bewirken können.

Folge der Myelomalazie ist die *Querschnittslähmung*. Ihre Entwicklung kann plötzlich sein oder auch über mehrere Stunden verlaufen, erfolgt

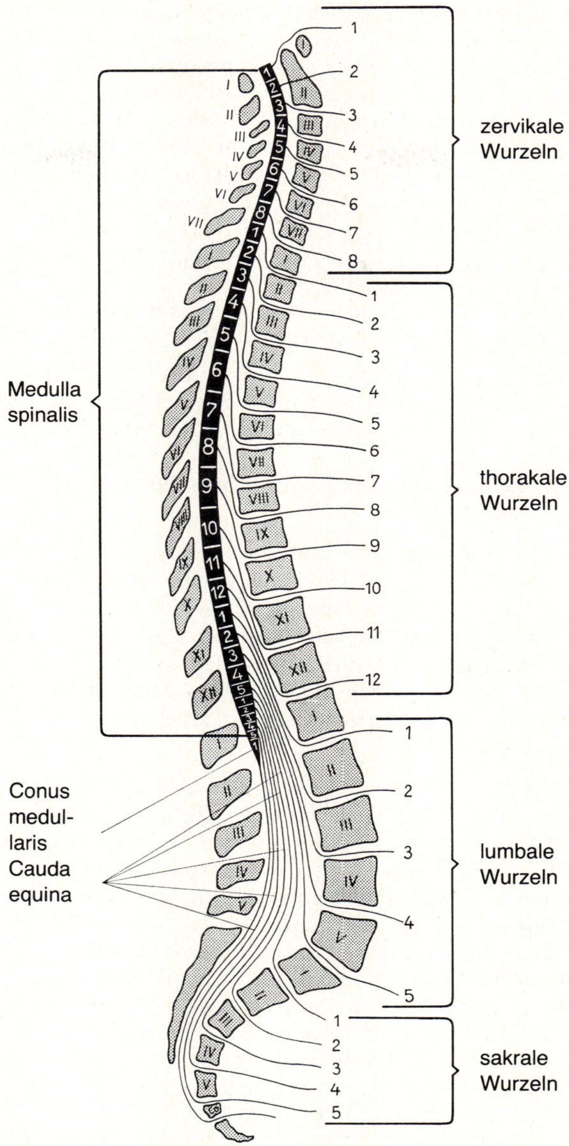

Abb. **40** Beziehung zwischen Wirbelkörpern, Rückenmark und Nervenwurzeln (nach Tandler, aus W. Scheid: Lehrbuch der Neurologie, 5. Aufl. Thieme, Stuttgart 1983).

aber in der Regel sehr viel schneller als vergleichsweise bei einem raumfordernden spinalen Prozeß. Die Erscheinungen der Querschnittslähmung sind an anderer Stelle ausführlich beschrieben (S. 128). Die Rückbildungsneigung der neurologischen Ausfälle nach einer Myelomalazie ist gering. Je nach dem Ausmaß der Erweichung braucht die Querschnittslähmung nicht immer komplett zu sein. Motilitätsreste oder sensible Teilfunktionen können erhalten bleiben.

Ein hervorgehobenes Krankheitsbild ist das *Syndrom der A. spinalis anterior.* Die an der Vorderseite des Rückenmarks verlaufende A. spinalis anterior versorgt die frontalen Anteile des Rückenmarks. Bei ihrem Ausfall kommt es unterhalb der Schädigungsstelle zur *spastischen Parese* der Beine und zur *dissoziierten Empfindungsstörung* (S. 14). Temperatur- und Schmerzempfinden sind aufgehoben bei weitgehend erhaltenem Empfinden für Berührung und ungestörtem Lagesinn.

Das Syndrom der Querschnittslähmung und die Richtlinien seiner Behandlung werden im Anschluß an das Kapitel über die traumatischen Schädigungen des Rückenmarks und der Kauda besprochen (S. 129).

Rückenmarks- und Kaudaschädigungen durch Gefäßmißbildungen

Häufigste Gefäßmißbildungen sind die *Angiome* im Bereich der unteren Rückenmarksabschnitte und der Cauda equina, die als Gefäßknäuel dem betroffenen Gebiet anliegen. Die Symptome der durch sie hervorgerufenen Durchblutungsstörungen setzen meist im mittleren Lebensalter ein, können sich anfänglich auf uncharakteristische Schmerzen beschränken, im weiteren Verlauf – je nach Lokalisation – Lähmungen und Sensibilitätsstörungen hervorrufen und schließlich zur kompletten *Querschnitts-* oder *Kaudalähmung* führen.

Während bei der *Myelomalazie* die rasche Entwicklung der Symptome schon die Annahme einer Durchblutungsstörung wahrscheinlich macht, kann die Diagnose der Gefäßmißbildungen an Rückenmark und Kauda wegen der häufig über einen längeren Zeitraum verlaufenden Ausbildung der Symptome sehr viel schwieriger sein. Bei der *Röntgenuntersuchung* ist die Wirbelsäule normal, der *Liquor* ist unauffällig. Bei der *Myelographie* hebt sich allerdings häufig das Gefäßknäuel vom Kontrastmittel in charakteristischer Weise ab. Auch die Kernspintomographie (KST) der Wirbelsäule zeigt den Befund auf, zu dessen genauer Abklärung eine spinale Angiographie erforderlich ist. Manchmal aber erkennt man erst bei der Operation die Gefäßmißbildung.

Zu den Seltenheiten gehören Gefäßmißbildungen im Inneren des Rükkenmarks, die zur Minderdurchblutung führen oder aus denen es zu einer Blutung in das Rückenmark *(Hämatomyelie)* kommt. Folgen dieser Erkrankungen sind gleichfalls mehr oder weniger vollständige Querschnittslähmungen.

Raumfordernde spinale Prozesse

Die größte Gruppe der raumfordernden spinalen *Prozesse* bilden zweifellos die sog. *Rückenmarkstumoren.* Daneben aber führen auch einige weitere Erkrankungen zu Druckerscheinungen auf Rückenmark und Cauda equina und müssen hier kurz genannt werden, wenngleich sie im Zusammenhang mit anderen Krankheitserscheinungen abgehandelt werden. Dies ist einmal der *epidurale Abszeß,* der in der Gruppe der entzündlichen spinalen Prozesse erscheint, zum anderen der *Bandscheibenvorfall,* dessen Gesamtbesprechung in das Kapitel über die „Krankheiten der peripheren Nerven und der Muskeln" verlegt wurde, weil seine hauptsächlichen Folgen ja die *„Wurzelschäden"* sind, und schließlich das *spinale Angiom,* das in die Gruppe der kreislaufbedingten Erkrankungen eingefügt wurde, weil es zumeist eher zu Durchblutungsstörungen als zur Kompression am Rückenmark führt. Zunehmende Bedeutung hat das *spinale epidurale Hämatom* gewonnen, das sich unter einer Antikoagulanzienbehandlung entwickeln kann und zum raumfordernden spinalen Prozeß (Querschnitts- oder Kaudasyndrom) führt.

Die eigentlichen *spinalen Tumoren* haben wir nach den aus Herkunft und Wachstumsart – und damit schon ein wenig auch aus ihren Heilungsaussichten – abgeleiteten Merkmalen unterteilt in die „gutartigen" und „bösartigen" Tumoren und die Metastasen. Es werden nur die wichtigsten, nicht aber die selteneren Tumorarten genannt, denn die Symptome und Folgen sind gleich oder doch sehr ähnlich.

Die weitgehende Gleichartigkeit der Symptomatik und des Untersuchungsablaufes läßt es demnach auch ratsam erscheinen, die klinischen Bilder für die verschiedenen Gruppen gemeinsam zu besprechen.

Zu Beginn der Erkrankung werden Beschwerden und Ausfälle bestimmt vom Sitz des Tumors. Dabei kann einmal die *Druckwirkung* auf die vom Rückenmark ausgehenden *Nervenwurzeln* im Vordergrund stehen, wie sie im Kapitel über den Bandscheibenschaden beschrieben ist, zum anderen die *Druckwirkung* auf das *Rückenmark* oder die Zerstörung des Markes als Folge des Tumorwachstums und schließlich die ebenso wie eine direkte Markschädigung wirkende Folge einer spinalen Durchblutungsstörung, die der Kompression eines zum Rückenmark führenden Blutgefäßes durch den Tumor folgt.

Erstes Symptom eines raumfordernden spinalen Prozesses ist meist ein Schmerz im betroffenen Wirbelsäulenabschnitt, der oft durch Druck oder Beklopfen verstärkt wird. Manchmal strahlt der *Schmerz gürtelförmig* entlang dem Hautareal der zugehörigen Rückenmarkswurzel aus, möglicherweise gesellt sich eine *radikuläre Sensibilitätsstörung* hinzu. Gleichzeitig können sich *Lähmungen* im motorischen Versorgungsbereich einer oder mehrerer im Tumorbereich entspringender Wurzeln einstellen. Greift der Druck oder das Tumorwachstum auf das Rückenmark über, so werden die langen Leitungsbahnen erfaßt. Mehr oder minder hochgradige *spastische Paresen* mit *Reflexsteigerungen* treten unterhalb der Schädigungsstelle auf, und *querschnittmäßig begrenzte Sensibilitätsstörungen* in Form von Reiz-, später ausschließlich von Ausfallserscheinungen reichen vom betroffenen Gebiet abwärts. Hinzu kommen *Störungen der Blasen- und Darmfunktion.* Je nach Art und Sitz des Tumors ist das *Entwicklungstempo* sehr unterschiedlich und reicht von Tagen bis zu mehreren Jahren. Im Interesse des Kranken und seiner möglichst vollständigen Heilung liegt die frühzeitige Diagnose des *Rückenmarkstumors,* zu deren Sicherung einige *Zusatzuntersuchungen der Neurologie* angewandt werden, nachdem zuvor der exakte neurologische Befund erhoben worden ist. Manchmal zeigen schon *Röntgenaufnahmen der Wirbelsäule* am Knochen Veränderungen, die den Tumorverdacht nahelegen. Der *lumbal entnommene Liquor* bietet bei Rückenmarkstumoren meistens eine deutliche *Eiweißvermehrung,* die dann noch gewichtiger wird, wenn der *Zisternalliquor* normal ist. Die *Myelographie* (Abb. **41**), die *Kernspintomographie* (Abb. **42**) oder die *Computertomographie* wird diesen raumfordernden Prozeß bestätigen und – für die Operation wichtig – seine genaue Lage erkennen lassen. Über Operabilität oder sonstige Behandlungsmaßnahmen wird gemeinsam mit dem Neurochirurgen entschieden.

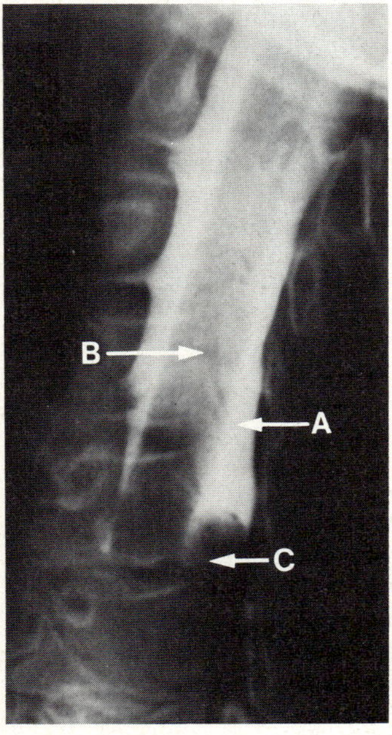

Abb. **41** Myelographie. Das Kontrastmittel im Subarachnoidalraum (A) zeigt, wie das Rückenmark (B) von dem extramedullär-intradural gelegenen Tumor (C) verlagert wird; es umgibt kappenförmig den oberen Pol des Neurinoms.

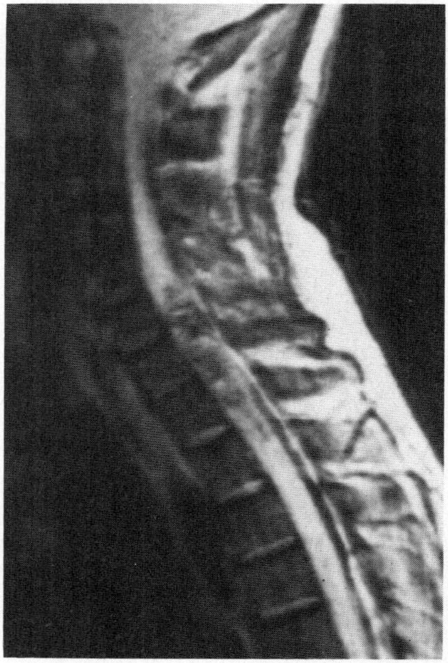

Abb. **42** KST der Halswirbelsäule, T_2-gewichtet. Innerhalb des signalintensiven Liquorbildes hebt sich bei C_6-Th_1 eine Aussparung ab, die einer intramedullären Tumorblutung entspricht.

Schwerste Folge des unbehandelten oder nicht erfolgreich behandelbaren Rückenmarkstumors ist die vollständige *Querschnittslähmung,* die sich bei manchen raumfordernden Spinalprozessen schon sehr frühzeitig entwickeln kann. Über ihre Behandlung wird im Zusammenhang mit den traumatischen Schädigungen des Rückenmarks gesprochen.

Gutartige Tumoren

Hauptvertreter der gutartigen Tumoren im Bereich des Spinalkanals sind die *Meningiome* und die *Neurinome;* es folgen mit einigem Abstand *Ependymome* und *Spongioblastome* vor weniger häufigen Tumorarten. Die Bezeichnung „gutartig" gilt auch für diese Tumoren nur in einem beschränkten Umfang. Gemeint ist damit – ebenso wie ganz allgemein in der Lehre von den Geschwülsten –, daß das Tumorwachstum langsam erfolgt und die umgebenden Gewebe verdrängt, nicht aber in sie eindringt und sie zerstört. Gutartig bedeutet zugleich – und das soll besonders betont werden! –, daß die rechtzeitige operative Entfernung einer solchen Geschwulst dem komprimierten Rückenmark und den geschädigten Wurzeln auch dann noch eine gute Erholungsaussicht läßt, wenn die Ausfallserscheinungen schon recht fortgeschritten sind (vielleicht sogar schon bis zu einer vollständigen Querschnittslähmung). Natürlich ist für die Operationsmöglichkeiten der Sitz des Tumors innerhalb des Wirbelkanals wichtig. Die außerhalb der Dura gelegene Geschwulst ist leichter und mit geringerem Risiko anzugehen als die zwischen Dura und Rückenmark. Der im Rückenmark entwickelte *(intramedulläre)* Tumor wird selten erfolgreich zu operieren sein. Daß bei entsprechender Ausdehnung des Tumors und bei über lange Zeit bestehendem Druck auf das Rückenmark auch der gutartige Tumor zu katastrophalen Folgen führt, bedarf keiner besonderen Betonung.

Nach ihrer Herkunft eher gutartig, aber in den Folgen – weil kaum operabel – als bösartige raumfordernde spinale Prozesse müssen Wirbelhämangiome und die Wirbeltuberkulose gelten.

Bösartige Tumoren

Die bösartigen Tumoren des Spinalkanals gehören nach ihrer Gewebeart meist der Gruppe der *Gliome* an. Sie bieten dem Operateur wenig Chancen, und auch die Erfolge einer Bestrahlung sollten nicht zu hoch eingeschätzt werden. Hinzurechnen wollen wir dieser Gruppe die *bösartigen Wirbeltumoren,* vornehmlich Sarkome, die entweder durch ihre Ausdehnung das Rückenmark komprimieren oder infolge der Zerstörung des Wirbelknochens zu seinem Zusammenbruch führen und dadurch das Mark schädigen.

Metastasen

Metastasen jedweder Herkunft können sich zu raumfordernden spinalen Prozessen entwickeln. Sie können – einzeln oder in Mehrzahl – innerhalb des Rückenmarks liegen, zwischen Rückenmark und Dura oder extradural wachsen und sich gleichfalls in den Wirbeln bilden und von dort auf das Mark drücken (Abb. **43**). Eine besondere Form der Metastasierung sind die *Meningitis carcinomatosa* und die *Meningitis sarcomatosa,* bei denen sich sowohl im Schädelinnern als auch im Wirbelkanal zahlreiche kleine Metastasen an den Hirn- und Rückenmarkshäuten ansiedeln können.

Entzündliche spinale Prozesse

Aus der Gruppe der entzündlichen spinalen Prozesse sind bereits jene besprochen, die mit gleichzeitiger Entzündung des Gehirns einhergehen, insbesondere die *luischen Erkrankungen,* die *Encephalomyelitis disseminata* (multiple Sklerose) und die *Poliomyelitis anterior acuta,* die spinale Kinderlähmung.

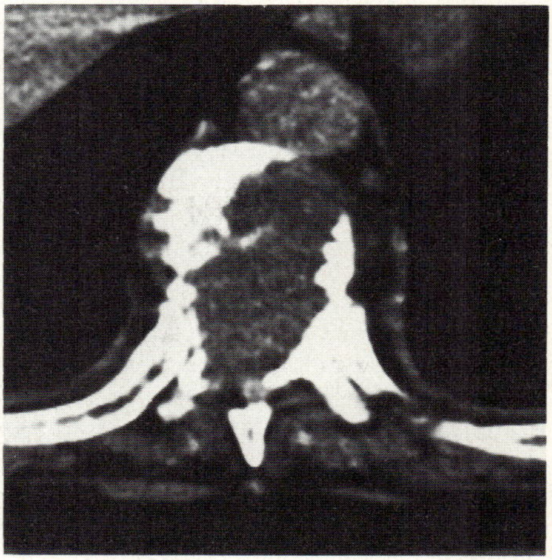

Abb. **43** Destruierender Tumor der Wirbelsäule. CT bei Th_6. Weitgehende Zerstörung des Wirbelkörpers durch eine Mammakarzinommetastase, die sich bis in den Wirbelkanal ausdehnt.

Myelitis

Die *Entzündung des Rückenmarks* – Myelitis – ist, soweit sie nicht einer der oben genannten Gruppen zugehört, eine seltene Erkrankung. Sie kommt vor als Komplikation bei *bakteriellen Erkrankungen* infolge hämatogener Streuung, bei *Virusinfektionen* und nach *Pocken-, Typhus-* oder *Tollwutschutzimpfung*. Außerdem kann eine Entzündung der umgebenden Häute auf das Rückenmark übergreifen. Die Entwicklung der Ausfallserscheinungen kann plötzlich erfolgen oder sich über mehrere Wochen erstrecken, ihr Grad von leichtesten Lähmungen und Ausfällen der Sensibilität bis zur vollständigen Querschnittslähmung reichen. Sind die anfänglichen Störungen nicht sehr ausgeprägt, darf mit einer völligen oder weitgehenden Heilung gerechnet werden. Schwerere Ausfälle im Beginn oder komplette Querschnittslähmungen haben eine schlechtere Prognose und bedürfen frühzeitig jener Maßnahmen, die im Kapitel über die Behandlung der Querschnittslähmung dargestellt sind (S. 129).

Epiduralabszeß

Ohne Zweifel gehört auch der Epiduralabszeß zu den *entzündlichen spinalen Erkrankungen,* wenngleich er mit gleicher Berechtigung dem Kapitel über die *raumfordernden spinalen Prozesse* zugeordnet werden könnte. Sein Auftreten führt sowohl zur Tumorsymptomatik als auch zu den Zeichen einer Entzündung, meist in einer typischen Kombination. Rückenschmerzen in der Umgebung des Abszesses sind oft die ersten Erscheinungen. Der Wirbel, innerhalb dessen Bogen der Abszeß liegt, ist außerordentlich klopf- und druckempfindlich, und der Kranke vermeidet ängstlich jede Bewegung, die zur Reizung der betroffenen Stelle führen könnte. Sensible Reiz- und Ausfallserscheinungen und Paresen können im Versorgungsbereich der benachbarten Nervenwurzel auftreten. Dazu bestehen Fieber und bei den Blutuntersuchungen die Zeichen einer Entzündung. – Längst nicht immer läßt sich auch der Entzündungsherd (z. B. ein Furunkel) entdecken, von dem die Erreger ausgingen.

Die Behandlung besteht in einer alsbaldigen Operation, bevor der zunehmende Druck auf das Rückenmark zu irreparablen Schäden (Querschnittslähmung) oder einem Durchbruch des Prozesses in den Subarachnoidalraum und damit zur Meningitis führt.

Traumatische und mechanische Schädigungen des Rückenmarks und der Kauda

Wenngleich Einzelbeobachtungen über traumatische Schäden der Medulla spinalis schon im Altertum bekannt waren, so ist die gründliche wissenschaftliche Bearbeitung vieler Teilfragen erst aufgrund der Erfahrungen des Ersten Weltkriegs möglich gewesen. Große Neurologen wie Babinski, Foerster, Guillain und Barré, Oppenheim, Trömner und viele andere haben Kasuistik, neurologische Syndrome und pathologisch-anatomische Befunde zu einem Gesamtbild ergänzt, das in seiner Vielfalt auch die physiologischen Vorstellungen über die Leistungen des zentralen, peripheren und vegetativen Nervensystems beträchtlich bereichert hat. Die Auswirkungen vollständiger und teilweiser Durchtrennungen des Marks konnten in klinischer und pathologisch-anatomischer Hinsicht studiert und bestimmte Gesetzmäßigkeiten aufgefunden werden. Die Bedeutung gleichzeitiger Knochenverletzungen und sekundärer Durchblutungsstörungen sind damals von O. Foerster schon treffend und in heute noch gültiger Form dargestellt worden.

Inzwischen hat auch die technische Entwicklung und vor allem die Motorisierung des Straßenverkehrs die Unfallquote außerhalb kriegerischer Verwicklungen so erheblich anwachsen lassen, daß uns die von der Kriegsmedizin gewonnenen Erfahrungen im klinischen Alltag recht nützlich sind und keineswegs nur historisches Interesse beanspruchen.

Ursachen und *Höhenlokalisation* hängen vom Unfallmechanismus ab. Wirbelfrakturen und -luxationen beim Sturz aus großer Höhe oder bei Verkehrsunfällen, Stich- und Schnittverletzungen können eine Querschnittslähmung zur Folge haben. *Halsmarkkontusionen* entstehen häufig beim Kopfsprung in flaches Wasser, kommen aber nicht selten auch unter weit harmloser erscheinenden Gewalteinwirkungen („Schleudertrauma“) zustande, so daß die traumatische Genese hin und wieder erst mit einiger Mühe aus der Vorgeschichte rekonstruiert werden muß. Zuweilen genügt selbst ein ungewöhnlicher Muskelzug in reflektorischer Abwehr eines drohenden Sturzes oder erhebliche Druckschwankungen in der unmittelbaren Nachbarschaft (Explosion), um eine kontusionelle Schädigung des Rückenmarks herbeizuführen (Tab. **4**). Schließlich sollen auch die Elektrounfälle wegen der ähnlichen Folgen auf das Rückenmark im gleichen Abschnitt ihren Platz finden.

Offene Schädigungen des Rückenmarks und der Kauda durch Schuß- oder Stichverletzungen

Die vor 30 Jahren noch nahezu aussichtslos schlechte Prognose der Querschnittsläsionen hat leider gerade die pathologisch-anatomischen Kenntnisse im akuten, subakuten und Spätstadium sehr bereichert. So finden sich nach *totaler Markdurchtrennung* ober- und unterhalb der eigentlichen Trümmerzone mehr oder weniger nach oben und unten sich ausdehnende stecknadelkopfgroße Blutungen und Ödeme, die für den Wechsel klinischer Erscheinungen in den ersten Tagen nach der Verletzung verantwortlich sind. Sekundäre Durchblutungsstörungen nach Art von Thrombosen mit nachfolgenden Markerweichungen, aber auch Blutungen durch Gefäßeinrisse sind sowohl bei experimentellen Studien als auch beim Menschen häufig beobachtet worden. Sie kennzeichnen das Stadium des *spinalen Schocks* mit seinen zunächst schwer verständlich erscheinenden, über die eigentliche Lokalschädigung weit hinausgreifenden klinischen Symptomen. Das Ausmaß der Ausfälle richtet sich nach dem Umfang der Markzerstörung und nach der Höhe der Schädigung. Zuweilen können eingedrungene Fremdkörper zusätzlich zu einer Entzündung des Marks und seiner Hüllen sowie zu epidural gelegenen Abszessen Anlaß geben. Die typischen Komplikationen der kompletten Rückenmarksschädigung sind im Abschnitt über die Querschnittslähmung (S. 129) dargestellt.

Gedeckte Schädigungen des Rückenmarks und der Kauda

Als häufigste Ursache von Rückenmarksschäden sind die bei erheblicher Gewalteinwirkung auf die Wirbelsäule auftretenden *Frakturen* und *Luxationen* der Wirbelkörper und -bögen zu nennen. Bevorzugt sind hier die *untere Halswirbelsäule* und die *Brustwirbelsäule* betroffen, während Brüche der unteren Lendenwirbelsäule sehr viel seltener sind. Unter den Ursachen sind vor allem Abstürze aus großer Höhe, Kopfsprünge in flaches Wasser und Verkehrsunfälle zu nennen. Zuweilen tritt der Zusammenbruch des Wirbelkörpers auch bei recht bescheidenen traumatischen Einwirkungen auf. Ein solches Ereignis wirft die Frage auf, ob eine

Tabelle **4** Traumatische Querschnitts- und Kaudalähmungen. Art des Unfalls bei 223 Fällen (1950–1975) (aus W. Scheid: Lehrbuch der Neurologie, 5. Aufl. Thieme, Stuttgart 1983)

Unfallart	insgesamt	Hals- oder Brustmarkläsionen bei Frakturen der HWS	Hals- oder Brustmarkläsionen bei Frakturen der BWS	Kaudasyndrome bei Frakturen der BWS und LWS	Contusio spinalis ohne Wirbelfrakturen
Verkehrsunfälle					
Auto	61	23	19	9	10
a) Fahrer	*28*	*10*	*10*	*4*	*4*
b) Mitfahrer	*33*	*13*	*9*	*5*	*6*
Motorrad	14	3	4	1	6
Fahrrad oder Moped	13	3	4	1	9
Fußgänger		2	2	3	6
	105	31	29	14	31
andere Unfälle					
Schwimmsport	8	5	–	–	3
sonstiger Sport	5	2	–	1	2
Sturz aus großer Höhe	58	13	10	27	8
Sturz auf einer Treppe	15	6	–	3	6
Sturz zu ebener Erde	10	2	–	–	8
sonstige Unfälle	22	5	6	5	6
insgesamt	118	33	16	36	33
zusammen	223	64	45	50	64 Fälle

entzündliche Wirbeldestruktion bereits vorausging und das angeschuldigte Trauma nur als Gelegenheitsursache hinzutrat. Auch bei *hochgradiger Osteoporose* (höheres Lebensalter oder längere Kortikoidbehandlung) können Wirbelbrüche ohne erhebliche Gewalteinwirkung auftreten.

Die klinischen Syndrome der Kompressionsfrakturen und Luxationen der Wirbelsäule unterscheiden sich nicht von den Querschnittsbildern nach offenen Verletzungen. Das Ausmaß des Markschadens und damit auch die Prognose ist nicht von den im Röntgenbild imponierenden Veränderungen bestimmbar. Selbst schwerste Luxationsfrakturen mit erheblicher Verschiebung der Bruchstücke brauchen keineswegs zu einer totalen Kontinuitätsdurchtrennung geführt zu haben. Andererseits finden sich irreversible (unheilbare) komplette Markschäden zuweilen ohne jede erkennbare Knochenveränderung. Bestimmend sind vor allem die bei der Markquetschung eingetretenen *Zirkulationsstörungen* und *Blutungen.*

Bei *Halsmarkschädigungen* stehen oft die Klagen über *heftigste Brennschmerzen* in beiden Armen, die bei Berührung durch Hand oder Bettdecke unerträglich werden, ganz im Vordergrund. Die Lähmungsverteilung kann Schulterheber und Beuger an den Oberarmen intakt lassen, während die zu den unteren Halssegmenten gehörigen Beuger und Strekker am Unterarm bereits ausgefallen sind.

Bei *Kontusionen des Brustmarks* sitzt die Schmerzzone meist gürtelförmig in Höhe der oberen Begrenzung der Ausfälle. Hinsichtlich der Trophik und der Blasen- und Mastdarmstörungen besteht weitgehende Übereinstimmung mit den offenen Rückenmarksverletzungen. Häufiger als bei diesen bilden sich jedoch die Sensibilitätsausfälle ganz oder teilweise zurück, während die Lähmungen nur eine geringe Besserungstendenz erkennen lassen.

Die leichtesten gedeckten Rückenmarksschädigungen werden als *Commotio spinalis* bezeichnet. Kenntnisse über die zugrundeliegenden anatomischen Veränderungen sind äußerst dürftig und spekulativ. Es ist aber zu vermuten, daß flüchtige Zirkulationsstörungen ähnlich wie bei der Commotio cerebri das klinische Bild prägen. Rasch sich zurückbildende, segmental begrenzte Paresen und Sensibilitätsstörungen sowie Blasen- und Mastdarmstörungen entsprechen den Befunden bei leichten spinalen Kontusionen. Die schnelle und vollständige Heilung innerhalb von 1–2 Tagen läßt jedoch einen Substanzschaden mit hinreichender Sicherheit ausschließen. Derartige Krankheitsbilder sind sowohl bei Gewalteinwirkungen auf die Wirbelsäule als auch bei Druckverschiebungen durch Granateinschläge oder Explosionen in unmittelbarer Nähe des Verletzten häufiger beschrieben worden.

Rückenmarksschäden bei Elektrounfällen

Elektrounfälle bei niederen Stromstärken und höheren Spannungen bis zu 1000 V haben überraschenderweise nicht selten zu umschriebenen Schäden des Rückenmarks in Höhe des Stromdurchtritts Anlaß gegeben. Bei beidarmigem Hantieren an elektrischen Leitungen und Geräten sind daher Halsmarkläsionen beobachtet worden; bei Stromdurchfluß durch beide Beine wies das Lumbalmark entsprechende Schäden auf. Die pathologisch-anatomischen Befunde sind durch Blutungen und Erweichungen gekennzeichnet, die bevorzugt das Vorderhorngebiet betreffen. Diese Lokalisation erklärt auch das häufige Auftreten atrophischer Lähmungen neben den spastischen Zeichen.

Querschnittslähmung

Syndrom der Querschnittslähmung

Je nach dem Schädigungsort tritt im Gefolge einer plötzlichen Markschädigung zunächst eine *schlaffe Lähmung* aller Muskeln auf, deren zugehörige motorische Vorderhornzellen in Höhe der Läsion oder unterhalb der Schädigungsstelle gelegen sind. Die *Blasen-* und *Mastdarmentleerung* sind im Sinne der Verhaltung (Retention) gestört. Auch die *Sensibilität* ist betroffen. Im Versorgungsgebiet der geschädigten Segmente findet sich eine hyperästhetische (überempfindliche) oder hyperpathische Randzone mit oftmals sehr heftigen Schmerzen. Unterhalb der Verletzungszone ist das Empfindungsvermögen für alle Qualitäten stark herabgesetzt, meist vollständig aufgehoben. Zunächst fehlen vielfach auch die spastischen Reflexe. Mit der Rückbildung des Ödems und der Anpassung der Zirkulation nimmt das Rückenmark seine Eigentätigkeit unterhalb der Läsion wieder auf. Die Sehnenreflexe kehren zurück, und es entwickeln sich oft mit der *Steigerung der Eigenreflexe* und dem Auftreten *spastischer Reflexe* die als unwillkürliche Bewegungen einschießenden *spinalen Automatismen.* Auch eine spontane Harnentleerung kann bei völliger Durchtrennung des Marks wieder einsetzen, wenn der Füllungsreiz der Blase das sakrale Blasenzentrum zu reflektorischer Kontraktion des Blasenmuskels anregt. *Trophische Störungen* der Haut sowie Veränderungen der Blut- und Lymphzirkulation begünstigen das Auftreten von *Druckgeschwüren,* insbesondere dann, wenn die noch an anderer Stelle darzustellende pflegerische Aufgabe nicht mit der notwendigen Sorgfalt durchgeführt werden kann. Gefährdet sind vor allem die mit nur geringen Muskelpolstern ausgestatteten Regionen über dem *Kreuzbein,* den *Trochanteren* und den *Fersen.* Im Schockstadium genügen zumeist schon wenige Stunden gleichbleibender Lagerung, um den Untergang des Unterhautbindegewebes mit anschließendem Absterben der darüber gelegenen Hautpartien zu bewirken. Ebenso gefürchtet sind aufsteigende *Infektionen der*

Harnwege, die infolge mangelnder Sorgfalt beim täglichen Katheterisieren, besonders leicht aber nach Anlage eines Dauerkatheters mit hohen Fieberschüben zur *Sepsis* führen können. Solche Komplikationen verschlechtern nicht nur den Allgemeinzustand, sondern sie schädigen oft auch die spätere Blasenfunktion empfindlich. Derartige Fieberschübe begünstigen ihrerseits wieder das Auftreten von Dekubitalgeschwüren und leiten zu dem früher als unvermeidlich angesehenen Auszehrungszustand des Kranken über, dessen Prognose stets sehr ernst ist. Schließlich ist der Krankheitsverlauf zuweilen durch die Entwicklung *spastischer Beugekontrakturen* geprägt, die anfänglich noch überwindbar sind, langsam aber zu Gelenkversteifungen führen können. Bestehen derartige Kontrakturen, oft verbunden mit wechselnd intensiven Schmerzen, so ist die Pflege bereits erheblich erschwert, und das Behandlungsziel, die Erlangung einer weitgehenden Unabhängigkeit, rückt zunächst in unerreichbare Ferne. Hat das ursprüngliche Trauma nicht zu einer völligen Markdurchtrennung geführt, so können Teilfunktionen nach einigen Wochen bis zur Jahresfrist wiederkehren. Die Anordnung der langen motorischen und sensiblen Bahnen innerhalb des Rückenmarksquerschnitts macht beispielsweise bei Halsmarkläsionen sehr eigentümliche Lähmungsverteilungen an den oberen und unteren Gliedmaßen erklärlich. Einseitige Stichverletzungen hinterlassen zuweilen ein mehr oder weniger ausgeprägtes *Brown-Sequard-Syndrom;* darunter wird ein motorischer Ausfall auf der einen – verletzten – Körperseite und eine Beeinträchtigung des Schmerz- und Temperaturempfindens auf der anderen Körperseite verstanden.

Da bei einer akut eingetretenen hohen Halsmarkschädigung oft nicht nur die *Interkostalmuskulatur* und das *Zwerchfell* (Segment C_4) mitbetroffen sind, sondern durch sekundäre Zirkulationsstörungen im Bereich des verlängerten Marks auch die *Herz- und Kreislauffunktion* in Mitleidenschaft gezogen ist, gelingt in diesen Fällen die Überwindung des Schockstadiums keineswegs regelmäßig. Trotz aller therapeutischen Bemühungen tritt nicht selten schon nach wenigen Tagen unter hohem Fieberanstieg der Tod ein. Grundsätzlich sind jedoch auch vollständige Durchtrennungen des Hals-, Brust- und Lendenmarks sowie der Cauda equina durchaus mit dem Leben vereinbar.

Spastische Paresen, die noch ein Jahr nach der Verletzung bestehen, müssen als bleibender Defekt angesehen werden, während rückenmarksnahe Wurzelschädigungen und Kaudalähmungen bis zu eineinhalb Jahren noch spontane Rückbildungstendenzen erkennen lassen.

Therapie der traumatischen Rückenmarksschäden

Während vor 30 Jahren noch 80 % aller Querschnittsgelähmten mit vollständigem Ausfall der Motilität innerhalb einiger Jahre an den typischen

Komplikationen – Harnwegsinfektionen und ausgedehnten Druckgeschwüren – verstarben, ist mit einer systematischen Verbesserung der Pflegebedingungen und durch die Einführung der Sulfonamide und Antibiotika eine grundsätzliche Wandlung eingetreten. Vor allem Sir Ludwig Guttmann hat die in dem von ihm geleiteten ehemaligen britischen Speziallazarett Stoke Mandeville gewonnenen Erfahrungen immer wieder publiziert und in organisatorischer Hinsicht nutzbar gemacht.

Operative Maßnahmen. Operative Maßnahmen können bei den offenen Verletzungen indiziert sein, wenn Fremdkörper und Knochensequester unmittelbar in das Mark eingedrungen sind. Bei gedeckten Verletzungen stellt die Laminektomie aber eher eine zusätzliche Belastung dar, die nicht ohne Zwang in Kauf genommen werden sollte. Meist reichen auch bei Luxationen die schonenden unblutigen Repositionen und die Lagerung unter gleichzeitigem Zug völlig aus, um eine befriedigende Stellung der Wirbelsäule zu erreichen. Bei Halsmarkläsionen wird mit der Cloward-Operation oft eine frühzeitige Stabilisierung erreicht.

Lagerung des Querschnittsgelähmten. Im Schockstadium muß Tag und Nacht in zweistündlichem Rhythmus eine Umlagerung vom Rükken auf die linke Seite und auf die rechte Seite erfolgen. Die Bettenauflage und alle übrigen zur Stellungskorrektur der Wirbelsäule und der Gelenke benötigten Stützen dürfen nur mit starken Schaumgummipolstern verwendet werden. Gipsverbände sollten selbst bei Kompressionsbrüchen besser durch *Extensionsmaßnahmen* und *redressierende Schaumgummiquader* ersetzt werden. Der regelmäßige Lagewechsel kann, insbesondere wenn Mangel an Pflegekräften besteht, auch mit einigen technischen Hilfsmitteln erleichtert werden. Bewährt hat sich das sog. *Pack-Bett,* bei dem der Kranke auf verschiebbaren Schaumgummiquadern gelagert wird, oder das in England entwickelte *maschinelle Drehbett* (Abb. **44**) sowie andere technische Verfahren der Druckentlastung.

Dekubitusschutzverhalten. Ebenso wie für die Kranken mit kreislaufbedingten Schädigungen des Gehirns gelten für den Querschnittsgelähmten die zur Vermeidung eines Dekubitalgeschwürs schon früher genannten Maßnahmen einer sorgfältigen Hautpflege. Sie sind hier häufig noch von größerer Bedeutung, weil oftmals nicht mit einer Rückbildung der Querschnittslähmung gerechnet werden darf. Zumeist wird die Behandlung der Querschnittsgelähmten zwar in Spezialabteilungen erfolgen; die Gefahren der Druckschädigung jedoch drohen bereits in den ersten Stunden, so daß von Anbeginn der Behandlung auf richtige Lagerung (Dekubimat-Matratze, Schaumgummiunterlage), ausreichende Polsterung, Pflege der Haut durch Abhärtung und Schutz vor Feuchtigkeit sowie die sachgemäße Versorgung bereits vorhandener Hautschäden geachtet werden muß.

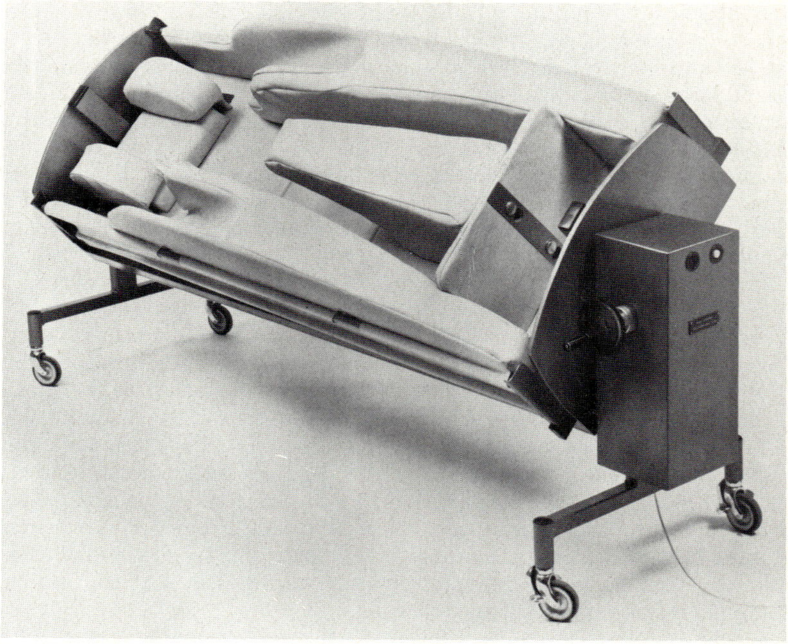

Abb. **44** Drehbett.

Das Beispiel ist nicht übertrieben: Schon durch das Liegen auf einem ungepolsterten Röntgentisch während einer längeren Röntgenuntersuchung kann der Weg für ein hartnäckiges Druckgeschwür gebahnt werden.

Versorgung der Harnwege. Die anfängliche Harnretention soll nicht unmittelbar mit einem Dauerkatheter versorgt werden. Empfehlenswert ist vielmehr die 3–4mal täglich vorzunehmende Entleerung der Blase mittels eines Einmalkatheters unter sterilen Bedingungen. Auch wenn nach mehreren Wochen eine Spontanentleerung nicht einsetzt, ist es besser, eine suprapubische Fistel anzulegen oder den Patienten selbst zum Katheterismus anzuleiten, als den sonst häufig üblichen abgestöpselten Dauerkatheter zu verwenden. Ziel der Blasenbehandlung ist die Aufrechterhaltung eines normalen Fassungsvermögens unter Vermeidung von Überdehnung, Infektion und Schrumpfung sowie die Einübung einer Spontanentleerung mit möglichst geringen Restharnmengen. Sobald Kontraktionen der Blasenmuskulatur erkennbar sind, besteht berechtigte Aussicht auf eine Spontanentleerung in größeren Intervallen von 3–4 Stunden nach Art einer gut funktionierenden Reflexblase. In diesem Fall, der bei spastischen Lähmungen, also Markschäden oberhalb des Segments Th 10 erwartet werden kann, führt die Füllung der Blase zur Dehnung der Blasenwand, und diese bedingt reflektorisch eine Blasenmuskelkontraktion. Ausreichende Trinkmengen (4 l pro Tag) und frühzeitiges Aufstehen sowie energische Bekämpfung der Harnwegsinfektionen gehören zu den wirksamsten Mitteln gegen die stets drohende Steinbildung in den ableitenden Harnwegen. Bei Kaudaläsion ist zwar eine reflektorische Blasenentleerung nicht mehr zu erhoffen, bei einer gut trainierten autonomen Blase kann mit manueller Nachhilfe, Kneten oder Klopfen im unteren Bereich der Bauchdecke, Streichen und Reiben an der Innenseite des Oberschenkels oder der Harnröhrenöffnung sowie Druck auf dem Damm eine ausreichende Spontanentleerung erreicht werden. Das sog. Blasentraining kann durch Medikamente wesentlich unterstützt werden. Parasympathomimetika (Doryl) erhöhen die Detrusorkontraktion, während Spasmolytika (Dibenzyran) den Tonus des Schließmuskels senkt. Bei häufigen Spontanentleerungen kleinerer Mengen kann Bellafolin die Empfindlichkeit des Reflexmechanismus wirksam dämpfen. Bei hartnäkkiger Harnverhaltung oder anhaltend hohen Restharnmengen kann auch einmal ein chirurgischer Eingriff (Sphinkterkerbung) angezeigt sein. Die heute verbreitetste Form der Hilfsmittel bei nicht ausreichend kontrollierter Blasenentleerung ist für Männer das Condom-Urinal mit Ableitung in einen Weichgummibeutel (Abb. **45**) oder in einen Plastikbeutel für die Nacht. Da entsprechend zuverlässige Urinale für Frauen nicht im Handel sind, kann die notwendige hygienische Sicherheit nur durch saugfähige Vorlagen gewonnen werden.

Neben den speziellen Behandlungsmaßnahmen gegen die wichtigsten Komplikationen ist auch die Allgemeinbehandlung von großer Bedeutung. Eiweißreiche und vitaminreiche Kost sowie *Bluttransfusionen* haben sich als wichtige Hilfsmittel erwiesen und geben bisweilen den Ausschlag bei der Abwehr septischer Fieberschübe.

Gleich zu Beginn der Versorgung eines Querschnittsgelähmten über-

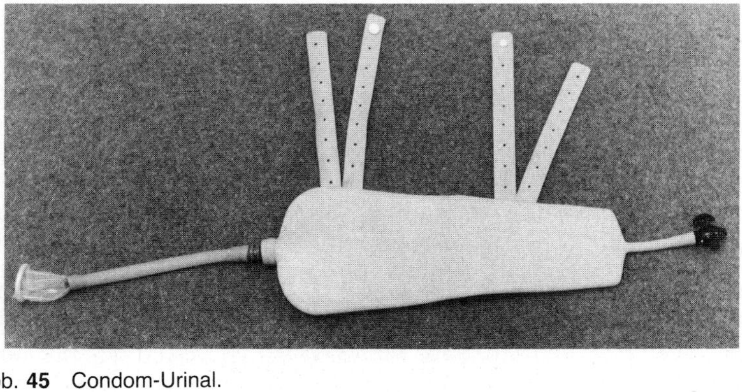

Abb. **45** Condom-Urinal.

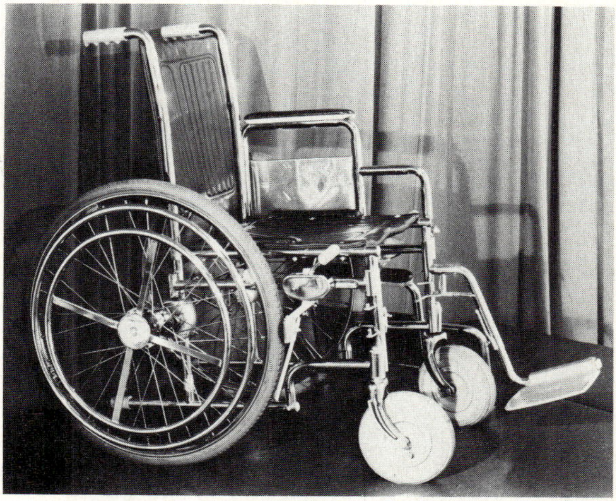

Abb. **46** Rollstuhl.

nimmt die *krankengymnastische Therapie* die führende Rolle. Bei *atrophischen Lähmungen,* insbesondere nach Kaudaläsionen, kann möglicherweise eine tägliche *Elektrotherapie* die Kontraktionsfähigkeit der Muskeln erhalten. Hingegen liegt bei *spastischen Lähmungen* das Schwergewicht auf der Erhaltung der *Gelenkfunktionen* und der Verhütung der gefürchteten Beugekontrakturen. Schon nach 3–4 Monaten können traumatische Wirbelbrüche schrittweise belastet werden. Erste *Steh- und Gehübungen* gelingen mit Hilfe von *Gipsschalen* oder provisorischen *Schienenschellenapparaten,* die die Gelenke fixieren können. Entscheidend für den Weg der weitgehenden Unabhängigkeit ist die *Kompensationsschulung der Arm-, Schulter- und Rückenmuskulatur.* Nur der „Oberkörperathlet" kann schließlich bescheidene Gangleistungen unter Verwendung von Gehböckchen oder Unterarmstützen bewältigen. Wichtiges Verkehrsmittel bleibt zwar bei ernsthaften Dauerdefekten der Rollstuhl (Abb. **46**), die regelmäßigen Gehübungen und Stehübungen erleichtern aber die selbständigen Verrichtungen des Alltags und halten Muskulatur, Gelenke, Kreislauf und Nierenfunktion auf dem gewünschten Trainingsstand (Abb. **47–51**).

Behandlung der Spastik. Ist es nach Überwindung des Schocks zu einer hochgradigen Spastik mit häufigen spinalen Automatismen oder gar zu durch physikalische Maßnahmen nicht mehr beherrschbaren Beugekontrakturen gekommen, so wird man sich aus vitaler Indikation nach sorgfältiger Abschätzung des Risikos und des konkreten Rehabilitationsziels zu weiteren chirurgischen Maßnahmen gezwungen sehen. Die beim Little-Syndrom üblichen orthopädischen Operationen, die Tendotomien

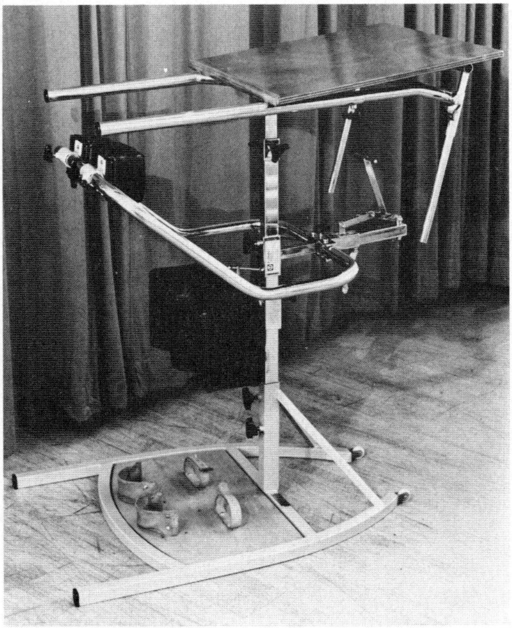

Abb. **47** Stehpult.

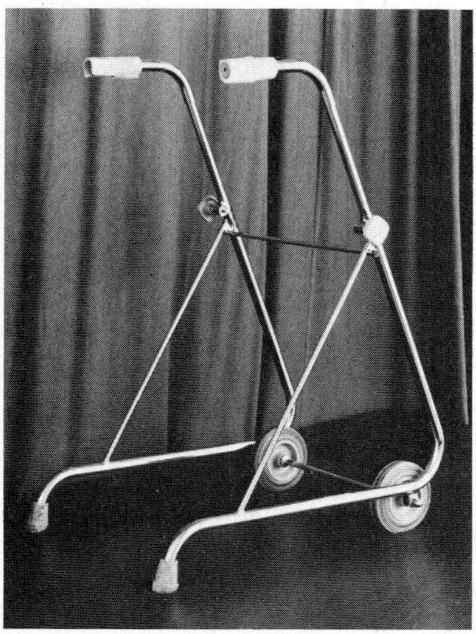

Abb. **48** Rollator.

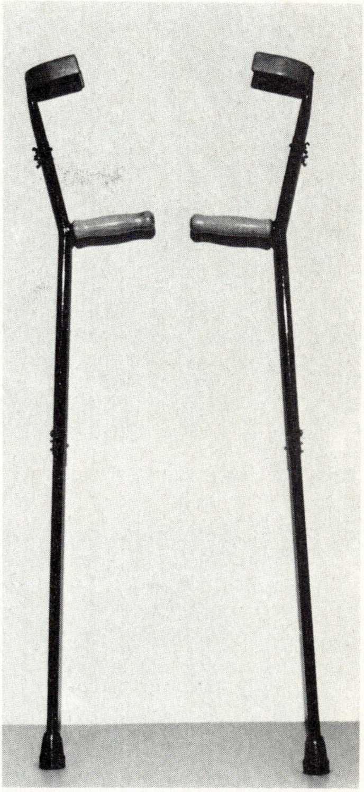

Abb. **49** Unterarmstützen.

und Durchschneidungen peripherer Nerven, reichen zumeist nicht aus, um die elementaren Automatismen genügend zu bremsen. Daher sind immer wieder Vorschläge zur Unterbrechung des spinalen Reflexbogens unterbreitet worden. Hierzu gehören beispielsweise die Durchtrennung der vorderen Wurzeln, Durchtrennung der hinteren Wurzeln und die *longitudinale Myelotomie.* Weniger mit chirurgischer Technik vertraute Autoren haben zu *Alkoholinjektionen* in den Lumbalkanal gegriffen und auch damit gute Erfolge erzielt. Für die medikamentöse Behandlung stehen eine Reihe von Präparaten zur Verfügung, die besonders in Kombination häufig eine günstige Beeinflussung der spastischen Tonuserhöhung ermöglichen (Lioresal, Dantamacrin, Sirdalud u. a.). Dabei muß man beachten, daß oft die Minderung des Muskeltonus eine Zunahme der Muskelschwäche bewirkt.

Organisatorische Voraussetzungen für die Wiedereingliederung. Wenn die hier nur kurz skizzierten therapeutischen Bemühungen, die selbst unter günstigsten Voraussetzungen, je nach Höhe der Querschnittsläh-

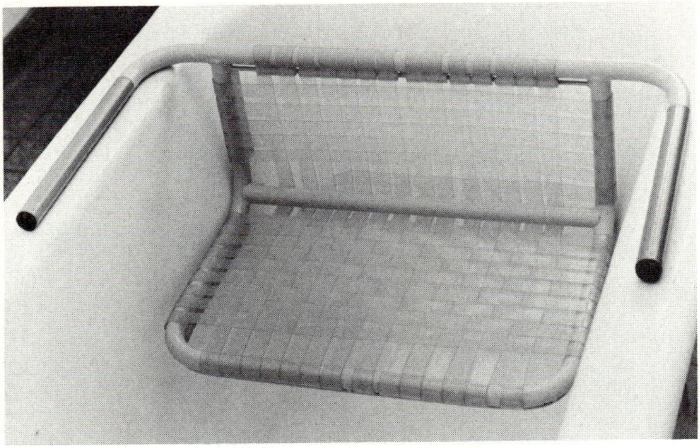

Abb. **50** Badewanneneinsatz.

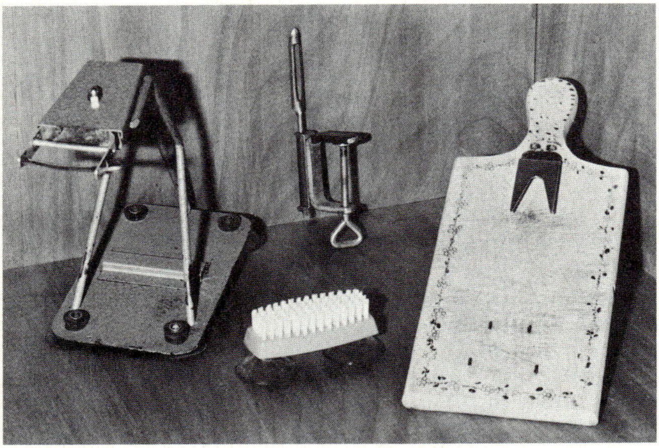

Abb. **51** Einhänderhilfen.

mung, 8–12 Monate klinischer Behandlung erfordern, bleibenden Erfolg zeitigen sollen, so sind hierfür einige Voraussetzungen vonnöten. Besonders wichtig ist die rasche Überführung Querschnittsgelähmter in hinreichend ausgerüstete und mit der Pflege vertraute Spezialabteilungen. Das Auftreten ernster Komplikationen unter unzureichenden Behandlungsbedingungen gefährdet das Leben des Verletzten, zumindest aber einen optimalen Rehabilitationserfolg. Ferner muß sich die Planung der Heilmaßnahmen auch auf das häusliche Milieu und die berufliche Zukunft erstrecken. Nur wenn bei der pflegerischen Betreuung in der Wohnung alle – manchmal unwesentlich erscheinenden – Einzelheiten bis zu den Details der Katheterausrüstung bedacht sind, wenn der Kranke mit orthopädischen Hilfsmitteln versorgt ist, mit seinem Faltfahrer selbständig umzugehen vermag und auch seine wirtschaftliche Lage, möglichst durch Wiedereingliederung in ein lohnbringendes Beschäftigungsverhältnis, gesichert erscheint, kann das in der Klinik erreichte Trainingsniveau gehalten und weiter ausgebaut werden. Dies ist aber für den Querschnittsgelähmten von lebenswichtiger Bedeutung, wenn er der „Matratzengruft“ und damit ständiger Lebensgefahr dauerhaft entrinnen will. In zunehmendem Maße werden Behindertenwohnheime und Wohnungen für Behinderte gebaut, die auf die besonderen Bedürfnisse der Kranken eingerichtet sind und auch Rollstuhlfahrern ein weitgehend selbständiges Leben ermöglichen.

Degenerative und stoffwechselbedingte Erkrankungen

Zu den Krankheiten des Rückenmarks gehören nicht nur jene Prozesse, die mit ihrem Fortschreiten ohne Unterscheidung der verschiedenen Fasersysteme das ganze Mark zerstören und letztlich zur Querschnittslähmung führen, sondern auch die Erkrankungen, die vornehmlich oder ausschließlich bestimmte der im Rückenmark in Längsrichtung angeordneten, voneinander unterschiedene Stränge (oder die in ihnen liegenden Nervenzellen) befallen und daher zu anderen Ausfallserscheinungen führen. Einige von ihnen, wie etwa die sich an der motorischen Vorderhornsäule des Rückenmarks abspielende *Poliomyelitis anterior acuta* oder die *neurale Muskelatrophie* und die *spinozerebellaren Heredoataxien* sind an anderer Stelle abgehandelt (S. 97, 114, 166). Die verbleibenden Krankheiten haben ihre Gemeinsamkeit nicht in ihrer Ursache und Symptomatik, sondern allein in ihrer Lokalisation im Rückenmark. Bei der Typik der Krankheitsbilder stehen sie daher ohne weitere Erklärungen nebeneinander.

Syringomyelie und spinaler Gliastift

Die Ursache der Syringomyelie ist eine Entwicklungsstörung während der Bildung des Neuralrohres im Embryonalstadium. Eine Abweichung vom normalen Verschluß des Neuralrohres führt dazu, daß späterhin im ausgereiften Rückenmark in unmittelbarer Nähe des Zentralkanals eine Höhle besteht. Häufig sind diese Hohlräume von Gliafasern, also dem Bindegewebe des Nervensystems, durchzogen; gelegentlich überwiegt die Gliawucherung, so daß ein Hohlraum nicht mehr zu erkennen ist. Daher trägt diese aus Fehlbildung und fast tumorartig überschießendem Gewebewachstum gemischte Krankheit sowohl die auf die Höhlenbildung bezogene Bezeichnung *Syringomyelie* als auch den von der Gliawucherung abgeleiteten Namen *spinale Gliose* oder *Gliastift*.

Unterschiede der Krankheitserscheinungen zwischen Syringomyelie und Gliastift bestehen nicht. Ort der Störung ist in den meisten Fällen das Halsmark oder die oberen Anteile des Brustmarks. Von einer *Syringobulbie* wird gesprochen, wenn der Prozeß bis in die unteren Anteile des Hirnstamms hinaufreicht.

In manchen Fällen besteht eine Verbindung zwischen dem erweiterten Zentralkanal des Rückenmarks und dem IV. Ventrikel („kommunizierende" Form der Syringomyelie). Hier mögen Entwicklungsstörungen oder entzündliche und letztlich verklebende Veränderungen in der hinteren Schädelgrube vorliegen. Bei der „nichtkommunizierenden" Form der Syringomyelie, die auf das Rückenmark beschränkt bleibt, werden außer der meist ursächlichen Entwicklungsstörung in einzelnen Fällen auch Kontusionen des Rückenmarks oder im Rückenmark gelegene Tumoren für die Entstehung verantwortlich gemacht.

Die *ersten Erscheinungen* treten in der Regel zwischen dem 20. und 40. Lebensjahr auf. Zumeist schreitet das Leiden sehr langsam fort, kann

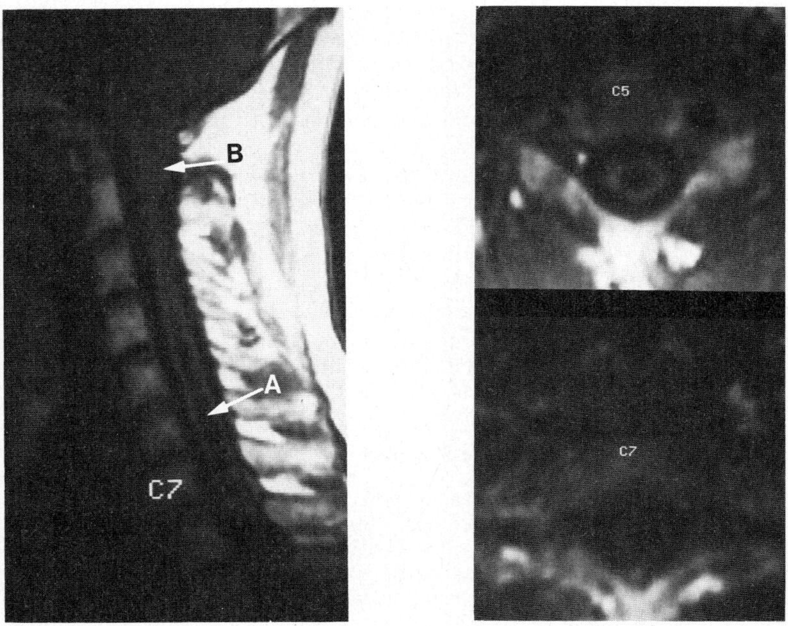

a b

Abb. **52** Syringomyelie. **a** KST der HWS seitlich, T_1-gewichtet. Im Rückenmark besteht eine längliche, signalschwache Höhlenbildung (A), die sich von C_3 bis in den oberen Thorakalbereich ausdehnt; Tiefstand der Kleinhirntonsillen (B), Mißbildung nach Arnold-Chiari II. **b** Transversale KST bei C_5 und C_7) mit Nachweis der Syrinx.

über lange Jahre verlaufen oder ganz zum Stillstand kommen. Charakteristische *Symptome* sind, je nach Lage des Prozesses innerhalb des Rükkenmarks – einseitig betont oder nahezu symmetrisch –, eine *dissoziierte Empfindungsstörung* und *atrophische Paresen* in Höhe der betroffenen Rückenmarkssegmente und schließlich *spastische Paresen* mit *Reflexsteigerungen* in den darunter gelegenen Abschnitten. Die *dissoziierte Empfindungsstörung* beruht darauf, daß die Leitungsbahnen für Schmerz und Temperatur nahe am Zentralkanal des Rückenmarks zur anderen Körperseite kreuzen und deshalb von den krankhaften Veränderungen am ehesten befallen werden. In den betroffenen Körpersegmenten können dann Berührungssinn und Lagegefühl unbeeinträchtigt bleiben, während Schmerzen nicht wahrgenommen und Temperaturen nicht unterschieden werden. So können sich die Kranken schwere Verletzungen oder Hautverbrennungen zuziehen, ohne sie als unangenehm zu empfinden, manchmal sogar ohne sie zu bemerken. Man findet deshalb als Folge bei den Patienten nicht selten ausgedehnte *Verbrennungsnarben* und *Verstümmelungen*. Da auch bei Knochenbrüchen und abnormen Gelenkstellungen keine Schmerzen auftreten, sind *Deformierungen der Extremitäten und Gelenke* (meist an den Armen) nicht selten. Häufig findet sich eine ausgeprägte Deformierung der Wirbelsäule (Abb. **53**).

Greift der Krankheitsprozeß auf das Vorderhorngebiet im Rückenmark über, so kommt es zu *atrophischen Paresen*, die entsprechend dem bevorzugten Sitz der Krankheit vor allem die kleinen Handmuskeln, aber auch die Arme betreffen. Wird das Gebiet der „Pyramidenbahnen" mit einbezogen, findet man *Reflexsteigerungen* und auch *spastische Paresen*, die in der Regel an den Beinen auftreten. Schließlich kann eine Einbeziehung der im Seitenhorn des Rückenmarks verlaufenden vegetativen Bahnen zu wechselnd stark ausgeprägten *vegetativen Erscheinungen* führen, zu Veränderungen der Schweißsekretion und *trophischen Störungen* der Haut, die oft verdickt erscheint und schlecht heilende Geschwüre aufweisen kann, zur Knochenentkalkung mit der Gefahr von Spontanfrakturen und einer Verbiegung *(Kyphoskoliose)* der Wirbelsäule.

Bei der *Syringobulbie* befallen Sensibilitätsstörungen das Versorgungsgebiet des N. trigeminus und Paresen die Mm. trapezius und sternocleidomastoideus, Schlund-, Kehlkopf- und Zungenmuskulatur und seltener auch die mimischen Muskeln. Mit Hilfe des spinalen Computertomogramms und noch besser mit der Kernspintomographie läßt sich die Höhlenbildung im Rückenmark nachweisen (Abb. **52**).

Eine wirksame *Behandlung* der Syringomyelie und des spinalen Gliastiftes ist bis heute nicht bekannt, obwohl vielfach von vorübergehendem Stillstand durch Röntgenbestrahlung berichtet wurde und auch operative Eingriffe zuweilen nützlich erscheinen. Alle Maßnahmen haben den Schutz der schmerzunempfindlichen Hautbezirke und Gelenke zum Ziel

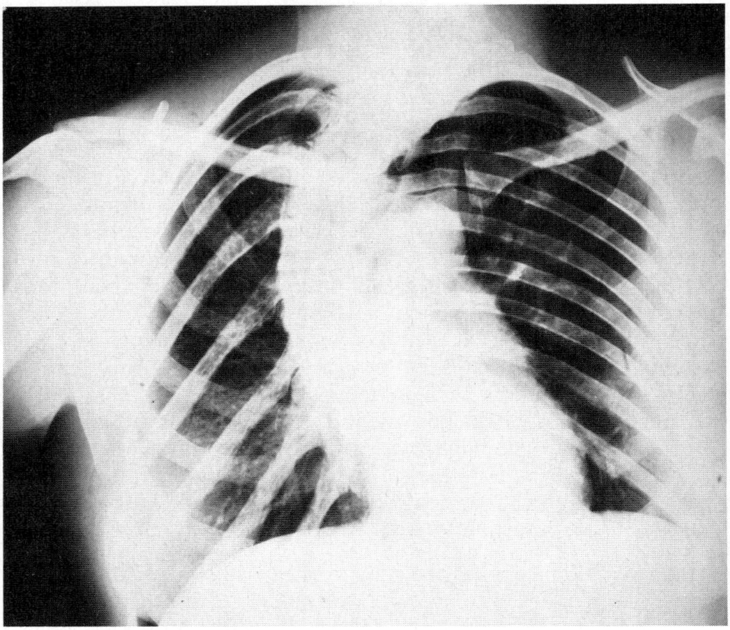

Abb. **53** Syringomyelie. Ausgeprägte Kyphoskoliose der Hals- und Brustwirbelsäule.

und – bei stärkerer Körperbehinderung durch eine Spastik – die Besserung des Gehvermögens sowie schließlich eine Kompensation der funktionsuntüchtigen Handmuskeln.

Degeneration des zentralen und peripheren motorischen Neurons

Degenerativer Art sind die Veränderungen, die zu den im folgenden besprochenen Leiden führen. Zum Teil ist die Erblichkeit gesichert, zum Teil muß sie angenommen werden. Befallen wird nicht nur das Rückenmark, aber die Auswirkungen sind hier besonders ausgeprägt und die Erscheinungen den Rückenmarkskrankheiten am stärksten verwandt. Ihre Bezeichnung als *Systematrophien* gründet sich auf die Tatsache, daß bestimmte Funktionssysteme des Nervensystems befallen sind.

Spastische Spinalparalyse

Es degenerieren die Pyramidenbahnen vom Gyrus praecentralis an. *Symptome* sind *spastische Tonuserhöhung* und *Paresen*, die in den Beinen beginnen, teilweise zu sehr ausgeprägten *spastischen Kontrakturen* führen und – ohne Sensibilitätsstörungen – allmählich fortschreiten. Das Hinzutreten von Kau-, Sprach- und Schlucklähmungen führt oft im Spätstadium zur Aspiration und tödlichen Komplikation der Pneumonie.

Spinale Muskelatrophie

Bei der spinalen Muskelatrophie führen degenerative Veränderungen an den motorischen Vorderhornzellen des Rückenmarks zu *atrophischen Paresen,* vornehmlich an den kleinen Handmuskeln, aber in manchen Fällen auch an den Unterarmen. Es zeigen sich *faszikuläre Zuckungen,* die *Eigenreflexe* können *erlöschen.* Wichtig ist hier der elektromyographische Befund.

Eine Sonderform dieser Erkrankung ist die *infantile progressive spinale Muskelatrophie* (Werdnig-Hoffmann), die schon im frühesten Kindesalter beginnt und meist innerhalb einiger Monate oder weniger Jahre mit dem Befall der Atem- und Schluckmuskulatur zum Tode führt.

Amyotrophische Lateralsklerose

Sowohl die Symptome der *spastischen Spinalparalyse* als der *spinalen Muskelatrophie* sind vereinigt im Erscheinungsbild der amyotrophischen oder myatrophischen Lateralsklerose. Der *Erkrankungsbeginn* liegt meist jenseits des 40. Lebensjahres. Erste *Lähmungen* und *Atrophien* stellen sich an den kleinen Handmuskeln (Daumenballen!) ein (Abb. **54**) und greifen langsam rumpfwärts auf Unter- und Oberarme sowie die Hals-, Schulter- und Atemmuskeln über. Aber auch andere Verlaufstypen kommen vor, bei denen zuerst etwa der Deltamuskel oder die Zehenhe-

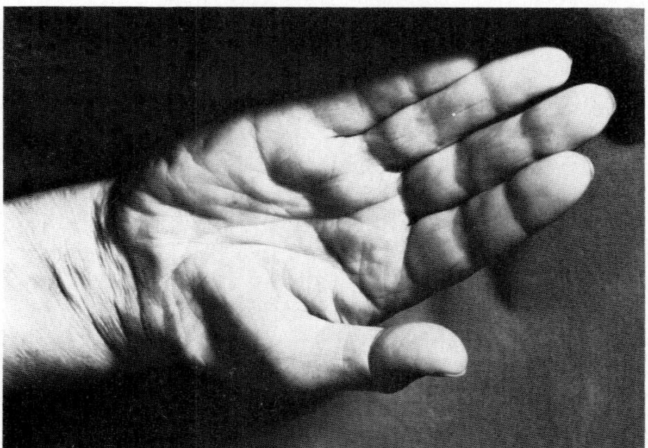

Abb. **54** Amyotrophische Lateralsklerose. Atrophie der kleinen Handmuskeln.

ber von den Atrophien und Lähmungen befallen werden. An den oft lange von Atrophien verschonten unteren Extremitäten zeigen sich *spastische Reflexsteigerungen.* Selten fehlen *faszikuläre Muskelzuckungen.* Die Elektromyographie belegt den generalisierten Vorderhornprozeß durch den Nachweis von Faszikulationspotentialen und extrem hoch gespannten, verlängerten Muskelaktionspotentialen (sog. Riesenpotentialen); auch Zeichen der pathologischen Spontanaktivität in der Elektromyographie geben Hinweise auf Vorderhornprozesse. Die Muskelbiopsie weist ebenfalls typische Zeichen einer Vorderhornzellschädigung auf. Im qualvollen Endzustand des *unbeeinflußbar* innerhalb weniger Jahre *zum Tode führenden Leidens* ist die mimische Muskulatur ebenso gelähmt wie die Zunge und die für das Kauen, Schlucken und Sprechen benötigten Muskeln. Ausnahmsweise können die zuletzt genannten Erscheinungen auch einmal die Krankheit einleiten. – Die Patienten liegen dann hilflos, abgemagert, von Atemnot und Erstickungsangst gequält darnieder und sind andauernd hilfsbereiter *Fürsorge* bedürftig. In ungelenken Schriftzügen versuchen sie manchmal, mit den gelähmten Fingern ihrer Not und andererseits der Dankbarkeit für jede Hilfe Ausdruck zu geben. Wachen Geistes erleben sie ihren Zustand und ahnen ihr Schicksal. Eine Bewußtseinsstörung gehört nicht zu dieser Krankheit. Die Fähigkeit zur Pflege dieser Kranken verlangt neben der Sachkenntnis das große Geschick, notwendige Hilfen unauffällig zu leisten und tröstende Zuversicht ohne unpassenden Optimismus zu geben.

Funikuläre Spinalerkrankung

Bei einer Behinderung der Resorption von Vitamin B_{12} kommt es zu einer Stoffwechselstörung, die auf dem Gebiet der inneren Medizin zur *megaloblastischen Anämie* oder *perniziösen Anämie* führt. Neben dieser Blutkrankheit mit ihren Folgen können bei der *Vitamin-B_{12}-Resorptionsstörung neurologische* und *psychische* Krankheitszeichen auftreten.

Die neurologische Krankheit ist die funikuläre Spinalerkrankung, auch funikuläre *Myelose* genannt. Die Namengebung beruht darauf, daß lange Nervenfaserbündel im Rückenmark befallen werden, und zwar von degenerativen Veränderungen. Vordringlichstes *Symptom* ist eine Störung der *Sensibilität.* Die Kranken klagen über „Kribbeln", ein „elektrisierendes Gefühl" oder andere *Parästhesien,* die teilweise als recht unangenehm und schmerzhaft geschildert werden. Hinzu kommen sehr ausgeprägte *Lagesinnstörungen,* die eine *ataktische Gangstörung* zur Folge haben können, manchmal bis zur Gehunfähigkeit. Vornehmlich die Beine, aber auch die Arme werden überwiegend an den Extremitätenenden befallen. *Spastische Reflexsteigerungen* und auch *Paresen* können hohe Grade erreichen und ihrerseits eine Gehbehinderung begründen. Im Beginn der Erkrankung können die *Eigenreflexe* allerdings auch fehlen.

Abweichende Liquorbefunde sind nicht sehr häufig. Zur Diagnose tragen das typisch veränderte *Blutbild, fehlende Magensäure* und vor allem die *verminderte Ausscheidung im Urinexkretionstest mit radioaktivem Vitamin B_{12} (Schilling-Test)* bei. Den Blutbildveränderungen kann die funikuläre Spinalerkrankung allerdings um Jahre vorauseilen. Die *Behandlung* verlangt intramuskuläre Verabreichung hoher Dosen von Vitamin B_{12}.

Bei der *pflegerischen Betreuung* gelten ähnliche Richtlinien wie für die Polyneuropathie. Bei spastischen Zeichen ist vor allem zu achten auf ein regelmäßiges Durchbewegen der Gelenke und eine Lagerung, die der Muskelverkürzung entgegenwirkt. Nach Möglichkeit sollten stets Rat und Unterstützung einer *Krankengymnastin* bei der Behandlung eingeholt werden. *Psychische Veränderungen* auf dem Boden einer Vitamin-B_{12}-Resorptionsstörung, auch *Perniziosapsychose* genannt, gehören in die Gruppe der körperlich begründbaren Psychosen in ihren verschiedenen Formen. Auch sie können sich schon lange vor den typischen Veränderungen im Blutbild einstellen.

Fehlbildungen

Ebenso wie Schädel und Gehirn können auch Wirbelsäule und Rückenmark angeborene Fehlbildungen aufweisen. Neugeborene mit schweren Mißbildungen am Rückenmark sind meist nicht lange lebensfähig.

Genannt seien hier nur die wichtigsten Formen der Fehlbildungen. Die Spaltung eines oder mehrerer Dornfortsätze ist ohne krankhafte Bedeutung. Auch der unvollständige Zusammenschluß einzelner Wirbelbögen – unter der intakten Haut und Muskulatur von außen nicht erkennbar –, die *Spina bifida occulta,* kann ohne neurologische Ausfallserscheinungen bestehen. Wölbt sich Hirnhaut durch den Wirbeldefekt nach außen vor, spricht man von einer *Meningozele.* Eine *Meningomyelozele* enthält neben der Hirnhaut auch noch Rückenmarkssubstanz, und bei der *Meningomyelozystozele* ist in dem Bruchsack außerdem Flüssigkeit enthalten. Je nach dem Ausmaß der Rückenmarksschäden können komplette Querschnittslähmungen bestehen, die – von der Höhe der Mißbildung abhängig – die Beine oder alle vier Extremitäten betreffen.

Spaltungen des Rückenmarks *(Diastomyelie)* können symptomlos sein, können aber auch mit Fußdeformitäten und Blasenstörungen einhergehen. Meist liegen gleichzeitig andere Fehlbildungen vor.

Eine Ausweitung der operativen Behandlungsmöglichkeiten bei Fehlbildungen der Wirbelsäule und des Rückenmarks in den letzten Jahren hat die Überlebenschancen der Betroffenen erhöht; Betreuung und Versorgung der Kranken erfolgt nach den Richtlinien, die bei der Behandlung einer Querschnittslähmung gelten.

Krankheiten der peripheren Nerven und der Muskeln

Zum Fachgebiet der Neurologie gehören neben den Erkrankungen des Zentralnervensystems (Gehirn und Rückenmark) als weitere wichtige Gruppe die Schädigungen der Nervenwurzeln, der Plexus, der peripheren Nerven und der Muskeln.

Das periphere Nervensystem beginnt mit den Nervenwurzeln, die vom Rückenmark ausgehen. Vom Vorderhorn des Rückenmarks zweigen die motorischen Wurzeln ab, vom Hinterhorn die sensiblen. Diese beiden Wurzelanteile vereinigen sich nach ihrem Austritt aus dem Rückenmark zu *Spinalnerven,* die als Wurzeln des peripheren Nervensystems zunächst noch innerhalb des Wirbelkanals verlaufen. Jeweils zwischen zwei Wirbeln treten die *Spinalnervenwurzeln* durch die Zwischenwirbellöcher aus dem Wirbelkanal aus. Sie werden nach den ihnen benachbarten Wirbeln bezeichnet, und zwar im Bereich der Halswirbelsäule nach dem darunterliegenden Wirbel. Die Zervikalwurzeln C_1–C_7 treten also oberhalb der Halswirbel 1–7 aus. Eine Ausnahme macht die Wurzel C_8. Sie tritt zwischen dem letzten Hals- und dem ersten Brustwirbel aus. In den tieferen Abschnitten wird die *Wurzel* nach dem darüberliegenden Wirbel benannt, sowohl im Thorakal- als auch im Lumbal- und Sakralbereich. Die Abb. **40** stellt die Verhältnisse schematisch dar.

Anteile dieser Nervenwurzeln verbinden sich nun nach dem Austritt aus der Wirbelsäule mit benachbarten Wurzeln zu einem Nervengeflecht, einem *Plexus,* in dem dann für eine kurze Wegstrecke mehrere periphere Nerven vereint sind. Erst im weiteren Verlauf zweigen die größeren und kleineren *peripheren Nerven* ab und ziehen zu ihrem Versorgungsgebiet, wo sie sich in feinste Endäste aufteilen.

Alle Verletzungen und Erkrankungen, die die genannten Strukturen treffen, haben das Syndrom der peripheren Nervenschädigung zur Folge. Wenn unter dem gleichen Kapitel neben den umschriebenen Schädigungen und den Polyneuropathien auch noch eine Gruppe – zum Teil recht verschiedener – Muskelerkrankungen abgehandelt wird, so geschieht dies einmal, weil diese Erkrankungen sehr lange tatsächlich als neurologische Krankheiten angesehen wurden, und zum anderen, weil ihre Erscheinungen gerade denen peripherer neurologischer Symptome sehr ähnlich sind.

Umschriebene Schädigungen

Wurzelschädigungen

Wie bei der Querschnittslähmung aus der Grenze der Sensibilitätsstörungen und aus der Verteilung der Lähmungen ziemlich genau der Ort der Rückenmarksschädigung erschlossen werden kann, so gestatten der segmentale Aufbau des Rückenmarks und seine Wurzelabgänge einen Schluß auf die Schädigungsstelle, wenn Sensibilitätsstörungen und Lähmungen an einer Extremität in ganz bestimmter Verbindung auftreten. Grundsätzlich kann jede einzelne Nervenwurzel – in der Klinik und auch im folgenden kurz „*Wurzel*" genannt – geschädigt werden. Dieser Schädigung entspricht dann eine Sensibilitätsstörung im zugehörigen Versorgungsbereich (vgl. Abb. **4** u. **5**) und eine teilweise Lähmung jener Muskeln, die von der betroffenen Wurzel motorisch versorgt werden. Bei Muskeln, deren Versorgung aus mehreren Wurzeln kommt, wird die Lähmung nur gering sein, bei einem Muskel jedoch, der überwiegend von einer Wurzel seine motorischen Impulse erhält, kann es zur hochgradigen Parese kommen. Häufigste und wichtigste Ursache der Wurzelschädigungen ist der *Bandscheibenvorfall.* Als „Ischias", „Ischiasneuritis" und unter vielen weiteren Namen verbirgt sich jenes Krankheitsbild, das in den verschiedensten Stadien als „*Wurzelschädigung bei Bandscheibenschaden*" in die neurologischen, neurochirurgischen oder orthopädischen Kliniken kommt. Die Benennung der Krankheitssymptome nach dem N. ischiadicus ist sachlich falsch, weil nicht der Nerv betroffen ist.

Bevor die Besonderheiten der einzelnen Wurzelschädigungen genannt werden, erfolgt ein kurzer Blick auf den Begriff des *Bandscheibenschadens.*

Zwischen je zwei Wirbeln liegt die *Zwischenwirbelscheibe* (Discus intervertebralis). Diese hat in ihrem Innern den gallertartigen Zwischenwirbelkern *(Nucleus pulposus),* der mit zunehmendem Alter einen Teil seiner ursprünglichen Elastizität verliert. Auch das diesen Kern ringförmig umgebende Gewebe *(Anulus fibrosus)* büßt an Elastizität ein, und so kann es geschehen, daß es selbst ohne große körperliche Belastung am Anulus fibrosus der Bandscheibe zu kleinen oder größeren Rissen und Dehnungen kommt, in die sich der Nucleus pulposus vorwölbt. Diese Verlagerungen im Inneren der Bandscheibe können zu Schmerzen führen, die Beweglichkeit der Wirbelsäule an dieser Stelle wird eingeschränkt, die benachbarten Muskeln verkrampfen sich und der bekannte „steife Hals" oder die Lumbago („Hexenschuß"; Abb. **55**) sind die Folge. Kommt es jedoch zu einem teilweisen oder vollständigen Durchtritt des Nucleus pulposus durch den Faserring, dann liegt in Form einer *Protrusion* oder eines *Prolapses* ein manifester *Bandscheibenschaden* vor (Abb. **56** u. **57**). Auch hier ist das führende *Symptom* der *Schmerz,* dessen radikuläre,

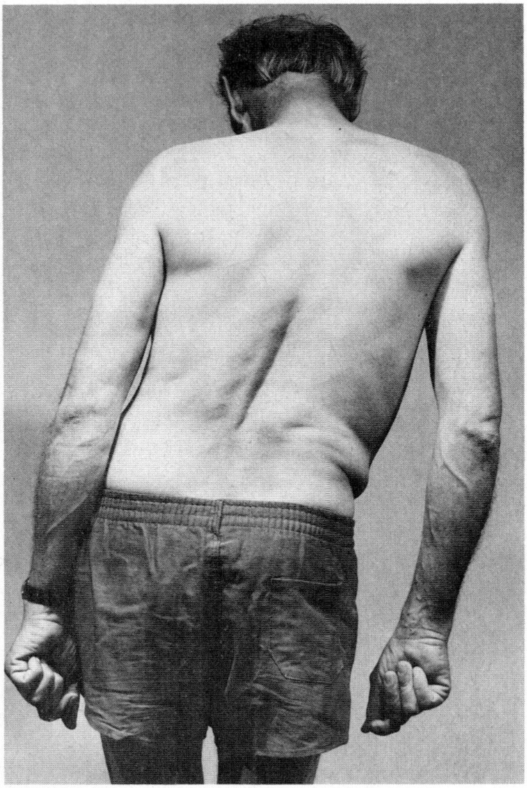

Abb. **55** Lumbago („Hexenschuß"). Typische Schon- und Steifhaltung des Patienten nach der Aufforderung, den Rumpf vorwärts zu beugen.

d. h. dem sensiblen Versorgungsbereich der Wurzel entsprechende, Ausbreitung geradezu charakteristisch ist. Den Schmerz als einer *Reizerscheinung des sensiblen Wurzelanteils* begleiten (oder sie folgen ihm nach) die *Ausfallserscheinungen der sensiblen Funktion* als *Hypästhesie* oder *Anästhesie*. Die Störung der motorischen Anteile führt zu Lähmungen. In den Abb. **58–62** sind die Symptomkombinationen dargestellt, die für die typische Schädigung einer bestimmten Wurzel charakteristisch sind. Genannt ist die geschädigte Wurzel. Eingezeichnet sind jene Muskeln *(Kennmuskeln)*, in denen eine Lähmung zu erwarten ist, und schraffiert wurden die Hautgebiete, in denen eine Sensibilitätsstörung auftritt. Die hier dargestellten Wurzeln wurden gewählt, weil sie die weitaus am häufigsten geschädigten und damit für die Klinik wichtigsten sind.

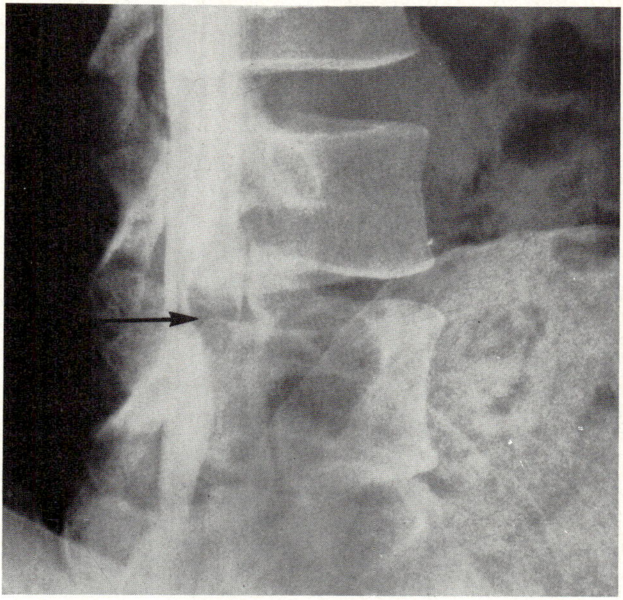

Abb. **56** Lumbaler Bandscheibenvorfall. Das Myelogramm zeigt eine Eindellung des Kontrastmittelbandes zwischen dem 4. und 5. Lendenwirbel.

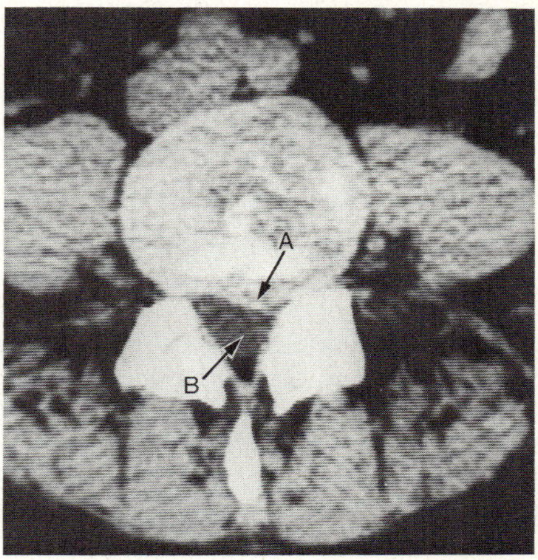

Abb. **57** Bandscheibenvorfall zwischen 3. und 4. Lendenwirbel rechts. Computertomogramm. Die Bandscheibe wölbt sich von rechts von der Mittellinie erheblich in den Wirbelkanal vor (A). Der Duralsack ist nach hinten und links verlagert und außerdem komprimiert (B).

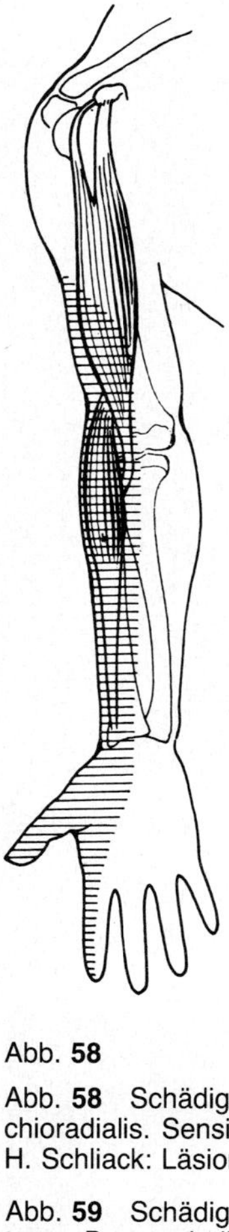

Abb. **58**

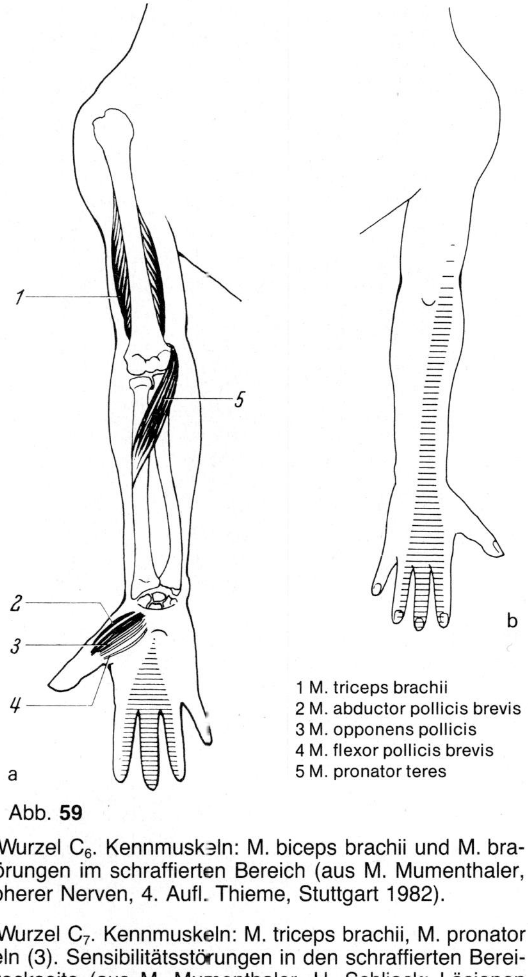

Abb. **59**

Abb. **58** Schädigung der Wurzel C_6. Kennmuskeln: M. biceps brachii und M. brachioradialis. Sensibilitätsstörungen im schraffierten Bereich (aus M. Mumenthaler, H. Schliack: Läsionen peripherer Nerven, 4. Aufl. Thieme, Stuttgart 1982).

Abb. **59** Schädigung der Wurzel C_7. Kennmuskeln: M. triceps brachii, M. pronator teres, Daumenballenmuskeln (3). Sensibilitätsstörungen in den schraffierten Bereichen: **a** Beugeseite, **b** Streckseite (aus M. Mumenthaler, H. Schliack: Läsionen peripherer Nerven, 4. Aufl. Thieme, Stuttgart 1982).

Natürlich zeigen nicht alle Wurzelschädigungen das typische Ausfallsmuster. Je nach dem Grad oder dem Stadium der Schädigung können die motorischen und sensiblen Störungen weniger deutlich ausgeprägt sein. Nicht ganz selten kommt es auch einmal zur Schädigung zweier oder mehrerer benachbarter Wurzeln. Die dargestellten Muskeln und schraffierten Hautgebiete lassen sich dann unschwer aus den Skizzen addieren (Ursachen und Entstehung der Wurzelschäden s. S. 156; Behandlung S. 158).

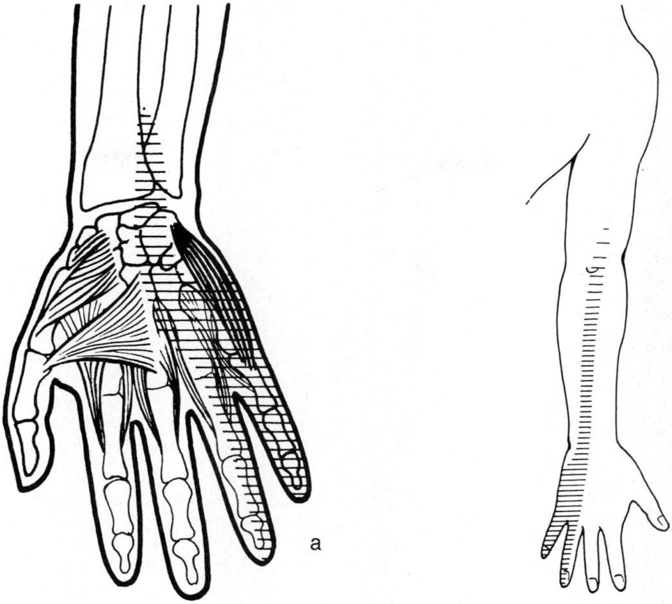

Abb. **60** Schädigung der Wurzel C_8. Kennmuskeln: Kleinfingerballenmuskel und Mm. interossei. Sensibilitätsstörungen in den schraffierten Bereichen (aus M. Mumenthaler, H. Schliack: Läsionen peripherer Nerven, 4. Aufl. Thieme, Stuttgart 1982).

Plexusschäden

Die Schädigungen der Nervenplexus sind seltener als die Wurzelschäden oder die Schädigung eines peripheren Nervs. Betroffen werden

- Plexus brachialis oder Armplexus und
- Plexus lumbosacralis oder Beinplexus.

Der Plexus brachialis setzt sich aus Anteilen der Wurzeln C_4–Th_1 (4. Zervikalwurzel bis 1. Thorakalwurzel) zusammen, der Plexus lumbosacralis aus den Wurzeln Th_{12}–S_4 (12. Thorakalwurzel, Lumbalwurzeln und den Sakralwurzeln 1–4).

Über die Entstehung der Plexusschäden wird im Kapitel über Ursachen und Entstehung der umschriebenen peripheren Nervenschäden gesprochen. Die Ausfallserscheinungen lassen sich nicht aus der Summe der am Plexus beteiligten Wurzeln addieren, weil nicht alle Wurzelanteile in den Plexus einmünden, und auch nicht immer aus der Summe der aus ihm hervorgehenden peripheren Nerven, da häufig nicht der Plexus in seiner

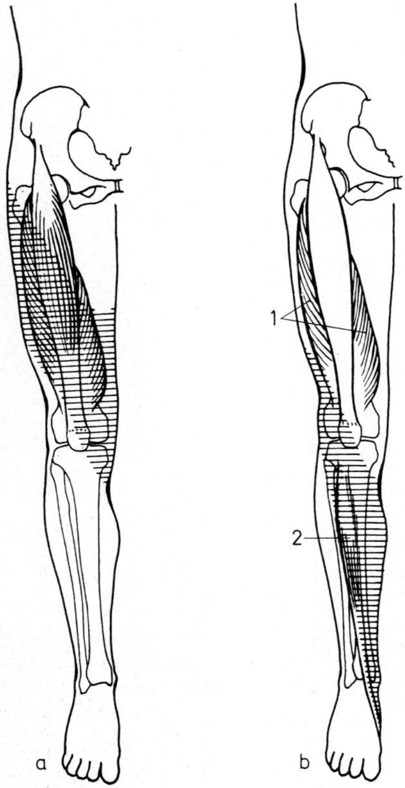

Abb. **61** **a** Schädigung der Wurzel L_3. Kennmuskel: M. quadriceps femoris. Sensibilitätsstörungen im schraffierten Bereich. **b** Schädigung der Wurzel L_4. Kennmuskeln: Teile des M. quadriceps femoris (1), vor allem M. tibialis anterior (2). Sensibilitätsstörungen im schraffierten Bereich (aus M. Mumenthaler, H. Schliack: Läsionen peripherer Nerven, 4. Aufl. Thieme, Stuttgart 1982).

Gesamtheit geschädigt wird. Eine genaue Zuordnung erlaubt stets nur die exakte neurologische Untersuchung.

Am *Plexus brachialis* treten außer der kompletten Armplexuslähmung (Abb. **63**) eine obere oder eine untere Plexusschädigung auf. Die *obere Plexusschädigung (Erb-Lähmung)* betrifft die Wurzeln C_5 und C_6. Paretisch sind dann hauptsächlich die Abduktoren und Außenrotatoren des Oberarms, Beuger und Innenrotatoren des Unterarms und gelegentlich ein Teil der Handstrecker. Wenn die Sensibilität mitbetroffen ist, besteht eine Hypästhesie über dem Deltamuskel sowie an der Radialseite des Unterarms.

Von der *unteren Plexuslähmung (Klumpke-Lähmung)* werden die Wurzeln C_7–Th_1 betroffen. Gelähmt sind vornehmlich die kleinen Handmuskeln, die Hand- und Fingerbeuger und zuweilen auch die Unteramstrekker. Eine Hypästhesie kann an der Ulnarseite von Unterarm und Hand bestehen. – Je nach dem Ausmaß und dem Ort der Plexusläsion kommen

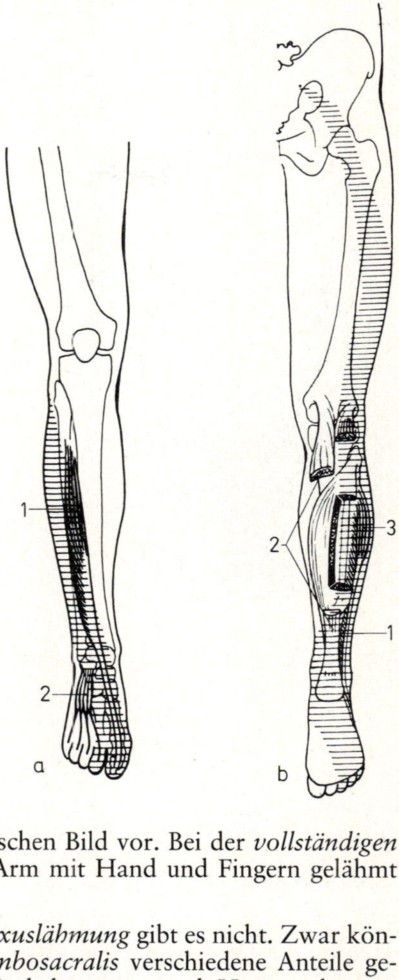

Abb. **62** **a** Schädigung der Wurzel L_5. Kennmuskeln: vornehmlich M. extensor hallucis longus (1), auch M. extensor digitorum brevis (2). Sensibilitätsstörungen im schraffierten Bereich. **b** Schädigung der Wurzel S_1. Kennmuskeln: M. peronaeus brevis (1), M. triceps surae (2), M. peronaeus longus (3). Sensibilitätsstörungen im schraffierten Bereich (aus M. Mumenthaler, H. Schliack: Läsionen peripherer Nerven, 4. Aufl. Thieme, Stuttgart 1982).

vielfältige Abweichungen vom typischen Bild vor. Bei der *vollständigen Armplexuslähmung* ist der ganze Arm mit Hand und Fingern gelähmt und hyp- oder anästhetisch.

Typische Untergruppen der *Beinplexuslähmung* gibt es nicht. Zwar können auch innerhalb des *Plexus lumbosacralis* verschiedene Anteile geschädigt sein, so daß einzelne Muskelgruppen und Hautareale ausschließlich oder bevorzugt betroffen sind, aber die insgesamt viel selteneren Plexusteilschädigungen am Bein sind vielfältiger und unsystematischer. Bei der vollständigen Beinplexuslähmung sind Hüft- und Beinmuskeln paretisch, und die Sensibilität ist am ganzen Bein gestört.

Periphere Nervenschäden

Grundsätzlich können Schädigungen an allen peripheren Nerven auftreten und damit zu Ausfallserscheinungen im zugehörigen Versorgungsge-

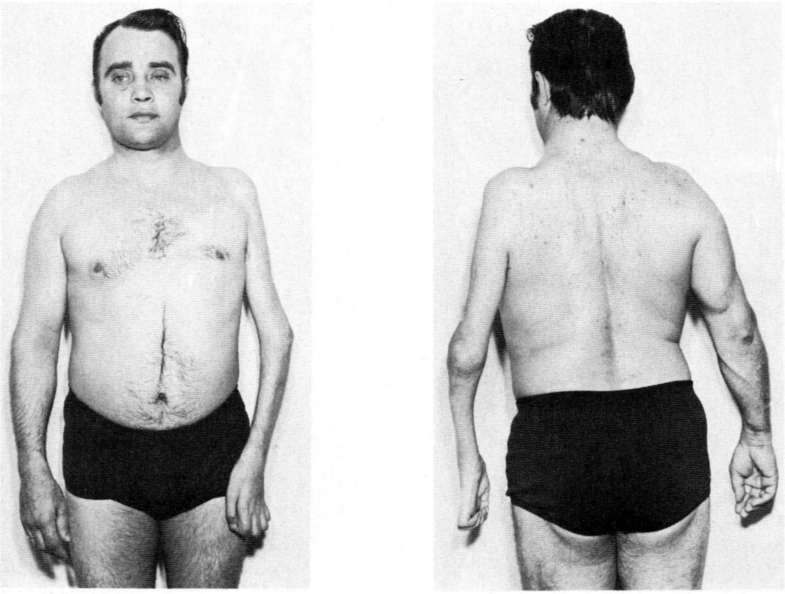

a b

Abb. **63** **a** u. **b** Traumatische Armplexusschädigung links. Atrophische Lähmung des ganzen Arms.

biet führen. Hier sollen jedoch nur die häufigsten mit ihren wichtigsten Symptomen genannt werden. Dabei ist wiederum zu berücksichtigen, daß abhängig von Ort, Ausmaß und Stadium des Schadens das Ausfallsmuster vom hier dargestellten typischen Bild abweichen kann.

Schädigung von Extremitätennerven

N. axillaris. Gelähmt sind M. deltoideus und M. teres minor, behindert dadurch die Hebung des Oberarmes nach vorn und zur Seite und die Außenrotation. Die Sensibilitätsstörung betrifft die Außenseite des Oberarmes über dem Deltamuskel.

N. musculocutaneus. Gelähmt sind M. coracobrachialis, M. biceps brachii und teilweise M. brachialis; dadurch behindert werden Beugung und Supination des Unterarms. Die Sensibilität ist auf der Radialseite des Unterarms gestört.

N. radialis. Gelähmt sind der M. triceps brachii sowie die Hand- und Fingerextensoren. Dadurch wird die Streckung des Unterarms, der Hand und der Finger unmöglich oder geschwächt. Außerdem sind die Supination der Hand und die Abduktion des Daumens teilweise behindert. Am radialen Hand- und am Daumenrücken ist die Sensibilität gestört.

N. medianus. Gelähmt sind der radiale Handbeuger und der M. palmaris longus, die Pronatoren, die Daumenbeuger, die oberflächlichen Fingerbeuger, die tiefen Beuger des 2. und 3. Fingers sowie die Mm. abductor pollicis brevis und opponens pollicis und schließlich die Mm. lumbricales 1 und 2. Die Sensibilität ist gestört auf der daumenwärts gelegenen Hälfte der Handinnenfläche und der Beugeseite der Finger 1–3 sowie der daumenwärts gelegenen Hälfte der Beugeseite am Ringfinger.

N. ulnaris. Gelähmt sind der ulnare Handbeuger, die tiefen Fingerbeuger 4 und 5 und der M. palmaris brevis, die Kleinfingermuskeln, die Mm. interossei sowie am Daumenballen der M. adductor pollicis und ein kleiner Anteil der Daumenbeuger. Die Sensibilitätsstörung umfaßt etwa die Hälfte der kleinfingerwärts gelegenen Handinnenfläche sowie die Beugeseite des Kleinfingers und die ihm zugewandte Hälfte der Beugeseite am 4. Finger (Abb. **64**).

N. femoralis. Die wichtigste Funktionsstörung ist die Lähmung des M. quadriceps femoris. Die Sensibilitätsstörung betrifft die Vorderseite des Ober- und die Innenseite des Unterschenkels.

N. ischiadicus. Seine Schädigung führt zur Lähmung der Beuger am Oberschenkel und der gesamten Unterschenkelmuskulatur sowie zur Sensibilitätsstörung an der Außen- und Rückseite des Unterschenkels und am Fuß. – Die beiden Hauptäste des N. ischiadicus sind der N. tibialis und der N. peronaeus.

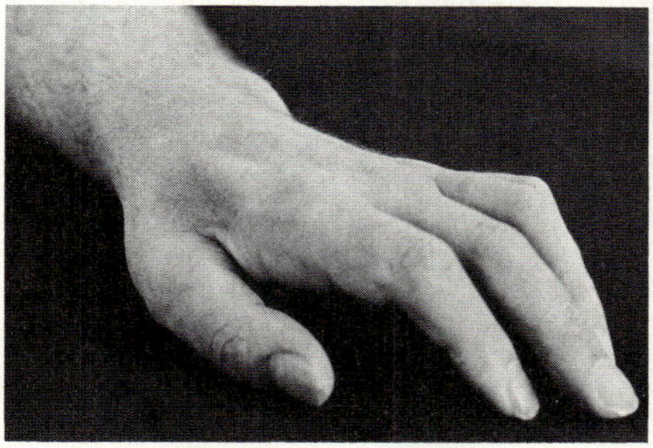

a

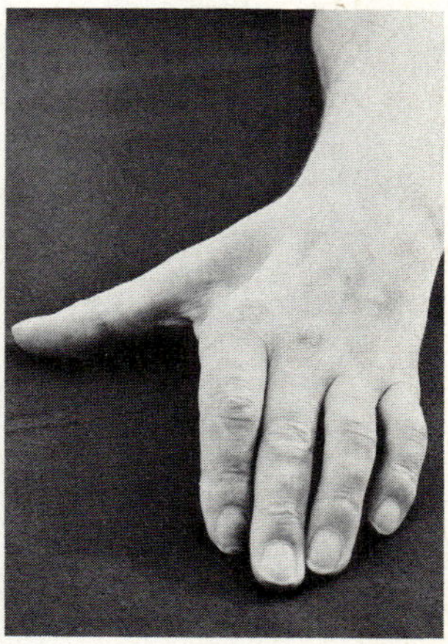

b

Abb. **64** **a** u. **b** Ulnarislähmung links. Deutliche Atrophie der Mm. interossei und des M. adductor pollicis.

N. tibialis. Sein Ausfall bewirkt in erster Linie die Lähmung der Fuß- und Zehenbeuger und eine Sensibilitätsstörung an der Rückseite des Unterschenkels und an der Fußsohle.

N. peronaeus. Der typische Peronäusausfall zeigt eine Lähmung der Fuß- und Zehenheber und eine Störung der Sensibilität an der Außenseite des Unterschenkels und auf dem Fußrücken.

Schädigung von Hirnnerven

Ein peripherer Nervenschaden kann auch an den Hirnnerven auftreten. Hier sind die wichtigsten Krankheitsbilder die Fazialislähmung und die Trigeminusneuralgie.

Fazialislähmung. Oft ohne erkennbare Ursache entwickelt sich innerhalb von Stunden oder 1–2 Tagen eine Parese der vom *N. facialis* versorgten, also der gesamten mimischen Muskulatur einer Gesichtsseite. Eine solche Lähmung kann auch Folge einer traumatischen Fazialisschädigung sein, etwa in Form einer Nervenzerreißung oder Dehnung bei einem Schädelbruch oder durch den Druck einer Geschwulst. Willkürliche Bewegungen der Gesichtsmuskeln sind nicht mehr möglich, die Stirnfalten sind auf der gelähmten Seite verstrichen, das Auge kann nicht mehr geschlossen werden, und der Mundwinkel hängt herab (Abb. **65**). Es entstehen Schwierigkeiten beim Sprechen und vor allem beim Trinken. Auf den vorderen zwei Dritteln der Zunge kommt es zu einer Geschmacksstörung. Eine

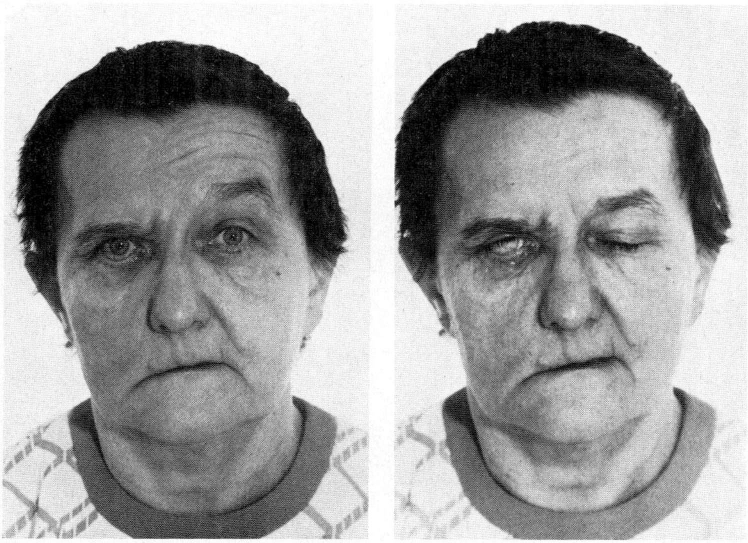

a b

Abb. **65** **a** u. **b** Periphere Fazialislähmung rechts.

zuverlässige Behandlungsmethode der auch als „rheumatisch“ oder „idiopathisch“ bezeichneten Fazialisparese ist nicht bekannt. Ihre Prognose ist meist gut. Bei Tumordruck oder Dehnung an einer Knochenstufe wird man die Beseitigung der Ursache versuchen. Im übrigen wird mancherorts ebenso wie bei der Lähmung anderer peripherer Nerven während des vollständigen Funktionsausfalls die Muskulatur elektrisch gereizt. Diese Maßnahme ist heute nicht mehr zu rechtfertigen, da sie dem gelähmten Muskel keinen Vorteil bringt, viel eher aber die Kontraktur auf der befallenen Seite fördert. Verfechter einer Behandlung mit Antiphlogistika oder Kortikoiden haben ebenso viele Gegner wie die Otochirurgen, die zu einer operativen Freilegung des Canalis nervi facialis raten. Sofern eine Ursache für die Lähmung nicht faßbar und angehbar ist, sollte der Kranke vor dem Spiegel die mimische Muskulatur bewegen („Fratzen schneiden“). Die Bewegungen werden von der betroffenen Seite gedanklich mitvollzogen, bis Bewegungseffekte erkennbar sind und weiter geübt werden können. Bei fehlendem Augenschluß sollte der Augapfel tagsüber durch eine Salbe und nachts durch einen Schutzverband vor Verletzung und Austrocknung bewahrt werden.

Trigeminusneuralgie. Auch für die Trigeminusneuralgie kann man in den meisten Fällen keine Ursache angeben (idiopathische Trigeminusneuralgie). Manchmal wird sie durch Tumordruck oder durch die Folgen eines Schädelbasisbruches ausgelöst. In anderen Fällen drücken Arterien oder Venenschlingen nahe dem Hirnstamm auf den N. trigeminus.

Ganz unvermittelt kommt es zu heftigsten Schmerzen im Versorgungsbereich eines, zweier oder aller drei Hautgebiete, wie sie den einzelnen Trigeminusästen entsprechen (s. Abb. **3**). Der typische Schmerz tritt in sekundenlang andauernden qualvollen Attacken auf, die häufig rasch aufeinander folgen. Oft werden sie schon von leichten Bewegungen beim Sprechen oder beim Kauen ausgelöst, manchmal genügt eine leise Berührung oder ein kühler Lufthauch. Die Schmerzattacken können sich über Monate oder Jahre wiederholen. Die Kranken vermeiden das Sprechen, essen nur unzureichend, gelegentlich treibt die Verzweiflung über das Leiden einen Patienten zum Selbstmord. Gleichzeitige Verordnung von Schmerz- und Beruhigungsmitteln ist die heute noch häufigste Behandlungsmethode der Trigeminusneuralgie. Sehr bewährt hat sich das Carbamazepin (Tegretal). Alkoholinjektionen in den Nerv, operative Teilentfernung der Nervenäste, die Durchschneidung einzelner Äste oder von Nervenbahnen im Gehirn sowie stereotaktische Operationen sind nicht ohne Risiko und keineswegs immer erfolgreich.

Dem Schmerztyp der Trigeminusneuralgie ähnlich sind die Glossopharyngeusneuralgie, die Sluder-Neuralgie und die Nasoziliarisneuralgie. Eine andere – migräneähnliche – Schmerzform mit Dauerschmerz bei gleichzeitiger Gesichtsrötung, Tränenfluß und Verstopfung der Nase zeigt das Horton-Syndrom (Erythroprosopalgie, Histaminkopfschmerz). Eine Störung der Kiefergelenkfunktion ist für die Schmerzen des Costen-Syndroms verantwortlich. Die nicht näher klassifizierbaren Gesichtsschmerzen werden als *Prosopalgie* bezeichnet.

Ursache und Entstehung der wichtigsten umschriebenen Schädigungen

Ganz zweifellos gilt der *Bandscheibenschaden* als wichtigste Ursache eines radikulären Syndroms, also des auf die Schädigung einer Nervenwurzel zurückzuführenden Symptomenkomplexes. Seine Entstehung wurde zu Beginn des Kapitels über die Wurzelschädigungen dargestellt. Daneben aber gibt es eine Reihe von anderen Erkrankungen und Verletzungen, die zum charakteristischen Bild der *Wurzelschädigung* führen und die gleichfalls das Gebiet der Hals- und der Lendenwirbelsäule bevorzugt betreffen.

Eine sehr häufige Ursache für das Syndrom der zervikalen oder lumbalen Wurzelschädigung ist die *Osteochondrose* der Wirbelsäule. Aufgrund von Altersveränderungen an den Wirbeln und an den Wirbelgelenken sowie am Bandapparat der Wirbelsäule kommt es zu Verschiebungen von zwei Wirbeln gegeneinander mit veränderter Beweglichkeit der Wirbelsäule, Einengung der Zwischenwirbellöcher usw. Dabei können dann die Wurzelnerven in gleicher Weise beeinträchtigt werden wie beim Bandscheibenvorfall. Eine Unterscheidung wird oft dadurch möglich, daß die Folgen des Bandscheibenschadens plötzlich einsetzen, während sich die Auswirkungen der Osteochondrose auf die Wurzelnerven mehr schleichend entwickeln. *Tumoren des Wirbels* oder *Tumoren im Wirbelkanal,* vom Rückenmark oder seinen Häuten ausgehend, auch *Metastasen* oder *Abszesse* können einzelne Nervenwurzeln komprimieren. Schließlich kommen Tumoren an den Nervenwurzeln selbst vor.

Verletzungen verschiedener Art können zur Wurzelschädigung führen. Bei Schuß- oder Stichverletzungen kann eine Wurzel völlig durchtrennt werden. Der komplette Ausriß einer oder mehrerer Nervenwurzeln ist manchmal Folge eines heftigen Schleudertraumas bei Auffahrunfällen mit dem Kraftwagen oder beim Sturz vom Zweirad oder vom Pferd. Meist treten bei dieser Art der Verletzung jedoch außerdem Schäden am Rückenmark auf, die dann zu vielfältigen und vordringlicheren Symptomen führen.

Nicht selten einmal kommt es ganz unbemerkt zu Verletzungen der Nervenwurzeln, bei denen dann zwar die Wurzel nicht durchtrennt, wohl aber so erheblich gedehnt wird, daß ihre Funktionsfähigkeit Schaden nimmt. Dies geschieht, wenn ein Patient in Narkose bei der Lagerung oder beim Transport so heftig und unphysiologisch bewegt wird, daß an den Nervenwurzeln durch den nach hinten oder zur Seite geschleuderten Kopf oder eine nicht ausreichend gehaltene und deshalb herabfallende Extremität gezerrt wird. Bei ungünstiger Lagerung auf Operationstischen (gynäkologische Operationsstühle!) kann eine längere Zeit wirksame Dehnung von Nervenwurzeln den gleichen Effekt haben. Sogleich nach Abklingen der Narkose wird der Schaden offenkundig. Zum frühestmöglichen Zeitpunkt sollte die Ursache der Wurzelschädigung aufgeklärt sein, um durch sachkundige Behandlung Dauerfolgen zu vermeiden. Die genaue neurologische Untersuchung gestattet meist schon einen Schluß auf den Ort der Schädigung. Die Anamnese weist häufig auf die Art der Erkrankung hin. Röntgenuntersuchung, Myelographie, Diskographie, Elektromyographie und Liquoruntersuchung sind zumeist bei der Diagnostik einer Wurzelschädigung notwendig.

Die *Plexusschäden* gehen in den meisten Fällen auf *Verletzungen* zurück. Vor allem der Plexus brachialis ist durch seine oberflächliche Lage am Hals besonders gefährdet und wird auch viel häufiger als der Plexus lumbosacralis von traumatischen Schäden betroffen. Die Verletzungen entstehen beim Sturz auf Kopf und Schulter oder durch starken Zug am Arm. Eine folgenschwere Dehnung des Armplexus kommt gleichfalls bei falscher Lagerung eines Patienten auf dem Operationstisch vor. Auch bei der Geburt kann es zur Dehnung des kindlichen Armes kommen mit nachfolgendem Plexusschaden, als „*Geburtslähmung*" bekannt. Neben weiteren – selteneren – Ursachen für die Armplexusschädigung müssen die Tumoren genannt werden, die als Primärtumoren oder Metastasen in der Nähe wachsen und zunehmend auf den Plexus drücken können. Traumatische Beinplexuslähmungen können bei Beckenfrakturen vorkommen. Auch bei Beinplexusschäden ist an das Vorliegen eines Tumors mit fortschreitendem Druck auf den Plexus zu denken.

Die Ursachen *peripherer Nervenschäden* sind sehr vielfältiger Natur. Verletzungen durch Schnitt, Stich oder Schuß können den peripheren Nerv ganz oder teilweise durchtrennen. An den Kanten eines gebrochenen Knochens kann der Nerv zerrissen oder bei Verletzungen an den Extremitäten gedehnt und gezerrt werden.

Ein nicht unwesentlicher Teil peripherer Nervenschäden kommt jedoch im Zusammenhang mit therapeutischen Maßnahmen vor und bedarf daher besonderer Erwähnung. Sicher können manche peripheren Lähmungen vermieden werden, wenn die Art ihrer Entstehung bekannt ist und die ersten Hinweise auf den Schaden beachtet werden. Hier ist vor allem an die *Drucklähmungen* zu denken. Bewußtlose oder weitgehend gelähmte Kranke sind besonders gefährdet. Durch unveränderte Lage können vor allem der N. ulnaris am Ellenbogen und der N. peronaeus am Wadenbeinköpfchen unterhalb des Kniegelenkes solche Druckschäden erleiden. Schnürende Bandagen oder Gipsverbände drücken oftmals den Nerv gegen benachbarte Knochen. Bei bewußtlosen und bewegungsunfähigen Kranken ist deshalb häufiger Lagewechsel notwendig. Klagen über Taubheitsgefühl oder Kribbeln – jedermann bekannt als Gefühl des

„eingeschlafenen Beines“ bei übereinandergeschlagenen Knien – sollten Anlaß sein, Lagerung oder Verbände zu überprüfen. Auch durch Bettkanten oder eine Schiene dürfen die Gliedmaßen Bewußtloser oder Gelähmter nicht gedrückt werden. – Bekannt als „Parklähmung“ oder „Schlaflähmung“ ist die Druckschädigung des N. radialis am Oberarm bei Schlafenden oder Betrunkenen, wenn der Oberarm einer harten Kante aufliegt.

Nicht ganz selten sind auch die als *„Spritzenschäden“* bekannten Paresen peripherer Nerven infolge einer Injektion. Bei keiner intramuskulären Injektion sollten die gültigen Regeln vernachlässigt werden. Besonders gefährdete Gebiete (in denen große periphere Nerven verlaufen) dürfen niemals als Ort für eine intramuskuläre Spritze gewählt werden. Eigentlich mehr zum Gebiet der allgemeinen Krankenpflege als in das Fachgebiet der Neurologie gehört der Hinweis, daß bei ventroglutealer Technik oder bei Einstich in den Oberschenkel an typischer Stelle und senkrechter Stichrichtung zum Knochen Nervenschäden in der Regel vermieden werden. Aber auch bei sachgerechter Einführung der Injektionskanüle kann einmal ein peripherer Nerv geschädigt werden, weil er an atypischer Stelle verläuft. Solche Zwischenfälle lassen sich niemals ganz vermeiden. Um so wichtiger scheint die Regel, Mißempfindungen, Taubheitsgefühl, Schmerzen oder Lähmungen in unmittelbarem Zusammenhang mit einer Spritze sofort dem Arzt mitzuteilen, um alsbaldige Behandlung zu ermöglichen. Der Gedanke an das Wohl des Kranken sollte *vor* der Erwägung der Verantwortlichkeit stehen!

Vorbeugung und Behandlung der wichtigsten umschriebenen Schädigungen

Beste Vorbeugung für Menschen, die bereits einmal eine *Wurzelschädigung bei Bandscheibenschaden* gehabt haben, ist ein regelmäßiges Körpertraining (z. B. Schwimmen), das durch die Kräftigung der Rumpfmuskulatur den Halteapparat der Wirbelsäule stabilisiert.

Schmerzstillung, Ruhigstellung und Wärmeanwendung sind die Behandlungsmaßnahmen bei Veränderungen innerhalb der Bandscheibe, die zu „Hexenschuß“, „Lumbago“ oder zum „steifen Hals“ geführt haben. Liegt eine Wurzelschädigung infolge eines Bandscheibenschadens vor, bestehen also Sensibilitätsstörungen und Paresen, so richtet sich das weitere Vorgehen nach dem Ausmaß und der Dauer der Ausfälle. Die elektromyographische Untersuchung gestattet eine Aussage über das Ausmaß der Schädigung des betroffenen Muskels.

Beim frischen Bandscheibenschaden wird eine Lagerung angestrebt, die zur Schmerzfreiheit oder Schmerzlinderung führt. Dies kann eine vollständige Streckung oder auch eine leichte Beugung der Wirbelsäule sein. Ein Brett unter der Matratze des Bettes gewährleistet die Flachlagerung.

Mit einer Rolle im Nacken wird der Kopf – und damit die Halswirbelsäule – leicht nach hinten gebeugt; ein zusätzliches Polster unter dem Hinterkopf führt zur leichten Beugung nach vorn.

Die Beugung der Lendenwirbelsäule gelingt ohne Schwierigkeiten, wenn man ausreichend dicke Polster unter die Unterschenkel des liegenden Kranken legt, so daß Hüft- und Kniegelenke nahezu rechtwinklig gebeugt sind.

In der Vorstellung, daß ein sich vorwölbender und auf die Nervenwurzel drückender Nucleus pulposus noch in seine normale Lage zurückgleiten kann, darf ein leichter Zug auf die Wirbelsäule ausgeübt werden. Im Schlittenextensionsbett wird bei zervikalen Bandscheibenschäden der Kopf, bei lumbalen Schäden das Becken fixiert, und bei Hochstellung des Kopf- oder Fußendes zieht das Eigengewicht des Körpers an der Wirbelsäule und dehnt dabei die Zwischenwirbelräume. Hand in Hand mit den genannten Methoden geht die Verordnung von ausreichenden Dosen beruhigender und schmerzlindernder Mittel, damit eine Beseitigung des Schmerzes erzielt wird. Wichtig ist vor allem die konsequente Durchführung dieser Behandlung. Schon kleine Wege zur Toilette und zum Waschtisch oder das Aufstehen zum Essen können das Behandlungsziel gefährden. Außerdem muß sehr genau darauf geachtet werden, daß bei der langdauernden Lagerung nicht Druckstellen entstehen, die neben Druckgeschwüren auch Druckschäden am peripheren Nerv hervorrufen können (S. 157). Schon während der Ruhigstellung hilft eine fachkundige leichte Massage durch die Krankengymnastin bei der Lockerung der verspannten Muskeln. Nach Abklingen der Schmerzen kommen im Rahmen des krankengymnastischen Trainings zu den Massagen zunächst Lockerungsübungen und später die Aktivierung der gelähmten Muskulatur.

Bleibt aber unter der konservativen Behandlung nach einer begrenzten Zeit der Erfolg aus, nehmen die Ausfallserscheinungen zu oder stellen sich alarmierende Symptome wie eine Blasenstörung ein, so sind die Voraussetzungen für eine operative Therapie des Bandscheibenschadens gegeben. Hierbei wird ein Wirbelbogen ganz oder zur Hälfte entfernt und der vorgefallene Teil des Bandscheibenkerns herausgelöst. Anstelle dieses operativen Verfahrens wird seit Anfang der achtziger Jahre auch in der Bundesrepublik unter bestimmten Voraussetzungen in einzelnen Fällen die „Chemonukleolyse" ausgeführt. Wenn der Faserring der Bandscheibe intakt ist und kein Bandscheibenvorfall besteht, kann das Enzym Chymopapain in den Bandscheibenkern nach vorheriger Diskographie injiziert werden. Die Indikation ist bei frischen Bandscheibenprotrusionen nicht gegeben. Ein Soforteffekt ist nicht zu erwarten, da das Enzym die Polysaccharide langsam auflöst. Das Endresultat ist nach etwa 3 Monaten zu erwarten. Zunahme der Paresen oder Erfolglosigkeit der Maßnahme verlangen die Operation.

Für die Behandlung der Wurzelschädigung bei Osteochondrose der Wirbelsäule gelten weitgehend ähnliche Richtlinien. Eine Operation wird hier allerdings kaum Heilung bringen können.

Tumoren des Wirbels oder im Wirbelkanal verlangen die Operation oder Strahlenbehandlung. Bei den Verletzungsfolgen richten sich die Behandlungsmaßnahmen nach dem Einzelfall. Eine durchtrennte Wurzel ist nicht mehr reparabel, die Funktion der zugehörigen Muskelanteile kehrt nicht zurück, und die Sensibilität im entsprechenden Versorgungsgebiet bleibt gestört.

Eine *Therapie der Plexuslähmungen,* soweit es sich um einen Ausriß des Plexus aus dem Rückenmark oder um einen Abriß handelt, ist sehr wenig erfolgversprechend. Ist der Druck von Tumoren oder Metastasen auf den Plexus die Ursache für seine Schädigung, werden die Behandlungsmaßnahmen – und die Prognose – vom Grundleiden bestimmt. Bei nur flüchtigen Dehnungsfolgen oder Plexusteilschäden gelten die gleichen Richtlinien, die für die Behandlung peripherer Nervenschäden maßgeblich sind. Sie können deshalb hier in ihren Grundzügen gemeinsam abgehandelt werden.

Vor der Erörterung aller weiteren *Behandlungsmaßnahmen* ist sogleich bei Feststellung einer peripheren Nervenschädigung darauf zu achten, daß die gelähmte Gliedmaße oder ihr betroffener Teil so gelagert wird, daß nicht durch Zug oder Druck weitere Nervenschädigungen verursacht werden. Jede Dehnung ist zu vermeiden! Außerdem muß die *Lagerung* unter den Gesichtspunkten einer möglichst günstigen Durchblutung erfolgen, damit die für den Nerv bestehenden Erholungsmöglichkeiten nicht durch unzureichende Blutversorgung – etwa Stauung am ständig herabhängenden Arm – eingeschränkt werden. Da die nicht bewegten Gelenke oft sehr rasch versteifen, ist die frühzeitige regelmäßige und mehrfach tägliche *Bewegung* wichtig.

Die speziellen Behandlungsmaßnahmen hängen von Art und Ausmaß der Schädigung ab. Knochensplitter, Tumoren oder Einschnürungen werden operativ entfernt. Der vollständig durchtrennte Nerv kann unter Umständen genäht werden, doch ist damit allein die Gewähr für eine Wiederkehr der Funktion nicht gegeben.

Wichtigster Teil der Behandlung aller peripheren Nevenschädigungen ist die *krankengymnastische Therapie.* Sie richtet sich schrittweise nach dem Ausmaß der Störung. Bei einem vollständig bewegungsunfähigen Muskel ersetzt die Behandlung mit elektrischen Reizen die Nervenimpulse mit dem Ziel, die Muskelfasern funktionstüchtig zu halten und die Durchblutung zu verbessern. Leichte Massagen zielen gleichfalls auf eine Durchblutungsförderung ab. Sobald eine willkürliche Bewegung wieder möglich ist, wird die Elektrobehandlung durch eine aktive Bewegung ersetzt. Diese gelingt anfangs im Wasser sehr viel leichter. Mit zunehmender Kraft kann das Training verstärkt und die Übung der Geschicklichkeit ausgebaut werden. Tritt auch nach vielmonatiger Elektrobehandlung eine Willkürbewegung nicht ein, so ist ein Behandlungserfolg nicht mehr zu erwarten, man muß die Benutzung orthopädischer Hilfsmittel empfehlen und gegebenenfalls eine berufliche Umschulung einleiten.

Polyneuropathien

Krankheitsbild. Mit dem Begriff Polyneuropathie sollen jene Erkrankungen erfaßt werden, bei denen – oft aus ganz verschiedenen Ursachen – mehrere periphere Nerven (und häufig zugleich mit ihnen die Überleitungsstellen an den Erfolgsorganen) erkranken und zu mehr oder minder typischen Ausfallserscheinungen führen. Die vielfach ausschließlich gebrauchte Bezeichnung *„Polyneuritis"* ist umstritten, weil nur ein Teil der Polyneuropathien die Voraussetzungen bietet, die sonst an die Endung „...itis" gebunden sind. Längst nicht alle Polyneuropathien sind entzündliche Krankheiten. Deshalb wird heute der umfassendere Begriff Polyneuropathie gewählt.

„Die" Polyneuropathie gibt es nicht, sondern der Oberbegriff umschließt vielfältige Bilder mit verschiedenen Ursachen, unterschiedlicher Ausprägung und Verteilung der Ausfälle und mancherlei Verlaufstypen. Die gleichsam als Familienähnlichkeit anzusehende Verwandtschaft der Symptome gestattet es aber trotzdem, vom Krankheitsbild der Polyneuropathie zu sprechen. Wichtigste Symptome sind Störungen der Motilität, der Sensibilität und des Reflexverhaltens.

Bei der Polyneuropathie kommt es zu *schlaffen Lähmungen,* die nach längerem Bestehen auch zur Atrophie in den betroffenen Muskelgruppen führen. Diese *atrophischen Paresen* sind meist etwa symmetrisch angeordnet und können je nach dem Polyneuropathietyp einmal mehr die rumpfnahen (proximalen) Muskelgruppen ergreifen, bei anderen Fällen überwiegend die (distalen) Muskeln der Extremitätenenden befallen. Alle quergestreiften Muskeln können beteiligt sein, also auch die von den Hirnnerven versorgte Muskulatur, Rumpf- und Atemmuskeln. Jene selteneren Polyneuropathien, bei denen wahllos und unsymmetrisch einzelne Muskeln gelähmt sind, werden als *Multiplextyp* der Polyneuropathie bezeichnet.

Die *Eigenreflexe* sind je nach dem Grad der Paresen abgeschwächt oder erloschen. Reflexsteigerungen oder spastische Reflexe gehören nicht zum Krankheitsbild der Polyneuropathie.

Die *Sensibilität* kann auf verschiedene Weise von der Krankheit gestört werden. Häufig treten *Mißempfindungen,* meist in Form von Kribbeln oder andersartigen *Parästhesien* auf. Aber auch heftige Schmerzen, Schnür- oder Bandagegefühl werden angegeben. Oft können die Kranken sehr plastisch und eindrucksvoll die veränderte Empfindung beschreiben („wie in Eis" oder „wie in Watte gepackt"; „Hände und Füße, als seien sie aus Holz" oder „aus Blei", „Gehen wie auf Sand" oder „wie auf Nadeln"). Neben diesen *Reizerscheinungen* können zusätzlich oder ausschließlich *Ausfallserscheinungen* die Sensibilitätsstörungen prägen, *Hypästhesien* und *Anästhesien, Hyp-* oder *Analgesien* kommen vor, und in mannigfaltigen Kombinationen werden die einzelnen Sinnesqualitäten vermindert oder gar nicht mehr wahrgenommen.

Störungen der Motilität und der Sensibilität treten bei der Polyneuropathie meist gemeinsam auf; dabei können aber sehr ausgeprägte Lähmungen mit nur geringfügigen Sensibilitätsstörungen vergesellschaftet sein und umgekehrt. Selten kommen auch einmal rein motorische und rein sensible Polyneuropathien vor.

Die Symptomenverbindung allein läßt nur gelegentlich einen Schluß auf die Ursache der Polyneuropathie zu. Wichtig ist auch ihr Verlauf und der Nachweis von Erkrankungen oder Vergiftungen, die zu einem polyneuropathischen Syndrom führen können. Letztere kann man oft aus zusätzlichen Symptomen beweisen oder ableiten. Ist eine *Periarteriitis nodosa* bekannt oder eine *Porphyrie,* so wird man den Zusammenhang mit der Polyneuropathie unschwer herstellen. Die in ihrem Verlauf ganz typische Polyneuropathie, die im zeitlichen Zusammenhang mit einer Diphtherie steht, gestattet die Diagnose einer heute kaum mehr zu beobachtenden *Diphtheriepolyneuropathie.* Ein ausschließlicher oder überwiegender Befall der Hirnnerven zugleich mit Kopfschmerz, Schwindel, Mundtrockenheit und Verdauungsstörungen legt die Annahme der *Botulinuspolyneuropathie* nahe. Fallen alsbald nach Beginn der Polyneuropathie die Haare aus, werden besonders starke Schmerzen in den Muskeln angegeben und eine Tachykardie sowie ein pathologischer Urinbefund festgestellt, so darf eine *Thalliumpolyneuropathie* angenommen werden, auch wenn von zuvor geäußerten Selbstmordabsichten nichts berichtet wurde. Die voraufgegangene Einnahme von *Isoniazid, Nitrofurantoin* oder *Zytostatika* läßt an eine *toxische Polyneuropathie* denken.

Die elektrodiagnostische Untersuchung mit Elektromyographie und Elektroneurographie (Nervenleitgeschwindigkeitsmessung) erbringt Hinweise auf die Art der peripheren Nervenschädigung. Die axonal betonten Polyneuropathien (toxische und metabolische Polyneuropathien) führen vorwiegend zu elektromyographischen Veränderungen, während die markscheidenbetonten Formen (Polyneuritis) an deutlichen Nervenleitgeschwindigkeitsveränderungen erkennbar werden. Auch die Muskelbiopsie ist diagnostisch hilfreich.

Ursachen. Über die Vorgänge im Körperinnern, die letztlich zum Krankheitsbild der Polyneuropathie führen, also über die Pathogenese, ist bisher nur wenig bekannt. Für die Einteilung der Ursachen hat man eine Reihe von Ordnungsprinzipien gesucht, immer aber verbleiben einige Polyneuropathien, die im jeweiligen Schema nicht ganz zufriedenstellend unterzubringen sind.

Wir folgen einer weitgehend gebräuchlichen Einteilung und gruppieren die Polyneuropathien nach ihrer Ursache (Ätiologie) folgendermaßen:

– Polyneuropathien im Zusammenhang mit Infektionskrankheiten: Diphtherie, Botulismus, Ruhr (seltener Typhus, Fleckfieber, Lues).

– Polyneuropathien bei exogenen Vergiftungen: Thallium, Arsen, Blei, Schwefelkohlenstoff, Trikresylphosphat; Isoniazid, Nitrofurantoin, Zytostatika, Salvarsan, Resochin; Serumgaben; Alkohol.

– Polyneuropathien bei Stoffwechselstörungen: Diabetes mellitus, Porphyrie, Urämie (nach Dialysebehandlungen?).

– Polyneuropathien bei Gefäßleiden und Tumoren: Panarteriitis nodosa, Immunvaskulitiden, Karzinom, Sarkom.

– Idiopathische Polyneuritis: Hierbei handelt es sich um eine Erkrankung, für die bis heute eine Ursache noch nicht bekannt ist, die jedoch eine recht große Gruppe in der Gesamtzahl der Polyneuropathien darstellt und deren gemeinsame Benennung durch sehr ähnliche Symptomatik und gleichen Verlauf gerechtfertigt wird. Eine rasche – über Tage – entstehende Symptomatik mit motorischen Lähmungen, Sensibilitätsstörungen in strumpf- und handschuhförmiger Verteilung an unteren und oberen Extremitäten, häufig auch mit Hirnnervenausfällen und Atemlähmung kennzeichnen das Syndrom. Eine Eiweißvermehrung im Liquor ohne Erhöhung der Zellzahl und die günstige Prognose charakterisieren das Krankheitsbild, das auch als Polyneuritis vom Typ Guillain-Barré, als Polyradikulitis, nach der Verlaufsform als Landry-Paralyse oder als *entzündliche* Polyneuritis bekannt ist.

  Die Forschung der letzten Jahre hat gezeigt, daß die unter dem Begriff der idiopathischen Polyneuritis zusammengefaßten Krankheitsbilder im Hinblick auf ihre Entstehungsursachen (Autoimmunantikörper, immunkomplexe Viren etc.) keineswegs einheitlich sind, obwohl die jeweiligen klinischen Verläufe, wie bereits erwähnt, ähnlich sind.

Behandlung der Polyneuropathie und ihrer Folgen. Für eine Polyneuropathie sind aus der Kenntnis ihrer Ursache schon die wesentlichsten Behandlungsrichtlinien abzuleiten. Die weitere Zufuhr der exogenen Gifte muß unterbunden werden. Infektionskrankheiten und Stoffwechselstörungen sind sachkundig zu behandeln. Schon dadurch allein klingt manchmal die Polyneuropathie wieder folgenlos ab, wie etwa in einem überschaubaren Zeitraum nach der Diphtherie oder auch bei leichteren Formen exogen-toxischer Polyneuropathien. Häufig aber bleiben die polyneuropathischen Symptome etwa trotz konsequenter Alkoholentziehung, nach nur einmaliger und nicht einmal reichlicher Thalliumzufuhr oder auch bei einem befriedigenden Ausgleich der diabetischen Stoffwechsellage sehr hartnäckig bestehen, und Krankheitsverläufe über viele Monate und auch Jahre sind durchaus keine Seltenheit; selbst Dauerschäden kommen vor. Hier gilt, da keine spezifischen Maßnahmen gegen die Polyneuropathie bekannt sind, die Hauptaufmerksamkeit der geduldigen und fachkundigen Pflege. Zuweilen werden jedoch bei den entzündlichen Formen Immunsuppressiva eingesetzt. Der gelähmte Kranke braucht vielfältige und tägliche Hilfen selbst bei den einfachsten Verrichtungen. – Daß bei Beeinträchtigung der Atemmuskulatur Beatmungshilfen unter ständiger Kontrolle der Kreislauf- und Stoffwechselfunktionen notwendig werden, bedarf keiner besonderen Erwähnung.

Hand in Hand mit den erforderlichen Hilfen für den Kranken geht die Übungsbehandlung unter Anleitung einer *Krankengymnastin.* Je nach dem Grad der Lähmung erfolgt, wie bei den Folgen der umschriebenen peripheren Nervenschäden, die *Elektrotherapie,* die *Massage* und schließlich das *Training* einzelner Muskeln bis hin zur Übung zusammengesetzter Bewegungen, wie sie für das Hantieren, Gehen und Stehen notwendig sind. Allzu forsches Vorgehen kann eher zum Schaden gereichen; wichtig ist die Regelmäßigkeit der physikalischen Maßnahmen.

Der Kranke mit ausgedehnten Lähmungen liegt ausschließlich oder überwiegend im Bett. Seiner *Lagerung* ist besondere Sorgfalt zuzuwenden. Regelmäßiger *Lagewechsel* ist vor allem dann wichtig, wenn neben den Paresen auch Sensibilitätsstörungen bestehen und der Patient den Druck einer Kante, einer Falte im Bettuch oder Schlafanzug nicht spürt und dadurch der Gefahr eines Dekubitalgeschwürs ausgesetzt ist. Das Umlagern muß vorsichtig geschehen, weil die längere Zeit nicht belasteten Knochen an Stabilität verlieren und leichter brechen. Besonders gefährdete Stellen bedürfen eines zusätzlichen Polsters, um die Haut zu schonen, aber auch, um periphere Nerven vor zusätzlichen *Druckschäden* zu bewahren. Zur richtigen Lagerung gehören außerdem eine Stellung der Gelenke, die *Versteifungen* (Spitzfuß!) und eine Überdehnung des schlaff gelähmten Muskels verhindern. Lagerung, Polsterung und Lagewechsel können durch ein Drehbett erleichtert werden (Abb. **66**). Zudem sollte die richtige Lagerung eine bestmögliche *Blutzirkulation* ermöglichen. Vollständige Lähmungen an den Extremitäten bringen die Gefahr der Blutstauung und damit der *Thrombose* mit sich. Einen gewissen Schutz hiergegen bieten regelmäßige, vorsichtige Massagen. An die Stelle des früher angelegten Kompressionsverbandes sind heute weitgehend die nahtlosen Antithrombosestrümpfe aus Nylon getreten und haben sich bewährt. Sie sind in verschiedenen Längen und für unterschiedlichen Wadenumfang erhältlich. Die medikamentöse *Thrombosevorbeugung* mit *Antikoagulantien* (z. B. Marcumar) wird mehr und mehr genutzt und

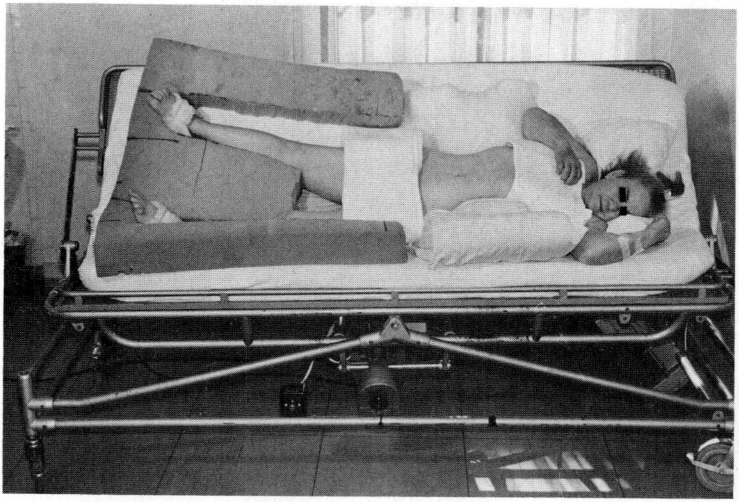

Abb. **66** Patientin mit einer Polyneuropathie im Drehbett.

bewahrt sicher manchen Kranken vor der früher häufigen Komplikation einer Lungenembolie, die sich aus einer Thrombose entwickelte. Selten erwähnt, aber keineswegs von minderer Bedeutung, ist die *Ernährung* des Polyneuropathiekranken. Das „iß ordentlich, damit Du zu Kräften kommst!“ gilt nur in Grenzen. Selbstverständlich braucht der Körper zum Wiederaufbau der atrophischen Muskulatur ausreichend Nährstoffe. Durch lange Bettruhe und geringe Bewegung geförderter Fettansatz jedoch kann dazu führen, daß die sich gerade wieder entwickelnde Muskelkraft vor unnötig schwere Aufgaben gestellt wird.

Zum außergewöhnlich schwierigen Problem kann die Behandlung sensibler Reizerscheinungen werden. Das Medikament Thioctacid kann oft die quälenden Kribbelmißempfindungen mildern. Der bewegungslos im Bett liegende Kranke empfindet das Kribbeln, Stechen, Brennen und die Schmerzen intensiver, als wenn er sich in Bewegung und Tätigkeit Ablenkung verschaffen könnte. Hier ist die Verordnung von beruhigenden und schmerzstillenden Mitteln mit besonderer Verantwortung belastet. Über allem steht das Ziel, die Beschwerden auf ein erträgliches Maß zu beschränken. Dabei dürfen aber die Gefahren nicht übersehen werden, die sich ergeben können aus der Gewöhnung an ein Mittel bis zur Sucht und aus der Sedierung des Patienten bis zu einem Ausmaß, in dem ihm die für sein Training notwendige Aktivität verlorengeht. Zudem hat die Vergangenheit gelehrt, daß ein Schlaf und Beruhigung bringendes Arzneimittel selbst Ursache einer Polyneuropathie sein kann.

Myopathien und verwandte Prozesse

Die in diesem Kapitel zusammengefaßten Erkrankungen sind in der nervenärztlichen Praxis nicht sehr häufig. „Seltenere Muskelerkrankungen" sind hier deshalb aufgeführt, weil ihre Symptomatik dem Syndrom der peripheren Nervenschädigung sehr ähnlich ist.

Neurale Muskelatrophien

Diese Erkrankungen könnten mit gutem Grunde auch noch im vorangegangenen Kapitel über die Polyneuropathie stehen, da ihre Symptome sehr viel Ähnlichkeit mit der Polyneuropathie aufweisen.

Die Lähmungen entwickeln sich allerdings außerordentlich langsam und können über Jahre fortschreiten. Erste Ausfälle treten meist im Kindes- oder Jugendalter auf, kommen aber auch in späteren Jahren vor. Von den Paresen bevorzugt werden die rumpffernen Muskelgruppen, also die Extremitätenenden, und es entstehen hochgradige Atrophien. Deformierungen der Gelenke durch die atrophischen Paresen führen häufig zum Hohlfuß. Stets sind die Beine stärker betroffen. Die Ausfälle der Sensibilität sind meist gering. Ein wichtiger Befund ist die Verzögerung der elektrisch meßbaren Nervenleitgeschwindigkeit, die Elektromyographie belegt den chronischen neurogenen Prozeß. Muskel- und Nervenbiopsie erlauben eine genauere Zuordnung zu verschiedenen Untergruppen der neuralen Muskelatrophien. Das sehr seltene Leiden ist erblich, betrifft Männer häufiger als Frauen. Eine erfolgreiche Behandlung ist nicht bekannt. Bei stärkerer Gehbehinderung können orthopädische Hilfen notwendig werden.

Myasthenie

Die *Myasthenia gravis pseudoparalytica,* wie die Krankheit vollständig heißt, ist aus mehreren Gründen besonders wichtig. Einmal können sich ihre Symptome oft so schnell entwickeln – und auch wieder zurückbilden –, daß es selbst dem Kranken nicht ganz leicht fällt, die Ausfallserscheinungen zutreffend zu beschreiben; zum anderen werden die Ausfälle – es handelt sich um Lähmungen – häufig lange Zeit von der Umgebung als psychogene oder hysterische Erscheinungen mißdeutet und dem Kranken damit zu Unrecht als Fehlverhalten vorgeworfen. Schließlich gelingt es in den meisten Fällen, durch eine operative und/oder medikamentöse Behandlung die Krankheitszeichen zum Schwinden zu bringen oder doch auf ein gut erträgliches Maß zu begrenzen.

Das hervorstechende Symptom der Myasthenie ist eine *krankhafte Ermüdbarkeit der Muskulatur.* Häufig schon nach kurzdauernder Belastung werden kleinere oder größere Muskelgebiete schwächer und stellen ihre Funktion schließlich ganz ein. Nach einigen Minuten oder Stunden der Erholung kehrt die Kraft zurück. Oft berichten die Kranken über eine ungestörte Muskelleistungsfähigkeit am Morgen, die dann mit zunehmender Tätigkeit nachläßt, sich nach einem Mittagsschlaf oder in der Nacht jedoch vollständig wiederherstellt. Die Verteilung der Lähmungen ist manchmal, aber keineswegs immer, symmetrisch. Vor allem im Beginn werden häufig die Augenmuskeln oder die von den übrigen Hirnnerven versorgten Muskeln betroffen. Die Augenlider können nicht oder nur mühsam gehoben werden, die Beweglichkeit der Bulbi ist beeinträchtigt. Es kann zu ausgeprägten Kau-, Schluck- und Sprachstörungen kommen. Beim Befall der Extremitäten werden meist die rumpfnahen Muskeln stärker ergriffen, die Arme können nicht gehoben, Treppen nicht mehr erstiegen werden. Die gleichfalls mögliche Lähmung der Atemmuskulatur führt nicht selten zu bedrohlichen Situationen. Bei Extremitätenparesen können die Reflexe schwinden; spastische Zeichen treten nicht auf. Sensibilitätsstörungen gehören nicht zum Bild der Myasthenie. Charakteristische Veränderungen zeigt das Elektromyogramm mit dem Nachweis einer typischen Amplitudenverminderung des Reizantwortpotentials bei wiederholter (repetitiver) Reizung eines Nervs. Hohe diagnostische Sicherheit erbringt der Nachweis von Azetylcholinrezeptorenantikörpern (Ach-AK) im Blut von Myastheniekranken.

Die Erkrankung kann einen sehr wechselhaften Verlauf nehmen. Bei manchen Patienten treten die Erscheinungen nur periodenweise auf, bei anderen folgt einem monate- oder jahrelangen Stillstand eine schubförmige Verschlechterung, und bei einer weiteren Gruppe ergreift die Krankheit zwar sehr langsam, aber stetig, immer weitere Muskelgruppen. Wegen dieser unberechenbaren Verlaufsmöglichkeiten verlangen Kranke mit einer Myasthenie ganz besonders aufmerksame Beobachtung.

Aus der Kenntnis, daß an den motorischen Endplatten, den Übergängen vom Nerv zum Muskel, das für die Muskelaktivierung notwendige Azetylcholin blockiert wird, leitet sich das therapeutische Vorgehen ab. Da das Azetylcholin durch das Enzym Cholinesterase zerstört wird, gibt man dem Patienten Cholinesterasehemmer in Form von Tabletten oder Spritzen und stellt dadurch die Funktion wieder her. Dabei ist es wichtig, daß die verordneten Medikamente (Mestinon, Prostigmin, Mytelase) in der richtigen Dosierung und ganz regelmäßig zugeführt werden. Zu geringe Dosierung führt nicht zum gewünschten Erfolg; Überdosierungen können zu verstärktem Schwitzen, zu Stuhldrang, Erbrechen, Unruhe, Angst und Muskelzuckungen führen. Dies ist ein weiterer Grund für die Forderung nach besonderer Aufmerksamkeit bei einer Myasthenie.

Zusammenhänge zwischen Thymusveränderungen und Myasthenie sind erwiesen. Die operative Entfernung des Thymus in der Myastheniebehandlung wurde schon lange vereinzelt praktiziert. Die zunehmende Senkung des Operationsrisikos erleichtert heute den Entschluß zu diesem Eingriff. Vor allem bei frischen Erkrankungen junger Menschen sollte früh operiert werden. Bösartige und auch gutartige Vergrößerung des Thymus fordern stets die Thymektomie. Vor allem bei schweren Formen der Myasthenie bringt die Behandlung mit Kortikoiden und/oder Azathioprin (Imurek) nach den Erfahrungen der letzten Jahre sehr gute Erfolge. Regelmäßige Kontrolluntersuchungen der Kranken sind nicht zuletzt im Hinblick auf mögliche Nebenwirkungen der für den Organismus eingreifenden immunsuppressiven Therapie unverzichtbar.

Muskeldystrophien

Die *Dystrophia musculorum progressiva* ist die wichtigste Gruppe in der inzwischen recht großen Reihe der Muskeldystrophien. Die auch unter dem Namen *Erb-Dystrophie* bekannte Krankheit tritt im Kindes- und Jugendalter auf und ist zurückzuführen auf degenerative Veränderungen im Muskel. Die Erkrankung ist erblich, der Erbgang wohl bei den einzelnen Formen unterschiedlich. Als besondere Typen werden Gruppen innerhalb der progressiven Muskeldystrophie unterschieden, die sich durch die Verteilung der Krankheitserscheinungen gegeneinander abgrenzen lassen. Beim *„Schultergürteltyp"* ergreifen Muskelschwund und Lähmungen vornehmlich die Muskulatur der Schultern und Oberarme, erst sehr viel später Unterarme, Rumpf und Becken (Abb. **67**). Demgegenüber steht der *„Beckengürteltyp"*, bei dem die Hüft- und Oberschenkelmuskulatur zuerst betroffen wird, erst im weiteren Verlauf auch die anderen Muskeln.

Teils nach ihrer Verlaufsform, teils nach mikroskopischen und biochemischen Befunden wurden weitere Muskeldystrophien bekannt, die aber wegen ihrer Seltenheit hier nicht im einzelnen aufgeführt werden sollen. Die Diagnose wird durch Elektromyographie und Muskelbiopsiebefund erhärtet.

Besondere Erwähnung aber verdient wegen ihrer nicht ganz so großen Seltenheit und einiger hervorstechender Merkmale innerhalb der Gruppe der Muskeldystrophien die *Dystrophia myotonica*. Diese vorwiegend das männliche Geschlecht befallende Erbkrankheit kann in jedem Lebensalter beginnen und führt zu langsam fortschreitenden Lähmungen und Atrophien. Die mimische Muskulatur und die Muskeln an Hals und Nacken sind oft besonders stark befallen. Zu der Dystrophie der Muskulatur gesellt sich die *myotone Reaktion*. Nach willkürlicher Anspannung, elektrischer Reizung oder Beklopfen eines Muskels klingt die Muskelspannung nur sehr verzögert wieder ab. Dadurch können die Kranken etwa einen einmal ergriffenen Gegenstand nur mühsam und langsam wieder loslassen. Der plötzliche Beginn einer Bewegung gelingt ihnen schwer und wird erst nach mehrfacher Wiederholung leichter. Kältein-

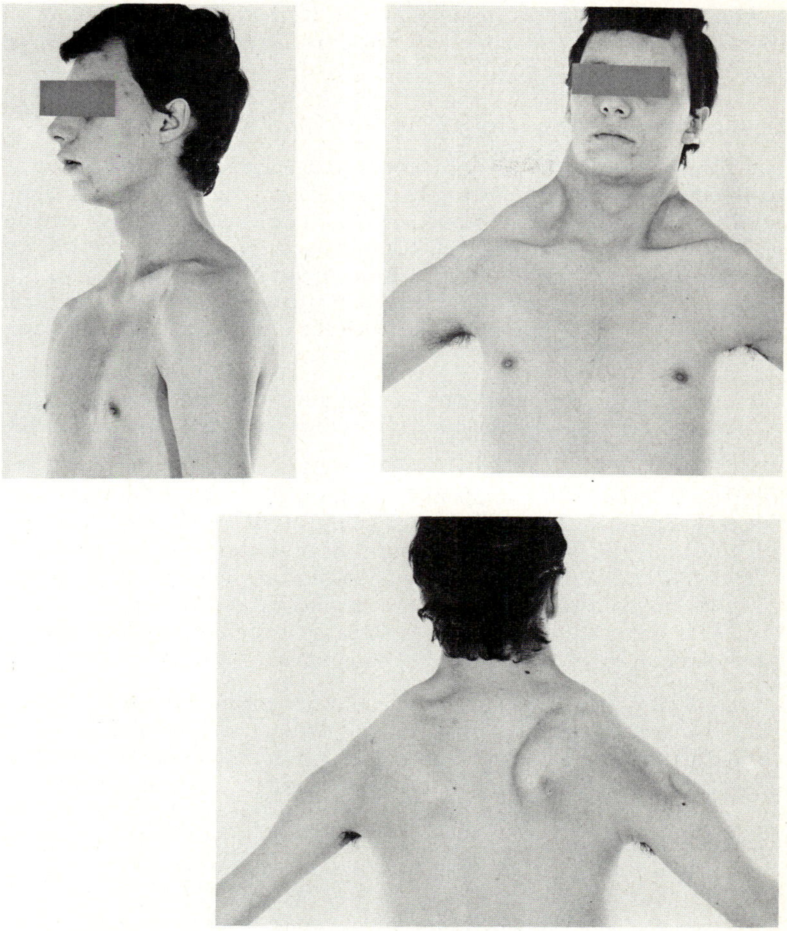

Abb. **67** Progressive Muskeldystrophie vom „Schultergürteltyp“. Patient in verschiedenen Positionen.

fluß kann die myotone Reaktion verstärken. Diagnostisch wegweisend sind die charakteristischen elektromyographischen und muskelbioptischen Befunde. Da schließlich die gesamte Muskulatur vom dystrophischen Prozeß ergriffen ist, wirken die Kranken kraftlos und bewegen sich nur schwerfällig. Eine *Linsentrübung* und hormonelle Veränderungen mit *Hodenatrophie* oder *Menstruationsstörungen* gehören zum Bild der myotonen Dystrophie. Außerdem entwickelt sich sehr früh eine ausgeprägte *Stirnglatze,* die zusammen mit den erschlafften Gesichtszügen in einem typischen Bild (Facies myopathica) den Kranken fast so etwas wie eine Familienähnlichkeit gibt.

Seltene Muskelerkrankungen

Der myotonen Dystrophie des voraufgegangenen Kapitels verwandt ist die *Myotonia congenita (Thomsen).* Das Leiden ist gleichfalls erblich und wird geprägt durch die *myotone Reaktion* des Muskels. Alle Bewegungen gelingen erst nach längeren Bemühungen; die Kranken gewöhnen sich daran, vor rasch notwendigen Bewegungen ihre Muskulatur sozusagen „in Gang" zu bringen. Nach einem kräftigen Händedruck oder dem Umgreifen eines Gegenstandes lösen sich die Finger erst allmählich wieder.

Ähnliche Bewegungsbehinderungen, die auf einen Kältereiz zurückzuführen sind und über Stunden anhalten können, bilden das Krankheitsbild der *Paramyotonia congenita.*

Die *Myatonia congenita (Oppenheim)* tritt in der frühesten Kindheit auf. Durch herabgesetzten Muskeltonus ist die Kraft verringert, die Bewegung gemindert. Kraftlos wie „Hampelmannglieder" hängen Arme und Beine herab. Im Verlauf der weiteren Entwicklung können sich die Bewegungsstörungen zurückbilden. Wahrscheinlich ist die Myatonia congenita die für das frühe Kindesalter charakteristische einheitliche Symptomenkombination verschiedener Erkrankungen.

Gleichfalls erblich ist das Krankheitsbild der *paroxysmalen Lähmung.* Häufig mit einer Herabsetzung des Blutkaliumgehaltes einhergehend, entwickeln sich anfallsweise während einiger Stunden schlaffe Lähmungen der Extremitäten- und Rumpfmuskulatur, die zu völliger Bewegungsunfähigkeit mit Sprach-, Schluck- und Atemlähmungen führen können. Die Eigenreflexe erlöschen. Zu Sensibilitätsstörungen kommt es nicht. Nach Stunden oder einigen Tagen gehen die Lähmungen restlos zurück; bis zum nächsten Anfall können Wochen, Monate oder auch Jahre vergehen. Gelegentlich führen die Anfälle nur zu leichter Schwäche, so daß die mit den Erscheinungen vertrauten Kranken gar nicht erst den Arzt aufsuchen, sondern das Abklingen der Störungen mit häuslicher Bettruhe oder weitgehender Schonung abwarten. Kaliumzufuhr in Tablettenform oder als Infusion kann die Besserung bei den mit Kaliummangel einhergehenden Formen der Krankheit beschleunigen.

Polymyositis

Ähnlichkeiten mit der Polyneuropathie oder den verschiedenen Formen der Myopathie hat die Polymyositis. Hierbei handelt es sich jedoch nicht um eine Erkrankung am peripheren Nerv oder eine degenerative Muskelschädigung, sondern um eine echte Entzündung der Muskulatur. Sichere Angaben über die Ursache der Myositiden, die wegen oft gleichzeitig bestehender Hautveränderungen auch als „Dermatomyositis“ beschrieben werden, gibt es noch nicht. Die Polymyositis kommt in jedem Lebensalter vor. Die Häufigkeit der Diagnose hat sicher zugenommen mit der vermehrten histologischen Untersuchung von Muskelexzisionsstükken bei Krankheiten, die mit Muskellähmungen einhergehen. Gestützt wird die Diagnose auf den mikroskopischen und den elektromyographischen Befund.

Akute Erkrankungen beginnen oft mit Fieber, starken Muskelschmerzen und Veränderungen der Haut. Der häufigere chronische Verlaufstyp zeigt vornehmlich Lähmungen, die an eine Polyneuropathie denken lassen, seltener Hauterscheinungen und nur hin und wieder Sensibilitätsstörungen. Die Eigenreflexe bleiben auffallend lange erhalten.

Die pflegerische Betreuung entspricht weitgehend der bei einer Polyneuropathie. Gegen den entzündlichen Prozeß werden Kortikoide, vereinzelt auch Plasmapheresen verordnet. Noch wenig bekannt ist bisher über längere Verläufe und andauernde Behandlungserfolge.

Selbständige endokrine Störungen

Störungen der inneren Sekretion fallen zwar im allgemeinen in das Aufgabengebiet der inneren Medizin, sie geben aber häufig aus differentialdiagnostischen Gründen Anlaß zur zeitweiligen Beobachtung auf neurologischen und psychiatrischen Abteilungen und sollen daher auszugsweise in einem Abschnitt dieses Buches gesondert besprochen werden.

Störungen der Schilddrüse

Jodmangelkropf. Die sichtbaren und tastbaren Größenverhältnisse der Schilddrüse bieten keinen Hinweis auf ihre Über- oder Unterfunktion. Dies gilt vor allem für die zumeist in Alpenländern gehäuft auftretenden diffusen oder *knotigen Kropfbildungen.* Diese zeigen eine unverkennbare Abhängigkeit von der Jodzufuhr in Nahrung und Trinkwasser. Endokrine Störungen sind mit diesen Jodmangelkropfbildungen nur sehr selten verbunden.

Hyperthyreose. Wesentlich weicher und gefäßreicher ist die Schilddrüsenvergrößerung (Struma) bei der Hyperthyreose, zu deren weiteren Kardinalsymptomen der *Exophthalmus* und die *Tachykardie* zählen. Die Krankheit tritt vorwiegend bei Frauen zwischen dem 2. und 4. Lebensjahrzehnt auf und läßt in der Häufigkeitsverteilung ebenfalls einen Einfluß der Bodenbeschaffenheit, insbesondere des Jodgehaltes, erkennen. Der so charakteristische Exophthalmus kann ausgesprochen einseitig ausgebildet sein, bei einem Drittel der Fälle fehlt er gänzlich. Weitaus wichtiger sind die Klagen über *Gewichtsverlust, Neigung zu Durchfällen, Schlafstörungen, Tremor* und *abnorme seelische Erregbarkeit.* Die selten vermißte Tachykardie führt bei längerer Dauer der Störungen zu einer Hypertrophie und Dilatation der Herzkammern. Für die Zuordnung sind der Radiojodtest und das Ergebnis vielfältiger weiterer nuklearmedizinischer Methoden entscheidend. Bei schweren, zuweilen durch Therapiefehler beschleunigten Verläufen können *Verwirrtheitszustände, Bewußtseinstrübungen,* ja sogar *Komata* auftreten. Die Behandlung der leichteren Fälle wird heute allgemein mit Thyreostatika durchgeführt; die früher so wichtige chirurgische Behandlung ist vor allem bei älteren Menschen zum Teil durch die Isotopentherapie verdrängt worden.

Myxödem. Auch die Unterfunktion der Schilddrüse bei Erwachsenen führt zu einem klar umrissenen Krankheitsbild, dem Myxödem. Wegweisend für die Diagnose ist eine typische *Austrocknung der Haut* mit Neigung zur Schuppenbildung. Hände und Füße sind oft tatzenähnlich verplumpt, das Gesicht erscheint gedunsen und zeigt eine blaßgelbliche Farbe. Nicht selten wird auch über starken Haarausfall geklagt. Die Pulsfrequenz ist oft erheblich verlangsamt, die Herzfigur erscheint verbreitert und auseinandergeflossen. Eine *Senkung der Körpertemperatur* auf 35 °C ist durchaus nicht selten. Menstruationsstörungen und Libidoverlust sind häufig. Die psychischen Abläufe sind verlangsamt und eingeengt. Umfangreiche biochemische Untersuchungen ermöglichen eine Abgrenzung zwischen der primären und der sekundären Hypothyreose.

Die Therapie besteht in der vorsichtig eingeleiteten Substitution mit synthetischem Schilddrüsenhormon. Erfolge sind oft schon nach 2–3 Wochen sichtbar.

Störungen der Epithelkörperchen

Hyperparathyreoidismus. Bei Adenomen der Epithelkörperchen entstehen zunächst häufig ein- oder beidseitige Nierensteine. Später sieht man vielfach bei vermehrtem Knochenabbau metastasierende Verkalkungen der Synovia und der Gelenkknorpel. Bei 10 % der Kranken findet sich das Vollbild der Recklinghausen-Krankheit.

Strumiprive Tetanie. In voller Übereinstimmung mit tierexperimentellen Erfahrungen pflegt auch beim Menschen schon einige Tage nach operativer Schädigung der Epithelkörperchen eine Neigung zu tetanischen Muskelkrämpfen aufzutreten. Es handelt sich um oft recht schmerzhafte *tonische Krämpfe* mit *Pfötchenstellung* der Hände und Streckstellung der Füße und Zehen. Der Anfall beginnt oft mit *Beklemmungsgefühlen, Kribbelparästhesien* um den Mund und im Bereich der Finger- und Fußspitzen. Selten werden auch echte *hirnorganische Anfälle* mit Bewußtseinsverlust beobachtet. Im Intervall findet sich eine Erregbarkeitssteigerung des peripheren Nervensystems auf mechanische Reize. Bei länger bestehenden strumipriven Tetanien finden sich auch trophische Störungen des *Nagel- und Haarwachstums* sowie *Linsentrübungen* nach Art des Kernstars.

Vegetativ-tetanische Störungen. Umstritten ist dagegen die sog. *idiopathische Tetanie* als selbständiges Krankheitsbild. Trotz vielfacher Bemühungen hat sich die Abgrenzung eines solchen Krankheitsprozesses von konstitutionell bedingten Neigungen zu vegetativ-tetanischen Anfällen nicht durchsetzen können. Nur bei echten strumipriven Tetanien ist eine Therapie mit *Parathormon* sinnvoll. Einfacher ist die orale Gabe von *bestrahltem Vitamin D* (AT 10). Auch durch intravenöse Injektionen von Kalksalzen kann ein tetanischer Anfall unterbrochen werden. Es handelt sich dabei aber um eine nur recht flüchtige symptomatische

Maßnahme, die sich leider auch bei tetanischen Anfällen nach Hyperventilation eingebürgert hat. Derartige Überatmungskrämpfe erlangen ja durch die „Therapie“ erst subjektiven Krankheitswert. Zumeist gelingt es allein durch Aufforderung zum flachen Atmen und zu kräftiger Muskelarbeit, die abgehauchte Kohlensäure im Blut wieder aufzufüllen und damit die den tetanischen Anfall begünstigende *Alkalose* zu beseitigen. Manchmal kann auch eine entsprechende Kostform oder die Verordnung von Mixtura solvens, Salmiakpastillen o. ä. die notwendige Ansäuerung erheblich fördern und das erneute Auftreten der geschilderten vegetativ-tetanischen Anfälle oder ihrer Vorboten ganz verhindern.

Störungen der Hypophyse

Akromegalie. Bei der Akromegalie entwickelt sich langsam die charakteristische Vergrößerung und Vergröberung des gesamten Skeletts, aber auch der Weichteile. Am ausgeprägtesten sind diese Veränderungen am Hals, an der Zunge, an den Ohren, Händen und Füßen zu beobachten. Der Nachweis einer entsprechenden *Sellaerweiterung* im Röntgenbild führt rasch zur richtigen Diagnose. Der Akromegalie liegt in der Regel ein Hypophysentumor (eosinophiles Adenom) zugrunde. Eine chirurgische Behandlung ist meist wegen der Gefahr für den Sehnerv erforderlich, während die endokrinen Störungen durch den Eingriff in der Regel nicht beseitigt werden können (S. 65).

Cushing-Syndrom. Ebenfalls auf eine Geschwulstbildung im Bereich des Hypophysenvorderlappens mit vermehrter ACTH-Produktion kann das Auftreten eines Cushing-Syndroms hinweisen. Das Krankheitsbild wird vorwiegend bei jungen Menschen beiderlei Geschlechts beobachtet; eine ausgeprägte *Stammfettsucht* mit Entwicklung von *roten Striae* am Gesäß und an den Hüften und eine mäßige bis deutliche *Blutdruckerhöhung* kennzeichnen das voll ausgeprägte Syndrom. Weniger regelmäßig sind auch Störungen des Wasserhaushaltes, die Neigung zu Hautblutungen und eine Behaarungszunahme bei Frauen und Knaben im Gesicht und am Rücken zu beobachten. Bei Krankheitsbeginn sind die Klagen oft noch recht uncharakteristisch, wechselnde Rückenschmerzen, Leibbeschwerden, abnorme Ermüdbarkeit und Kopfschmerzen fehlen selten. Zuweilen werden auch *Potenzstörungen* oder *Unregelmäßigkeiten der Menstruation* angegeben.

Erfahrungsgemäß ist die Ursache dieser Veränderungen häufig ein *chromophobes Adenom,* das aber nur ausnahmsweise zur Erweiterung der Sella führt. Die Abgrenzung von einer mit gleichen klinischen Erscheinungen einhergehenden *Nebennierenhypoplasie* ist nur durch den Nachweis vermehrter Kortisolproduktion möglich.

Als dritte Ursache des Cushing-Syndroms kann auch eine ärztlich verordnete Langzeittherapie mit Kortikosteroiden in Frage kommen.

Hypophysäre Magersucht. Die hypophysäre Magersucht als eindeutig hormonal bedingte Störung gehört sicher zu den allergrößten Seltenheiten. Hingegen verpflichten die bei jungen Mädchen und Frauen immer wieder zu beobachtenden extremen Gewichtsabnahmen dazu, der Frage einer hypophysären oder psychogenen Störung ernsthaft nachzugehen. Häufig handelt es sich um intellektuell recht gut begabte, eigenbrötlerische, egozentrische junge Mädchen, die mit oder ohne vordergründiges Motiv ihre Nahrungsaufnahme immer mehr einschränken und schließlich die medizinischen Zeichen einer schweren Fehlernährung bieten (Anorexia nervosa). Unter disziplinärem Druck und Psychopharmaka, manchmal sogar unter Sondenfütterung, läßt sich der körperliche Verfall aufhalten, wenngleich die Patientinnen oft versuchen, einen Teil der widerwillig aufgenommenen Speisen wieder herauszuwürgen. Für ein trotzdem entwickeltes elementares Hungergefühl mag sprechen, daß einzelne ihren Bettnachbarn heimlich Süßigkeiten entwenden. Langfristige psychotherapeutische Hilfen sind häufig vonnöten.

Weitere hypophysäre Störungen. Auch bei der *Fettsucht* muß zunächst an eine hypophysäre Störung gedacht werden, obwohl die *Dystrophia adiposogenitalis* sich nur bei einer Zerstörung des Infundibulums der Hypophyse im Kindesalter zu entwickeln pflegt. Bei Schädigungen des Hypophysenhinterlappens finden sich Wasserhaushaltsstörungen nach Art des *Diabetes insipidus* (Wasserharnruhr). Vorherrschend ist ein quälendes Durstgefühl, das sich nicht nur am Tage, sondern auch nachts bemerkbar macht. Es veranlaßt die Patienten, bis zu 20 l Flüssigkeit am Tage zu sich zu nehmen und ebenso große Mengen durch den Harn wieder auszuscheiden. Gelegentliche Störungen dieser Art nach Schädeltraumen oder nach operativer Ausräumung der Hypophyse können durch Schnupfen von *Hypophysenhinterlappenhormon* leidlich ausgeglichen werden.

Störungen der Keimdrüsen

Im Erwachsenenalter macht sich eine Minderung der Keimdrüsenaktivität bei Frauen insbesondere im Klimakterium oder nach Totaloperationen bemerkbar. Über körperliche Mißempfindungen nach Art lebhafter vegetativer Beschwerden, Hitzewallungen, Kopfdruck, Schlafstörungen und vermehrte Reizbarkeit wird in wechselnder Intensität geklagt und je nach der charakterlichen Struktur und Lebenssituation die Verarbeitung dieser Beschwerden sachlich und distanziert oder ängstlich-depressiv vollzogen. Bei klimakterischen Beschwerden hat sich die Verordnung von *Östrogenen* ausgezeichnet bewährt.

Das Rückbildungsalter des männlichen Geschlechts ist weniger deutlich von hormonalen Ausfällen geprägt.

Eindrucksvolle Veränderungen durch Keimdrüsenverlust sieht man hingegen nach Tumoroperationen und nach doppelseitigen traumatischen Schädigungen der Hoden. Führend sind hier *Antriebsveränderungen* und eine Neigung zum *Fettansatz.*

Keimdrüsenausfälle im Kindesalter haben weit stärkere Auswirkungen. Bei ausgesprochenem Hypogenitalismus findet sich wie bei Frühkastraten ein *eunuchoider Hochwuchs* mit recht spärlicher Entwicklung sekundärerer Geschlechtsmerkmale. Die bei dieser Störung eigentümliche Fettverteilung und die Veränderungen des Skeletts, insbesondere des Schädels und der Beckenform, hat man bei der Sekte der Skopzen genau analysieren können. Auch der Schildknorpel bleibt unverknöchert, der sog. Adamsapfel fehlt.

Einer ausgesprochenen Frühentwicklung der sekundären Geschlechtsmerkmale begegnen wir in der sog. *Pubertas praecox* bei Geschwülsten der Epiphyse (Pinealom).

Störungen der Nebennierenrinde

Hyperaldosteronismus (Conn-Syndrom). Im Vordergrund stehen erheblich erhöhte Blutdruckwerte mit Kopfschmerz, vermehrtem Durst und Polyurie. Als Ursache finden sich Tumoren der Nebennieren. Erhebliche Grade der Abmagerung, verbunden mit einer bräunlichen Pigmentierung der Haut und Schleimhäute sind als *Addison-Krankheit* für einen Ausfall der Nebennierenrinde kennzeichnend. Häufig liegt bei idiopathischen Formen ein autoimmunologischer Vorgang zugrunde. Die Ausfallserscheinungen können durch Substitution mit Desoxykortikosteron über längere Zeit kompensiert werden. Wieweit auch weniger ausgeprägte Formen allgemeiner körperlicher Schwäche und Kreislauflabilität einer umschriebenen endokrinen Störung, insbesondere einer Insuffizienz der Nebennierenrinde, zur Last zu legen sind, konnte bisher nicht überzeugend geklärt werden.

Pluriglanduläre Störungen

Bieten endokrine Störungen nicht die klassischen Zeichen eines bestimmten Drüsenausfalls und finden sich Mischbilder, die bei der engen Verflochtenheit des endokrinen Systems über die übergeordneten Zentren des Hypophysen-Zwischenhirn-Systems keineswegs selten vorkommen, so hat sich der Begriff der *pluriglandulären Insuffizienz* eingebürgert. Solche Störungen wurden bei Frauen nach Röntgenkastration häufiger beobachtet. Allerdings ist es bei derartig verwaschenen Krankheitsbildern besonders schwierig, erworbene Störungen von solchen in der Konstitution gelegenen Normvarianten sicher abzugrenzen. Die Möglichkeiten moderner Laboratoriumsanalysen haben allerdings zur Aufschlüsselung des komplizierten Zusammenspiels im Hormonhaushalt ganz wesentlich beigetragen und viele neue Behandlungswege eröffnet.

Die häufigsten Formen der vegetativen Regulationsstörung

Allgemeine vegetative Störungen

Die Aufgabe der ständigen Anpassung des lebenden Organismus an die verschiedensten Umweltanforderungen erfolgt unwillkürlich mit Hilfe des vegetativen Nervensystems. Dazu dienen die selbständigen und lediglich in der Endverzweigung miteinander eng verknüpften Fasersysteme des Sympathikus und des Parasympathikus. Bei gesunden Menschen läßt sich über Tage eine *Leistungsphase (ergotrope Phase)* von der *Erholungsphase (trophotrope Phase)* – bei Nacht – abgrenzen, die ihren Gipfel im Tiefschlaf aufweist. Flüchtige Abweichungen von dieser Normalsteuerung bezeichnen wir als *vegetative Reaktion.* Solche Reaktionen lassen sich am Herzschlag, an der peripheren Durchblutung, aber auch an Fehlfunktionen des Magen-Darm-Kanals und der Unterleibsorgane ablesen. Auslösend können körperliche Reize, aber auch starke emotionale Spannungen sein (Ohnmacht durch Schreck, Examensdurchfall usw.).

Anhaltende und gleichsam selbständig gewordene Fehlsteuerungen der vegetativen Regulation bezeichnen wir als *vegetative Dystonie.* Solche Veränderungen lassen sich zumeist zeitlich gut abgrenzen. Aus der Vorgeschichte zeichnet sich der Beginn oft durch eine *körperliche Erkrankung,* ein *Unfallereignis,* eine *akute oder chronische Vergiftung* oder eine *augenfällige körperliche oder seelische Überforderung* ab. Die engen Wechselbeziehungen zwischen seelischen Belastungen und vegetativen Abläufen zwingen bei allen derartigen Beschwerdebildern zu einer besonders sorgfältigen psychiatrischen Exploration, weil gerade Sorge und Angst, verbunden mit dem Gefühl der Ausweglosigkeit, über die Brücke der vegetativen Innervation subjektive und zuweilen auch objektive Funktionsstörungen auslösen können. Verbindungsglieder in dieser pathogenetischen Kette sind *autosuggestive Einflüsse,* die, wie wir aus den umfangreichen Hypnoseversuchen wissen, in erheblichem Maße an der vegetativen Steuerung beteiligt sind (s. auch S. 276 ff).

Unabhängig von der pathogenetischen Zuordnung hat sich die genaue Analyse der *Entgleisungsrichtung* für alle therapeutischen Folgerungen als außerordentlich hilfreich erwiesen.

Kennzeichnend für die *Entgleisung in ergotroper Richtung* ist die Einschlafschwierigkeit und das mangelnde Durchschlafvermögen, verbunden mit nervöser Reizbarkeit über Tage, schlechtem Appetit und einer langsamen Reduktion des Körpergewichtes. Solche Entwicklungen sind als Überforderungssyndrome oder als sog. Managerkrankheit außerordentlich verbreitet. Zumeist wird vom Arzt erwartet, daß er mit medikamentösen Hilfen die Lücke zwischen Leistungsvermögen und Leistungsanforderungen auszugleichen vermag. Dies ist sicher aber nur für eine kurze Zeitspanne möglich und gelingt bestenfalls in Form des Zudeckens der Symptome, ohne daß hiermit eine wirkliche Harmonisierung erreicht werden kann. Solche medikamentöse Hilfen sollten also nur für die Überbrückung kurzer Anforderungsgipfel, etwa als Trainingshilfe bei der Rekonvaleszenz oder als Beihilfe zu Examensvorbereitungen gewährt werden. Im übrigen wird man gut daran tun, den Tagesablauf der Patienten bis ins einzelne durchzusprechen, damit dort, wo der Arbeitsrhythmus am Fließband oder im üblichen industriellen Schichtwechsel keine Umstellungen erlaubt, ein neuer angemessener Arbeitsplatz gesucht wird. Oft genügt bei vorwiegend geistig Tätigen die richtige Einteilung der notwendigen Erholungspausen und die Ordnung abendlicher Entspannungshilfen unter Berücksichtigung des stets notwendigen körperlichen Trainings.

Bei *Entgleisungen in trophotroper Richtung* stehen die Symptome der ständigen Müdigkeit bei ausreichenden oder gar überreichlichen Schlafzeiten, der mangelnde Schwung, der übermäßige Appetit, die Zunahme des Geschlechtstriebes und des Körpergewichts im Vordergrund. Solche Fehlsteuerungen werden nicht selten im Anschluß an die Schwangerschaft oder auch im Rückbildungsalter beobachtet. Durch konsequente diätetische Maßnahmen, energischen Leistungssport und richtig dosierte Stimulierung mit Genußmitteln gelingt es meist, einen normalen Rhythmus wieder zu formen.

Die schwierigste Gruppe ist die der *vegetativen Erschöpfungszustände,* bei denen weder der Schlaf- noch der Tagesrhythmus ausreichend entwickelt ist. Die Klagen der Patienten beziehen sich daher auf beide Schenkel der Tageskurve, ein unzureichender Nachtschlaf hinterläßt Leistungslücken auch am Tage mit mangelndem Antrieb und rascher Erschöpfbarkeit. Liegt die Ursache der vegetativen Dystonie nicht in einer unzweckmäßigen Gestaltung des Tagesablaufs, in einer gerade überstandenen Unfallschädigung oder Krankheit, sind keine Genußmittel- oder Arzneimittelintoxikationen nachweisbar, so ist die Suche nach einschneidenden *Konflikten* dringlich. Solche, die Vitalschicht des Menschen betreffenden seelischen Erlebnisse sind vorwiegend im *familiären Bereich* oder im *Arbeitsbereich* zu suchen. Zu ihrer Aufdeckung sind nur ausnahmsweise langfristige psychoanalytische Verfahren notwendig, in der Regel stößt man schon in einem längeren Gespräch im Rahmen der üblichen psychiatrischen Untersuchung auf aktuelle Schwierigkeiten, deren Bewältigung dem Kranken nicht von selbst gelungen ist. Die ärztliche Mitwirkung dabei kann nicht darin liegen, bestimmte Ratschläge in ihrer Überwindung zu erteilen und in unangemessener Weise „Schicksal zu spielen", sondern vorwiegend darin, hinausgeschobene Entscheidungen zu beschleunigen, die früher oder später ohnehin gefällt werden müssen. Vor jedem Versuch der medikamentösen, physikalischen oder psychologischen Behandlung ist eine Klärung der Ursache dringend erforderlich, um noch wirksame Faktoren zu beseitigen, die den gesamten Behandlungsplan gefährden würden. Die Behandlung selbst sollte alle wirksamen Mittel in gebührender Weise berücksichtigen und kombinieren; dabei dürfen stimulierende und sedierende Drogen nur in einem relativ kurzen Wirkzeitraum von einigen Wochen benutzt werden. Medikamentöse Dauerbehandlungen bergen die Gefahr der Gewöhnung in sich und werden damit als chronische Arzneimittelvergiftungen von sich aus wieder mögliche Ursache erneuter Fehlsteuerung. Unter den psychologischen Hilfen sind vor allem auch die *Hypnose* und das *autogene Training* von großer Bedeutung, mit dessen Erlernung dem Kranken entscheidende Möglichkeiten zur willkürlichen Beeinflussung der vegetativen Steuerung in die Hand gegeben sind.

Lokalisierte vegetative Reizsyndrome

Nach der Beschreibung der allgemeinen vegetativen Fehlsteuerung muß noch auf einige lokale Schmerzphänomene eingegangen werden, die ebenfalls in enger Abhängigkeit von der vegetativen Steuerung stehen.

Hierzu gehört zunächst der *vegetative Oberflächenschmerz,* der im Gegensatz zu anderen Schmerzformen einen besonderen Charakter und ein besonderes Ausbreitungsmuster erkennen läßt. Der Kranke kann dieses Schmerzbild meist nur schwer schildern. Von dumpfem Druck bis zum ausgesprochenen Brennschmerz wird eine ganze Skala von Mißempfindungen wiedergegeben, die wellenförmige Intensitätsschwankungen unter dem Einfluß von Affekten, von Kälte und Zugluft oder von mechanischem Druck enthält. Je nach der Lokalisation des Schmerzes haben sich unterschiedliche Begriffe eingebürgert, die hier nur kurz erwähnt werden sollen.

Der *sympathische Gesichtsschmerz* wird als *Prosopalgie* bezeichnet und findet seine Erklärung nicht selten in entzündlichen Erkrankungen oder Neubildungen im Bereich des Schädels, insbesondere der Nebenhöhlen und des Gebisses.

Vegetative Reizzustände am Rumpf und an den Extremitäten neigen zur Ausbreitung auf ausgedehntere Körperabschnitte, oft umfassen sie ein ganzes Körperviertel *(Quadrantensyndrom).* Dabei ist vielfach auch die Hautsensibilität verändert, anfänglich zumeist im Sinne der Überempfindlichkeit, im weiteren Verlauf im Sinne der Unterempfindlichkeit. Bei Erkrankungen der inneren Organe findet man allerdings auch innerhalb der Quadrantensyndrome oft noch eine segmentale Betonung der tiefen muskulären Schmerzüberempfindlichkeit mit ausgesprochen schmerzhaften Maximalpunkten. Große Schwierigkeiten bereitet eine Abgrenzung der Ursachen bei derartigen Schmerzen, denn sie sind oft bei Durchblutungsstörungen des Herzens in ganz ähnlicher Weise zu beobachten, wie etwa bei Verschleißerscheinungen im Bereich der Halswirbelsäule und des Schultergelenkes. Zuweilen kann sich aus einem Quadrantensyndrom bei anhaltenden Schmerzen eine schmerzhafte Schultersteife und schließlich unter den Zeichen der Entzündung eine vorwiegend trophisch bedingte Schwellung und Bewegungsbehinderung der Hand entwickeln. Bei voller Ausprägung kommt es auch zu einer fleckigen Entkalkung des Handskeletts im Sinne der *Sudeck-Dystrophie*. Jede grobe physikalische Behandlung dieser Störung ist als Kunstfehler anzusehen.

Als Sonderform eines vegetativen Schmerzzustandes ist die *Mastodynie* im Bereich der Brust zu nennen, im Gebiet des Dammes werden ähnliche Beschwerden als *Kokzygodynie* bezeichnet, schließlich gehört auch die sog. *Kausalgie* nach Amputationen oder Nervenverletzungen an den Extremitäten zum vegetativen Schmerzzyklus.

Eine weitere Gruppe von vorwiegend durch die vegetative Steuerung hervorgerufenen, meist auch *schmerzhaften Zirkulationsstörungen* kann mehr oder weniger ausgeprägten Krankheitswert erlangen. Die nur flüchtigen und harmlosen Durchblutungsstörungen an Fingern und Zehen bezeichnen wir als *Akrozyanose* oder *Digiti mortui* (Totenfinger); in den gleichen Bereich gehört auch die Neigung zu roten Flecken an den Unterschenkeln junger Mädchen.

Von erheblichen Schmerzen begleitet sind anhaltende *Arteriolenkrämpfe* an Händen und Füßen, wie sie unter dem Begriff der *Raynaud-Krankheit* zusammengefaßt werden. Tagelang anhaltende Gefäßkrämpfe führen schließlich zu Geschwürsbildungen und zum Gewebsuntergang.

Eine weitere Gruppe umschließt die vasomotorischen Kopfschmerzen, deren markantestes Syndrom die *Migräne* ist. Führendes Kennzeichen dieses Kopfschmerztyps ist ein anfallsweises Auftreten und die ausgesprochene Einseitigkeit. Oft sind die Schmerzen schon morgens beim Erwachen vorhanden oder entwickeln sich im Laufe des Vormittags, häufig tritt ein Wechsel der Seite von Anfall zu Anfall auf, zuweilen ist jedoch eine Kopfseite sehr viel häufiger als die andere betroffen. Vielfach wird der Anfall mit starkem Augenflimmern eingeleitet, dann schließt sich zuweilen ein sog. *Flimmerskotom* an. Bei vielen Patienten entwickelt sich im weiteren Verlauf ein heftiges *Übelkeitsgefühl* mit Neigung zum *Erbrechen*. Oft besteht auch eine ausgesprochene *Lichtscheu* und Empfindlichkeit gegenüber Gerüchen und Geräuschen. Vereinzelt werden nach dem Anfall große Mengen von wasserklarem Urin entleert oder auch dünnflüssige Stühle beobachtet.

Auch der beidseitige *habituelle Kopfschmerz* ohne besondere Akzentuierung in bestimmten Regionen des Schädels ist maßgeblich von der Vasomotorensteuerung abhängig. Witterungsschwankungen, Ermüdung und Vergiftung mit Genußmitteln oder Medikamenten pflegen ihn zu verstärken, während geregelte, die vegetative Steuerung günstig beeinflussende Lebensbedingungen auch die Kopfschmerzneigung zumeist spürbar lindern. Entsprechende Hilfen sind schon im vorigen Abschnitt angedeutet worden.

Von großer praktischer Bedeutung sind schließlich die vasomotorisch bedingten *Angina-pectoris-Anfälle,* die sich durch einen dumpfen, brennenden Schmerz in der Umgebung des Herzens, vorwiegend links und unterhalb des Brustbeines, auszeichnen. Die Kranken klagen zumeist über gleichzeitig ausstrahlende Schmerzen bis in die Schulter oder in den linken Arm, zuweilen werden solche Ausstrahlungen in der linken Schläfenregion, im Oberkieferbereich oder auch im linken Oberbauch beschrieben. Ein wichtiger diagnostischer Hinweis für das pektanginöse Syndrom ist schließlich das mit Todesangst einhergehende Beklemmungs- und Vernichtungsgefühl, das keineswegs mit der echten Gefährdung des Kranken immer übereinstimmen muß, sondern auch bei den funktionellen Durchblutungsstörungen des Herzens in gleicher Weise wie bei der Arteriosklerose auftreten kann.

Behandlung und pflegerische Maßnahmen

Bei allen akuten Erregungszuständen, insbesondere wenn sie mit erheblichen Verkrampfungen oder Schmerzen verbunden sind, empfiehlt sich eine milde medikamentöse Dämpfung, die Abschirmung von äußeren Reizen und die Anwendung milde dosierter physikalischer Maßnahmen. Warme Umschläge auf den Leib, Wadenwickel oder eine Rotlichtbestrahlung wirken oft rascher und durchgreifender auf örtliche Schmerzphänomene als starke Analgetika. Nach Abklingen des akuten Beschwerdebildes wird man möglichst rasch jene Gesichtspunkte einer rhythmusgerechten körperlichen Belastung über Tage und Entspannung in der Nacht in den Heilplan einführen müssen, um auf diesem äußeren Wege von der Anforderung her allmählich eine physiologische Steuerung der vegetativen Funktionen wieder zu erzwingen. Beim Sudeck-Syndrom hat sich inzwischen die Hormonbehandlung mit Calcitonin bewährt.

Rehabilitation in der Neurologie

Unter Rehabilitation versteht man den zusammengefaßten Einsatz aller Maßnahmen, die bei Defektsyndromen die Anpassung an die Anforderungen im beruflichen und gesellschaftlichen Leben erleichtern. Hilfen dieser Art sind also zunächst nur dann erforderlich, wenn durch die akute Erkrankung oder Verletzung oder aber durch den bereits in der frühkindlichen Entwicklung entstandenen Schaden Beeinträchtigungen des Leistungsvermögens von funktioneller Bedeutung zurückgeblieben sind. Die Auswirkungen können sowohl bei der Bewältigung des täglichen Lebens als auch in bezug auf die berufliche Tätigkeit vorliegen und können in beiden Bereichen von ganz unterschiedlichem Gewicht sein.

Aufgaben der Rehabilitation stellen sich generell bei bleibenden Beeinträchtigungen des Stütz- und Bewegungsapparates (Körperbehinderung), der Sinnesorgane (Hör- und Sehbehinderung), der inneren Organe – vor allem des Brust- und Bauchraumes – und bei geistig-seelischen Defekten. Es nimmt daher nicht wunder, daß gerade auf den Gebieten der Neurologie und Psychiatrie ein besonderer Bedarf für Rehabilitationsleistungen vorliegt.

In den weitgehend ärztlich geleiteten Abschnitten (medizinische Leistungen) stehen Maßnahmen der Leistungssteigerung, der Gewöhnung an die Anstrengung und an die zeitlichen Anforderungen im Arbeitsleben ganz im Vordergrund. In dieser Phase sollte in der Regel auch die Versorgung mit orthopädischen und anderen Hilfsmitteln erfolgen, deren sinnvolle Nutzung durch Anleitung von Krankenschwestern und Pflegern, von Krankengymnastinnen und Beschäftigungstherapeuten erheblich erleichtert wird. Nach Abschluß solcher Trainings- und Anpassungshilfen sollte der Behinderte in der Lage sein, sich selbständig an- und auszuziehen, sich die Nahrung zu bereiten und möglichst am kulturellen und sozialen Leben teilzuhaben. Wieweit dieses Ziel erreicht wird, hängt allerdings nicht nur von der Art und Schwere des Defektes, sondern auch von Lebensalter, Begabung, Initiative und von organisatorisch-technischen Bedingungen des Wohn- und Arbeitsbereiches ab. Kann der bisherige Beruf nicht mehr ausgeübt werden, so schließen sich Maßnahmen der *beruflichen Rehabilitation* an, deren Art und Umfang vorwiegend von den Sonderdiensten der Arbeitsverwaltung bestimmt werden. Von weitreichenden mehrjährigen Umschulungsmaßnahmen bis zu Vermittlungs- und Eingewöhnungshilfen für eine bestimmte Tätigkeit reicht der weitgesteckte Katalog der Möglichkeiten des örtlichen Arbeitsamtes, das, ähnlich wie die Auskunfts- und Beratungsstellen der gesetzlichen Krankenversicherung, der Rentenversicherung, der Kriegsopferversorgung und der gesetzlichen Unfallversicherung, für Fragen der medizinischen und beruflichen Rehabilitation Anlauf- und Schaltstellen darstellen.

Bei Kindern und Jugendlichen stellt sich in der Regel vor der konkreten Berufswahl die Frage der *schulischen Rehabilitation.* In der Bundesrepublik Deutschland hat sich in der Nachkriegszeit ein differenziertes Sonderschulwesen entwickelt, das behinderten Kindern zumeist einen der Schädigung angepaßten Unterricht vermittelt. Generell ist auch eine stärkere Bereitschaft zur Förderung behinderter Kinder in der Regelschule erkennbar.

Die Heil- und Sonderpädagogik hat inzwischen auch auf den vorschulischen Bereich mit dem Ziel übergegriffen, die Verselbständigung behinderter Kinder und die Entwicklung ihrer intellektuellen und charakterlichen Fähigkeiten in einer pädagogischen Partnerschaft von Eltern und Lehrern im Rahmen der Frühförderung zu bewältigen. Gerade in den Körperbehindertenschulen und in den Einrichtungen für geistig Behinderte sind häufig pflegerische Gesichtspunkte so bedeutsam, daß Krankenschwestern sehr gern in die Arbeitsgruppen aufgenommen werden. Die *soziale Rehabilitation* enthält sehr vielseitige Gesichtspunkte. Sie beinhaltet nicht nur die Herstellung und Festigung sozialer Kontakte in und außerhalb der Familie, sondern sie umfaßt auch die Mitsorge um die wirtschaftlichen Bedingungen des Behinderten, soweit sie aus den verschiedenen Zweigen der Sozialversicherung, der Versorgung oder durch die Sozialhilfe verbessert werden können. Schließlich hängt die soziale Eingliederung auch von baulichen und organisatorischen Bedingungen ab. Das oft so rasch erwähnte Pflegeheim ist sicher nur eine zumeist sehr ungern angenommene Notlösung, wenn die bestehenden menschlichen Kontakte abgerissen oder die organisatorischen Hürden unüberwindbar sind.

Rehabilitationsmaßnahmen sind nicht nur in Sondereinrichtungen durchführbar. Sie können oft ohne besonderen Aufwand eingeleitet werden, wenn im Krankenhaus nur sorgfältig genug an die zu erwartenden beruflichen und sozialen Probleme gedacht wird. Gerade die Krankenschwester und der Pfleger erfahren bei den alltäglichen pflegerischen Hilfen häufig viel mehr von den Sorgen, die sich für den Patienten während der stationären Behandlung und besonders vor der Entlassung auftürmen. Diese Sorgen zu ordnen und soweit wie möglich aufzulösen, obliegt dem Sozialdienst im Krankenhaus, der heute wesentlich leichter als früher auch die notwendigen speziellen Rehabilitationshilfen in die Wege leiten kann. Über die jeweiligen Träger solcher Maßnahmen gibt Tab. **5** Auskunft.

Während der medizinischen Rehabilitation ist zumeist eine Reihe spezieller Maßnahmen erforderlich. Im Bereich der *Krankenpflege* ist vor allem

Tabelle **5** Zuständigkeit für Rehabilitationsleistungen

	Medizinische Leistungen der Rehabilitation	Berufliche Leistungen	Ergänzende Leistungen
Kriegsopferversorgung	■	■	■
Gesetzliche Unfallversicherung	■	■	■
Gesetzliche Krankenversicherung	■		■
Gesetzliche Rentenversicherung	■	■	■
Arbeitsverwaltung		■	■
BSHG (örtlicher und überörtlicher Träger der Sozialhilfe)	■	■	■

die Verselbständigung im täglichen Leben eine wichtige Teilaufgabe. Nach längerer klinischer Behandlung gewöhnt sich der Kranke leicht an die Vielzahl routinierter pflegerischer Hilfen und droht schließlich in einen weitgehend pflegeabhängigen Zustand zu geraten, wenn nicht bewußt die Körperpflege, das Essen oder auch Nägelreinigung, Treppensteigen usw. wieder geübt werden. Selbst die erforderlichen Gehhilfen sollten schon während der klinischen Behandlung zuverlässig erprobt werden.

Die Besonderheiten der Gehschulung fallen in den meisten Fachabteilungen der erfahrenen *Krankengymnastin* zu. Von ihr werden Muskelkraft, Kreislaufleistung und Koordination der Bewegungen wieder auf den Bedarf des Alltags vorbereitet. Die aussichtsreichen Trainingsformen sind zumeist von den sportlichen Übungsabläufen her entwickelt worden. Schließlich beteiligt sich auch die *Beschäftigungstherapeutin* an der schrittweisen Verselbständigung durch die Entwicklung von Fertigkeiten mit und ohne Hilfsmittel. Bei der Anleitung zu mancherlei einfachen Handarbeiten am Bett, bei der vielseitigen Arbeit in der beschäftigungstherapeutischen Werkstatt und in der Lehrküche erhalten Patienten nicht nur fachliche Hilfe und Anleitung, sondern auch ein ermunterndes Lob und den Ausblick auf eine selbständige Mitwirkung an der Zukunft.

Gesetz über die Angleichung von Rehabilitationsleistungen von 1974

Unter den medizinischen Leistungen, die in § 10 dieses Gesetzes zusammengefaßt sind, werden ärztliche und zahnärztliche Behandlungen, die Versorgung mit Arznei- und Verbandmitteln, Heilmitteln, insbesondere Krankengymnastik, Bewegungstherapie, Sprach- und Beschäftigungstherapie, die Ausstattung mit Körperersatzstücken, mit orthopädischen und anderen Hilfsmitteln einschließlich der notwendigen Änderung, Ersatzbeschaffung sowie der Ausbildung im Gebrauch der Hilfsmittel aufgeführt. Schließlich werden auch die Arbeitstherapie und die Belastungserprobung ausdrücklich unter den medizinischen Leistungen genannt.

Nach § 11 des Angleichungsgesetzes können auch berufliche Leistungen für eine weitere Rehabilitation nutzbar gemacht werden. Dabei handelt es sich um Maßnahmen der Arbeitserprobung und der Berufsfindung, um Grundausbildung, Umschulung oder Fortbildung, um Verkehrsbefähigung und um Hilfen am Arbeitsplatz in Form von Eingliederungszuschüssen, technischen Anpassungen usw.

Unter den ergänzenden Leistungen des § 12 sind vor allem die finanziellen Hilfen für den Rehabilitanden und seine Familie während der Rehabilitationsmaßnahmen, die Leistungen zur Sozialversicherung des Rehabilitanden und der Behindertensport in Gruppen unter ärztlicher Aufsicht zu nennen.

Rehabilitationsmaßnahmen können mit ganz ähnlicher Methodik auch im Bereich der Psychiatrie wirksam werden. Auch der psychiatrische Patient gewinnt durch Übung, Erfolg und Bestätigung jenes Maß an Sicherheit, das ihm die Aufnahme der eigenen Lebensführung im Kreise seiner Familie wieder gestattet. Wenngleich im Bereich körperlicher Behinderungen die technischen Probleme im Vordergrund stehen und Maßnahmen der psychiatrischen Rehabilitation vor allem sozialtherapeutische Gesichtspunkte einschließen müssen, so lassen sich durchaus gemeinsame Formen der Übung und der Eingewöhnung finden, die zur vollen Eingliederung in die gesunde Welt hinleiten; entsprechende Einrichtungen werden derzeit erprobt.

Als notwendiges Instrumentarium für die Ermittlung von Einschränkungen der Funktion und der sozialen Akzeptanz hat die Weltgesundheitsorganisation eine Klassifikation veröffentlicht, die sich auch für die Ermittlung des individuellen Rehabilitationsbedarfs eignet. Insbesondere zeigt eine Analyse der sozialen Beeinträchtigung in den Bereichen Orientierung, körperliche Unabhängigkeit, Mobilität, Beschäftigungsfähigkeit und gesellschaftliche Integration zahlreiche Einzelprobleme auf, die, wenn Möglichkeiten des funktionellen Trainings keine wesentliche Verbesserung erwarten lassen, auf dem Wege eines sozialen Angebots überbrückt werden müssen. Schwierigkeiten bei der Orientierung, der physischen Unabhängigkeit oder der Fortbewegung können zum Teil durch technische Hilfen erleichtert werden, verbleibende Beeinträchtigungen in der Ausfüllung der sozialen Rolle lassen sich jedoch schließlich nur durch pflegerische Hilfsangebote überwinden. Für die praktische Lösung solcher Aufgaben sind unterschiedliche Modelle sowohl im Ausland als auch in der Bundesrepublik Deutschland entwickelt worden. Insbesondere ist in den letzten Jahren die Tendenz verstärkt erkennbar, Pflegeangebote nicht nur in Heimen vorzusehen, sondern mit Hilfe ambulanter Dienste Behinderte und alte Menschen in ihrem gewohnten Milieu zu belassen. Geschulte Pflegekräfte sind in solchen Modellen zumeist als Anleitungs- und Überwachungspersonal für einen sehr viel größeren

AOK	LKK	BKK	IKK	VdAK	AEV	Knappschaft	M	F	R

Versichertengruppe laut Krankenschein kennzeichnen

Verordnung häuslicher Krankenpflege

Name des Versicherten Vorname geb. am

Ehegatte/Kind/Sonst. Angeh. Vorname geb. am

Arbeitgeber [Dienststelle]/Mitgl.-Nr./Freiw./Rentner

Wohnung des Patienten

Diagnose/Befund: ______

voraussichtliche Dauer vom ______ bis ______

Bei Verlängerung voraussichtlich weiterhin notwendig bis ______

Häusliche Krankenpflege ist notwendig,

a) weil
- ☐ Krankenhauspflege geboten, aber **nicht ausführbar** ist
- ☐ Krankenhauspflege **dadurch nicht erforderlich** wird
- ☐ Krankenhauspflege **dadurch abgekürzt werden** kann

b) weil
- ☐ die ärztliche Behandlung dadurch gesichert wird.

☐ Arbeitsunfall, Arbeitsunfallfolgen, Berufskrankheit
☐ Sonstiger Unfall, sonst. Unfallfolgen
☐ Versorgungsleiden

Liegt Hilflosigkeit für notwendige tägliche Verrichtungen vor? nein ☐ ja ☐

Folgende Leistungen sind neben der ärztlichen Behandlung notwendig:

- ☐ Verbandwechsel, ggf. einschl. Wundpflege / ___ x wöchentl.
- ☐ Katheterwechsel einschl. Spülung ___ x tägl. / ___ x wöchentl.
- ☐ Einläufe nach Bedarf / ___ x wöchentl.
- ☐ Wickel ___ x tägl. / ___ x wöchentl.
- ☐ Dekubitusversorgung
- ☐ Injektionen ☐ im. ☐ sc. ___ x tägl. / ___ x wöchentl.

Präparat: ______ Dosierung: ______

☐ ______

☐ ______

Besondere Anweisungen/Bemerkungen (z. B. Injektionen): ______

Datum ______ Unterschrift des Arztes

Kassenarztstempel **Ausfertigung für die Krankenkasse** Muster 12a (1.1980)

Abb. **68** Verordnungsblatt für häusliche Krankenpflege.

Kreis von teilzeitbeschäftigten Laienhelfern tätig. Auch die zumeist von den Wohlfahrtsverbänden entwickelten Sozialstationen widmen sich solchen Aufgaben. Für die Modelle in der Bundesrepublik sind unterschiedliche Finanzierungsformen gegenwärtig wirksam. Zum Teil handelt es sich um Forschungsvorhaben, zum Teil sind Zivildienstpflichtige als wesentliche Pflegekräfte tätig, und zum Teil werden die über die Grundpflege hinaus als Behandlungspflege gekennzeichneten Aufgaben auf ärztliche Verordnung hin von der Krankenversicherung finanziert. Die Art der in diesem Zusammenhang vereinbarten Leistungen geht aus Abb. **68** hervor.

Die für die soziale Integration besonders bewährten Hilfsmittel für die Verbesserung der Mobilität und für die Verselbständigung im Alltag sind auf S. 56 und S. 129 bei den entsprechenden Krankheitsbildern dargestellt.

Psychiatrie

Einleitung

Psychiatrie ist die Lehre von den psychischen Krankheiten und ihrer Behandlung. Die in der Psychiatrie vorkommenden Krankheiten äußern sich in vorwiegend psychischen Symptomen, wobei selbstverständlich auch körperliche Krankheitserscheinungen vorkommen können. Diese stehen jedoch nicht im Vordergrund, obwohl gerade körperliche Veränderungen oft die Ursache für das Auftreten psychischer Symptome sind.

Mit der Beschreibung, Klassifizierung und Ordnung psychischer Symptome, Krankheiten und Abnormitäten befaßt sich eine Teildisziplin der Psychiatrie, die *Psychopathologie*. In unserer Darstellung halten wir uns im großen und ganzen an die Psychopathologie von Kurt Schneider, die allgemeine Anerkennung gefunden hat. Aus ihr haben wir auch die psychiatrische Systematik entnommen, die auf S. 221 näher erläutert wird.

Bevor wir den Untersuchungsgang in der Psychiatrie und einzelne Krankheitsbilder besprechen, soll auf einige Grundprobleme eingegangen werden, die für das Verständnis seelischer Krankheiten und Abnormitäten von ausschlaggebender Bedeutung sind. Über das Gebiet der Psychologie unterrichtet H. Remschmidt: Psychologie für Krankenpflegeberufe, 5. Aufl. Thieme, Stuttgart 1988.

Leib-Seele-Problem

Der Begriff Seele hat in der Psychiatrie nichts mit dem religiösen Seelenbegriff zu tun. Aussagen über Unsterblichkeit oder Weiterleben der Seele nach dem Tode liegen jenseits der Reichweite einer empirischen Wissenschaft (Erfahrungswissenschaft). In der Psychiatrie umfaßt Seele oder Psyche die Gesamtheit der psychischen Abläufe und Reaktionen (Denken, Wahrnehmen, Fühlen, Wollen). Auch die beiden Ausdrücke seelisch und psychisch sind synonym (gleichwertig). Über die Beziehung zwischen Leib und Seele hat man sich zu allen Zeiten Gedanken gemacht, was zu einer Reihe von Theorien führte, deren wichtigste kurz angedeutet werden sollen:

Psychophysischer Parallelismus. Nach dieser Ansicht laufen körperliche und seelische Vorgänge nebeneinander ab, ohne sich gegenseitig zu beeinflussen. Diese Theorie widerspricht der alltäglichen Erfahrung.

Identitätslehre. Sie sieht Körper und Psyche nur als zwei Seiten ein und derselben Wirklichkeit an. Man hat eine Reihe von Modellen zur Veranschaulichung dieser Lehre angeboten, wie z. B. einen Kreisbogen, der auf der einen Seite konvex, auf der anderen konkav ist. Die Identitätslehre ist sehr abstrakt und fordert noch eine Zusatzannahme über die Natur der oben genannten „Wirklichkeit", die meist als Materie aufgefaßt wird.

Empirischer Dualismus. Unsere Erfahrung lehrt, daß wir Körperliches und Seelisches trennen können. Einen Gedanken z. B. oder eine Erinnerung betrachten wir als einen rein psychischen, die Herztätigkeit oder die Funktion der Niere als rein körperlichen Vorgang. Gleichzeitig aber wissen wir ebenfalls aus unserer Erfahrung, daß psychische Phänomene, etwa Gefühle (z. B. Angst, Schreck, Trauer, Wut), mit deutlichen körperlichen Erscheinungen einhergehen, und umgekehrt körperliche Vorgänge und Veränderungen (z. B. Vergiftungen oder Entzündungen des Gehirns) von psychischen Symptomen begleitet werden. Der empirische Dualismus läßt also einerseits eine getrennte Betrachtung von körperlichen und seelischen Vorgängen zu und bezieht andererseits auch ihre gegenseitige Wechselwirkung ein. Dadurch kommt er der Realität am nächsten. Wir legen ihn deshalb unserer Darstellung zugrunde.

Anlage-Umwelt-Problem

Bei vielen psychischen Erkrankungen müssen wir uns die Frage vorlegen, ob sie anlagebedingt oder umweltbedingt sind. Innerhalb der Anlagefaktoren läßt sich zumeist eine erbliche Komponente abgrenzen. Als *Umwelt* bezeichnen wir den uns umgebenden Raum mit all seinen Einflüssen, wobei wir nach Jaspers die *physische Umwelt,* die primär auf den Leib wirkt (z. B. Verletzungen, Entzündungen), von der *bedeutungstragenden Umwelt* (Erlebnisse), die primär auf die Psyche wirkt, unterscheiden können.

Bei den meisten Erkrankungen spielen Anlage und Umwelt zusammen, wobei der Anteil eines der beiden Faktoren überwiegt. Die Bedeutung des *Erbeinflusses* kann man am besten an *eineiigen Zwillingen,* die das gleiche Erbgut besitzen, feststellen. In Tab. **6** ist die Erkrankungswahrscheinlichkeit für zwei der wichtigsten psychiatrischen Erkrankungen, für die Schizophrenie und die Zyklothymie, wiedergegeben.

Aus der Tab. **6** geht hervor, daß bei beiden Erkrankungen die vererbte Anlage eine bedeutsame Rolle spielt. Eineiige Zwillinge zeigen eine hohe Übereinstimmung (Konkordanz). Andere psychische Krankheiten und Abnormitäten, wie die körperlich begründbaren Psychosen (S. 281) oder die abnormen psychogenen Reaktionen (S. 263), sind in hohem Maße umweltbedingt.

Die Unterscheidung zwischen vorwiegend anlagebedingten und vorwie-

Tabelle **6** Erkrankungswahrscheinlichkeit für Schizophrenie und Zyklothymie

Personen	Erkrankungswahrscheinlichkeit in % Schizophrenie	Zyklothymie
Durchschnittsbevölkerung	0,9	0,4
Verwandte von Patienten		
Eltern	5–10	5–13
Geschwister	8–14	6–13
Zwillinge (ZZ)	5–16	16–28
Zwillinge (EZ)	20–75	50–80

gend umweltbedingten Krankheiten hat auch wichtige Konsequenzen für die Behandlung, denn Umwelteinflüsse (z. B. Bakterien oder auch traumatische Erlebnisse) lassen sich bekämpfen, während an den Anlagen vorerst nichts zu ändern ist. Das bedeutet jedoch nicht, daß man den vorwiegend anlagebedingten Krankheiten machtlos gegenübersteht. Darauf werden wir noch zu sprechen kommen.

Problem der Normalität

Die Psychiatrie befaßt sich nicht nur mit Krankheiten, sondern auch mit den Varianten (Spielarten) seelischen Wesens. Diese Varianten sind Abweichungen von einer uns vorschwebenden Durchschnittsbreite, wobei sich die Abweichungen auf bestimmte psychische Funktionsbereiche wie Intelligenz, Persönlichkeit oder Erlebnisweise beziehen. Am besten läßt sich die Bedeutung des Normalitätsbegriffs an psychischen Funktionen verdeutlichen, die, wie die Intelligenz, einer Messung zugänglich sind. Untersucht man bei sehr vielen Menschen mit Hilfe eines Tests die Intelligenz und zeichnet die Häufigkeit der verschiedenen Intelligenzquotienten (Abb. **69**) in einem Diagramm auf, so erhält man die bekannte Kurve der Gauss-Normalverteilung.

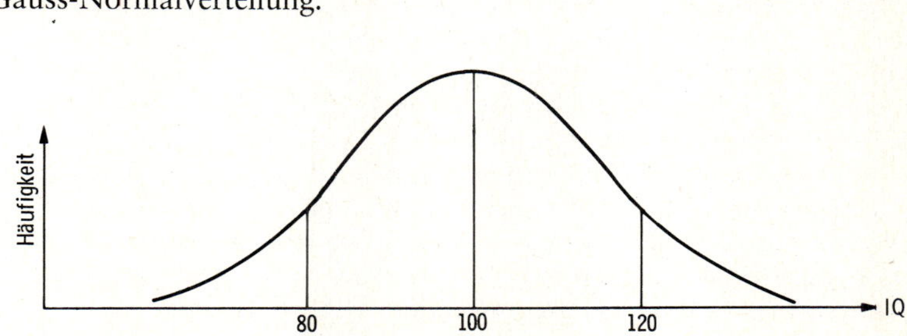

Abb. **69** Verteilung der Intelligenzquotienten eines großen Kollektivs (Normalverteilung).

Die Kurve zeigt, daß die überwiegende Mehrzahl der untersuchten Personen sich hinsichtlich ihres Intelligenzquotienten in dem Abschnitt zwischen 80 und 120 bewegt, wobei der durchschnittliche Intelligenzquotient (IQ) 100 beträgt. Den Abschnitt zwischen 80 und 100 sowie zwischen 100 und 120 bezeichnen wir als Streuung. Als Spielbreite der Intelligenz sehen wir nun den Bereich der Intelligenzquotienten von 100 ± 20 an; er umfaßt gleichzeitig die meisten untersuchten Personen. Wir können also sagen, unser Normalitätsbegriff ist an der statistischen Häufigkeit orientiert.

Als *Minusvarianten* (der Ausdruck wird völlig wertfrei verwendet) bezeichnen wir diejenigen Personen, deren IQ niedriger als 80 ist. Sie gehören in den Variationsbereich der Intelligenz, den wir Schwachsinn nennen, wobei innerhalb dieses Bereichs noch 3 Abstufungen (Debilität, Imbezillität und Idiotie) geläufig sind (S. 228).

Zu den *Plusvarianten* rechnen wir alle Individuen, deren IQ 120 und höher ist. Diesen oberen Variationsbereich der Intelligenz bezeichnen wir als Hochbegabung. Die Psychiatrie beschäftigt sich in erster Linie mit den Minusvarianten, während die Plusvarianten von der Psychologie untersucht werden.

Beide, Plusvarianten und Minusvarianten, sind im statistischen Sinne nicht normal, sondern abnorm, wobei die Minusvarianten im täglichen Leben eher auffallen und deshalb die Hilfe der Psychiatrie brauchen.

Bei psychischen Eigenschaften und Funktionen, die einer Messung nur sehr schwer zugänglich sind (z. B. Gefühl, Persönlichkeit, Reaktionsweise auf Erlebnisse), legen wir nun den *gleichen* Normalitätsbegriff zugrunde. Allerdings sind wir hier mehr auf Schätzungen angewiesen. Wenn wir uns aber vorstellen, wir könnten die Gefühlsansprechbarkeit ebenso messen wie die Intelligenz und würden die Ergebnisse wiederum als Diagramm aufzeichnen, so erhielten wir die gleiche Normalverteilung wie bei der Intelligenz. Wir könnten also neben Menschen mit einer normalen Gefühlsansprechbarkeit solche unterscheiden, die wir als gefühlsarm oder wenig gefühlsbetont bezeichnen könnten (Minusvarianten), und andere, die wir übermäßig gefühlsbetont (Plusvarianten) nennen müßten. Obwohl wir nun die Gefühlsansprechbarkeit nicht genau messen können, weiß doch jeder aus der alltäglichen Erfahrung, daß es Menschen mit stärkerer oder geringerer Gefühlsansprechbarkeit gibt. Abweichungen von einer uns vorschwebenden Durchschnittsbreite nennen wir auch hier abnorme Varianten. Den geschilderten Normalitätsbegriff kann man nun in gleicher Weise auch auf die Persönlichkeit (S. 240) oder auf die Reaktionsweise auf Erlebnisse anwenden. Dies führt dann zur Abgrenzung der

– abnormen Persönlichkeiten,

– abnormen psychogenen Reaktionen und der
– abnormen psychogenen Entwicklungen.

Auf diese Varianten seelischen Daseins kommen wir in eigenen Kapiteln zu sprechen.

An dieser Stelle sei nicht verschwiegen, daß der hier zugrunde gelegte statistische Normbegriff keineswegs alle „Normprobleme" zu lösen vermag. Wenn man z. B. versucht, psychische Gesundheit zu definieren, so gelingt dies nicht ohne Rückgriff auf eine ideale Norm. Derartige Probleme und die Schwierigkeit, in gewissen Bereichen zu einigermaßen haltbaren Normen zu kommen, dürfen jedoch nicht dazu führen, auf dem Begriff der Norm aufbauende diagnostische Kategorien gänzlich über Bord zu werfen.

Ursachen psychischer Störungen und Erkrankungen

Die Ursachen psychischer Störungen und Krankheiten lassen sich um die Polaritäten somatogen – psychogen und endogen – exogen gruppieren; Abb. **70** soll ihre polaren Gegensätze verdeutlichen.

Somatogene Störungen haben eine eindeutige körperliche Ursache (z. B. progressive Paralyse, körperlich begründbare Psychosen, Hirnverletzungen).

Psychogene Störungen* haben eine psychische Ursache. Die häufigsten psychischen Ursachen sind Erlebnisse, mit denen die Betreffenden nicht fertig werden, sog. traumatische Erlebnisse und Konflikte. Aber auch die soziale Schichtzugehörigkeit hat einen Einfluß auf die Entstehung mancher psychogener Erkrankungen. So weiß man, daß neurotische Störungen häufiger in den oberen sozialen Schichten vorkommen, während die Schizophrenie (die allerdings nicht zu den psychogenen Erkrankungen gehört) in den unteren Sozialschichten dominiert.

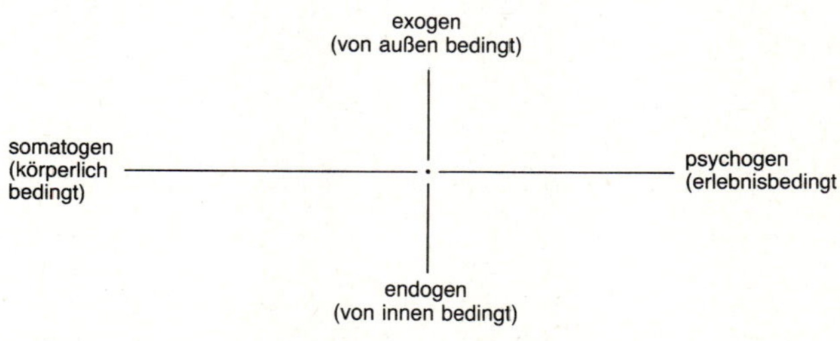

Abb. **70** Ursachen psychischer Störungen und Erkrankungen.

* Den Ausdruck psychische Störungen gebrauchen wir dagegen synonym mit der Bezeichnung Spielarten (Varianten) seelischen Daseins.

Exogen verursacht sind Krankheiten, bei denen entweder eine von außerhalb des Körpers kommende Schädigung (z. B. Bakterien, äußere Gewalt) oder eine innerhalb des Körpers, jedoch außerhalb des Gehirns entstehende Schädigung (z. B. Urämie, Leberkoma, Basedow-Krankheit) zur Krankheitsursache wird. Die Bezeichnung ist nicht sehr glücklich, weil sie von der Vorstellung ausgeht, daß das Gehirn und die Psyche gegenüber dem restlichen Körper eine Art Außenbezirk darstellen. Man kann die Bezeichnung eigentlich nur als polaren Gegensatz zu dem Ausdruck endogen verstehen.

Endogene Krankheiten sind solche, die anlagebedingt sind. Sie haben also ebenfalls körperliche Ursachen, die z. T. in den Erbfaktoren begründet liegen (z. B. Schizophrenie, Zyklothymie). Erst nach Kenntnis dieser Definition können wir exogene Krankheiten als körperliche, nicht anlagebedingte Krankheiten kennzeichnen (Abb. **71**).

Bei den meisten psychiatrischen Krankheiten spielen *mehrere* der genannten Faktoren zusammen. Man spricht etwa von *endogenen* Komponenten und *psychogenem* Überbau.

Symptome psychischer Störungen und Erkrankungen

Wir unterscheiden *körperliche Symptome* (neurologische Ausfälle, Verletzungen, Fieber usw.) und *psychische Symptome* (Angst, Erregung, Gedächtnisausfälle, Halluzinationen, Wahn).

Beide Arten von Symptomen können jeweils durch die verschiedenen, im vorigen Abschnitt besprochenen Ursachen bedingt sein.

Weitere Arten von Symptomen sind:

- Obligate Symptome (bei einer Erkrankung *immer* vorkommende Symptome).

  Beispiel: Bewußtseinsveränderungen bei den körperlich begründbaren Psychosen.

- Fakultative Symptome (bei einer Erkrankung möglicherweise vorkommende Symptome).

  Beispiel: Halluzinationen bei körperlich begründbaren Psychosen.

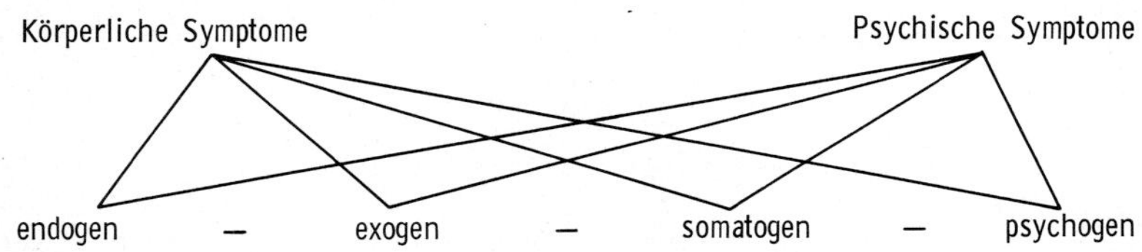

Abb. **71** Die Symptome und ihre Verursachung.

- Leit-, Achsen- oder Kernsymptome (für eine Krankheit sehr typische Symptome).

  Beispiel: Symptome ersten Ranges bei der Schizophrenie (s. dort), Gedächtnisstörung und Desorientierung beim Korsakow-Syndrom.

- Syndrome = Symptomkomplexe (Vereinigung einzelner Symptome zu einem charakteristischen Bild).

  Beispiel: delirantes Syndrom, das durch die Symptome Desorientierung (Verwirrtheit) und Halluzinationen und vegetative Störungen gekennzeichnet ist.

Nach dieser Einleitung können wir uns nun der psychiatrischen Untersuchung zuwenden.

Untersuchungsmethoden und ihre Bewertung

Allgemeinzustand und Konstitution

Trotz mancher Unterschiede zwischen der psychiatrischen Untersuchungstechnik und der Untersuchungstechnik in anderen medizinischen Fachgebieten ist eine gründliche körperliche Untersuchung auch in der Psychiatrie von größter Bedeutung. Denn schon Allgemeinzustand, Ernährungszustand und Körperbau des Patienten können wichtige Anhaltspunkte für die Diagnose psychiatrischer Krankheitsbilder liefern. So kann z. B. ein extrem schlechter Ernährungszustand psychische Ursachen haben (psychogene Magersucht, Depression). Andererseits kann der körperliche Verfall, und dies ist viel naheliegender, auch durch eine konsumierende körperliche Erkrankung, etwa einen bösartigen Tumor, hervorgerufen sein. Aus diesem Beispiel wird klar, daß körperliche Symptome mehrdeutig sein können, ebenso ist es mit den psychischen, wie wir noch sehen werden. Es wäre nun sehr verhängnisvoll, eine körperlich fundierte Krankheit als psychogen zu verkennen. Im Falle eines bösartigen Tumors hätte eine solche Fehldiagnose sicher den Tod zur Folge. Unser Beispiel ist bewußt etwas extrem gewählt, es soll aber verdeutlichen, daß psychische Ursachen für eine Erkrankung erst dann angenommen werden dürfen, wenn eine körperliche Verursachung durch eine gründliche Untersuchung ausgeschlossen ist.

Auch psychische Symptome können mehrdeutig sein. Eine Halluzination (Trugwahrnehmung) kann beispielsweise durch eine Infektionskrankheit oder eine Vergiftung hervorgerufen sein. Sie kann andererseits auch Ausdruck eines eigenen psychiatrischen Krankheitsbildes, etwa einer endogenen Psychose, sein. Im ersten Fall liegt eindeutig eine körperliche Ursache vor, im zweiten Fall kann man zwar ebenfalls eine solche vermuten, hat aber bisher keine finden können.

Allgemeinzustand

Zum Allgemeinzustand rechnen wir auch das äußere Erscheinungsbild, das der Kranke bietet, wenn er zur Untersuchung kommt. Schon daraus lassen sich oft Rückschlüsse auf das psychische Geschehen ziehen. Absonderliche und verschrobene Kleidung findet man z. B. bei manchen Schizophrenen, überaus elegant kleiden und geben sich geltungsbedürftige Persönlichkeiten usw.

Ernährungszustand. Er wurde bereits erwähnt.

Körperhaltung und Gesichtsausdruck. Eine bestimmte Körperhaltung kann angeboren sein, sie kann sich aber auch durch Krankheiten in charakteristischer Weise verändern. So zeigen Depressive meist eine schlaffe Haltung und eine starre, maskenhafte Mimik; ihr Händedruck ist matt, ihre Bewegungen sind ohne Kraft. Solche Symptome weisen auf die seelische Tiefstimmung, auf den Mangel an Initiative dieser Kranken hin. Dieses Beispiel zeigt, daß sich psychische Veränderungen wie Antriebslosigkeit, traurige Grundstimmung oder seelische Spannung in der Körperhaltung und im Gesichtsausdruck manifestieren können.

Besonders auffällige körperliche Merkmale. Auffällige körperliche Merkmale sind Mißbildungen, abnormer Behaarungstyp, Verletzungen, Narben, Tätowierungen.

Mißbildungen, besonders solche der Haut, können ein Hinweis auf das gleichzeitige Vorhandensein von Hirnmißbildungen sein. Der Zusammenhang zwischen Gehirn und Haut rührt daher, daß sich beide aus dem äußeren Keimblatt, dem Ektoderm, entwickeln. Ein abnormer Behaarungstyp legt den Verdacht auf endokrine Störungen nahe, die häufig auch mit abnormem psychischen Verhalten einhergehen. Verletzungen und Narben können ein Anfallsleiden vermuten lassen, auf einen Selbstmordversuch hinweisen oder die Neigung zur Selbstverstümmelung anzeigen, die bei psychopathischen Persönlichkeiten nicht selten ist.

Konstitution

Unter Konstitution verstehen wir die Gesamtheit aller körperlichen und seelischen Anlagen. Konstitution umfaßt also mehr als nur den Körperbau, denn man weiß ja nie, ob im jeweiligen Körperbau bereits alle Anlagen zur Entwicklung gekommen sind. Der Begriff Konstitution enthält vielmehr auch die Reaktions*bereit*schaften, wozu wir auch die Neigung zu gewissen Krankheiten und zu bestimmten Verhaltensweisen zählen müssen. Diese Beziehungen hat Ernst Kretschmer genauer untersucht. Als Ergebnis seiner Untersuchungen fand er bestimmte, voneinander abgrenzbare Körperbautypen, die jeweils auch charakteristische psychische Verhaltensweisen und eine Disposition (Neigung) zu bestimmten psychiatrischen Krankheiten zeigen können, nämlich den *leptosomen*, den *pyknischen*, den *athletischen* und den *dysplastischen Typ*. Dabei muß man sich immer vor Augen führen, daß die sog. Körperbautypen in Wirklichkeit umfassender, d. h. Konstitutionstypen, sind und als reine Prototypen geschildert werden, obwohl die Mischtypen häufiger sind. Für alle Konstitutionstypen sind nach der Lehre Kretschmers drei Merkmalskomplexe kennzeichnend:

- ein bestimmter Körperbau,
- bestimmte psychische Eigenschaften (Temperamentseigenschaften) und
- eine Neigung zu gewissen Krankheiten (Krankheitsdisposition).

Durch neuere Untersuchungen hat die Konstitutionslehre eine erhebliche Relativierung erfahren.

Interner Befund

Da auch innere Erkrankungen wie Infektionskrankheiten (z. B. Enzephalitis, Meningitis), Erkrankungen der endokrinen Drüsen (z. B. Basedow-Krankheit) oder Erkrankungen des Gefäßsystems (z. B. Arteriosklerose) mit psychischen Symptomen einhergehen können, ist auf eine gründliche Untersuchung der inneren Organe großer Wert zu legen. Auf die interne Untersuchungstechnik kann hier nicht näher eingegangen werden. Zu ihr gehören auch die in der inneren Medizin üblichen Laboratoriumsuntersuchungen (Urinstatus, Blutbild, chemische Blutuntersuchung, EKG, Leber- und Nierenfunktionsproben).

Neurologischer Befund

Die Bedeutung des neurologischen Befundes ist ohne weiteres einzusehen, wenn man sich klarmacht, daß ein Großteil der psychiatrischen Krankheitsbilder mit organischen Veränderungen des Gehirns einhergeht (s. Schema der psychiatrischen Systematik nach Kurt Schneider in Tab. **7**, S. 222). Solche organischen Veränderungen sind zwar bei manchen Krankheiten, z. B. bei der Schizophrenie oder Zyklothymie, bisher nicht bekannt. Es spricht aber vieles dafür, daß man auch in diesen Fällen eines Tages organische Substrate finden wird. In dieser These kommt zum Ausdruck, daß der Krankheitsbegriff auch in gewissen Teilbereichen der Psychiatrie am Körperlichen orientiert ist. Als krankhaft in diesem Sinne können wir mit Kurt Schneider diejenigen seelischen Störungen bezeichnen, die durch Organprozesse und ihre funktionalen und lokalen Residuen (Restzustände – Überbleibsel – von organischen Krankheiten) bedingt sind. Die neurologische Untersuchung dient dem Auffinden organisch faßbarer Veränderungen. Ihre Technik ist im ersten Teil des Buches ausführlich beschrieben.

Psychiatrischer Befund

Der psychiatrische Befund unterscheidet sich vom internen und neurologischen dadurch, daß bei ihm nicht *körperliche* Veränderungen erfaßt werden, sondern daß er vielmehr die Ermittlung und Ordnung der *psychischen* Krankheitssymptome zum Ziel hat.

Diesem Ziel dienen die psychiatrische Anamnese, die Exploration und die Anwendung standardisierter psychologischer Untersuchungsverfahren, die wir als Tests bezeichnen.

Ordnung im psychischen Geschehen

Das psychische Geschehen ist stets ein ganzheitliches Geschehen. Es umfaßt viele, zum Teil sehr komplizierte Funktionen. Das Ineinandergreifen und die Wechselwirkung der verschiedenen psychischen Abläufe kann beim seelisch Gesunden als geordnet bezeichnet werden. Diese Ordnung besteht darin, daß die jeweilige Funktion im Aufbau der Person einen ganz bestimmten, individuellen Stellenwert einnimmt. Durch viele psychiatrische Krankheiten wird die Ordnung im psychischen Gefüge mehr oder weniger stark aufgelöst. Dadurch wird das Verhalten der Patienten erst auffällig. Die Auffälligkeit zeigt sich meist in der Störung einer oder mehrerer Einzelfunktionen, z. B. in einer Störung des Gedächtnisses, in Wahrnehmungsstörungen oder Denkstörungen. Die psychiatrische Untersuchung muß nun darauf abzielen, diese Störungen so frühzeitig wie möglich zu erfassen. Sind sie sehr ausgeprägt, so fallen sie schon im Gespräch mit dem Kranken auf; sind sie dagegen nicht so deutlich, so muß man feinere und standardisierte Untersuchungsverfahren (Tests) anwenden. Die Störungen der psychischen Abläufe, die wir bei der psychiatrischen Untersuchung zu erfassen suchen, sind die Kennzeichen der psychiatrischen Erkrankungen, wir nennen sie psychische Symptome.

Anamnese und Exploration

Anamnese und Exploration sind neben den bereits erwähnten Testuntersuchungen die *Methoden,* mit denen wir die psychischen Symptome zu erfassen suchen; sie sind also die eigentlichen psychiatrischen Untersuchungsverfahren.

Anamnese. Unter Anamnese verstehen wir die Vorgeschichte des Kranken. Sie soll in der Psychiatrie neben der Ermittlung von Krankheiten immer auch das *Sozialverhalten* des Patienten erfassen. Wir gliedern sie wie in den anderen Gebieten der Medizin (Abb. **72**).

Die Angaben über Krankheiten in der Familie (Familienanamnese), über Krankheiten, die der Patient selbst durchgemacht hat (Eigenanamnese), über die unmittelbaren Krankheitserscheinungen vor der Klinikeinweisung oder über die Konsultation eines Psychiaters (jetzige Anamnese) können wir vom Patienten selbst erhalten. In diesem Falle sprechen wir von der *subjektiven* Anamnese. Wir können sie aber auch von Angehörigen, von Sozialarbeitern oder aus den Akten entnehmen und bezeichnen

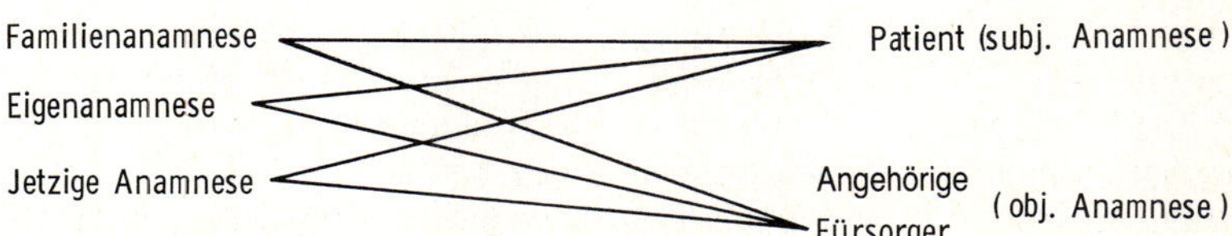

Abb. **72** Die verschiedenen Formen der Anamnese.

sie dann als *objektive* Anamnese. Diese objektive Anamnese ist in der Psychiatrie häufiger als in anderen medizinischen Fachgebieten, weil die Patienten oft bewußtseinsgetrübt oder infolge von Gedächtnis-, Wahrnehmungs- und Denkstörungen oder mangelhafter Krankheitseinsicht gar nicht in der Lage sind, eigene Angaben zu machen (s. auch S. 3).

In der *Familienanamnese* ist danach zu fragen, ob in der näheren oder ferneren Verwandtschaft Nerven- und Geisteskrankheiten, Selbstmorde, Trunksucht, Kriminalität oder Einweisungen in Nervenkliniken vorgekommen sind. Die Familienanamnese zielt darauf ab, erbliche Krankheiten oder seelische Abnormitäten zu erfassen. Die Neigung zu diesen Krankheiten oder Abnormitäten ist in vielen Fällen erblich, so daß man aus manchen Familienanamnesen bereits wichtige Hinweise auf das derzeitige Krankheitsbild gewinnt.

Die Familienanamnese dient aber ebenso der Eruierung des Familienklimas, der Beziehung der einzelnen Familienmitglieder untereinander, der Stellung des Kranken innerhalb der Familie und der Objektivierung von intrafamiliären Konflikten. Die Familienanamnese kann durch eine spezielle Familiendiagnostik ergänzt werden, die sich auf testpsychologische Methoden und/oder auf Videoaufzeichnungen von Familiengesprächen stützt.

Beim Erheben der herkömmlichen Familienanamnese ergeben sich für den Psychiater noch zwei Schwierigkeiten:

- Angaben über psychiatrische Krankheiten in einer Familie oder über Familienkonflikte werden sowohl vom Patienten als auch von seinen Angehörigen gerne verschwiegen, da diese Krankheiten im Bewußtsein der Gesellschaft immer noch mit dem Makel der Schande behaftet sind.
- Falls man Angaben erhält, so sind diese diagnostisch oft schwer zu verwerten, da sie zum Teil recht ungenau und infolge Unkenntnis der Materie häufig auf unwichtige Details ausgerichtet sind. Es bleibt dann dem Geschick des Arztes überlassen, durch einige gezielte Fragen zu verläßlicheren und präziseren Angaben zu kommen.

Die *Eigenanamnese* beginnt mit dem Geburtsverlauf, über den man meist nur von Angehörigen, am besten von der Mutter, Informationen erhalten kann, und geht unmittelbar in die Befragung über das jetzige Zustandsbild und seine Beobachtung über.

Man wird nach *Geburtsschäden* (z. B. stark verlängerter Geburtsverlauf, Zangegeburt, Sturzgeburt, starke Blutung während der Geburt) fragen, die häufig die Ursache für eine sog. frühkindliche Hirnschädigung oder ein Anfallsleiden sind, nach *Erkrankungen des Gehirns* und des *Nervensystems* (Meningitis, Enzephalitis, Lähmungserscheinungen, Kopfverletzungen, Unfällen usw.), nach *Entwicklungsverzögerungen* (verspätetes

Gehenlernen und Sprechenlernen, verspätete Einschulung, verlängertes Bettnässen, Störungen der Sexualentwicklung), nach *Erziehungsschwierigkeiten* und Verhaltensauffälligkeiten (Stehlen, Lügen, häufiges Schulschwänzen, Fortlaufen, Alkoholmißbrauch und Mißbrauch anderer Genußmittel oder Medikamente) und nach bereits durchgemachten *psychiatrischen Krankheiten* (Depressionen, schizophrene Schübe). Schließlich ist es auch wichtig, über das *Sozialverhalten* des Patienten etwas zu erfahren, etwa über seinen Kontakt zu den Angehörigen oder zur übrigen Umwelt, über seine *Familienverhältnisse,* seinen *Beruf,* seine Interessen und seine Freizeitgestaltung.

Die *jetzige Anamnese* beginnt mit der Frage, weshalb der Patient die Sprechstunde oder Klinik aufsucht, und soll auf den *Beginn* (z. B. plötzlich, schleichend) und die *Symptome* der aktuellen Krankheit aus der Sicht des Patienten (subjektive Anamnese) oder seiner Angehörigen (objektive Anamnese) abgezielt sein. Die Symptome können sehr vielgestaltig sein, z. B. Angst, Schlaflosigkeit, depressive Verstimmung, Wahnvorstellungen, auffälliges, nicht situationsgerechtes Verhalten usw. Diese Angaben können in manchen Fällen, im Verein mit einer Beobachtung des Kranken, für die Diagnose ausreichen. Will man sich aber ein genaues Bild über die Art und das Ausmaß der psychischen Störungen machen, so muß man einzelne psychische Funktionen im Rahmen der Exploration oder mit Hilfe von Tests genauer untersuchen. In vielen Fällen kommt man erst dadurch zu einer sicheren Diagnose.

Exploration. Während die Anamnese zur Aufgabe hat, die für die Diagnose wichtige „Vergangenheit" des Patienten zu ermitteln, befaßt sich die Exploration in *gezielter* Weise mit den *derzeitigen* Krankheitserscheinungen. Sie vermittelt dem Untersucher ein Bild von Aufmerksamkeit, Gedächtnis, Denken, Affektivität, also von der Art und Weise der psychischen Abläufe. Die Exploration ist die eigentliche psychiatrische Untersuchungstechnik und verlangt vom Untersucher viel Erfahrung und Taktgefühl. Sie darf nämlich nicht nach einem starren Schema ablaufen, sondern muß sich der jeweiligen Situation und der Eigenart des Patienten so anpassen, daß ein Vertrauensverhältnis zwischen Arzt und Patient entsteht oder gewahrt bleibt. Schon aus der Vorgeschichte und der Beobachtung des Patienten muß sich die Reihenfolge und die Richtung, in der die Exploration geht, ergeben, gleichzeitig aber auch Untersuchungen, die man tunlichst unterläßt. So wäre es unsinnig, einen bewußtseinsklaren, intelligent wirkenden Neurotiker nach seiner räumlichen und zeitlichen Orientierung zu fragen, wohingegen diese Fragen bei einem dementen Arteriosklerotiker sehr sinnvoll sein können.

Die Exploration soll ein geschickt geführtes Gespräch sein, in das gezielte Fragen nach psychischen Einzelfunktionen mehr oder weniger unauffällig eingeflochten werden.

Wir befassen uns im folgenden mit der Untersuchung dieser psychischen Einzelfunktionen und müssen sie der Übersichtlichkeit halber in eine bestimmte Reihenfolge bringen. Es dürfte aber aus den bisherigen Ausführungen klar geworden sein, daß die Exploration nicht an diese Reihenfolge gebunden ist. Mit der Untersuchung von psychischen Einzelfunktionen und der systematischen Einordnung ihrer Störungen befaßt sich die allgemeine Psychopathologie. Die folgende Darstellung ist zugleich eine Einführung in dieses Gebiet.

Untersuchung von Einzelfunktionen (allgemeine Psychopathologie)

Bewußtsein und Bewußtseinsstörungen

Eine Definition des Bewußtseins stößt auf große Schwierigkeiten. Wir kommen aber zu einer gewissen Vorstellung, wenn wir uns klarmachen, daß alle unsere Erlebnisse das Bewußtsein bereits voraussetzen, oder wenn wir bedenken, daß wir im Zustand der Bewußtlosigkeit, die ja den Gegensatz zum Bewußtsein darstellt, überhaupt keine Erlebnisse haben können. Bewußtsein ist also ein Zustand, in dem uns Erlebnisse gegenwärtig sind, und Erlebnisse wiederum können wir als Inhalte unseres Bewußtseins betrachten. Zu den Erlebnissen gelangen wir aber mit Hilfe verschiedener psychischer Einzelfunktionen, die wir im folgenden besprechen werden. Sie setzen also, jedenfalls wenn sie zu Erlebnissen führen sollen, immer Bewußtsein voraus. Es gibt aber noch einen zweiten Gegenpol zum Bewußtsein, das sog. Unbewußte. Mit dem Unbewußten befassen sich die Tiefenpsychologie und Psychotherapie. Was sich jedoch im Unbewußten abspielt, darüber wissen wir normalerweise nichts; es handelt sich somit auch nicht um Erlebnisse. Durch den psychotherapeutischen Prozeß können aber Inhalte des Unbewußten bewußt gemacht und auf diese Weise zu Erlebnissen werden.

Das Bewußtsein und seine Gegenpole:

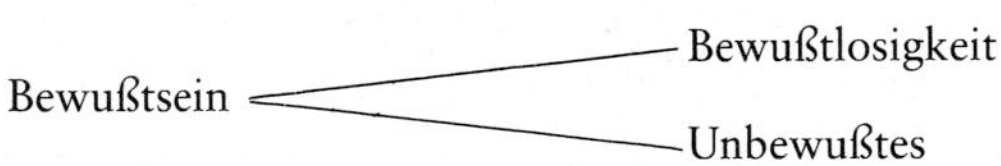

In der Psychiatrie ist man nicht nur am Bewußtsein selbst, sondern mehr an seinen verschiedenen, graduellen quantitativen Abstufungen interessiert. Es ist nämlich nicht so, daß die Zustände des Bewußtseins und der Bewußtlosigkeit schlagartig und ohne Grenze voneinander zu trennen sind, es gibt vielmehr eine ganze Anzahl von Übergängen, die wir als Stufen der *Bewußtseinstrübung* bezeichnen können und deren Bedeutung aus den Bewußtseinsstörungen erst richtig klar wird. Auch zwischen dem Bewußten und Unbewußten gibt es Übergänge, auf die wir allerdings hier nicht näher eingehen wollen, da sie ins Gebiet der Tiefenpsychologie gehören.

Bewußtseinsstörungen äußern sich in einer Verzögerung (Verlangsamung) im Ablauf der seelischen Einzelfunktionen, wobei das Ausmaß der Verzögerung dem Grad der Bewußtseinsstörung weitgehend entspricht. So sind die Wahrnehmung und das Denken verlangsamt und die Orientierung gestört. Kennzeichnend ist ferner, daß sich die Patienten an die Geschehnisse während ihrer Bewußtseinstrübung nicht erinnern können *(Amnesie)*. Vielfach kann man eine Bewußtseinsstörung bereits am Verhalten der Patienten erkennen: Ihre Zuwendung ist mangelhaft, ihre Auffassung und ihr Denken erschwert; man spricht in diesen Fällen von Schwerbesinnlichkeit, bei massiverer Bewußtseinsstörung ist eine Verständigung überhaupt unmöglich.

Wir können unter den Bewußtseinsstörungen quantitative von qualitativen unterscheiden.

Quantitative Bewußtseinsstörungen

Es handelt sich bei ihnen um graduelle Abstufungen der Bewußtseinshelligkeit, die man herkömmlicherweise in drei Schweregrade einteilt. Die *Somnolenz* (Bewußtseinstrübung) stellte die leichteste Stufe dar. Es handelt sich bei ihr um einen Zustand der Benommenheit; die Patienten wirken apathisch und schläfrig, sie sind aber durch Anruf weckbar, man kann sich auch, allerdings nur sehr begrenzt, mit ihnen verständigen.

Der *Sopor* ist die nächstschwerere Stufe. Die Patienten befinden sich in einem tiefschlafähnlichen Zustand, aus dem sie selbst durch stärkere Reize (Rütteln, Kneifen) nicht mehr weckbar sind. Eine Verständigung ist demnach ausgeschlossen; auf alle Reize reagieren sie nicht mehr situationsgerecht, sondern mit Abwehrbewegungen oder stereotypen Reaktionen wie Grimassieren, Lallen, Murmeln usw.

Beim *Koma,* der schwersten Stufe, handelt es sich um einen Zustand tiefer Bewußtlosigkeit; auch auf stärkste Reize zeigt der Patient keine Reaktion, die Eigen- und die Fremdreflexe sind erloschen, die Pupillenreaktion fehlt häufig, und es kommt zu Störungen der zentralen Atem- und Kreislaufregulationen.

Quantitative Bewußtseinsstörungen kommen vor bei:

- inneren Erkrankungen: z. B. Coma diabeticum, Leberkoma, Urämie, Vergiftungen und bei
- organischen Hirnerkrankungen: „Schlaganfälle", Hirnblutungen, Hirntumoren, entzündliche Erkrankungen des Gehirns usw. Nahezu alle organischen Hirnkrankheiten können die Ursache von körperlich begründbaren Psychosen sein.

Qualitative Bewußtseinsstörungen

Sie beziehen sich auf Abweichungen in der *Art* des Bewußtseinszustandes. Wir können auch sagen, daß sich die Inhalte des Bewußtseins bei ihnen verändern, also auch abnorme Erlebnisse auftreten. Bei den qualitativen Bewußtseinsstörungen ist eine Einteilung in einzelne Syndrome geläufig, die uns nun beschäftigen soll.

Amentielles Syndrom. Amentia heißt bei wörtlicher Übersetzung soviel wie Verstandeslosigkeit. Die Patienten sind verwirrt, können nicht klar denken und sind nicht in der Lage, die Situation, in der sie sich befinden, abzuschätzen oder ihre Umwelt richtig zu erkennen. Diese wird vielmehr illusionär verkannt. Infolge all dieser Erscheinungen wirken die Kranken ratlos, vermutlich weil sie ihr Unvermögen noch bis zu einem gewissen Grade erfassen.

Delirantes Syndrom. Die Übergänge vom amentiellen zum deliranten Syndrom sind nicht ganz scharf. Dennoch bestehen Unterschiede. Während bei ersterem Verwirrtheit und Ratlosigkeit als Hauptmerkmale imponieren, stehen bei letzterem die starke motorische Unruhe (Tobsucht), Halluzinationen und Desorientiertheit im Vordergrund. Natürlich ist auch das Denken verworren, und man kann mit den Patienten kaum in Kontakt treten, weil sie so von ihrem Zustand eingenommen sind, daß sie auf Zuspruch gar nicht reagieren.

Vorkommen: Amentielles und delirantes Syndrom treten vor allem bei den körperlich begründbaren Psychosen (Infektionskrankheiten, endokrine Erkrankungen), bei organischen Hirnerkrankungen (s. 1. Teil) und bei Vergiftungen (Alkoholismus, Rauschgifte) auf.

Dämmerzustände. Unter einem Dämmerzustand verstehen wir einen plötzlich einsetzenden und länger anhaltenden (Stunden und Tage) Zustand der Bewußtseins*einengung* und *-trübung* mit Störungen der Wahrnehmung, des Denkens und des Handelns mit oder ohne motorische Unruhe. Hauptmerkmal ist die Einengung des Bewußtseins, d. h., der Kranke wird von einigen wenigen Gedanken, Gefühlen und Trieben beherrscht; alles andere ist ausgeschaltet, vor allem fehlen häufig die sonst vorhandenen ethischen oder moralischen Gegenregulationen, so daß triebhaft-kriminelle Handlungen nicht selten sind. Dabei kann die Orientierung erhalten sein, was die Erkennung eines solchen Zustandes natürlich erschwert. Ein weiteres Kennzeichen ist, daß sich die Patienten an ihren Dämmerzustand und an die während desselben begangenen Handlungen nicht erinnern können (Amnesie).

Vorkommen: Wir unterscheiden

- Dämmerzustände organischer Prägung und
- psychogene Dämmerzustände.

Die Dämmerzustände organischer Prägung kommen vor bei der Epilepsie, nach Hirnschädigungen verschiedenster Art und im pathologischen Rausch (S. 348).

Zu den psychogenen Dämmerzuständen rechnen wir das „Nachtwandeln", die Schlaftrunkenheit und das Ganser-Syndrom, das als eine Art hysterischer Dämmerzustand vorwiegend bei Häftlingen vorkommt. Die psychogenen Dämmerzustände zeigen eine deutliche Wunschbetontheit und dienen der Erreichung irgendeines Zieles.

Absencen. Schließlich wären noch die Absencen zu erwähnen, die wir als kurze Bewußtseinslücken definieren können und die im Rahmen der Epilepsie vorkommen.

Wahrnehmung und Wahrnehmungsstörungen

Die Wahrnehmung ist ein bewußter psychischer Vorgang, der der Erfassung der Umwelt dient. Die Erfassung der Umwelt geschieht mit Hilfe unserer Sinnesorgane. Diese nehmen aber noch keine Wahrnehmungen, sondern lediglich Empfindungen auf. Die Wahrnehmung ist ein komplizierterer Vorgang, der zur Voraussetzung hat, daß ein Gegenstand, ein Geräusch, ein Geruch oder Geschmack usw. aufgrund eines bereits vorhandenen Erinnerungsbildes *erkannt* wird. Dabei wird der Gegenstand der Wahrnehmung nicht als ein Mosaik von Einzelelementen, sondern ganzheitlich, man sagt als Gestalt, wahrgenommen. Obwohl uns die Wahrnehmungen durch die Sinnesorgane vermittelt werden, sind sie keine einfachen Abbildungsvorgänge der Umwelt in unserem Bewußtsein, sondern hängen außer von den Erinnerungsbildern noch von einer Reihe anderer Einflüsse, z. B. von der momentanen Bedürfnislage, oder auch von sozialen Bedingungen ab. Dies soll an zwei Beispielen erläutert werden. Wenn wir sehr hungrig sind, so ist unsere Wahrnehmung vorwiegend darauf abgestellt, etwas Eßbares aufzufinden. Wir werden in einer solchen Situation unter einer Vielzahl von Gegenständen diejenigen, die uns eine Triebbefriedigung liefern können, nämlich die eßbaren, zuerst erkennen. In anderen Situationen können eßbare Gegenstände für uns völlig belanglos sein. Wir können also sagen, daß unsere momentanen Bedürfnisse unsere Wahrnehmung beeinflussen. In ähnlicher Weise können es die sozialen Verhältnisse tun. In einem Experiment hat man Kinder aus sehr armen und sehr reichen Familien die Größe von Geldmünzen schätzen lassen. Es stellte sich heraus, daß die „armen Kinder" die Geldmünzen durchschnittlich für größer hielten als die „reichen Kinder". Mit diesen Beispielen sollte gezeigt werden, daß die Wahrnehmung kein objektiver Abbildungsvorgang ist, sondern von einer ganzen Reihe von Faktoren beeinflußt werden kann. Man kann eine *innere* Wahrnehmung (Selbstbeobachtung psychischer Vorgänge und Erlebnisse) von einer *äußeren* Wahrnehmung (Wahrnehmung der Außenwelt) unterscheiden. Die äußere Wahrnehmung umfaßt folgende Sinnesgebiete:

- optische Wahrnehmung (Sehen),
- akustische Wahrnehmung (Hören),
- geschmackliche Wahrnehmung (Schmecken),
- osmische Wahrnehmung (Riechen),
- haptische Wahrnehmung (Tastwahrnehmung),
- Schmerzwahrnehmung.

Es gibt nun eine ganze Reihe von psychiatrischen Krankheiten, die mit Wahrnehmungsstörungen einhergehen. Diese können natürlich auch durch eine Schädigung der Sinnesorgane oder der Leitungsbahnen verursacht sein; dann gehören sie jedoch zum neurologischen Befund. Im folgenden gehen wir nun auf diejenigen Wahrnehmungsstörungen ein, bei denen Sinnesorgane und Leitungsbahnen intakt sind.

Wir unterscheiden quantitative von qualitativen Wahrnehmungsstörungen.

Quantitative Wahrnehmungsstörungen

Überempfindlichkeit gegen Sinnesreize. Sie kann vorkommen bei nervösen Erschöpfungszuständen, bei Infektionskrankheiten und schweren Schmerzzuständen.

Unterempfindlichkeit gegen Sinnesreize. Wir finden sie vor allem bei starken Erregungszuständen, bei hysterischen Reaktionen, aber auch im Rahmen der Schizophrenie.

Verlangsamung der Wahrnehmungsvorgänge. Bei allen Krankheiten, die mit Bewußtseinstrübung einhergehen, und bei der organischen Demenz sind die Wahrnehmungsvorgänge deutlich verlangsamt. Man kann diese Verlangsamung auch mit einfachen Prüfmethoden genauer erfassen, z. B. dadurch, daß man dem Patienten bestimmte allgemein bekannte Gegenstände, etwa einen Teller, ein Buch usw., zeigt oder noch besser an die Wand projiziert und die Darbietungszeit mißt, in der der Gegenstand richtig wahrgenommen wird.

Qualitative Wahrnehmungsstörungen (Sinnestäuschungen)

Wahrnehmungsanomalien. Wirklich vorhandene Gegenstände werden zwar erkannt, erscheinen aber irgendwie, z. B. in der Farbe oder in der Größe, verändert. Solche Störungen treten am häufigsten bei Vergiftungen und Suchten, im Rahmen von Psychosen und mitunter bei der Epilepsie auf. So erscheint bei der Santoninvergiftung die ganze Umgebung gelb gefärbt; bei der LSD-Einnahme und im Meskalinrausch sehen die Betreffenden prächtige Farben, im Rahmen mancher Psychosen sehen die Kranken alle Gegenstände besonders klein (Mikropsie) oder besonders groß (Makropsie).

Illusionäre Verkennungen (Wirklichkeitsverkennungen). Wirklich vorhandene Sinneseindrücke werden verkannt und falsch geordnet. Eine solche Illusion liegt z. B. vor, wenn ein Kranker seine Nachttischlampe für den Mond hält oder aus dem Rauschen des Windes Stimmen heraushört, die ihn bedrohen.

Illusionen unterscheiden sich von den Halluzinationen dadurch, daß der Patient durchaus etwas Reales wahrnimmt, dieses aber irrig deutet. Illusionen kommen dadurch zustande, daß Affekte, Erwartungen und Einstellungen in den Wahrnehmungsvorgang eingreifen.

Halluzinationen (Trugwahrnehmungen). Bei den Halluzinationen nimmt der Patient nichts wahr; es sind nur *vermeintliche* Wahrnehmungen, von deren Wirklichkeit er jedoch völlig überzeugt ist. Wird die Unwirklichkeit der Trugwahrnehmung erkannt, so handelt es sich nicht um echte, sondern um *Pseudohalluzinationen.* Halluzinationen sind für manche Patienten von ähnlicher Bedeutung wie Wahrnehmungen. Sie leben oft ganz in der Welt ihrer Trugwahrnehmungen. Diese können natürlich im Bereich aller Sinnesgebiete auftreten. Demnach unterscheiden wir:

- *optische* Halluzinationen. Sie kommen meist bei Krankheiten vor, bei denen das Bewußtsein getrübt ist, z. B. bei epileptischen Dämmerzuständen (Blut, Feuer), bei deliranten Psychosen (kleine Tiere, Ungezie-fer) oder bei Vergiftungen;
- *akustische* Halluzinationen. Am häufigsten unter ihnen ist das Hören von Stimmen und Geräuschen. Sie kommen meist bei der Schizophrenie, bei körperlich begründbaren Psychosen und bei Alkoholintoxikationen vor.

Daneben gibt es natürlich auch *Geruchs-*, *Geschmacks-* und *Tast*halluzinationen. Man findet sie alle vorwiegend bei der Schizophrenie, Geruchshalluzinationen als sog. Unzinatusanfälle auch im Rahmen der temporalen Epilepsie. Bei der Untersuchung ist zu beachten, daß manche Patienten ihre Halluzinationen zu verheimlichen suchen, weshalb man auch auf eine genaue Verhaltensbeobachtung (z. B. plötzliches „Weghören" von Patienten, die Stimmen wahrnehmen) und eine entsprechende Fragetechnik großen Wert legen muß.

Orientierung

Mit dem Bewußtsein hängt die Orientierung eng zusammen, denn die Bewußtlosigkeit schließt jede Orientierung aus, die Bewußtseinstrübung erschwert sie. Unter Orientierung verstehen wir das Bewußtsein oder die Kenntnis von Zeit, Ort, Situation und der eigenen Person. Diese Kenntnis ermöglicht, daß wir uns im täglichen Leben zurechtfinden. Wir unterscheiden demnach eine zeitliche, räumliche, situative Orientierung und eine Orientierung zur eigenen Person.

Die *zeitliche Orientierung* beinhaltet z. B. die Kenntnis der Jahreszeit, Tageszeit, die *räumliche* den Ort des derzeitigen Aufenthalts (z. B. Land, Stadt, Zimmer usw.), die *situative* die Art der derzeitigen Umgebung und Tätigkeit. Die *Orientierung zur eigenen Person* umfaßt alle persönlichen Daten.

Orientierungsstörungen finden wir bei stärkeren Graden des Hirnabbaus (z. B. Arteriosklerose), bei Schwachsinn mittleren und schweren Grades und bei manchen Psychosen (z. B. häufig bei der Schizophrenie).

Gedächtnis und Gedächtnisstörungen

Unter Gedächtnis verstehen wir die Fähigkeit unseres Gehirns, Informationen zu speichern, die wir aus diesen Speichern wieder hervorholen können. Dieses Hervorholen von Gedächtnisinhalten nennen wir Erinnern. Es kann vorsätzlich oder unabsichtlich geschehen.

Auf die Theorien zur Funktionsweise des Gedächtnisses wollen wir hier nicht eingehen; wir wollen lediglich zwei Arten von Gedächtnis kennenlernen, die für die psychiatrische Diagnostik von großer Bedeutung sind.

Wir unterscheiden das *Altgedächtnis* (häufig auch nur als Gedächtnis bezeichnet) vom *Neugedächtnis* (Frischgedächtnis, *Merkfähigkeit*). Auch bei der nun folgenden Besprechung der Gedächtnisstörungen ist diese Einteilung sehr zweckmäßig.

Gedächtnisstörungen. Das Altgedächtnis erstreckt sich auf weiter zurückliegende Gedächtnisinhalte. Wir trennen wiederum quantiative von qualitativen Störungen.

Quantiative Gedächtnisstörungen

Am häufigsten ist die *Amnesie,* die wir als begrenzte Erinnerungslücke bezeichnen können. Wir finden sie nach Hirntraumen und bei Bewußtseinsstörungen. Wir kennen die *retrograde Amnesie,* die besonders nach Hirnverletzungen auftritt und sich auch auf die Zeit *vor* dem Unfall und den Unfallhergang erstreckt. Die Patienten können keine Angaben mehr machen über ihre Erlebnisse und ihr Verhalten vor Eintritt der Bewußtlosigkeit.

Daneben gibt es noch eine *psychogene Amnesie,* die im Rahmen von abnormen Erlebnisreaktionen auftreten kann und meist den Charakter der „Verdrängung“ von Gedächtnisinhalten hat. Bei ihr finden wir natürlich keinerlei organische Grundlagen. Schließlich ist noch zu erwähnen, daß eine Amnesie auch simuliert sein kann.

Bei vielen degenerativen Hirnerkrankungen kommt es zu einem *allmählichen* Nachlassen der Gedächtnistätigkeit, wobei die Erinnerungen der letzten Zeit zuerst verblassen, während sehr weit zurückliegende Gedächtnisinhalte noch sehr gut reproduziert werden. Am längsten bleiben gut eingeschliffene Verhaltensweisen und Redensarten erhalten.

Vorkommen: Ein allmählicher, schleichender Gedächtnisschwund kommt vor allem bei der senilen Demenz und der Arteriosklerose vor.

Qualitative Gedächtnisstörungen

Bei diesen Störungen läßt das Gedächtnis nicht nach, setzt auch nicht aus, sondern seine Inhalte werden *umgestaltet*.

Wir kennen:

- wahnhafte Erinnerungsentstellungen,
- Pseudologia phantastica,
- Déjà-vu-Erlebnis,
- Merkfähigkeitsstörungen.

Wahnhafte Erinnerungsentstellungen. Bei ihnen werden Erinnerungen so umgestaltet, daß sie sich z. B. in das augenblickliche Wahnsystem eines Schizophrenen einordnen lassen.

Pseudologia phantastica. Hierbei werden Erinnerungen in der Weise entstellt, daß der Patient allerhand hinzudichtet und vieles frei erfindet. Die Grenze zwischen wirklich Geschehenem und Erfundenem läßt sich nicht mehr ziehen. Die Patienten sind meist sehr suggestibel und denken sich in bestimmte Phantasien so stark hinein, daß sie diese für Wirklichkeit halten.

Vorkommen: bei Persönlichkeitsstörungen.

Déjà-vu-Erlebnis. Beim sog. Déjà-vu-Erlebnis glaubt der Kranke, momentane Erlebnisse bereits früher gehabt zu haben, obwohl dies nicht zutrifft. Diese Erlebnisse kommen vor bei der temporalen Epilepsie und bei der Schizophrenie, aber zuweilen auch beim Gesunden, vornehmlich im Zustand der Ermüdung.

Merkfähigkeitsstörungen (Vergeßlichkeit). Wir verstehen darunter ein Unvermögen, neuen Gedächtnisstoff zu behalten, wobei das Altgedächtnis gut funktionieren kann. Dabei ist die Wahrnehmung bei solchen Patienten überhaupt nicht gestört. Ein Großteil der Kranken bemerkt seine „Vergeßlichkeit“ und versucht, die Erinnerungslücken mehr oder weniger geschickt durch Erfindungen zu kaschieren. Solche Erfindungen nennen wir Konfabulationen.

Vorkommen: bei schweren organischen Hirnschädigungen (senile Demenz, Arteriosklerose, Paralyse) und Intoxikationen (Alkohol, Kohlenoxidvergiftung).

Prüfung von Gedächtnis und Merkfähigkeit

Das *Altgedächtnis* kann man prüfen, indem man Fragen nach der weiter zurückliegenden Vergangenheit stellt, wobei man natürlich, um die Angaben kontrollieren zu können, von Angehörigen oder aus den Akten über diese Vergangenheit informiert sein muß. Beliebt sind die Fragen nach Geburtsort, Ort des Schulbesuches, Namen von Lehrern und Pfarrern, Berufsausbildung und Lehre oder nach historischen Ereignissen, die die Patienten miterlebt haben.

Das *Neugedächtnis* (Merkfähigkeit) prüft man durch Fragen, die sich auf die unmittelbare Vergangenheit beziehen. Man fragt z. B., was der Kranke heute zu Mittag gegessen habe, wie sein Zimmerkollege oder der Abteilungsarzt heiße, wie lange er sich schon in der Klinik befinde usw. Man kann dem Patienten auch eine kleine Rechenaufgabe stellen, deren Ergebnis er sich merken soll und nach einer Weile nach dem Ergebnis fragen; oder man läßt ihn einfach eine mehrstellige Zahl merken und fragt ihn nach einigen Gesprächsminuten wieder nach der Zahl. Schon durch diese einfachen Prüfmethoden kann man einen Großteil der Gedächtnis- und Merkfähigkeitsschwächen erfassen. Feinere Störungen lassen sich natürlich durch diese groben Methoden nicht objektivieren, man wird vielmehr in solchen Fällen auf spezielle Gedächtnistests zurückgreifen.

Antrieb und Aktivität

Als Antrieb bezeichnen wir die allen psychischen und auch motorischen Vorgängen zugrunde liegende Kraft. Sie ist das eigentliche „treibende" Element in all unseren Handlungen, die Energie, die hinter unserem Denken und Handeln steht, und kommt dem ziemlich nahe, was man im Volksmund Vitalität und Initiative nennt.

Jeder Mensch hat ein bestimmtes Maß und eine bestimmte Art dieser Energie in sich, wir nennen dies seine *Antriebsstruktur*. Wir wissen alle, daß das Ausmaß unseres Antriebs nicht immer gleich ist. Manchmal sind wir sehr aktiv und stecken voller Pläne, ein andermal können wir uns nur schwer zu irgendeiner Handlung aufraffen, unser Antrieb ist dann vermindert. Ein gewisses Ausmaß solcher Schwankungen ist normal, vor allem, wenn sich berechtigte äußere Gründe dafür finden lassen. Treten diese Schwankungen nach der einen oder anderen Seite hin im Extrem und ohne einen Grund auf, dann müssen wir sie als krankhaft bezeichnen. Wie bisher unterscheiden wir wiederum zwischen quantitativen und qualitativen Störungen.

Quantitative Störungen

Antriebsvermehrung. Eine Antriebsvermehrung finden wir beim manischen Syndrom, bei unruhigen, sog. erethischen Schwachsinnigen, in Erregungszuständen und bei manchen abnormen Persönlichkeiten.

Die Patienten werden von ihrer Energie richtiggehend getrieben, sie befinden sich in einem Zustand ständiger Unruhe, und man hat den Eindruck, daß sie nie ermüden. Natürlich ist das Bild der Antriebsvermehrung je nach Ursache verschieden. Manische Patienten z. B. stecken voller Pläne, wollen Ungewöhnliches leisten und überschätzen ihre Möglichkeiten häufig in grotesker Weise, während sich der Antriebsüberschuß der Schwachsinnigen beispielsweise vorwiegend in motorischer Unruhe (Schaukelbewegungen) zeigt.

Antriebsminderung. Sie kommt vor bei Depressionen, bei der Schizophrenie – vor allem bei der katatonen Form –, nach organischen Hirnschädigungen und bei bestimmten abnormen Persönlichkeiten. Die Kranken sind ohne Initiative, entschlußlos, ihr Gesichtsausdruck ist maskenartig, sie sind häufig nicht mehr in der Lage, Gefühlsregungen zu zeigen.

Qualitative Störungen

Bei ihnen liegen nicht Abweichungen im Ausmaß des Antriebs, sondern solche der *Art* und der *Richtung* vor.

Wir unterscheiden:

- Zwangsantriebe,
- Drang- oder Impulshandlungen und
- sexuelle Perversionen.

Bei den *Zwangsantrieben* handelt es sich um „nicht abstellbare" Antriebe, die sich dem Patienten ständig und ohne seinen Willen aufdrängen, die aber meist nicht in Handlungen münden; vielmehr können diese noch unterdrückt werden. Ein Zwangsantrieb wäre z. B. der immer wiederkehrende Impuls, sich die Hände zu waschen, zu zählen oder zu lachen.

Vorkommen: bei neurotischer Entwicklung, bei der Schizophrenie, nach einer Enzephalitis.

Drang- und Impulshandlungen sind Handlungen, denen der Patient, ohne sich zur Wehr setzen zu können, ausgeliefert ist, wobei er nie begründen kann, *warum* er sie ausgeführt hat. Beispiele für Dranghandlungen sind Kleptomanie (triebhaftes Stehlen), die Pyromanie (triebhaftes Brandstiften) und gewisse triebhaft-sexuelle Reaktionsweisen.

Vorkommen: in Dämmerzuständen, nach organischen Hirnschädigungen, bei der Schizophrenie, bei Schwachsinnigen.

Sexuelle Perversionen sind Abweichungen vom normalen Geschlechtsakt (S. 259 ff).

Affektivität (Emotionalität)

Unter Affektivität verstehen wir die Gesamtheit des Gefühls-, Gemüts- und Stimmungslebens. Es ist klar, daß der Bereich des Emotionalen mit dem Antrieb eng zusammenhängt. Selbstverständlich wirkt dieser Gefühlsbereich auch auf alle anderen Funktionen, z. B. auf das Denken, Gedächtnis usw., ein.

Bei den Affektivitätsstörungen kennen wir

- quantitative Störungen,
- qualitative Störungen und
- Regulationsstörungen.

Quantitative Störungen

Die *Überempfindlichkeit* (Sensibilität). Bei ihr liegt ein Zuviel an Gefühl vor, bzw. die Patienten reagieren auf alles affektiv überschießend. Bei einer solchen Störung kann es sich um einen dauerhaften (z. B. bei abnormen Persönlichkeiten) oder um einen vorübergehenden Zustand handeln (z. B. bei Infektionskrankheiten, in der Pubertät, im Klimakterium).

Affektive Verödung. Sie äußert sich in einem Zuwenig an Gefühl und Gefühlsansprechbarkeit. Es fehlt, so möchte man sagen, die affektive Substanz. Auch hier kann es sich um einen vorübergehenden oder einen dauerhaften Zustand handeln.

Vorkommen: bei Schwachsinn, Schizophrenie, Demenz.

Qualitative Störungen

Bei ihnen handelt es sich um Störungen in der *Art* der Gefühlslage, um Zustände abnormer Lust oder Unlust, um dauernde oder vorübergehende Stimmungslagen.

Manisch-euphorisches Syndrom. Es ist gekennzeichnet durch eine krankhaft gehobene Stimmungslage, die sich in unbegründeter Sorglosigkeit zeigt. Diese krankhaft gehobene Stimmung kann sich bis zu den sog. pathologischen Glückszuständen (z. B. wahnhafte Vorstellungen wie Erleuchtung, Begnadung usw.) steigern.

Vorkommen: Manie, Schizophrenie, Paralyse, senile Demenz.

Depressives Syndrom. Seine Merkmale sind die traurige Grundstimmung, die meist mit Angst vergesellschaftet ist, die Denkhemmung und ein Darniederliegen des Antriebs.

Vorkommen: endogene und reaktive Depressionen, bei organischen Hirnerkrankungen.

Regulationsstörungen. Bei ihnen handelt es sich um Störungen in der Abstimmung der einzelnen Affektlagen.

Stimmungslabilität. Unausgeglichene, stark schwankende und rasch wechselnde Affektivität; die Patienten können in ihrer Affektlage gewissermaßen umkippen, z. B. vom Lachen zum Weinen, von der Freude zur Trauer.

Vorkommen: Arteriosklerose, multiple Sklerose.

Affektinkontinenz. Darunter verstehen wir ein „Nichthaltenkönnen" einer einheitlichen Stimmungslage. Es kommt aus geringem Anlaß zu übermäßig starken affektiven Entladungen, z. B. zu unbeherrschtem, übertriebenen Lachen oder Weinen.

Vorkommen: im Zustande körperlicher oder seelischer Erschöpfung und bei organischen Hirnkrankheiten (Zwangsaffekte bei Hirnstammschäden).

Denken und Denkstörungen

Das Denken können wir definieren als eine geistige Tätigkeit, die darauf ausgerichtet ist, Bedeutungen zu erkennen und Beziehungen herzustellen. Diese Aufgabe schreiben wir unserem Verstand zu, man könnte also auch sagen, Denken ist die Tätigkeit unseres Verstandes. Unser Denken läuft nach ganz bestimmten Gesetzmäßigkeiten ab (Gesetze der Logik) und ist auf Begriffe, Urteile und Schlüsse angewiesen. Die Art des Denkens kann verschieden sein. Es sei nur auf den Unterschied zwischen konkretem (bildhaftem, gegenstandsgebundenem) und abstraktem (gegenstandsfreiem) Denken hingewiesen. Bei den Denkstörungen kann der formale (gesetzmäßige) Ablauf oder auch der Inhalt des Denkens pathologisch sein. Deshalb stellen wir die formalen Denkstörungen den inhaltlichen Denkstörungen gegenüber.

Formale Denkstörungen

Denksperre. Wir verstehen darunter eine plötzliche Unterbrechung des Gedankenganges, ein Abreißen der Gedanken. Die Patienten bemerken dies oft noch und deuten es dann um zum Gedankenentzug.

Vorkommen: Schizophrenie.

Denkhemmung. Hier ist das Denken verlangsamt, es fehlen die Antriebe und Einfälle.

Vorkommen: depressives Syndrom.

Ideenflucht. Sie ist das Gegenteil der Denkhemmung. Der Gedankenablauf ist stark beschleunigt, ein Gedanke jagt den anderen. Dadurch wird das Denken oberflächlich und wechselt ständig sein Ziel.

Vorkommen: Manie.

Perseveration (Haften). Klebenbleiben an immer den gleichen Gedankengängen; die Patienten können sich nicht auf neue Gedanken umstellen. Man hat den Eindruck, daß ihr Denken sehr zäh und unbeweglich abläuft.

Vorkommen: Epilepsie, organische Hirnschädigung, Schizophrenie.

Zerfahrenheit. Darunter verstehen wir ein sprunghaftes Denken, dessen Gedanken häufig keinerlei Verbindung mehr miteinander haben. Es kann zu einem regelrechten Wortsalat und zu Wortneubildungen (Neologismen) kommen.

Vorkommen: Schizophrenie.

Inhaltliche Denkstörungen

Zwangsideen (Zwangsgedanken). Zwanghaftes Auftreten von Gedanken, die vom Patienten zwar als unsinnig und quälend erkannt werden, die er aber nicht unterdrücken kann.

Beispiel: Ein Patient muß ständig an Sünde, an Blut, an Wasser oder an unanständige Worte denken.

Überwertige Ideen. Durch eine starke Gefühlsbetonung gewinnt ein Gedanke das Übergewicht und beherrscht das ganze Denken. Ein solcher Gedanke muß nicht unbedingt krankhaft sein, krankhaft ist nur, daß sich das ganze Denken nur um ihn dreht.

Beispiel: religiöse Fanatiker.

Wahnideen. Wahnideen sind krankhaft verfälschte Vorstellungen, sind für den Patienten von völliger subjektiver Gewißheit und können durch logische Beweise und Argumente nicht entkräftet werden. Die Kranken sind grundsätzlich ohne jede Einsicht und nicht belehrbar. Dies ist auch der Unterschied zu den Zwangsideen; bei ihnen erkennt der Patient die Unsinnigkeit, er vermag sich nur nicht dagegen zu wehren.

Die geläufigsten Wahnideen sind:

- Beeinträchtigungswahn,
- Eifersuchtswahn,
- Größenwahn,
- Verarmungswahn,
- Verfolgungswahn,
- Versündigungswahn.

Das, worauf sich der Wahn bezieht, nennen wir *Wahninhalt* (z. B. Verfolgung, Beeinträchtigung usw.). Einzelne Wahnideen können gedanklich zu einem ganzen *Wahnsystem* oder *Wahngebäude* vereinigt werden.

Wir können zwischen primären (unableitbaren) und sekundären (ableitbaren) Wahnideen unterscheiden.

Primäre Wahnideen entstehen plötzlich und ohne jeden Zusammenhang mit realen Erlebnissen.

Beispiel: Ein Patient sieht seine beiden Nachbarn miteinander sprechen und ist plötzlich der festen Überzeugung, die beiden beraten darüber, wann sie sein Haus anzünden, ihn umbringen usw. Die meisten primären Wahnideen gehören in die Rubrik des Beziehungswahns.

Sekundäre Wahnideen entstehen durch krankhafte Verarbeitung wirklicher Erlebnisse. Man kann also noch einen gewissen Zusammenhang zur Realität erkennen, sie sind aber inhaltlich falsch.

Beispiel: Ein Buchhalter, der von seinem Vorgesetzten eine kleine Rüge erhalten hat, deutet dies in der Weise, daß man ihn hinausekeln möchte, daß auch alle Kollegen gegen ihn sind, daß sich überhaupt alles gegen ihn verschworen hat.

Intelligenz und Intelligenzstörungen

Als Intelligenz bezeichnen wir die Fähigkeit, mit neuartigen Situationen und Problemen fertig zu werden. Wir können auch sagen, sie ist der Leistungsgrad unserer psychischen Funktionen. Diesen Leistungsgrad kann man mit Hilfe von Intelligenztests messen, wobei man natürlich die Leistung zum Lebensalter der untersuchten Person in Beziehung setzen muß. Die Voraussetzung dafür ist, daß man für alle Altersstufen Durchschnittsleistungen ermittelt hat, die man als Normwerte annimmt. Wenn wir nun die Intelligenz eines Menschen testen, so *vergleichen* wir seine Leistung mit der Leistung vieler bereits getesteter Personen. Wir ermitteln zuerst das seiner Leistung entsprechende Intelligenzalter und setzen es in Beziehung zum Lebensalter. Auf diese Weise erhalten wir den Intelligenzquotienten (IQ). Um handlichere Werte zu bekommen, wird der Quotient noch mit 100 multipliziert.

$$IQ = \frac{\text{Intelligenzalter}}{\text{Lebensalter}} \times 100$$

Ein IQ von 100 wird als mittlere, durchschnittliche oder gute Intelligenz bezeichnet. Werte über 100 weisen auf eine überdurchschnittliche Intelligenz hin, Werte unter 100 auf eine unterdurchschnittliche. Der IQ ist ein ziemlich globales Maß, das sich aus vielen Einzelleistungen zusammensetzt, er gibt uns nur Auskunft über den Grad oder das Ausmaß der Intelligenz (quantitativer Aspekt). Es gibt aber auch verschiedene *Arten* der Intelligenz, z. B. mehr theoretische Intelligenz oder mehr praktische Intelligenz. Auch diesen Aspekt können wir erfassen, wenn wir die Einzelleistungen in bestimmten Untertests betrachten oder spezielle Verfahren anwenden, die auf einzelne *Begabungen,* z. B. mathematisch-abstraktes Denken, zugeschnitten sind. Die Art der Intelligenz erfaßt den qualitativen Aspekt.

In der Psychiatrie interessieren vorwiegend die *quantitativen* Aspekte der Intelligenz, also die Intelligenzhöhe, und zwar auch hier hauptsächlich die Minusvarianten (Schwachsinn). Schwachsinnige (Oligophrene) sind gekennzeichnet durch einen gegenüber ihrer Altersgruppe deutlichen Intelligenzrückstand (S. 228). Dieser Rückstand kann auch, trotz zunächst normaler Intelligenz, durch einen Krankheitsprozeß verursacht sein. In solchen Fällen sprechen wir von *Demenz.*

Teilausfälle der Intelligenz (sog. Werkzeugstörungen)

Wie aus dem neurologischen Teil bekannt ist, besitzt unser Gehirn eine Reihe von Zentren, die für die Steuerung von Tätigkeiten und die Aufnahme von Eindrücken zuständig sind (z. B. Sehzentrum, Hörzentrum, Sprachzentrum). Bei Ausfall solcher Zentren treten Erscheinungen auf, die wir als Herdsymptome bezeichnen.

Legasthenie (Lese-Rechtschreib-Schwäche)

Unter Legasthenie verstehen wir eine angeborene Anlageschwäche, die trotz normaler Beschulung zu Schwierigkeiten im Erlernen des Lesens und Rechtschreibens führt. Die Betroffenen haben meist eine normale Intelligenz und zeigen in der Regel keinerlei neurologische Störungen.

Die Häufigkeit der erblichen Lese-Rechtschreib-Schwäche beträgt bei Jungen im 2. Schuljahr rund 6 %, bei Mädchen tritt sie wesentlich seltener auf.

Die Schwierigkeiten der Legastheniker erstrecken sich auf folgende Probleme: Einmal fällt es ihnen schwer, aus optisch oder akustisch dargebotenen Einzelbuchstaben eine Silbe oder ein Wort zu bilden, zum anderen haben sie Schwierigkeiten, beim Diktat akustisch gegebene Worte zu buchstabieren oder orthographisch richtig zu schreiben. Die zentrale Störung der Legastheniker ist also die Unfähigkeit zur synthetischen Zusammensetzung von Buchstaben zum Wort und umgekehrt die analytische Zerlegung eines Wortes in Buchstaben.

Diese beiden Symptome (verminderte Fähigkeit der Buchstabensynthese und Wortanalyse) und die allerdings nicht in allen Fällen nachweisbare Erblichkeit bezeichnen wir als *primäre Symptome* der Legasthenie.

Als *sekundäre Symptome* wären zu nennen eine starke Tendenz zur Verwechslung und Vertauschung von Buchstaben sowie die *seelische Fehl-*

entwicklung. Von besonderer Bedeutung ist die letztere, denn das nicht richtig Lesen- und Schreibenkönnen wird in unserem Kulturkreis als ein erheblicher Makel empfunden und bringt für solche Kinder schwere Störungen des Selbstwertgefühles mit sich. Viele Legastheniker werden durch mangelhaftes Verständnis ihrer Umgebung entmutigt und durch die abwertende soziale Beurteilung ihrer Störung in eine negative Haltung ihrer Umwelt gegenüber getrieben. Dadurch kann es zu massiven Oppositionshaltungen, aber auch zu kriminellen Handlungen kommen, die die Legastheniker mit dem Gesetz in Konflikt bringen.

Um so entschiedener muß man deshalb auf die frühzeitige Diagnose dieser Störung drängen, was im 2. Schuljahr geschehen kann.

Die Diagnose darf als gesichert gelten, wenn ein Kind bei ausreichender Beschulung und normaler Intelligenz in der 2. Grundschulklasse große Schwierigkeiten im Lesen und Rechtschreiben aufweist, während ihm das Zahlenlesen und Zahlendiktatschreiben in keiner Weise schwerfällt.

Therapie. Eine rechtzeitige heilpädagogisch orientierte Therapie hat zwei Ziele: Einerseits will sie das bei diesen Kindern fast ausnahmslos gestörte Selbstwertgefühl stärken, andererseits bemüht sie sich in Form einer Übungsbehandlung, die Kinder zum Lesen und Schreiben anzuhalten, wobei auf eine systematische Ermutigung der Kinder besonderes Augenmerk gerichtet werden muß. Bei spät diagnostizierten Fällen kommt man infolge einer häufig bereits vorhandenen seelischen Fehlentwicklung ohne psychotherapeutische Hilfe nicht aus.

Persönlichkeit und Persönlichkeitsstörungen

Es gibt zahlreiche Definitionen der Persönlichkeit, von denen jede ihre Mängel hat. Dennoch muß man irgendwie umschreiben, was gemeint ist. Persönlichkeit umfaßt den Gesamtbereich der psychischen Abläufe, wobei der Hauptakzent auf denjenigen Abläufen liegt, die wir subjektiv als *Kräfte* erleben (z. B. Antrieb, Affektivität, Interesse, Bedürfnisse). Wir können auch sagen, unter Persönlichkeit verstehen wir das für einen Menschen charakteristische Zusammenspiel psychischer Abläufe (Integration), durch welche seine individuelle Eigenart (Persönlichkeitsstruktur) bestimmt wird.

Persönlichkeit ist der umfassendste Begriff in der Psychologie und Psychiatrie. Um die verschiedenen psychischen Funktionen, die dabei eine Rolle spielen, zu ordnen, hat man Modelle vom Aufbau der Persönlichkeit entwickelt. Sie sind meist am Gedanken einer Schichtung orientiert, d. h., sie versuchen, sog. niedere Funktionen (Triebe, Instinkte, Bedürfnisse) von höheren Funktionen (Denken, Interessen, ethische und religiöse Wertungen) zu unterscheiden und sie im sog. Schichtenmodell in der Weise zu vereinigen, daß die niederen Funktionen zwar die breitere biologische Basis bilden, aber von den höheren Funktionen beherrscht und überlagert werden. Auch die alte Dreiteilung in Körper – Seele – Geist wird immer wieder als Persönlichkeitsmodell angeboten, wobei die Einheit derselben als Wesen der Persönlichkeit angesehen wird.

Persönlichkeitsstörungen zeigen sich darin, daß sich das für einen Menschen typische Zusammenspiel der psychischen Abläufe verändert und daß diese Veränderung vom Patienten selbst (subjektive Persönlichkeitsstörungen) oder nur von Außenstehenden (objektive Persönlichkeitsstörungen) bemerkt wird.

Subjektive Persönlichkeitsstörungen

Die Patienten erleben sich selbst oder Teile ihres Körpers als fremd. Es muß also die Einheit der Person und das Bewußtsein dieser Einheit (das Ich-Bewußtsein) gestört sein. Ausdruck dieser Störungen sind:

– *Depersonalisation* = Entfremdungserlebnisse, bei denen z. B. einzelne Körperteile als nicht zum eigenen Körper zugehörig empfunden werden, und

– *Ich-Störungen,* bei welchen die Patienten den Eindruck haben, nicht mehr selbst zu handeln, sondern von außen gesteuert zu werden. Die Kranken haben das Gefühl, nicht selbst zu denken, sondern ihre Gedanken werden „gemacht", sie glauben z. B. bestrahlt oder von irgendwelchen Mächten bezaubert zu werden.

Vorkommen: Schizophrenie.

Objektive Persönlichkeitsstörungen

Bei den objektiven Persönlichkeitsstörungen kennen wir einerseits solche, die angeboren sind und Varianten der normalen Persönlichkeitsstruktur darstellen – sie sind nicht als Krankheiten aufzufassen –, und andererseits solche, die wir als Folgen von Krankheiten ansehen müssen.

Abnorme Persönlichkeiten. Sie stellen Abweichungen vom Normalbereich dar und sind keine Krankheiten. Sie beziehen sich vor allem auf den Charakter und das Temperament der entsprechenden Person.

Organische Wesensänderungen. Die organischen Wesensänderungen werden durch Krankheiten hervorgerufen und sind gekennzeichnet durch eine tiefgreifende Änderung der Person, die meist durch folgende Symptome gekennzeichnet ist:

– Verlangsamung aller psychischen Abläufe (Wahrnehmen, Denken, Vorstellungen usw.),

– Neigung zur Perseveration,

– Verlust natürlicher Hemmungen,
– Verflachung im affektiven Bereich.

Vorkommen: Epilepsie, organische Hirnschädigungen.

Testuntersuchungen

Wir haben nun eine Reihe von psychischen Einzelfunktionen und ihre Störungen besprochen. Diese Störungen versucht man in der Exploration zu ermitteln. Dabei können jedoch leichtere Störungen verborgen bleiben, die man aber mit feineren Untersuchungsmethoden, z. B. mit Tests, unter Umständen noch erfassen kann.

Einen Test können wir definieren als eine standardisierte Verhaltensstichprobe. Wir erhalten also bei der Testuntersuchung einen Ausschnitt (Testleistung, Testergebnis) aus dem psychischen Verhalten eines Menschen und vergleichen diesen Ausschnitt mit den Ergebnissen vieler bereits untersuchter Personen. Testen heißt also immer vergleichen; zum Vergleichen brauchen wir aber einen Bezugspunkt. Dieser Bezugspunkt sind die bereits vorliegenden Standard- oder Normwerte. Die Ermittlung der Standard- oder Normwerte nennen wir das *Eichen* eines Tests. Daraus geht schon hervor, daß ein Test, der nicht geeicht ist, keine gesicherten Ergebnisse liefern kann, denn es fehlt die Vergleichsbasis.

An einen brauchbaren Test müssen wir neben der Eichung folgende Anforderungen stellen:

– *hohe Validität* (Gültigkeit, Treffsicherheit); sie zeigt die diagnostische Verläßlichkeit eines Tests, d. h., sie gibt an, ob ein Test tatsächlich das erfaßt, was man mit seiner Hilfe erfassen möchte (z. B. Gedächtnis, Intelligenz);
– *hohe Stabilität* (Zuverlässigkeit); darunter verstehen wir das Gleichbleiben der Ergebnisse eines Tests bei wiederholter Untersuchung der gleichen Personen;
– *hohe Objektivität;* gemeint ist damit die Unabhängigkeit der Testergebnisse vom Untersucher. *Verschiedene* Untersucher sollten bei der Untersuchung einer Person mit einem Test zu *gleichen* Ergebnissen kommen.

Es gibt verschiedene Methoden, mit denen man die genannten drei Kriterien überprüfen kann. Wir können jedoch nicht näher auf sie eingehen.

Einteilung der Tests

Je nachdem, was die Tests zu erfassen beanspruchen, teilen wir sie in *Leistungstests* und *Persönlichkeitstests* ein, wobei die Übergänge zwischen beiden oft fließend sind.

Leistungstests (objektive Tests). Sie erfassen, meist in zahlenmäßig objektivierbarer Weise, die Leistung in einzelnen psychischen Funktionsbereichen, z. B.

- Aufmerksamkeit,
- räumliches Vorstellen und Orientieren,
- Gedächtnis und Merkfähigkeit,
- Art des Denkens (z. B. konkret – abstrakt),
- technische Fertigkeiten,
- Entwicklungsstand (alterstypische Leistungen),
- Intelligenz.

Es würde zu weit führen, auf einzelne Tests näher einzugehen, wir wollen nur einige bekannte und häufig gebrauchte nennen. Die bekanntesten Intelligenztests sind der *H*amburg-*W*echsler-*I*ntelligenztest, den es in einer Ausführung für Erwachsene (HAWIE) und in einer Ausführung für Kinder (HAWIK) gibt, sowie der Intelligenzstrukturtest (IST) von Amthauer.

Zur Feststellung des Entwicklungsstandes von Kindern wird der Entwicklungstest nach Bühler-Hetzer am häufigsten verwendet, zur Prüfung der Aufmerksamkeit die sog. Durchstreichtests.

Persönlichkeitstests. Die Persönlichkeitstests sind weniger auf den Leistungsaspekt, sondern mehr auf Antrieb, Affektivität, Temperament, Interessen und Charakter ausgerichtet. Da sich diese Merkmalsbereiche nur schwer zahlenmäßig (quantitativ) erfassen lassen, geschieht die Auswertung dieser Tests häufig nur nach qualitativen Gesichtspunkten.

Ein Großteil der Persönlichkeitstests sind sog. projektive Tests. Unter Projektion versteht man das Übertragen (Hinausverlegen) von Innenvorgängen (Erlebnisse, Gedanken, Stimmungen) in die Außenwelt. An einem klinischen Beispiel soll dies kurz veranschaulicht werden: Ein achtjähriges Mädchen mit einem Hydrozephalus hatte starke Kopfschmerzen, Erbrechen und Sehstörungen. Da es nicht, wie bereits mehrfach geschehen, in eine auswärtige Klinik wollte, bestritt es all diese Beschwerden, schrieb sie aber alle seinem Lieblingsbären zu: „Der Bär hat Kopfweh, hat gespuckt und sieht nimmer richtig." Dies ist ein Musterbeispiel für eine Projektion, das gleichzeitig zeigt, daß auf projektivem Wege Dinge in Erfahrung gebracht werden können, über die der Patient nichts sagen möchte. Unsere kleine Patientin brauchte man nur zu fragen: „Wie geht's Deinem Bären?", und man bekam eine Schilderung ihrer eigenen Symptome. Natürlich ist dies nicht immer so einfach, das *Prinzip* ist aber auch bei den Projektionstests das gleiche. Den Probanden werden Bilder, die mehrdeutige Situationen zeigen, oder vieldeutige Figuren angeboten, und sie werden aufgefordert, eine Geschichte dazu zu erzählen bzw. die

Figuren zu deuten. Die Hypothese dabei ist, daß der Patient in diese Geschichte oder Deutungen eigene Probleme, Gedanken und Stimmungen einfließen läßt, die dann Rückschlüsse auf seine Persönlichkeit zulassen. Die bekanntesten Persönlichkeitstests sind:

- Rorschach-Test (Deutung von Klecksfiguren),
- TAT (*Th*ematischer *A*pperzeptions*t*est),
- PI-Test (*P*ersönlichkeits-*I*nteressen-Test),
- Persönlichkeitsfragebogen nach Eysenck,
- MMPI-Test (*M*innesota *m*ultiphasic *p*ersonality *i*nventory),
- FPI-Test (*F*reiburger *P*ersönlichkeits*i*nventar).

Psychiatrische Systematik

(nach Kurt Schneider)

Aus allen Beobachtungen, die wir im psychiatrischen Befund mit Hilfe der Anamnese, der Exploration und der Tests gewonnen haben, kommen wir zu gewissen *Symptomen, Leitsymptomen* und *Symptomkomplexen* (Syndromen), die wir nun bestimmten Krankheitsbildern und Spielarten psychischen Seins zuordnen müssen. Diese Zuordnung führt schließlich zur Diagnose.

Bevor wir auf die Diagnose zu sprechen kommen, soll in Anlehnung an das bekannte Schema von Kurt Schneider noch ein Überblick über die psychiatrische Systematik gegeben werden. An diesem Schema wurde vielfach Kritik geübt. Es ist aber durch zahlreiche Publikationen, gerade aus dem angelsächsischen Raum, in den letzten Jahren wieder zunehmend aktuell geworden. Es unterscheidet zwei große Gruppen von psychischen Störungen (Tab. 7):

- abnorme Spielarten seelischen Wesens,
- Folgen von Krankheiten und Mißbildungen.

Abnorme Spielarten seelischen Wesens

Bei ihnen handelt es sich nicht um Krankheiten, sondern um Abweichungen (Variationen) vom sog. Normalverhalten (S. 191), wobei folgende psychische Bereiche betroffen sein können:

- Verstandesanlagen (Intelligenzdefekte, Schwachsinn). In diese Rubrik gehören selbstverständlich auch besonders gut entwickelte Verstandesanlagen, also Hochbegabung; sie spielen aber in der Psychiatrie keine große Rolle,

Tabelle **7** Psychiatrische Systematik nach Kurt Schneider

	A Abnorme Spielarten seelischen Wesens	
	– abnorme Verstandesanlagen	
	– abnorme Persönlichkeiten	
	– abnorme Erlebnisreaktionen	
	B Folgen von Krankheiten und Mißbildungen	
Somatologische (ätiologische) Ordnung:	Psychologische (symptomatologische) Ordnung:	
– Intoxikationen		
– Paralyse		
– andere Infektionen		
– andere interne Krankheiten		
– Hirnmißbildungen	akut: Bewußtseinstrübung – Durchgangssyndrom	
– Hirnverletzungen	chronisch: Persönlichkeitsabbau	
– Hirnarteriosklerose	(angeboren: Persönlichkeitstiefstand)	
– senile Hirnkrankheiten	und Demenz	
– andere Hirnkrankheiten		
– genuine Epilepsie		
?	Zyklothymie	endogene Psychosen
?	Schizophrenie	endogene Psychosen

– Persönlichkeit (Psychopathien) und

– Reaktionsweisen auf Erlebnisse.

Bei dieser Gruppe (A) können natürlich auch körperliche Veränderungen, Varianten und Reaktionsweisen beteiligt sein, sie sind jedoch *nicht Ursachen* der abnormen Spielarten. So spielt z. B. bei den abnormen Persönlichkeiten u. U. die Konstitution eine Rolle, und abnorme Erlebnisreaktionen gehen häufig mit körperlichen Begleiterscheinungen einher. Dies ist uns aber schon aus dem normalen Seelenleben geläufig, und wir können solche körperlichen Reaktionen nicht als Krankheitsursachen bezeichnen.

Folgen von Krankheiten

In dieser Gruppe (B) ist dies anders. Hier sind die auf der linken Seite der Tab. **7** stehenden körperlichen Veränderungen die *Ursache* für das Auftreten der auf der rechten Seite stehenden psychiatrischen Symptome. Die Diagnostik ist hier *zweigleisig*. Sie erfolgt aufgrund

– körperlicher Veränderungen (linke Seite) und

– psychischer Veränderungen (rechte Seite).

Die körperlichen Veränderungen sind aber nicht bei allen Krankheiten zu finden. Wir finden sie nur bei den sog. körperlich begründbaren Psychosen und bei der Epilepsie. Bei den *endogenen Psychosen* (Zyklothymie und Schizophrenie) hat man bisher *keine* sicheren körperlichen Ursachen gefunden; deshalb ist auf der linken Seite jeweils ein Fragezeichen angebracht.

Alle links stehenden Ursachen, außer der Epilepsie, gelten nur für die körperlich begründbaren Psychosen. Sie verlaufen entweder *akut* oder *chronisch*. Ihre psychischen Symptome und organischen Veränderungen sind entweder *reversibel* (rückbildungsfähig) oder *irreversibel* (nicht mehr rückbildungsfähig).

Die Symptome der endogenen Psychosen sind auf der rechten Seite der Tabelle nicht angegeben.

Die psychiatrische Systematik K. Schneiders hat in den letzten Jahren von verschiedenen Seiten Kritik erfahren. Ihr wird vor allem vorgeworfen, sie postuliere im Bereich der endogenen Psychosen nicht erwiesene somatopsychische Zusammenhänge, führe die Persönlichkeitsstörungen einseitig auf konstitutionelle Einflüsse zurück und rede dadurch einem therapeutischen Nihilismus das Wort. Andererseits muß man aber sagen, daß gegenteilige Lehrmeinungen kaum besser belegt sind. Im übrigen müssen konstitutionelle und genetische Einflüsse auf die Manifestation psychiatrischer Erkrankungen keineswegs zu therapeutischem Untätigsein führen, vor allem seit man weiß, daß bei den meisten Erkrankungen Anlage- *und* Umwelteinflüsse in verschiedener Gewichtung zusammenspielen.

Weg zur psychiatrischen Diagnose

Die Fähigkeit, eine Diagnose zu stellen, setzt die Beherrschung, Kenntnis und Zusammenschau folgender Gebiete voraus:

- Befunderhebung,
- Symptomatologie,
- psychiatrische Krankheitsbilder.

Zur Diagnose gelangt man dann über zwei diagnostische Schritte, die Tab. **8** zeigt.

Im Mittelpunkt steht das *Symptom*. Symptome können körperlich (Fieber, Lähmungen, Gelbsucht) oder psychisch (Halluzinationen, Dämmerzustände) sein. Der Gewinnung der Symptome dient die *Untersuchung*. Eine Aufzählung der Symptome führt aber noch lange nicht zur Diagnose, vielmehr müssen die Symptome gegeneinander abgewogen werden, es

Tabelle **8** Der Weg zur psychiatrischen Diagnose (die zwei Schritte: Symptomgewinnung und Symptomzuordnung)

Befunderhebung (Untersuchung)		Symptome (körperl. oder psychisch)		Diagnose
1. Allgemeinzustand 2. Internistischer Befund 3. Neurologischer Befund 4. Psychiatrischer Befund – Anamnese – Exploration – Tests	Symptomzuordnung (1)	Einzelsymptome Leitsymptome Syndrome (Symptomkomplexe)	Symptomgewinnung (2)	psychiatrische Krankheitsbilder (psychiatrische Systematik)

müssen für einzelne Krankheitsbilder typische Symptome (Leitsymptome) herauskristallisiert werden und andere zu Syndromen vereinigt werden. Es ist also ein geschulter Blick für die *Wertigkeit* und die *Bedeutung* von Symptomen, Syndromen usw. notwendig. Die *Zuordnung* der als wesentlich erkannten Symptome zu den psychiatrischen Krankheitsbildern führt schließlich zur Diagnose.

Psychiatrischer Diagnosenschlüssel der WHO – (ICD-Schlüssel)

Die Bestrebungen, in verschiedenen Ländern zu einem einheitlichen psychiatrischen Diagnosenschema zu kommen, haben zur Erarbeitung eines Diagnosenschlüssels geführt, der unter der Bezeichnung ICD-Schlüssel (international classification of diseases) internationale Anerkennung gefunden hat. Er liegt nunmehr in der 9. Revision vor und wird ständig weiterentwickelt. Für die Kinder- und Jugendpsychiatrie existiert darüber hinaus ein sog. multiaxialer Diagnoseschlüssel, der es gestattet, wichtige Daten der Krankheit auf verschiedenen Achsen (1. Achse: klinisch-psychiatrisches Syndrom, 2. Achse: umschriebene Entwicklungsrückstände, 3. Achse: Intelligenzniveau, 4. Achse: körperliche Symptomatik, 5. Achse: abnorme psychosoziale Umstände) zu verschlüsseln (vgl. Remschmidt u. Schmidt 1986).

In Tab. **9** sind die wichtigsten diagnostischen Kategorien des ICD-Schemas zusammengestellt.

Tabelle **9** Die wichtigsten diagnostischen Kategorien des ICD-Schemas

ICD-Nr.	
	Psychosen
290	Demenzen bei präsenilen und senilen Hirnkrankheiten
291	Alkoholpsychosen
292	Drogenpsychosen
293	Vorübergehende organische Psychosen (akute exogene Reaktionstypen)
294	Andere (chronische) organische Psychosen
295	Schizophrene Psychosen
296	Affektive Psychosen
297	Paranoide Syndrome
298	Andere nichtorganische Psychosen
	Neurosen, Persönlichkeitsstörungen (Psychopathien) und andere nichtpsychotische psychische Störungen
300	Neurosen
301	Persönlichkeitsstörungen (Psychopathien, Charakterneurosen)
302	Sexuelle Verhaltensabweichungen und Störungen
303	Alkoholabhängigkeit
304	Medikamenten-/Drogenabhängigkeit
305	Drogen- und Medikamentenmißbrauch
306	Körperliche Funktionsstörungen psychischen Ursprungs
307	Spezielle, nicht anderweitig klassifizierbare Symptome oder Syndrome
308	Psychogene Reaktion (akute Belastungsreaktion)
309	Psychogene Reaktion (Anpassungsstörung)
310	Spezifische nichtpsychotische Störungen nach Hirnschädigungen
311	Anderweitig nicht klassifizierbare depressive Zustandsbilder
312	Anderweitig nicht klassifizierbare Störungen des Sozialverhaltens
313	Spezifische emotionale Störungen des Kindes- und Jugendalters
314	Hyperkinetisches Syndrom des Kindesalters
315	Umschriebene Entwicklungsrückstände
316	Anderweitig klassifizierte Erkrankungen, bei denen psychische Faktoren eine Rolle spielen
	Oligophrenien
317	Leichter Schwachsinn
318	Andere Ausprägungsgrade des Schwachsinns
319	Nicht näher bezeichneter Schwachsinn

Intelligenzminderungen (Oligophrenien)

Allgemeines, Begriffe und Definitionen

Intelligenzminderungen (Minderbegabung und Schwachsinn) sind Minusvarianten der intellektuellen Entwicklung. Im einleitenden Kapitel sind wir auf die Probleme des ihrer Abgrenzung zugrunde liegenden Normalitätsbegriffs eingegangen. Die Bezeichnung „Minusvariante“ stellt kein Werturteil dar, sondern bedeutet lediglich Variation in Richtung auf die niedrigeren Intelligenzgrade.

Als *minderbegabt* bezeichnen wir Menschen, deren Intelligenz geringfügig unterentwickelt ist (IQ 80–90), die sich aber im täglichen Leben noch selbständig zurechtfinden können.

Den Schwachsinn, die schwerere Stufe der Intelligenzbehinderung, definieren wir dagegen in folgender Weise: „Ein Mensch ist vom Rechtsstandpunkt aus oligophren, wenn er nicht imstande ist, sich selbst und seine Angelegenheiten zu besorgen, und wenn er dies auch nicht lernen kann, sondern zu seinem eigenen Wohle und dem der Gesellschaft Überwachung, Kontrolle und Fürsorge braucht“ (Benda). Häufigkeit: Schwachsinn kommt bei etwa 9% der Gesamtbevölkerung vor.

Ursachen. Die Ursachen des Schwachsinns sind sehr zahlreich und vielfältig. Grundsätzlich kann jede schwere Hirnschädigung neben anderen Störungen Schwachsinn zur Folge haben. Man kann die Ursachen des Schwachsinns in verschiedener Weise klassifizieren. So kann man z. B. den erblichen Schwachsinn von dem *erworbenen* unterscheiden. Der *erworbene* Schwachsinn wiederum kann durch viele Schädigungen hervorgerufen sein, die

- *vor der Geburt* (Infektionen durch Viren, Bakterien und Protozoen, Rh-Schädigung),
- *während der Geburt* (Sauerstoffmangel durch zu lange Geburt, mechanische Schädigungen, z. B. durch Zangenentbindung, Sturzgeburt) und
- *nach der Geburt* (vor allem Infektionen, Unfälle, degenerative Leiden, psychol. Faktoren wie ungünstiges Milieu)

einwirken können.

Schon an äußeren Einzelheiten des Körperbaus und gewisser Organe kann man Rückschlüsse auf den *Zeitpunkt* der Entstehung des Schwachsinns ziehen. Sind gewisse körperliche, sog. *degenerative* Zeichen bei einem Oligophrenen zu registrieren, so handelt es sich meist um einen vor der Geburt erworbenen Schwachsinnszustand. Solche degenerativen Zeichen finden sich vor allem im Bereich der Haut und des Nervensystems. Das hängt damit zusammen, daß Haut und Nervensystem entwicklungsgeschichtlich aus dem gleichen Keimblatt, dem Ektoderm, entstehen. Aber auch andere Organe, wie z. B. Augen, Ohren, Skelett, Weichteile, Bindegewebe und auch innere Organe können solche „Degenerationszeichen" zeigen. Die wichtigsten sind im folgenden zusammengestellt:

Nervensystem:

- Mißbildungen aller Art;
- dysraphische Störungen (ausbleibender Verschluß des Neuralkanals);
- Hydrozephalus, Mikrozephalus;
- vegetative Fehlregulationen: verstärkte Schweißsekretion, übermäßiger Speichelfluß, Kreislaufregulationsschwäche usw.

Haut und Anhangsgebilde:

- rissige, spröde Haut, Pigmentmangel, abnorm faltige Haut;
- Behaarungsanomalien (Bürstenhaar, Pelzmützenhaar, abnorme Wirbelbildungen);
- Anomalien der Nägel (rissige Nägel, Dellenbildung der Nägel, Uhrglasnägel).

Augen:

- abnorme Gestalt und Lage der Augäpfel;
- Veränderungen der Regenbogenhaut (Pigmentmangel, fleckige, verschieden pigmentierte Regenbogenhaut),
- Veränderungen der Lider und der Lidfalten (z. B. Mongolenfalte).

Ohren:

- Mißbildungen der Ohrmuscheln,
- Mißbildungen des Mittel- und Innenohres.

Skelettanomalien:

Diese sind ungemein zahlreich und verschiedenartig. Sie betreffen

- Schädel (Turmschädel, Flachschädel, Rundschädel);
- Gesichtsskelett, Mißbildungen an Fingern und Zehen;
- abnorme Beweglichkeit der Gelenke.

Anomalien von Weichteilen und Bindegewebe:

- Besonders auffällig sind hier die Veränderungen der Zunge, z. B. übermäßig große Zunge, Landkartenzunge, gefurchte Zunge usw.
- Viele Schwachsinnige zeigen eine auffallende, konstitutionelle Bindegewebsschwäche, die sich in der Überstreckbarkeit der Gelenke, der Neigung zu Leistenbrüchen und anderen Weichteilbrüchen äußert.

Fehlbildungen an inneren Organen:

Hier kommen

- Herzfehler und
- Mißbildungen der Blutgefäße

häufig vor.

Hinsichtlich der Ursachen des Schwachsinns lassen sich zusammenfassend folgende Faustregeln aufstellen:

- Die *schweren* Schwachsinnsformen mit neurologischen Ausfallserscheinungen (z. B. Lähmungen) sind praktisch immer *erworben.*
- Die *leichten* Schwachsinnsformen ohne organischen Befund sind meist ererbt.
- Schwachsinnsformen, die eine Reihe von degenerativen Zeichen aufweisen, sind meist *vor der Geburt* erworben.

Schweregrade der Intelligenzminderungen

Es sei an dieser Stelle noch einmal auf die Ausführungen über die Normalität (S. 191) hingewiesen. Der gemeinsame Nenner aller Oligophrenien ist die gering ausgebildete Intelligenz. Oligophrene sind nicht in der Lage, mit neuartigen Aufgaben fertigzuwerden. Ihr Denkvermögen ist *konkret* und haftet am Gewohnten. Massiv gestört ist bei ihnen die Abstraktions- und Kombinationsfähigkeit sowie die Begriffs- und Urteilsbildung.

Die Intelligenz läßt sich mit den Intelligenztests in Gestalt des IQ annähernd bestimmen. Nach der Höhe der Intelligenz kann man die Oligophrenien in 3 Schweregrade einteilen:

- *Debilität* (IQ 60–79): Debile sollten in eine Sonderschule für Lernbehinderte eingeschult werden. Ihre praktische Intelligenz ist meist besser als die theoretische. Ihr seelisch-geistiger Rückstand gegenüber Nichtbehinderten beträgt 1–2 Sechstel.
- *Imbezillität* (IQ 30–59): Imbezille können nur in speziellen Sonderschulen für geistig Behinderte adäquat beschult werden. Die Richtung

der Förderung ist auf das Praktische ausgerichtet. Ihr seelisch-geistiger Rückstand gegenüber Nichtbehinderten beträgt etwa 1–2 Drittel.

- *Idiotie* (IQ unter 30): Bei der Idiotie liegt in der Regel nahezu völlige Bildungsunfähigkeit vor. In vielen Fällen können die Patienten weder gehen, selbständig essen noch sprechen; sie neigen zu Bewegungsstereotypien (Schaukelbewegungen aller Art) und zu Primitivreaktionen. In leichteren Fällen lernen die Kranken im Telegrammstil sprechen und können auch zu einfachsten Diensten „erzogen" werden.

Hinsichtlich der Antriebslage kann man die Oligophrenen noch einteilen in

- erethische (unruhige, umtriebige) und
- torpide (stumpfe, antriebsarme).

Die oben angeführte Einteilung der Oligophrenien in 3 Schweregrade bringt einige Probleme mit sich. Einmal variiert bei den verschiedenen Untersuchern die durch den IQ festgelegte Spielbreite der Schweregrade. Zum andern ist die Dreiteilung auch im Hinblick auf schulische und berufliche Förderungsmaßnahmen unzulänglich. Bei diesen muß man sich nämlich vorwiegend an Gesichtspunkten orientieren, die als Anhaltspunkte für eine gezielte Förderung dienen können.

Überlegungen dieser Art haben zur Abgrenzung zweier Gruppen intellektueller Behinderung geführt, für die auch entsprechende Förderungsmaßnahmen vorhanden sind:

- Lernbehinderung (IQ etwa 60–85) und
- geistige Behinderung (IQ etwa 30–65).

Diese Bezeichnungen sind nicht ganz glücklich und wollen auch nur die *Schwerpunkte* der jeweiligen Behinderung charakterisieren.

Beiden Gruppen ist, mit gewissen graduellen Unterschieden, folgendes gemeinsam (nach Bach):

- dauernde sachliche Einengung des Lernfeldes,
- reduzierte Abstraktionsfähigkeit,
- eingeschränkte Gliederungsmöglichkeit für Lernaufgaben,
- Verlangsamung und zeitliche Begrenztheit der Lernprozesse,
- geringe Spontaneität,
- Begrenztheit der Gesamtentwicklung,
- Störungen der Grob- und Feinmotorik, insbesondere der Koordination von Bewegungen.

Diese allgemeinen Gesichtspunkte lassen sich im Hinblick auf die beiden

Kategorien *Lernbehinderung* und *geistige Behinderung* noch weiter präzisieren (in Anlehnung an Bach):

Lernbehinderung. Lernbehinderte erreichen in einer normalen Grundschule höchstens die 4. oder 5. Klasse. Sie sollten stets in eine Sonderschule für Lernbehinderte eingeschult werden. Ihr Lernfeld ist auf Naheliegendes und Konkretes eingeschränkt; sinnentnehmendes Lesen, einfache schriftliche Leistungen sowie einfache Rechenoperationen sind möglich. Ihr Lernen geschieht vorwiegend nach dem Prinzip von Versuch und Irrtum, ihre Lernprozesse sind deutlich verlangsamt. Die von ihnen erreichte intellektuelle Leistungsfähigkeit entspricht bestenfalls der acht- bis zwölfjähriger Nichtbehinderter.

Was die berufliche und soziale Seite betrifft, so sind Lernbehinderte in der Lage, einen Anlernberuf und manuelle Arbeiten zu erlernen bzw. auszuüben. Vielfach können sie sich auch wirtschaftlich selbst versorgen und eine Ehe und Familie führen.

Geistige Behinderung. Geistig Behinderte sind in einer Sonderschule für Lernbehinderte überfordert. Sie sollten deshalb in eine speziell auf die besonderen Bedürfnisse ihrer Störung zugeschnittene Sonderschule für geistig Behinderte kommen. In einer solchen Schule sind sie im Rahmen von Kleinstklassen unterrichtbar. Ihr Lernfeld ist auf Lebenspraktisches eingeengt, sinnentnehmendes Lesen ist nur in Ausnahmefällen möglich, schriftliche Leistungen beschränken sich bestenfalls auf das Abmalen von Buchstaben, die Durchführung einfachster Rechenaufgaben ist nicht möglich. Die Lernprozesse geistig Behinderter sind extrem verlangsamt. Hinsichtlich ihrer intellektuellen Leistungsfähigkeit erreichen sie ein Niveau, das vier- bis achtjährigen Nichtbehinderten entspricht.

Geistig Behinderte sind zu einfachen mechanischen Arbeiten anleitbar. Sie brauchen an ihrem Arbeitsplatz (etwa in einer beschützenden Werkstatt) eine ausführliche Anleitung, sie können sich nicht selbst versorgen und bedürfen der Hilfe und des Schutzes durch ihre Umgebung.

Wichtigste Formen der Intelligenzminderungen

Erblicher Schwachsinn

Er tritt familiär gehäuft auf. Da Schwachsinnige auch häufig Schwachsinnige heiraten, verstärken sich diese Anlagen oft noch. Klassisch ist das folgende, uns bekannte Beispiel:

Die Familie X hat 4 Kinder, alle 4 sind schwachsinnig. Zwei Brüder des Vaters sind in Heil- und Pflegeanstalten untergebracht, die Mutter des Vaters ist wegen Schwachsinns sterilisiert worden. Vater und Mutter sind Vetter und Base.

Die Betroffenen zeigen als Kinder eine verzögerte Allgemeinentwicklung (lernen verspätet laufen und sprechen, nässen lange ein), kommen in der Schule nicht mit und versagen im Leben. Da ihnen eine gesunde Kritikfähigkeit fehlt und sie sehr suggestibel sind, neigen sie zur Verwahrlosung und zur sozialen Entgleisung.

Körperlich sind die Debilen (beim ererbten Schwachsinn liegt meist nur eine geringere Intelligenzminderung vor) häufig nicht geschädigt. Das Nervensystem ist bei der Untersuchung unauffällig.

Intellektuell besteht eine Retardierung, wie wir sie bereits allgemein beschrieben haben. Mangelhaft ausgebildet sind vor allem die höheren Denkleistungen (Urteilsbildung und Abstraktion).

Charakterlich sind Debile teils gutmütig und gutwillig und für einfache Hilfstätigkeiten brauchbar, teils sind sie auch haltlos, gemütskalt und dissozial.

Erbprognose. Ist ein Elternteil (erblich) schwachsinnig, so sind es rund 30 % der Kinder ebenfalls, sind beide Eltern schwachsinnig, so kann man Schwachsinn bei rund 65 % der Nachkommen erwarten.

Therapie. Eine ursächliche Behandlung ist nicht möglich. Man muß dafür sorgen, daß dem schwachsinnigen Kind der Besuch einer Sonderschule ermöglicht wird und daß es später in einfache Arbeitsgänge eingegliedert wird.

Intelligenzminderung bei Entwicklungsstörungen und Mißbildungen

Es gibt sehr viele Mißbildungen, die wir hier nicht alle aufzählen können. Man nimmt an, daß äußere Schädigungen in den meisten Fällen diese Mißbildungen verursachen, wenn auch ein Teil derselben erbbedingt zu sein scheint. Zu den erblich bedingten Mißbildungen gehören z. B. die tuberöse Sklerose und die Sturge-Weber-Krankheit.

Intelligenzminderung bei Chromosomenanomalien

Die Chromosomen, die im Kern einer jeden Zelle vorhanden sind, sind die *sichtbaren Träger* der Erbanlagen. Über sie wird von Generation zu Generation die Erbmasse weitergegeben. In einer ruhenden Zelle sind die Chromosomen nicht sichtbar; erst wenn sich die Zelle zur Teilung anschickt, formieren sie sich aus dem diffusen Chromatin. Der Mensch besitzt 46 Chromosomen (23 Paare); davon sind 44 Körperchromosomen (Autosomen) und 2 Geschlechtschromosomen, die die geschlechtsspezifischen und geschlechtsgebundenen Eigenschaften weitergeben.

Die Erforschung der Chromosomen und der Gene (eigentliche Erbanlagen) gehört zu den aufregendsten Kapiteln der modernen Wissenschaft. Man hat nämlich in den letzten Jahren festgestellt, daß viele Erkrankun-

Tabelle **10** Der normale Chromosomensatz und die wichtigsten Chromosomenaberrationen

	Körper-chromosomen	Geschlechts-chromosomen	Gesamtzahl
Gesunder Mann	44	2 (XY)	46
Gesunde Frau	44	2 (XX)	46
Mongolismus männlich	45	2 (XY)	47
Mongolismus weiblich	45	2 (XX)	47
Klinefelter-Syndrom	44	3 (XXY)	47
Turner-Syndrom	44	1 (X)	45

gen, darunter nicht wenige, die mit Schwachsinn einhergehen, ihre Ursache in Chromosomenanomalien haben. Die bekanntesten dieser sog. *Chromosomenaberrationen* sind in Tab. **10** kurz zusammengestellt.

Aus der Tabelle ist ersichtlich, daß es Krankheiten gibt, bei denen die Chromosomenzahl vermehrt und andere, bei denen sie verringert ist. Diese Vermehrung oder Verminderung kann nun einerseits die *Körperchromosomen* (wie beim Mongolismus) oder aber die *Geschlechtschromosomen* (wie beim Klinefelter-Syndrom oder Turner-Syndrom) betreffen.

Auch bei der Vererbung von Krankheiten spielt die Trennung von Autosomen und Geschlechtschromosomen eine große Rolle, denn manche Krankheiten werden über die Körperchromosomen, manche über die Geschlechtschromosomen vererbt. Im folgenden wollen wir nur die bekannteste Chromosomenaberration, den Mongolismus, genauer besprechen.

Down-Syndrom (Mongolismus)

Das Down-Syndrom ist eine auf der ganzen Welt verbreitete Krankheit und kommt übrigens auch bei den Mongolen vor. Der Name kommt von den schräggestellten Lidachsen und der sog. Mongolenfalte, die diese Patienten haben, und die durch eine abnorme Gestaltung des Schädelskeletts zustande kommt.

Häufigkeit. 3–4 Fälle auf etwa 1000 Geburten.

Symptome. Auffällig sind der kurze Schädel, die „Schlitzaugen", das dünne, schüttere Haar, die kleine, knopfförmige Nase, die übermäßig große Zunge, die häufig gefurcht oder rissig ist und in der Mundhöhle kaum Platz hat. An Augen und Ohren findet man häufig degenerative Veränderungen. Die Hände sind plump gebaut *(„Tatzenhand")* und zeigen meist die sog. Vierfingerfurche, die Finger sind kurz *(Stummelfinger)*, das Endglied des kleinen Fingers ist häufig einwärts gebogen. Die

Schleimhäute sind sehr anfällig für Infektionen, das Bindegewebe ist schlaff, weshalb die Patienten zu Weichteilbrüchen aller Art neigen. Ihre Gelenke sind überstreckbar. Auch an den inneren Organen haben sie oft krankhafte Veränderungen, besonders Herzfehler. In ihrem Körperwuchs sind die Mongoloiden stark zurückgeblieben, ebenso in ihrer geistigen Entwicklung. Man findet unter ihnen alle Schwachsinnsgrade.

Psychisch sind sich die Patienten sehr ähnlich. Ihre Entwicklung ist ausnahmslos verzögert, sie lernen verspätet laufen und sprechen. Als Säuglinge sind sie meist auffällig ruhig oder gar apathisch, als Kleinkinder oft stark erethisch. Die Mongoloiden können erstaunlich gut nachahmen. Sie erfassen intuitiv das Charakteristische an einer Geste und ahmen wahrhaft vollendet nach, obwohl sie zu vielen von ihnen nachgeahmten Tätigkeiten aus eigenem Antrieb gar nicht in der Lage sind. Diese Nachahmungsgabe führt auch oft dazu, daß Eltern ihre mongoloiden Kinder für intelligenter halten, als sie in Wirklichkeit sind. In der Familie oder auch auf den Abteilungen der Anstalten sind die Mongoloiden häufig ausgesprochene Lieblinge.

Ursache. Wie bereits erwähnt, handelt es sich beim Mongolismus um eine *Chromosomenstörung,* und zwar um eine Trisomie, d. h., es ist ein Chromosomen zuviel vorhanden. Aus welchen Gründen es aber dazu kommt, ist immer noch unbekannt. Es gibt jedoch zahlreiche Vorstellungen über den Mechanismus einer solchen Schädigung:

Erschöpfung des Keimplasmas. Man hat festgestellt, daß die Mütter mongoloider Kinder meist relativ alt sind, und meint, daß bei ihnen eine Erschöpfung der Eierstockfunktion vorliegt, die zur Bildung minderwertiger Keimzellen führt. Andererseits sind manche Mütter mongoloider Kinder auch extrem jung, was man in der Weise gedeutet hat, daß die Funktion des Eierstockes noch unterentwickelt ist. Auch in diesem Falle sollen die gebildeten Keimzellen minderwertig sein.

Sauerstoffmangel in der Frühperiode der Schwangerschaft (bis zur 7. Woche). Anhaltspunkte für diese Hypothese lassen sich aus der Tatsache ableiten, daß Mongoloide häufig angeborene Herzfehler und andere Mißbildungen haben, deren Entstehung in die *Zeit der Organbildung* fällt. Als Ursache für den Sauerstoffmangel wiederum werden vor allem Schleimhautanomalien der Gebärmutter bei älteren Müttern angenommen.

Erblichkeit des Mongolismus. Auch diese Hypothese wurde lange Zeit diskutiert. Heute hat man erkannt, daß nur bei einer kleinen Gruppe Erbfaktoren beteiligt sind. Es kommt nämlich sehr selten vor, daß man in einer Familie mehrere Mongoloide findet.

Schließlich hat man festgestellt, daß der Mongolismus in hochindustrialisierten Ländern häufiger vorkommt als in weniger zivilisierten.

Therapie. Es gibt kaum eine Behandlung, die beim Mongolismus nicht versucht worden wäre. Man verwendete Schilddrüsenhormone, Hypophysenextrakte, Vitamine, Frischzellen und vieles andere. Zu nennenswerten Erfolgen hat bisher keine dieser Behandlungen geführt. Man hatte gehofft, durch die Behandlungsmaßnahmen eine sog. Nachreifung zu erreichen.

Klinefelter-Syndrom

Auch hier handelt es sich um die *Vermehrung eines Chromosoms;* es ist aber nicht ein Körperchromosom zuviel wie beim Mongolismus, sondern ein *Geschlechtschromosom.* Das Krankheitsbild ist gekennzeichnet durch einen eunuchoiden Hochwuchs mit weiblicher Brustentwicklung, einer Störung der Geschlechtsentwicklung und Schwachsinn.

Turner-Syndrom

Bei dieser Erkrankung *fehlt* ein Geschlechtschromosom. Betroffen sind *nur Frauen,* die verschiedene Mißbildungen haben. Charakteristisch sind die flügelartigen Hautfalten, die seitlich vom Hals zu den Schultern führen, die unvollkommene Geschlechtsentwicklung und Schwachsinn.

Stoffwechselbedingte Intelligenzminderungen

Enzymdefekte

Bei den meisten Stoffwechselkrankheiten handelt es sich um Enzymdefekte.

Enzyme sind in Organismen vorkommende, lebenswichtige, hochmolekulare Eiweißkörper, die eine chemische Reaktion zustandebringen oder beschleunigen, ohne sich selbst dabei zu verändern. Unsere gesamten Lebensvorgänge (z. B. Atmung, Verdauung, Ausscheidung) werden von Enzymen gesteuert.

In den letzten Jahren hat man nun festgestellt, daß bei vielen Erkrankungen, deren Ursache bisher unbekannt war, *Enzymdefekte* vorliegen, die z. T. *erblich bedingt* sind. Eine ganze Reihe dieser Enzymdefekte geht mit Schwachsinn einher. Sie können hier nicht alle besprochen werden. Wichtig ist aber, daß wir an einem *Modellfall,* dem Phenylbrenztraubensäureschwachsinn, das allgemeine Prinzip, das solchen Schädigungen zugrunde liegt, kennenlernen. Bei den anderen Krankheiten ist nämlich der *grundlegende Vorgang* derselbe, nur sind immer jeweils andere chemische Stoffe daran beteiligt.

Phenylketonurie (Phenylbrenztraubensäureschwachsinn, Föling-Krankheit). Bei den Kranken ist der Übergang von *Phenylalanin* in *Tyrosin* gestört. Beide Stoffe sind *Aminosäuren,* d. h. Eiweißkörper, die der Organismus dringend benötigt. An einem allgemeinen Schema können wir uns diese Störung klarmachen.

Allgemeines Schema eines Enzymdefekts (am Beispiel der Phenylketonurie):

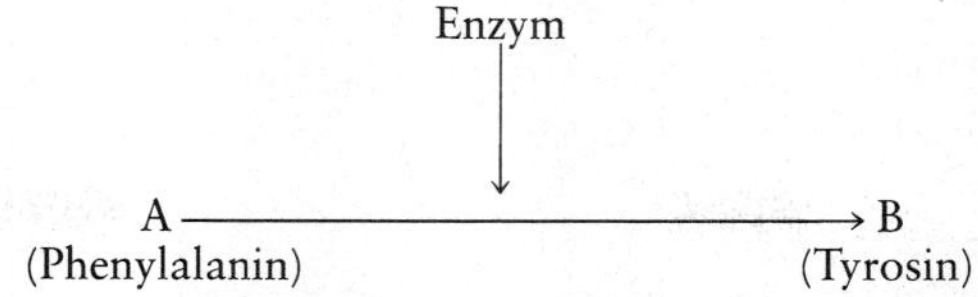

Der Stoff A (Phenylalanin) geht im gesunden Organismus in den Stoff B (Tyrosin) über. Dieser Vorgang ist aber nur möglich, wenn ein Enzym (nämlich die Phenylalaninhydrolase) vorhanden ist. Bei der Fölling-Erkrankung *fehlt* nun dieses Enzym, d. h., der Stoff A kann in den Stoff B nicht übergehen, *häuft sich an* und bewirkt eine *schwere Störung der Hirnentwicklung,* die Schwachsinn zur Folge hat. Das Fehlen eines *einzigen* Enzyms kann also Schwachsinn verursachen und zu einer ganzen Reihe anderer Symptome führen. Die Störung wird rezessiv vererbt.

Symptome. Schwerer Schwachsinn, körperliche Entwicklungshemmung, Pigmentmangel, niedriger Blutdruck, verstärkte Lichtempfindlichkeit und Schwitzneigung. Der Urin hat einen charakteristischen, sog. mäuseartigen Geruch. Es werden im Harn einige Stoffe ausgeschieden, durch deren Nachweis man die Krankheit erkennen kann. Die im Harn durchgeführte Eisenchloridprobe wird erst etwa 30 Tage nach der Geburt positiv, während man im Blut der Säuglinge mit Hilfe des Guthrie-Tests die Krankheit schon in den ersten Lebenstagen feststellen kann.

Häufigkeit. Etwa 2–6 Fälle pro 100 000 Einwohner.

Therapie. Die eleganteste und beste Behandlungsweise wäre zweifellos die, daß man das fehlende Enzym ersetzt, wie bei der Zuckerkrankheit das Insulin. Leider kann man aber die Enzyme noch nicht herstellen oder von Tieren gewinnen. Deshalb ist man vorerst auf andere Wege angewiesen. Man ernährt die Kinder, wie bereits erwähnt, mit einer phenylalaninarmen Kost; phenylalaninfrei kann man sie nicht ernähren, da die Aminosäure *lebensnotwendig* ist. Die Behandlung hat den *Nachteil,* daß sie sehr kostspielig ist und nur Erfolg hat, wenn sie gleich von Geburt an praktiziert wird.

Von den vielen anderen Enzymdefekten seien nur einige aufgezählt. Zu ihnen gehören auch die Speicherkrankheiten, bei denen in den inneren Organen und im Gehirn bestimmte Stoffwechselprodukte gespeichert werden.

Speicherkrankheiten

– *Niemann-Pick-Krankheit:* Hier kommt es zu Ablagerungen von Phosphatiden und anderen Stoffen in Leber, Milz und Gehirn.

- *Amaurotische Idiotie* (Tay-Sachs-Krankheit): Familiäres Leiden, Ablagerung von Gangliosiden im Gehirn. Symptome: Blindheit, Idiotie, Lähmungen.
- *Glykogenspeicherkrankheit:* Ablagerung von Glykogen in der Leber und anderen Organen, Schwachsinn.

Andere Enzymdefekte

- *Ahornsiruperkrankung:* schwerster Schwachsinn, Reflexsteigerung, schließlich Enthirnungsstarre.
- *Galaktosämie:* eine Störung im Kohlenhydratstoffwechsel, die mit Schwachsinn einhergeht.
- *Gargoylismus* (Pfaundler-Hurler-Krankheit): Skelettmißbildungen und Schwachsinn. Es kommt zu Lipoid- und Polysaccharidablagerungen in Nervenzellen.

Therapie. Eine ursächliche Behandlung ist bei den Enzymdefekten bisher noch nicht möglich. Man kann leider nur auf symptomatische Maßnahmen zur Linderung von Krankheitserscheinungen zurückgreifen.

Intelligenzminderungen bei endokrinen Störungen

Für die normale körperliche und geistige Entwicklung ist ein ungestörtes Zusammenspiel der Drüsen mit innerer Sekretion Voraussetzung. Die von den Drüsen (besonders Hypophyse, Schilddrüse und Keimdrüsen) gebildeten Hormone beeinflussen entscheidend die Lebensvorgänge. Besonders die Schilddrüse spielt hierbei eine wichtige Rolle.

Kretinismus. Bei der Unterfunktion der Schilddrüse leidet die gesamte körperliche und geistige Entwicklung. Die Patienten sind im Wachstum *zurückgeblieben,* zeigen einen *plumpen Körperbau,* die Haare sind trokken und glanzlos, die Haut ist schilfrig und stark verdickt. Kennzeichnend ist auch der Gesichtsausdruck, der auf Mißbildungen des Schädelskeletts zurückgeht, breites Gesicht, eingezogene Nasenwurzel, breite Nase mit großen Nasenlöchern und, besonders wenn die Patienten älter sind, enormer Faltenreichtum. Charakteristisch ist auch die verzögerte *Skelettentwicklung* mit verspätetem Auftreten der Knochenkerne, was sich röntgenologisch nachweisen läßt.

Psychisch sind die Patienten antriebsarm, verlangsamt und apathisch.

Ursache. Eine Schilddrüsenunterfunktion kann schon bei der Geburt vorhanden sein oder sich auch später entwickeln. Je nach der Ursache können wir verschiedene Formen der Unterfunktion unterscheiden (Tab. **11**).

Es gibt noch viele andere Schwachsinnsformen, bei denen die Funktion

Tabelle **11** Die verschiedenen Formen der Schilddrüsenunterfunktion

Angeboren:	– *Sporadischer Kretinismus* Ursache: fehlende oder mangelhaft ausgebildete Schilddrüse
	– *Endemischer Kretinismus* Ursache: Jodmangel in der Nahrung schwangerer Frauen, rezessiv vererbtes Leiden? Der endemische Kretinismus kommt in Gebirgsgegenden häufig vor
Erworben:	– *Myxödem* Ursache: Ausfall der Schilddrüse durch Entzündungen, Tumoren, Operationen oder aus unbekannten Gründen

der endokrinen Drüsen gestört ist. Bei ihnen handelt es sich aber meist nur um *Begleiterscheinungen* von Schwachsinnszuständen anderer Ursache.

Therapie. Die Behandlung besteht in der Verabreichung von Schilddrüsenhormonen. Es versteht sich von selbst, daß die Aussichten auf eine günstige Beeinflussung dieser Schwachsinnsform um so größer sind, je früher die Behandlung einsetzt. Bei frühzeitiger Therapie kann man eine gewisse Nachreifung erreichen, jedoch fast nie eine Normalisierung der Intelligenz.

Intelligenzminderungen nach Entzündungen des ZNS

Die Entzündungen des ZNS sind sehr häufig die Ursache für Intelligenzminderungen (Schwachsinn). Das ZNS und seine Häute sind im *Kindesalter* und besonders beim *Säugling* auch für entzündliche Reaktionen sehr *anfällig*. Da die entzündlichen Krankheiten des Gehirns und seiner Häute im neurologischen Teil ausführlich besprochen wurden, brauchen wir hier nicht näher auf sie einzugehen.

Ihre *psychischen Folgezustände* besprechen wir auf S. 238.

Psychologie der Intelligenzminderungen

Der gemeinsame Nenner aller Oligophrenien ist die zurückgebliebene und gering ausgebildete Leistungsfähigkeit der intellektuellen Funktionen. Aber die Intelligenz ist nicht alles, sie ist zwar einer der wichtigsten Bausteine der Persönlichkeit, die alle anderen Dimensionen der Person durchdringt, hat aber mehr die Aufgabe eines Werkzeuges, das seine *Antriebe* aus anderen tieferen Schichten der Person erhält. Wir wollen uns im folgenden mit den einzelnen Zügen der Persönlichkeit des Schwachsinnigen kurz befassen.

Allgemeine Zeichen

Verlangsamung der Gesamtentwicklung. Sie äußert sich darin, daß die Betreffenden verspätet gehen und sprechen lernen und daß sie den geistigen Anforderungen ihrer Umwelt nicht gerecht werden können (fehlende Schulreife, Schulversagen usw.).

Verlangsamung im Ablauf der psychischen Funktionen. Eine Verlangsamung dieser Funktionen (Wahrnehmung, Phantasie, Denken usw.) führt zu einer geistigen Schwerfälligkeit und einer geringen inneren Beweglichkeit.

Neigung zu Primitivreaktionen. Darunter verstehen wir impulsartige Augenblickshandlungen auf Erlebnisreize, die ohne Zwischenschaltung einer kontrollierenden Instanz (z. B. Verstand, Wille, Gewissen) ablaufen. Solche Reaktionen finden wir auch bei Tieren und bei Kindern. Beispiele dafür sind Explosivreaktionen oder Kurzschlußhandlungen (s. auch S. 263 f).

Intelligenzfunktionen der Oligophrenen

Wir haben gehört, daß viele psychische Vorgänge bei Oligophrenen *verlangsamt* sind. So ist es auch mit der *Wahrnehmung*. Wahrnehmung ist ja nicht mit der *Sinnesfunktion* (Sehen, Hören usw.) identisch, sondern erfordert darüber hinaus eine erste einfache „Verarbeitung", die von der Intaktheit aller anderen Funktionen abhängig ist. Beim Schwachsinnigen ist die Wahrnehmung oft *lückenhaft* und vorwiegend von der persönlichen *Bedürfnislage* bestimmt, d. h., der Schwachsinnige nimmt in erster Linie das wahr, was er „braucht".

Die *Aufmerksamkeit* ist bei den meisten Oligophrenen stark schwankend. Sie sind meist nicht in der Lage, bei einer Tätigkeit länger zu bleiben, ihre Konzentration ist oft sprunghaft.

Gedächtnis und *Merkfähigkeit* sind zurückgeblieben und wenig leistungsfähig. Dies schließt nicht aus, daß es ab und zu richtige „Gedächtnisakrobaten" unter den Oligophrenen gibt. Auch sie könnten sich im Leben nie allein zurechtfinden, denn ihr gutes Gedächtnis steht schroff neben dem Unvermögen auf allen anderen Gebieten.

Natürlich ist auch das *Denken* sehr wenig differenziert. Unser Denken ist insgesamt sehr *sprachabhängig,* es bedient sich mehr oder weniger scharfer *Begriffe*. Diese werden *erlernt*. Dem Oligophrenen fällt nun das Bilden von Begriffen sehr schwer, weil er zu stark am Konkreten haftet. Wie das Kind denkt er in Bildern. Er kann nicht das *Wesentliche* eines Bildes erfassen, er kann das Zufällige einer Situation nicht „wegdenken", er kann, mit anderen Worten, *nicht abstrahieren.*

Persönlichkeit der Oligophrenen

Wie jeder Mensch zeigt der Schwachsinnige Gefühlsregungen aller Art (Lust, Unlust, Schmerz, Freude, Dankbarkeit usw.), er zeigt sie sogar in starkem und häufig in extremem Ausmaß. Seine *Affekte* sind *flach,* er freut sich leicht, ist aber auch schnell traurig, er ist tief dankbar, hat die Dankbarkeit aber gleich wieder vergessen. Insgesamt ist er über das Gemüt leicht ansprechbar, besonders dann, wenn starke Sinnesreize ihn „anregen". Seine Empfänglichkeit für religiöse und andächtige Stimmungen hängt damit eng zusammen.

Natürlich neigen seine Emotionen auch leicht zum Extremen, besonders dann, wenn er in irgendeiner Weise überfordert ist. Der körperliche und psychische Entwicklungsrückstand der meisten Schwachsinnigen äußert sich auch in ausgesprochen *infantilen Persönlichkeitszügen.* Die Patienten sprechen kindlich, spielen auch als äußerlich erwachsene Männer z. B. noch mit Teddybären, freuen sich an Bilderbüchern und Kinderspielzeug aller Art.

Die geschilderten Persönlichkeitszüge ergeben im Verein mit der *Kritikschwäche* und dem *geringen Leistungsgrad* aller psychischen Funktionen das Bild eines primitiven, unreifen, kindlichen und hilflosen Menschen, der auf unsere Fürsorge angewiesen ist.

Auf die Förderungsmöglichkeiten Schwachsinniger sind wir bereits auf S. 230 näher eingegangen.

Abnorme Persönlichkeiten, Mißbrauch und Sucht, Abnormitäten der Sexualität

Abnorme Persönlichkeiten (Persönlichkeitsstörungen, Psychopathien)

Begriffe und Definitionen. *Persönlichkeit* haben wir definiert als das Zusammenspiel der psychischen Abläufe, wobei der Hauptakzent auf denjenigen Abläufen liegt, die wir subjektiv als Kräfte erleben (Affekte, Triebe und Antriebe, Wille). Nach Kurt Schneider umfaßt die Persönlichkeit „die nichtleiblichen Gefühle und Strebungen und das Wollen". Diese Definition deckt sich mit der unsrigen.

Den Begriff *Charakter* verwendet man synonym mit dem Ausdruck Persönlichkeit. Allerdings spricht man immer seltener von Charakter, weil die Umgangssprache mit diesem Begriff Werturteile verbindet, die man in einer Wissenschaft unter allen Umständen vermeiden muß. Als *normal* können wir eine Persönlichkeit bezeichnen, die sich hinsichtlich ihrer Affekte, Triebe und Antriebe und ihres Willens in einer von uns angenommenen Durchschnittsbreite bewegt (S. 191 f). Stellen wir uns vor, wir könnten Affekte, Triebe usw. exakt messen, so lägen die „normalen" Persönlichkeiten im mittleren, durchschnittlichen Meßbereich, und zwar sowohl bezüglich ihrer absoluten Affektstärke, Triebstärke usw. als auch hinsichtlich ihres gegenseitigen Mischungsverhältnisses.

Abnorm wäre eine Persönlichkeit dann, wenn sie aus dieser angenommenen Norm herausfällt. Die beschriebene Norm ist natürlich ziemlich ungenau, wir haben hier leider keine exakten Maßstäbe. Deshalb benötigen wir ein Zusatzkriterium, um diejenigen abnormen Persönlichkeiten abzugrenzen, mit denen wir in der Psychiatrie zu tun haben (Psychopathen). Das Kriterium ist das des *Leidens*. Mit Kurt Schneider können wir aus den abnormen Persönlichkeiten diejenigen als *psychopathisch* „herausschneiden", „die an ihrer Abnormität leiden oder unter deren Abnormität die Gesellschaft leidet".

Zusammenfassend können wir die Persönlichkeitsstörungen in folgender Weise umgrenzen: Persönlichkeitsstörungen sind keine Krankheiten. Unter Persönlichkeitsstörungen verstehen wir vielmehr angeborene, anlagebedingte Charakteranomalien ohne krankhafte (organische) Erscheinungen von seiten des Nervensystems. Die Intelligenz ist meist völlig intakt.

Der Begriff der Persönlichkeitsstörung ist ziemlich umstritten. Während ein Teil der Psychiater die Persönlichkeitsstörungen als *erbliche* Charakter-(Persönlichkeits-)Anomalien ansieht, betrachten sie andere, mehr psychoanalytisch eingestellte, als abnorme, durch die Umwelt hervorgerufene Reaktionen. Nach der letzten Ansicht haben die Persönlichkeitsstörungen also enge Berührungspunkte mit den abnormen psychogenen Reaktionen und Entwicklungen oder sind sogar mit ihnen identisch.

Typen der Psychopathie nach Kurt Schneider

Hyperthymiker (betriebsame Psychopathen). Es handelt sich um Persönlichkeiten von extrem fröhlicher Grundstimmung und hektischer Betriebsamkeit. Sie sind meist sehr kontaktfreudig, aber ihren Kontakten fehlt die Tiefe; zu dauerhaften Bindungen sind sie gar nicht in der Lage. Ihr Selbstbewußtsein ist gehoben, sie trauen sich viel zu viel zu und meinen, anderen Menschen überlegen zu sein. Daß es bei einer solchen Haltung leicht zu Streitigkeiten kommt, ist ohne weiteres verständlich. Die distanzlose, unvorsichtige und unkritische Art der Hyperthymiker muß fast zwangsläufig dazu führen. Sie sind aber andererseits auch sehr schnell wieder zu einer Versöhnung bereit.

Man kann unter den Hyperthymikern mehr *ausgeglichene* Naturen von den ausgesprochen *gehetzt* wirkenden unterscheiden. Letztere hasten von einer „Arbeit" zur anderen, haben immer furchtbar viel zu tun, ohne wirklich etwas zu leisten. Das unstete, unkritische Wesen und die Streitsucht führen dazu, daß sie häufig die Stellung wechseln oder ständig auf „Arbeitssuche" sind. Dadurch erwecken sie oft den Eindruck der Haltlosigkeit und der Verwahrlosung. Unter den verwahrlosten Jugendlichen sind häufig hyperthymische Psychopathen zu finden.

Depressive. Die Depressiven leiden unter einer gedrückten Grundstimmung, die zu einer pessimistischen Betrachtung des Lebens und der Welt führt. Alles, was sie tun und denken, ist von einer gewissen Welt- und Lebensangst durchdrungen, die sie nicht abwerfen können. Sie sind nicht in der Lage, sich unbeschwert über etwas zu freuen, sondern sehen auch in freudigen Ereignissen nur Vorboten des Unglücks. Sie neigen sehr zu Grübeleien und hypochondrischer Selbstbeobachtung, zweifeln ständig an sich selbst und am Sinn des Lebens und sind ingesamt von Kummer, Not und Sorgen gezeichnet. Durch die beschriebenen Persönlichkeitszüge wirken sie nach außen oft gehemmt, kontaktscheu und in sich gekehrt. Manche verarbeiten ihr qualvolles Innenleben auch so, daß sie sich als einsame Leidende empfinden und auf andere Menschen, „die es leichter haben", mit einer gewissen Geringschätzung herabblicken.

Auch unter den Depressiven gibt es wiederum zahlreiche Varianten, mehr *schwermütige* Menschen, die in ihrem Wesen zaghaft, weich und leicht mutlos wirken, und mehr *mißmutige*, bei denen Reizbarkeit, Mißtrauen und eine mürrische, bisweilen sogar boshafte Art im Vordergrund stehen.

Selbstunsichere. Sie sind durch ihre gedrückte Grundstimmung mit den Depressiven verwandt; im Vordergrund steht bei ihnen jedoch eine tiefe innere Unsicherheit und mangelndes Selbstvertrauen. Diese Selbstunsicherheit ist nicht immer leicht erkennbar, sie kann auch durch ein besonders forsches Verhalten überspielt werden. Die Selbstunsicheren neigen sehr zu Skrupeln aller Art und haben ständig ein Gefühl der Unzulänglichkeit. Auf ethischem Gebiet äußert sich dies in Gewissensbissen und Gewissensangst, die die Patienten nie verlieren, obwohl von ihrem konkreten Verhalten her dafür keinerlei Veranlassung besteht. Bei einer solchen Persönlichkeitsstruktur kommt es leicht zu *Zwangsvorgängen,* deren Auftreten durch das Schuldgefühl begünstigt wird. Es kommt zu Zwangsgedanken und Zwangshandlungen (z. B. Waschzwang), die solche Menschen völlig beherrschen können und meist mit Angstgefühlen (z. B. Unglücksangst, Verschuldungsangst) gekoppelt sind.

Fanatiker (Querulanten). Fanatiker sind Menschen, die von persönlichen oder überpersönlichen Gedanken oder Ideen beherrscht werden und die diese ihre Ideen und Überzeugungen mit allen ihnen zur Verfügung stehenden Mitteln verteidigen. Es sind Menschen, denen es „ums Prinzip" geht, ungeachtet aller Folgen.

Wir unterscheiden *persönliche Fanatiker,* die z. B. für ihr Recht kämpfen (Michael-Kohlhaas-Naturen*), von *Ideenfanatikern,* die sich einer Idee oder einer Weltanschauung verschrieben haben (z. B. Sektierer). Eine weitere Variante sind die *„matten" Fanatiker,* die ihre Anliegen nicht auf kämpferische Weise, sondern mehr durch „passiven Widerstand", d. h. durch stille Hartnäckigkeit, durchzusetzen suchen.

Die meisten Fanatiker sind jedoch kämpferische, bisweilen sogar gewalttätige Naturen, die häufig „über Leichen gehen". Manche „großen" Männer der Geschichte kann man zu ihnen zählen. Bekannte Typen unter den Fanatikern sind der Rechtsfanatiker, der Sektierer und Religionsfanatiker, der Parteifanatiker und der Rentenquerulant.

Geltungsbedürftige. Als geltungsbedürftige Psychopathen bezeichnet Kurt Schneider Menschen, „die mehr scheinen wollen, als sie sind". Es sind Menschen, die Aufsehen erregen möchten und deren Geltungsbedürfnis sich zu einer regelrechten Geltungssucht gesteigert hat. Man findet unter ihnen häufig Hochstapler, die sich durch Betrug und Verstellung die von ihnen ersehnte Rolle eines Direktors oder Generals zu erschleichen suchen. Andere erfinden, um auf sich aufmerksam zu machen, die merkwürdigsten Geschichten, erzählen von Reiseabenteuern und Großwildjagden, die sie nie erlebt haben, oder vertreten in Gesellschaft ungewöhnliche Ansichten. Dieses lügenhafte Erfinden bezeichnet man auch als *Pseudologia phantastica.* Man findet es häufig auch bei Kin-

* Nach der gleichnamigen Novelle von Kleist.

dern, die z. B. mit tollen Ferienerlebnissen oder Reichtum der Verwandtschaft renommieren. Bei Kindern wird man jedoch nicht von Psychopathie sprechen. Die geltungsbedürftigen Psychopathen versuchen ihre Geltungssucht durch das Spielen der angestrebten Rolle abzusättigen. Sie spielen ihr Theater oft auch in vollendeter Weise. Wenn es darauf ankommt, ihr Ziel zu erreichen, so schrecken sie auch vor kriminellen Handlungen (Betrug, Unterschlagung, Urkundenfälschung) nicht zurück. Diese geschehen jedoch nicht materieller Vorteile wegen, sondern um die „Rolle" zu erreichen.

Stimmungslabile. Bei ihnen handelt es sich um Menschen, welche häufig von grundlosen, depressiven Verstimmungen überfallen werden, die oft mit Reizbarkeit und Mißmut einhergehen. Die erhöhte Reizbarkeit führt mitunter zu Konflikten mit der Umwelt. Solche Menschen sind ihren Stimmungen hilflos ausgeliefert und reagieren zuweilen mit triebhaftem Weglaufen oder „Verstimmungstrinken" auf ihre Launen. Beim „Verstimmungstrinken" kommt es durch unmäßigen Alkoholgenuß zu schweren Rauschzuständen.

Explosible. Explosible sind jähzornige, extrem reizbare Naturen, die zu Kurzschlußhandlungen und Primitivreaktionen neigen. Beim geringfügigsten Anlaß brausen sie auf, dulden keine Widerrede und können sich so in einen Erregungszustand hineinsteigern, daß sie wild um sich schlagen und eine ganze Zimmereinrichtung zertrümmern. Bei den kurzschlüssigen Verhaltensweisen wird ein Reiz spontan, ohne verstandesmäßige Kontrolle beantwortet.

Gemütlose. Sie entsprechen am besten der Schilderung von Prichard. Es handelt sich um Menschen, die keine Moral, kein Mitleid, kein Ehrgefühl, kein Gewissen kennen oder es nur in sehr geringer Ausprägung besitzen. Ihre Persönlichkeit wirkt insgesamt kalt, sie sind zu keiner gefühlsbetonten, menschlichen Bindung fähig. In ihren Handlungen sind sie häufig brutal und triebhaft, man findet unter ihnen nicht selten ausgesprochene Sadisten. Gemütlose Psychopathen sind nur schwer erziehbar und wenig besserungsfähig.

Willenlose. Diese sind antriebsarme, schwunglose Menschen, die verführerischen Einflüssen aller Art leicht unterliegen. Man hat sie auch „wechselwarme Milieumenschen" genannt und will damit ausdrücken, daß sie sehr stark von ihrer Umwelt abhängig sind. Leben sie in einer geordneten Umgebung, so fallen sie nicht weiter auf, kommen sie dagegen in ein sozial tiefstehendes oder gar asoziales Milieu, so erliegen sie den zahlreichen Versuchungen ohne den geringsten Widerstand. Manche von ihnen sind auf solche Weise zu Sucht, Alkoholismus, Prostitution oder kriminellen Handlungen verleitet worden. Willenlose Psychopathen finden wir in allen Gesellschaftsschichten. Auch manche verwahrloste Jugendliche muß man hier einreihen.

Asthenische. Darunter versteht man nicht Menschen vom leptosomen, asthenischen Körperbautyp, sondern zwei charakterlich unterscheidbare Gruppen von Persönlichkeiten.

Die *erste* Gruppe umfaßt Menschen, die sich *seelisch* unzulängich fühlen (Psychasthenie) und ständig über Gedächtnisstörungen, Konzentrationsmangel, geringe Leistungsfähigkeit und rasche Ermüdbarkeit klagen. Diese Zustände werden durch die übermäßige Neigung zur Selbstbeobachtung noch verstärkt.

In die *zweite* Gruppe gehören Persönlichkeiten, die aus charakterlichen Gründen *körperlich leicht versagen.* Auch hier spielt die Neigung zur Selbstbeobachtung eine große Rolle. Kleine körperliche Funktionsstörungen, wie sie jeder Mensch zuweilen hat, werden überbewertet und als Anzeichen schwerer Krankheiten betrachtet. Die Betreffenden klagen über Herz- und Kreislaufstörungen, Magen-Darm-, Blasen- oder Menstruationsbeschwerden. Charakteristisch ist ferner die Neigung zu Erschöpfungszuständen. Natürlich gibt es zwischen diesen beiden Gruppen zahlreiche Übergänge, bei denen einmal die Symptome der ersten, einmal die Symptome der zweiten Gruppe überwiegen.

Zu den geschilderten Typen der Psychopathie ist abschließend noch folgendes zu sagen:

Die meisten normalen Menschen haben den einen oder anderen Charakterzug schon an sich selbst *vorübergehend* beobachtet, und das ist ganz natürlich. Von Psychopathie kann man erst sprechen, wenn die beschriebenen Charakterzüge im *Extrem* auftreten und wenn sie *dauerhaft* vorhanden sind.

Die erwähnten Typen kann man nur selten rein beobachten, Mischformen sind häufiger.

Allen Formen der Psychopathie gemeinsam ist eine gewisse *Labilität* hinsichtlich der *Wertordnungen,* die die Gesellschaft voraussetzt.

Therapie

Eine ursächliche Therapie gibt es bis jetzt nicht. Eine psychotherapeutische Behandlung wurde versucht, war jedoch nicht sehr überzeugend. Katamnestische Untersuchungen haben gezeigt, daß viele abnorme Persönlichkeiten im Laufe ihres Lebens eine Möglichkeit zur Anpassung finden. Inwieweit dies gelingt, ist wiederum in hohem Maße von der Toleranz ihrer Umgebung abhängig.

Mißbrauch, Sucht, Drogenabhängigkeit

Begriffe und Definitionen. Unter *Mißbrauch* verstehen wir die nicht sachgerechte oder über das sachgerechte Maß hinausgehende Anwendung von Arznei- oder Genußmitteln.

Als *Sucht* bezeichnen wir einen Zustand periodischer und chronischer Vergiftung, der durch den wiederholten Genuß eines natürlichen oder synthetischen Arzneimittels hervorgerufen wird, schädlich für den einzelnen oder(und) die Gesellschaft (WHO-Definition des Ausschusses für Rauschgifte).

Zur Sucht gehören:

- übermäßiges Verlangen nach dem Suchtmittel,
- Tendenz zur Erhöhung der Dosis,
- psychische und körperliche Abhängigkeit vom Suchtmittel und
- Entziehungserscheinungen nach Absetzen des Mittels.

In den letzten Jahren hat sich gezeigt, daß sich die Auswirkungen mancher Rausch-, Betäubungs- und Aufputschmittel nicht unter dieser umfassenden Definition subsumieren lassen. Deshalb wurde von der WHO bereits 1965 der Begriff der Drogenabhängigkeit geprägt, der nicht mehr Allgemeingültigkeit für alle Mittel anstrebt, sondern die jeweils charakteristische Wirkungsweise einer chemischen Substanz in der Definition mitberücksichtigt. Die Definition umfaßt also neben allgemeinen Kennzeichen wie psychischer oder physischer Abhängigkeit, die nach periodischer oder chronischer Anwendung einer Droge entsteht, jeweils auch eine genaue Beschreibung der für die Droge charakteristischen Eigenschaften. Die WHO unterscheidet z. Z. 9 verschiedene Typen der Drogenabhängigkeit:

1. Morphintyp,
2. Barbiturat-Alkohol-Typ,
3. Kokaintyp,
4. Cannabis-(Marihuana-)Typ,
5. Amphetamintyp,
6. Halluzinogen-(LSD-)Typ,
7. Abhängigkeit von anderen Medikamenten,
8. Polytoxikomanie einschließlich Morphintyp,
9. Polytoxikomanie ohne Morphintyp.

Problematisch werden auch diese Definitionen in Fällen, in denen eine Drogenabhängigkeit von mehreren Substanzen (eine sog. Polytoxikomanie) vorliegt. Man hat versucht, derlei Zustandsbilder als sog. *Mischtypen* zu charakterisieren, was aber auch nicht sehr befriedigend ist. Immerhin gestatten die von der WHO vorgeschlagenen Formen der Drogenabhängigkeit eine differenziertere Betrachtung des heute sehr aktuellen Drogenproblems, weshalb wir uns ihr mit gewissen Vorbehalten anschließen möchten. Es erscheint uns aber vorerst verfrüht, den Begriff *Sucht* ganz fallenzulassen.

Persönlichkeit des Drogenabhängigen. Unter den Drogenabhängigen finden wir häufig abnorme Persönlichkeiten, vor allem haltlose oder willensschwache Psychopathen. Sie geraten jedoch meist erst infolge persönlicher oder beruflicher Konfliktsituationen, die sie selbst nicht bewältigen können, zum verhängnisvollen Mittel. Natürlich spielen – etwa beim Alkoholismus – auch die Trinksitten, das Gewohnheitstrinken und neuerdings die aufdringliche Reklame, die darauf abzielt, Bedürfnisse zu wecken, eine nicht zu verkennende Rolle. Man kann gerade bei der Drogenabhängigkeit das enge Zusammenspiel zwischen biologischen, persönlichen und soziologischen Faktoren gut beobachten.

Alkoholismus

Der Alkoholismus ist das verbreitetste Suchtleiden, das wir kennen. Es ist ständig im Zunehmen begriffen, insbesondere erhöht sich von Jahr zu Jahr der Anteil der Frauen und der Jugendlichen. Man kann in der Bundesrepublik mit etwa 600 000 behandlungsbedürftigen Alkoholikern rechnen. Die soziale Bedeutung des Alkoholismus wird deutlich, wenn man an die zahlreichen Verkehrsunfälle denkt, die unter Alkoholeinfluß passieren, an den Persönlichkeitsverfall der Alkoholiker, an Frühinvalidisierung, an das Milieu der Trinkerfamilien und seine Auswirkungen auf heranwachsende Kinder. Schon aus diesen wenigen Andeutungen mag die Notwendigkeit einer umfassenden und konsequenten Bekämpfung des Alkoholismus ersehen werden.

Typen und Stadien

Alkoholmißbrauch und Alkoholabhängigkeit verlaufen in unterschiedlichen Phasen (Prodromalphase, kritische Phase, chronische Phase) und Trinkstadien bzw. Typen des Alkoholkonsums (Jellinek). Beim *Alphatyp* (sog. Konflikttrinker) kommt es zeitweise zur psychischen Abhängigkeit, die Fähigkeit zur Abstinenz ist erhalten, und es besteht kein Kontrollverlust. Beim *Betatyp* kommt es zu übermäßigem, aber nicht regelmäßigem Alkoholkonsum und zu körperlichen Komplikationen (Gastritis, Polyneuritis). Beim *Gammaalkoholismus* bestehen psychische und physische Abhängigkeit, Kontrollverlust, Abstinenzerscheinungen und oft psychopathologische Veränderungen. Der *Deltaalkoholismus* ist durch Unfähigkeit zur Abstinenz bei erhaltener Kontrolle gekennzeichnet (Dauertrinker). Beim *Epsilonalkoholismus* schließlich liegt periodisches Trinken mit Kontrollverlust vor (Quartalsäufer, Dipsomanie).

Wir können eine ganze Reihe von Syndromen unterscheiden, die durch Alkoholwirkung hervorgerufen werden.

Gewöhnlicher (einfacher) Rausch

Es handelt sich dabei um eine akute Alkoholvergiftung, deren Grad von verschiedenen Faktoren wie Art des Getränkes, getrunkener Menge, persönlicher Alkoholverträglichkeit usw. abhängig ist. Die Verhaltensweise des einzelnen im Rausch ist sehr verschieden.

Symptome. Als *neurologische* Symptome finden wir Koordinationsstörungen (Steh- und Gehunsicherheit), artikulatorische Sprachstörungen (Lallen, schwere Zunge) und Nachlassen der Reaktionsfähigkeit (Unfähigkeit, ein Kraftfahrzeug zu steuern).

Auf *psychischem* Sektor kommt es zur *Enthemmung* und *Antriebssteigerung,* die häufig mit einer *euphorischen* Grundstimmung gekoppelt sind. Die Enthemmung kann sich bei sonst schüchternen Personen als unvermutete Lebendigkeit oder Originalität äußern, bei anderen in Rededrang, taktlosem Benehmen oder sittlichen Entgleistungen. Auch Denkstörungen kommen vor: verlangsamter Denkablauf, erschwerte Auffassung, Kritiklosigkeit.

Alkohol am Steuer. Zur Ermittlung des Grades der Trunkenheit wird bekanntlich die Höhe des Blutalkoholspiegels herangezogen. Sie ist zwar kein absoluter Maßstab, ist aber oft das einzige objektive Kriterium. Als ungefähre Anhaltspunkte hinsichtlich der Stärke der Alkoholvergiftungen mögen die Angaben der Tab. **12** dienen.

Rechtslage. Schuldunfähigkeit besteht für Handlungen, die im schweren Rausch begangen wurden (§ 20 StGB). Allerdings kann der Täter dafür bestraft werden, daß er sich vorsätzlich betrunken hat. Bei Gewohnheitstrinkern kann eine Anstaltsunterbringung zur Entziehungskur gerichtlich angeordnet werden (§ 64 StGB).

Tabelle **12** Die Wirkungen des Alkohols in Abhängigkeit vom Blutalkoholspiegel

0,6–0,8‰	deutliche Verkehrsgefährdung
1,0‰	leichter Rausch (Schwips)
1,5‰	absolute Fahruntüchtigkeit
2,0‰	mittlerer Rausch
2,5‰	schwerer Rausch

Pathologischer Rausch (Alkoholintoleranz)

Unter Alkoholintoleranz verstehen wir eine Unverträglichkeit oder herabgesetzte Verträglichkeit von Alkohol, die sich bei entsprechend veranlagten Menschen als sog. pathologischer Rausch äußert. Bei diesem handelt es sich um einen Dämmerzustand, der schon durch geringe Alkoholmengen ausgelöst werden kann. Alkoholintoleranz kann bedingt sein durch eine entsprechende *Veranlagung* (Psychopathie, genuine Epilepsie), durch *erworbene Erkrankungen* des Gehirns (Hirnverletzungen, Arteriosklerose) oder (selten) durch *psychische Faktoren* (seelische Erregung).

Symptome. Schon bei Genuß geringer Alkoholmengen kommt es zu einem Dämmerzustand mit ausgesprochen psychotischen Symptomen wie Desorientierung, illusionären Verkennungen, Halluzinationen und vor allem zu schweren motorischen Unruhezuständen, während deren nicht selten Gewaltverbrechen verübt werden. Der pathologische Rausch ist meist von kurzer Dauer, es besteht eine Amnesie für diese Zeit.

Rechtslage. Schuldunfähigkeit für Straftaten (§ 20 StGB).

Chronischer Alkoholismus

Der chronische Alkoholismus ist eine sehr weit verbreitete Sucht. In Mitteleuropa und in den USA sollen auf 100 000 erwachsene Einwohner etwa 2500 Alkoholiker kommen. „Alkoholiker sind exzessive Trinker, deren Abhängigkeit vom Alkohol einen solchen Grad erreicht hat, daß sie deutliche geistige Störungen, Gesundheitsschäden und eine Beeinträchtigung der mitmenschlichen Beziehungen sowie der sozialen und wirtschaftlichen Funktionen aufweisen“ (Definition der WHO).

Körperliche Symptome. Gastritis, Herz- und Kreislaufstörungen, Leberzirrhose, Sensibilitätsstörungen und Reflexausfälle, alkoholische Polyneuropathie, Tremor der Hände, Gangunsicherheit (Ataxie), mitunter morgendliches Erbrechen, Potenzstörungen.

Psychische Symptome. Reizbarkeit, verminderte Leistungsfähigkeit, insbesondere Nachlassen von Gedächtnis und Merkfähigkeit, euphorische oder auch weinerliche Grundstimmung und Stimmungslabilität, charakterliches und soziales Abgleiten. Schließlich kommt es zu einem regelrechten Zerfall der Persönlichkeit. Beruf und Familie werden vernachlässigt, die Familie oft mißhandelt, die moralischen Schranken fallen, so daß es zu kriminellen Handlungen, häufig Sittlichkeitsverbrechen kommt. In manchen Fällen mündet der Abbau in die irreversiblen Defektsyndrome (organische Wesensänderung, Demenz).

Ursachen. Wie bereits erwähnt, spielen abnorme Veranlagungen eine große Rolle (willensschwache, depressive, selbstunsichere Psychopathen), ebenso abnorme psychogene Reaktionen und Entwicklungen

(s. dort). Nicht zu unterschätzen sind Umwelteinflüsse, besonders in Berufen, die es mit dem Alkohol zu tun haben (Gastwirte, Kellner) sowie Lebensschwierigkeiten aller Art, die mit Alkohol vorübergehend „zugedeckt" werden.

Rechtslage. Bei schwerem Alkoholismus ist Entmündigung möglich. Es kann auch Ehescheidung und Eheaufhebung beantragt werden. Nach im Rausch verübten Straftaten können Trinker zwangsweise in Heilanstalten zur Entziehungskur eingewiesen werden.

Delirium tremens (Alkoholdelir)

Das Delirium tremens ist eine nach langjährigem Alkoholmißbrauch, vor allem bei plötzlichem Alkoholentzug auftretende körperlich begründbare Psychose (s. dort).

Symptome. Vorboten eines nahenden Delirs sind oft vermehrte Reizbarkeit, Angst, Schlafstörungen, mitunter auch Krampfanfälle.

Das Vollbild des Delirs ist durch folgende psychische Symptome gekennzeichnet:

- Bewußtseinstrübung (die Patienten sind noch ansprechbar),
- zeitliche und örtliche Desorientierung,
- produktive Symptome (illusionäre Verkennungen, Wahnideen und optische Halluzinationen, bei denen vorwiegend kleine, sich bewegende Objekte wie Mäuse, Käfer usw. gesehen werden),
- hochgradige motorische Unruhe.

Die motorische Unruhe kann so stark sein, daß die Patienten stundenlang toben und um sich schlagen, ohne zu ermüden. Dies bedeutet für das Herz-Kreislauf-System eine erhebliche Belastung.

An *körperlichen* Symptomen findet man Gleichgewichtsstörungen, Tremor der Hände und starkes Schwitzen.

Ursache. Vermutlich führen durch den chronischen Alkoholismus entstandene Stoffwechselstörungen (besonders Leberschäden) zum Delir. Als Auslöser sind körperliche Erkrankungen (z. B. Pneumonien), Unfälle (Schädelverletzungen, Knochenbrüche usw.) und plötzlicher Alkoholentzug bekannt. So bricht nicht selten ein „Entziehungsdelir" aus, wenn ein Trinker während einer stationären Krankenhausbehandlung nicht die gewohnten Alkoholmengen erhält.

Komplikationen. Gefürchtet sind Herz- und Kreislaufversagen, Pneumonien und die hämorrhagische Enzephalopathie (Wernicke). Bei dieser handelt es sich um eine toxische Hirnschädigung, die neben der Bewußtseinstrübung noch durch neurologische Ausfälle (Augenmuskellähmungen) gekennzeichnet ist und die auch bei frühzeitiger Behandlung in 10 % der Fälle tödlich verläuft.

Therapie und Pflege. Da es sich beim Alkoholdelir um einen lebensgefährlichen Zustand handelt, muß die Behandlung rasch und gezielt einsetzen. Sie richtet sich nach folgenden Prinzipien:

- Dämpfung der starken motorischen Unruhe durch Neuroleptika. Eines der wirksamsten ist das Distraneurin.
- Energische Herz- und Kreislaufstützung mit Digitalispräparaten und Strophanthin sowie Flüssigkeitszufuhr durch Dauerinfusionen.
- Entgiftungsmaßnahmen (Vitamin B_2 und Decholin).
- Pneumonieprophylaxe durch Antibiotika und physikalische Maßnahmen.
- Nach Bekämpfung der akuten Erscheinungen Einleitung einer Entziehungskur.

Alkoholhalluzinose

Bei ihr handelt es sich um eine mit akustischen oder optischen Halluzinationen und Verfolgungswahn einhergehende körperlich begründbare Psychose. Im Gegensatz zum Delir sind die Patienten bewußtseinsklar, voll orientiert und zeigen keine motorische Unruhe. Charakteristisch an den vom Patienten gehörten Stimmen ist, daß sie meist abfällig über ihn reden und ihn beschimpfen. Dieses Symptom zeigt eine starke Verwandtschaft mit der Schizophrenie, und es wird in der Tat auch von manchen Psychiatern angenommen, daß es sich bei dem Zustandsbild um eine durch Alkohol ausgelöste Schizophrenie handelt.

Eifersuchtswahn der Alkoholiker

Der Eifersuchtswahn ist gekennzeichnet von der unumstößlichen Überzeugung des chronischen Alkoholikers vom Ehebruch seiner Frau. Bei seinem Zustandekommen spielen die toxische Alkoholwirkung, die Reaktion auf das eigene sexuelle Versagen des Trinkers und die verständliche Abneigung der Ehefrau gegenüber dem verkommenen Mann eng zusammen. In der Familie kann es dadurch zu regelrechten Tragödien kommen. Der Trinker verdächtigt seine Frau auf Schritt und Tritt. Sie soll z.B. mit dem Nachbarn, dem Kaufmann, ja mit dem eigenen Sohn ein Verhältnis haben. Oft kommt es zu brutalen Mißhandlungen, um Geständnisse zu erpressen, und zu erzwungenen sexuellen Szenen vor den Kindern.

Ursache. Auch hier nehmen manche Psychiater an, es könnte sich um eine durch Alkohol ausgelöste, paranoide Schizophrenie handeln.

Alkoholdelir, Alkoholhalluzinose und Eifersuchtswahn kann man auch unter der Sammelbezeichnung *Alkoholpsychose* zusammenfassen.

Korsakow-Syndrom

Das Korsakow-Syndrom ist ein psychischer Defektzustand nach langjährigem, chronischem Alkoholabusus und zeigt als zentrale Symptome extreme *Merkfähigkeitsstörungen,* räumliche und zeitliche *Desorientierung* sowie *Konfabulationen.* Die Funktion des Altgedächtnisses kann gut erhalten sein.

Insgesamt machen die Patienten einen dementen Eindruck. Sie sind unkritisch, affektiv verflacht, oft von eurphorischer Grundstimmung und sehr suggestibel.

Ursache und Verlauf. Es dürfte sich auch hier um die Giftwirkung des Alkohols handeln. Einzelheiten darüber sind noch nicht bekannt. Das Syndrom tritt oft im Anschluß an ein Delirium tremens oder eine Alkoholhalluzinose auf und bildet sich nicht immer zurück.

Dipsomanie und Alkoholepilepsie

Dipsomanie: Aufgrund von Verstimmungszuständen tritt in wechselnden zeitlichen Intervallen bei bestimmten Menschen ein unstillbarer Drang zu hemmungslosem Trinken auf. Dieser Drang überkommt die Patienten fast anfallsartig. Das anfallsartige Auftreten legt eine Beziehung zur Epilepsie nahe. In der Mehrzahl der Fälle handelt es sich jedoch um abnorme Persönlichkeiten. Die verursachenden Verstimmungszustände treten meist grundlos und ohne äußeren Anlaß auf (sog. endothyme Verstimmungen).

Alkoholepilepsie: Darunter versteht man die unter Alkoholeinfluß auftretende Neigung zu epileptischen Anfällen. Es dürfte dabei meist eine sog. *latente* Epilepsie vorliegen, die durch den Alkohol lediglich ausgelöst wird. Bei Alkoholabstinenz verschwinden die Anfälle wieder. Wir werden noch im Kapitel Epilepsie sehen, daß der Alkohol ausgesprochen anfallsauslösend wirken kann.

Therapie des Alkoholismus

Wir müssen bei der Behandlung unterscheiden zwischen Maßnahmen bei den akuten Zuständen (Delir, Alkoholhalluzinose) und solchen bei chronischem Alkoholabusus. Erstere wurden bereits beim Delir besprochen, so daß wir uns hier auf die Therapie des chronischen Alkoholmißbrauchs beschränken können. Die wichtigsten Richtlinien dabei sind folgende:

Entziehungskur. Sie sollte möglichst rasch eingeleitet werden. Dies muß häufig zwangsweise geschehen, da die meisten Alkoholiker nicht freiwillig dazu bereit sind, oder wenn sie sich freiwillig in Behandlung begeben haben, die „kritische Zeit" der Entziehungserscheinungen nicht durchhalten, sondern vorzeitig die Klinik verlassen. Eine Entziehungskur muß mindestens ½ Jahr dauern. Sie wird meist in besonderen Trinkerheilstätten durchgeführt, die auch mit pädagogischen Maßnahmen auf die Patienten einwirken müssen. Ein wesentlicher Faktor ist die Umgewöhnung und Eingliederung in eine Gemeinschaft.

Medikamentöse Behandlung. Sie hat zum Ziel, die Abstinenzerscheinungen zu bekämpfen, die Patienten zu sedieren und die Leberfunktion zu stützen.

Die *Entzugserscheinungen* (Zittern, Schwitzen, Übelkeit, Erbrechen) lassen sich durch kleine Insulingaben bei gleichzeitiger Sedierung bekämpfen.

Als *Leberschutztherapie* haben sich Vitamin-B-Gaben, Litrison und Decholin sowie verschiedene Infusionen bewährt.

Zur Sedierung verwendet man Reserpinpräparate (z. B. Serpasil), u. U. auch Phenothiazine (z. B. Megaphen), denen man allerdings Leberschädigungen nachsagt. Sehr gut bewährt hat sich Distraneurin; auch Paraldehyd wird noch verwendet.

Zur medikamentösen Behandlung kann man auch noch die sog. *Verekelungsmethoden* rechnen. Bei der *Brechkur* wird gleichzeitig mit dem Alkohol ein Brechmittel verabreicht, so daß der Trinker nach Genuß des Getränkes erbrechen muß. Dadurch soll, nach Art eines bedingten Reflexes, eine Abneigung gegen den Alkohol gebahnt werden. Als Brechmittel kann man Emetin oder Apomorphin verwenden, die beide subkutan gespritzt werden. Bei den Brechkuren ist auf die Herz- und Kreislauffunktion zu achten und eine gründliche interne Untersuchung vorher durchzuführen.

Bekannt geworden ist ferner die *Antabus*-Behandlung. Ihr Prinzip beruht auf der Unverträglichkeit zwischen Antabus und Alkohol, wodurch eine Art Vergiftung entsteht, die sich in Kopfschmerzen, Schwindel, Atemnot und Herzklopfen äußert. Auch diese Behandlung sollte, wie die Brechkuren, stationär durchgeführt werden.

Psychotherapie und Fürsorge. Die psychotherapeutische Behandlung sollte stets versucht werden, wenn auch ihre Erfolge, gerade beim Alkoholismus, nicht sehr optimistich beurteilt werden können. Sie scheitert häufig an der bereits stark abgebauten und sozial heruntergekommenen Persönlichkeit des Alkoholikers und ist dort am aussichtsreichsten, wo beeinflußbare Konfliktsituationen zum Alkoholismus geführt haben.

Die Fürsorge muß sich vor allem der Trinkerfamilie annehmen. Ihre Aufgabe ist die Beratung, Arbeitsvermittlung, Betriebsfürsorge, Sorge für geregelten Schulbesuch der Kinder usw.

Der Umgang mit Alkoholikern ist nicht einfach. Sie unterliegen oft starken Stimmungsschwankungen, die von weinerlichen, reuevollen „Elendszuständen", in denen sie versprechen, nie mehr zu trinken, bis zu drangvollen Enthemmungen reichen können. Wichtig ist vor allem Konsequenz bei der Durchführung der Behandlungsmaßnahmen. Die Patienten versuchen, wie alle Süchtigen, der Schwester Zugeständnisse (wie einen kleinen Schluck Bier, heute keine Tabletten usw.) abzuhandeln und geben dabei allerlei Versprechungen ab, die sie infolge ihrer Willensschwäche nie einhalten können.

Morphinismus (Abhängigkeit vom Morphintyp)

Darunter verstehen wir den chronischen Mißbrauch von Morphium und seinen Abkömmlingen (z. B. Codein, Dilaudid, Dicodid, Eukodal usw.). Die Morphiumpräparate erzeugen neben ihrer schmerzstillenden Wirkung eine ausgesprochen angenehme und heitere Stimmung (Euphorie) mit zunächst gehobener Leistungsfähigkeit, die bei Nachlassen der Wirkung ebenso rasch wieder verschwindet und durch z. T. quälende körperliche Entzugserscheinungen ersetzt wird. Um das gleiche Gefühl des Wohlbefindens zu erreichen, werden immer höhere Dosen benötigt, so daß der Morphinist sehr schnell in eine vollständige Abhängigkeit vom Mittel gerät.

Auftreten. Der Morphinismus entwickelt sich meist im Anschluß an ärztliche Verordnungen des Mittels bei schweren Schmerzzuständen (z. B. Nierenkoliken, Gallenkoliken). Besonders gefährdet sind Berufsgruppen, die sich leicht Zugang zu den dem Betäubungsmittelgesetz unterliegenden Drogen verschaffen können (Schwestern, Ärzte, Apotheker).

Symptome. Als *körperliche* Symptome findet man eine auffällige Pupillenverengung (Miosis), Appetitlosigkeit, hartnäckige Verstopfung, Abmagerung, Nachlassen der Potenz und einen allgemeinen körperlichen Kräfteverfall. An den Injektionsstellen entstehen Abszesse, da häufig nicht mit sterilen Kanülen gespritzt wird.

Psychisch macht sich der Morphinismus vor allem als Persönlichkeitsverfall bemerkbar. Charakteristisch ist die Willenlosigkeit, Haltlosigkeit und der Abbau aller ethischen Schranken. Schließlich wird der Morphinist nur noch von der Gier nach dem Mittel beherrscht und begeht Rezeptfälschungen und Diebstähle, um zu Morphiumpräparaten zu gelangen.

Abstinenzerscheinungen. Sie lassen sich als überschießende Sympathikuswirkung erklären, da die durch das Morphium verursachte Steigerung des Parasympathikotonus bei Absetzen des Präparates plötzlich wegfällt. Es kommt zu Schwitzen, Übelkeit, Erbrechen, Durchfall, Schlaflosigkeit, Herzklopfen, qualvollen Unruhe- und Angstzuständen und mitunter zu ausgesprochenen motorischen Erregungen.

Persönlichkeit des Morphinisten. Auch hier finden wir, ähnlich wie beim Alkoholismus, häufig psychopathische Persönlichkeiten. Allerdings sind sie meist etwas anders strukturiert. Auf eine einfache Formel gebracht, kann man sagen: Alkohol ist die Droge der Geselligkeit, Morphium die der Einsamkeit. In der Tat handelt es sich bei den Morphinisten auch meist um insichgekehrte, stimmungslabile oder willensschwache Psychopathen.

Therapie und psychische Führung. Entscheidende Bedeutung kommt der *Prophylaxe* zu. Man sollte mit der Verordnung von Morphiumpräparaten sehr zurückhaltend sein und nur in extremen Notfällen auf sie zurückgreifen.

- Die Therapie beginnt mit einer *plötzlichen* oder *schrittweisen Entziehung* auf einer geschlossenen Station. Da bei vielen Opiatabhängigen erfahrungsgemäß das Ziel der Abstinenz nicht erreicht werden kann, ist man in verschiedenen Ländern zu einer kontrollierten Ersatztherapie mit Methadon (ebenfalls ein Morphinabkömmling) übergegangen. Diese sollte jedoch nur bei sehr schweren Fällen von Morphinabhängigkeit und nach strengster Indikation eingesetzt werden.
- Bei Aufnahme des Patienten müssen ihm alle mitgebrachten Gegenstände weggenommen bzw. nach verstecktem Morphium durchsucht werden, wobei u. U. auch auf die zugänglichen Körperhöhlen (Mund, Rektum, Vagina) zu achten ist. Während der Behandlung muß der Patient genau beobachtet werden. Morphinisten arbeiten oft mit den raffiniertesten Tricks. Die Aufgabe der Beobachtung fällt vorwiegend der Schwester zu.
- Urinkontrollen auf Morphiumkörper sollten häufig durchgeführt werden.
- Die medikamentöse Behandlung besteht in einer Herz- und Kreislaufstützung (Strophanthin, Sympatol, Effortil), Infusionen, Insulingaben zur Abkürzung der Abstinenzerscheinungen und Injektionen von Neuroleptika. Bei schweren Schlafstörungen sind vorübergehend auch Barbiturate angezeigt.
- Mit der medikamentösen Behandlung sollte auch die Psychotherapie Hand in Hand gehen und sich der individuellen Problematik des Patienten zuwenden. Auch Beschäftigungstherapie und Gruppentherapie erweisen sich als sinnvoll zur Förderung des Gemeinschaftsgefühles, das bei Morphinisten meist schwach ausgeprägt ist.

  Die Behandlung sollte mindestens ½ Jahr dauern.

Prognose. Trotz intensiver Therapie wird ein relativ hoher Prozentsatz der Morphinisten rückfällig. Man schätzt den Prozentsatz der Heilungen auf etwa 30%.

Heroinsucht

Heroin ist ein Morphinkörper und hat etwa eine 4- bis 6fache schmerzstillende Wirkung im Vergleich zum Morphium. Ansonsten hat es die gleichen Wirkungen wie das Morphium. Seine Einnahme führt sehr leicht zur Sucht. Die Entziehungserscheinungen sind weitaus stärker als die des Morphiums.

Die *Therapie* dieser Sucht ist die gleiche wie beim Morphinismus.

Schlaf- und Schmerzmittelmißbrauch

Der Schlafmittel-(Hypnotika-) und Schmerzmittel-(Analgetika-)Mißbrauch nimmt ständig zu. Da viele Präparate sog. Mischanalgetika sind und beide Komponenten enthalten, sollen sie auch zusammen besprochen werden. Es handelt sich meist um Barbiturate (z. B. Phanodorm, Veronal, Noctal), Harnstoffabkömmlinge (auch die Barbiturate leiten sich von ihm ab) und phenacetinhaltige Präparate (Saridon, Treupel, Spalttabletten, Dolviran).

Entstehung. Meist im Anschluß an die Einnahme von Schlafmitteln oder Schmerzmitteln bei Schlaflosigkeit oder Schmerzzuständen. Der Boden für die Entstehung der Sucht ist natürlich wiederum die abnorme Persönlichkeitsstruktur der Betreffenden. Sie haben des öfteren die dösig-euphorische Stimmung erlebt, die ihnen „alles leichter machte", und glauben nun, nicht mehr ohne ihr Mittel auszukommen.

Symptome. Akute Schlafmittelvergiftung: Die Patienten befinden sich meist im Zustande des Komas, zeigen die Cheyne-Stokes- oder Kußmaul-Atmung, Reflexausfälle, Fehlen der Pupillenreaktion usw. *Psychische* Symptome der *chronischen* Schlaf- und Schmerzmittelsucht sind: euphorische Grundstimmung, Gedächtnisstörungen, Antriebsverarmung, Verlangsamung der psychischen Funktionen, zuweilen auch Bewußtseinstrübungen, Dämmerzustände und delirante Syndrome. Bei plötzlichem Entzug des Mittels können unter Umständen auch epileptische Anfälle auftreten.

Hervorstechende *körperliche* Symptome sind Gleichgewichtsstörungen, Reflexdifferenzen, Nystagmus und Tremor der Hände.

Therapie und Pflege der akuten Schlafmittelvergiftung:

- sofortige Klinikeinweisung, möglichst auf eine Intensivstation;
- Freihalten der Atemwege, Absaugen, evtl. Intubation oder Tracheotomie;
- Herz-Kreislauf-Behandlung (Strophanthin);
- Magenspülung (ins Spülwasser kann man Kohletabletten zur besseren Giftentfernung tun) – bei Bewußtlosen keine Magenspülung!;

– Infusionen, gegebenenfalls mit dem entsprechenden Antidot.

Aufgabe der Schwestern und Pfleger ist hier vor allem neben der Hilfe bei den Sofortmaßnahmen die Überwachung des Patienten: Es ist auf Puls, Atmung, Ausscheidungsfunktion (Katheterisieren!), Grad der Bewußtseinstrübung usw. zu achten.

Nach Abklingen der akuten Erscheinungen sollte ein psychotherapeutisches Gespräch, gegebenenfalls auch eine längere psychotherapeutische oder medikamentöse Behandlung stattfinden.

Chronische Schlafmittelvergiftung:

- langsamer Entzug des Mittels, im Gegensatz zum Morphinismus, um epileptische Anfälle zu vermeiden;
- Verabreichung von Neuroleptika;
- Psychotherapie, die auf die spezielle Lebenssituation des Patienten näher eingehen muß.

Abhängigkeit vom Weckamintyp

Weckamine sind aufputschende Substanzen, die zur Bekämpfung von Müdigkeit und Erschöpfungszuständen sowie zur Anregung der körperlichen und geistigen Leistungsfähigkeit mißbraucht werden. Bekannte Präparate sind Pervitin, Preludin und Ritalin. In der Kinder- und Jugendpsychiatrie werden Stimulanzien (z. B. Ritalin) zur Behandlung des hyperkinetischen Syndroms angewandt. Die Entwicklung einer Abhängigkeit wurde bei hyperkinetischen Kindern bisher nicht beobachtet.

Symptome. Die Präparate wirken zunächst antriebssteigernd und erhöhen in der Tat die Leistungsfähigkeit. Sehr bald aber kommt es zu einem ungezielten Tätigkeitsdrang und mitunter zu regelrechten psychotischen Symptomen wie optischen und akustischen Halluzinationen, paranoiden Vorstellungen und Wahnerlebnissen. Die Patienten vernachlässigen ihre Pflichten in Familie und Beruf und bauen vor allem sehr stark ab.

Therapie. Es gelten im wesentlichen die gleichen Richtlinien wie für die übrigen Suchten.

Andere Formen der Drogenabhängigkeit

Schließlich sollen noch einige andere Formen der Drogenabhängigkeit besprochen werden, die einerseits in der Klinik ziemlich selten vorkommen, andererseits aber, wie im Falle des LSD, eine gewisse soziale Bedeutung gewonnen haben.

Kokainismus. Er spielt in unseren Breiten neuerdings wieder eine gewisse Rolle. Beim Genuß des Kokains, das geschnupft, gekaut oder gespritzt werden kann, kommt es zu einem *maniformen Syndrom.* Die Süchtigen fühlen sich kräftig, gut gelaunt, sind stark enthemmt und haben häufig optische Halluzinationen, in denen sie vorwiegend kleine Tiere (Läuse, Flöhe, Käfer) sehen. Es kann auch zu deliranten Syndromen kommen (sog. Kokainwahnsinn).

Abhängigkeit vom Halluzinogen-(LSD-)Typ. LSD (Lysergsäurediäthylamid) ist ein halbsynthetischer Mutterkornstoff, der schon in geringer Dosierung schizophrenieähnliche Zustände erzeugen kann.

Nach LSD-Einnahme treten folgende *Symptome* auf: Halluzinationen, Störungen des Raum- und Zeiterlebens, verzerrte Sinnesempfindungen, subjektives Gefühl des Leistungsgewinns, gesteigerte Sexualität und körperliches Wohlempfinden. Auch eine Verbesserung der Erinnerungsfähigkeit wurde beschrieben.

Abhängigkeit vom Cannabis-(Marihuana-)Typ. Haschisch ist ein pflanzlicher Stoff, der als Rauschgift im Orient, aber neuerdings auch in vielen westlichen Ländern eine Rolle spielt. Haschisch wird entweder gekauft oder als Marihuanazigaretten geraucht. Sehr bedenklich ist die Beobachtung, daß Haschischgenuß zum Übergang auf stärkere Drogen zu disponieren scheint (sog. Schrittmacherfunktion). In vielen Fällen endet eine Drogenkarriere, die mit Haschisch begonnen hat, beim Morphin oder Heroin.

Symptome. Die Wirkung ist anregend und euphorisierend, in höheren Dosen treten Halluzinationen mit bunten Licht- und Farbvisionen auf. Es kann auch zu Unruhe- und Dämmerzuständen sowie zu sexuellen Enthemmungen kommen. Die Abstinenzerscheinungen sind im Vergleich zum Morphium gering, ebenso die dauerhaften Schädigungen.

Therapie der Drogenabhängigkeit

Durch die in den letzten Jahren lawinenartige Zunahme verschiedener Formen der Drogenabhängigkeit, insbesondere vom Halluzinogen-, Cannabis- und Morphintyp, sind die psychiatrischen Kliniken vor Aufgaben gestellt, denen sie vorerst nicht gewachsen sind. Besonders die Drogenabhängigkeit unter Jugendlichen ist rasch im Zunehmen begriffen, und es mangelt an geeigneten therapeutischen Einrichtungen. In der Therapie versucht man sich an nachfolgenden Prinzipien auszurichten (in Anlehnung an Schulte):

- sparsame Verordnung von Schlaf- und Beruhigungsmitteln,
- Vermeidung der Androhung sekundärer Gesundheitsschädigungen,
- keine moralische Disqualifizierung des Patienten,
- Herausarbeitung der Selbstverantwortlichkeit des Patienten,
- biographisch-analytisch orientierte Gesprächstherapie, die auf individuelle Probleme und Konflikte einzugehen versucht.

Die Erfolge sind jedoch, wie Modelluntersuchungen an personell sehr gut besetzten Einrichtungen in den USA und Schweden zeigen, erschrekkend gering. Die Heilungsquote liegt heute bei etwa 40 %. Erfolgreicher scheinen Versuche zu sein, im Rahmen derer Geheilte (ehemals Drogenabhängige) in die Behandlung miteinbezogen werden. Die Erfahrungen darüber sind jedoch noch gering. Die vielen bisher unternommenen Behandlungsversuche haben jedoch gezeigt, daß eine sinnvolle und intensive Behandlung nur in Einrichtungen erfolgen kann, die sich speziell mit den Problemen der Drogenabhängigkeit befassen und nach Möglichkeit keine anderen Patienten aufnehmen.

Entscheidend für den Behandlungserfolg ist ferner, daß die einzelnen Therapie- und Rehabilitationsmaßnahmen in entsprechender zeitlicher Abfolge in ein umfassenderes Therapiekonzept (sog. therapeutische Kette) eingeordnet werden. Dieses sollte folgende Schritte umfassen:

1. Phase der Kontaktaufnahme und der Einführung des Patienten in das Therapieprogramm.

   Ziel des Behandlungsabschnittes ist, den Drogenkonsumenten oder Drogenabhängigen möglichst freiwillig so weit zu bringen, daß er seine Therapiebedürftigkeit erkennt und sich zur Behandlung bereit erklärt. Der Schwerpunkt der Tätigkeit liegt in dieser ersten Phase nicht unbedingt im ärztlichen Bereich. Manchmal ist es günstiger, wenn andere Personen den Drogenabhängigen zu motivieren versuchen.

2. Phase der Entziehung und Entgiftung.

   In dieser Phase dominiert die medizinische Behandlung. Sie wird in der Regel stationär durchgeführt, ambulante Versuche der Entgiftung und Entziehung haben nur sehr widersprüchliche Ergebnisse erbracht. Entscheidend ist, daß bereits während dieser Behandlungsphase mit weitergehenden psychologischen und psychotherapeutischen Behandlungsansätzen begonnen wird.

3. Entwöhnungsbehandlung.

   In lückenlosem Übergang an Entziehung und Entgiftung beginnt eine über mehrere Monate durchgeführte Entwöhnungsbehandlung. Dabei verfolgt man das Ziel, den Drogenabhängigen zu helfen, wieder Halt, Sinn und Aufgaben zu finden. In dieser Phase setzt eine intensive Psychotherapie, vor allem Gruppentherapie, ein; neben Ärzten sind im Team auch Psychologen und Sozialarbeiter vertreten.

4. Nachbehandlung und Wiedereingliederung.

   In dieser Phase erfolgt die eigentliche Eingliederung in einen geordneten Tagesablauf mit regelmäßiger Arbeit, Sport, Spiel, kreativen Tätigkeiten bei gleichzeitiger Weiterführung der psychotherapeutischen

Behandlung. Schwerpunkt der Behandlung und Betreuung liegt nun im Bereich der Sozialpädagogik und Soziotherapie.

5. Prophylaxe.

Ihre Bedeutung liegt im Vorfeld der Drogenabhängigkeit. Im Sinne der Aufklärung ist es zweckmäßig, ehemalige Drogenabhängige (Ex-User) einzusetzen, sofern sie entsprechend motiviert und sicher drogenfrei sind.

Abnormitäten der Sexualität

Die Sexualität spielt bei psychiatrischen Krankheitsbildern und seelischen Abnormitäten eine große Rolle. Wir haben bisher in verschiedenen Kapiteln auf Störungen der Sexualität hingewiesen, nun wollen wir sie im Zusammenhang kurz besprechen.

Störungen der normalen Sexualbeziehungen

Impotenz. Impotenz ist die Unfähigkeit des Mannes, den normalen Sexualakt zu vollziehen. Entweder kommt es nicht zur Erektion (Impotentia coeundi), oder aber es kommt zum vorzeitigen Samenerguß (Ejaculatio praecox). Die Ursachen der Impotenz können sehr vielschichtig sein: körperliche Erschöpfung, Medikamente, Alkohol, körperliche und psychische Erkrankungen.

Frigidität. Darunter versteht man die Unfähigkeit der Frau zum Orgasmus. Diese kann konstitutionell bedingt sein, wird häufig aber auch durch ungeschicktes Verhalten des Partners, durch psychische Konflikte oder durch negative sexuelle Erlebnisse (oft schon in der Kindheit) verursacht.

Onanie (Selbstbefriedigung). Sie ist bei beiden Geschlechtern auf gewissen Altersstufen, besonders zur Zeit der Pubertät, eine normale Durchgangserscheinung. Auch bei Erwachsenen spielt sie in Ermangelung eines Partners häufig die Rolle eines Ventils zur Beseitigung der sexuellen Spannung.

Durch falsche Vorstellungen über die gesundheitlichen Folgen der Onanie kann es zu schweren Angstzuständen, Selbstvorwürfen und körperlichen Symptomen wie Müdigkeit, Kopfdruck usw. kommen (sog. Onaniekomplex).

Die *Therapie* besteht in einer entsprechenden Aufklärung, bei Kindern auch der Eltern.

Homosexualität

Unter Homosexualität verstehen wir die gleichgeschlechtliche Liebe zwischen Männern oder Frauen. Bei Frauen wird sie auch *lesbische Liebe* genannt. Die Häufigkeit der Homosexualität beträgt bei Männern etwa 3–16%, bei Frauen 1–3%.

Vorkommen. Homosexualität kommt in allen Gesellschaftsschichten vor und zeigt die verschiedensten Abstufungen und Varianten. Bei voller Ausprägung ist der Sexualtrieb ausschließlich auf das gleiche Geschlecht gerichtet. Das andere Geschlecht ist für solche Menschen nicht in der geringsten Weise anziehend. Es gibt aber auch zahlreiche Fälle, bei denen homosexuelles Verhalten neben einem normalen Sexualleben einherläuft. Viele dieser Menschen sind verheiratet und haben Kinder, können ihre homosexuellen Neigungen jedoch nicht lassen.

Ursache. Die Ursache der Homosexualität ist umstritten. Die Diskussionen entzünden sich vor allem an der Frage, ob es sich um eine angeborene oder erworbene Störung des geschlechtlichen Verhaltens handelt. Nach Kinsey kommt es bei 37% aller Männer und 13% aller Frauen irgendwann (meist um die Pubertät) zu homosexuellen Handlungen. Schon daraus wird ersichtlich, daß homosexuelles Verhalten, zumindest bei einem großen Teil der Männer, eine Durchgangsstufe der sexuellen Entwicklung darstellt. Untersuchungen an eineiigen Zwillingen haben die Bedeutung des Anlagefaktors deutlich unterstrichen, andererseits dürften die Verführung und mit ihr verbundene Prägeeffekte ebenfalls eine große Rolle spielen. Insgesamt wird man wohl richtig liegen, wenn man vorwiegend anlagebedingte von vorwiegend umweltbedingten Formen der Homosexualität unterscheidet. Diese Unterscheidung setzt im Einzelfall natürlich eine gründliche Untersuchung voraus.

Rechtliche und soziale Probleme. In Deutschland waren homosexuelle Beziehungen unter Männern bis 1969 strafbar, während gleichgeschlechtliche Beziehungen unter Frauen strafrechtlich nicht verfolgt werden. In den meisten anderen Ländern (Belgien, Frankreich, Schweden) ist die Homosexualität nicht strafbar, wenn sie sich nicht in der Öffentlichkeit abspielt.

Soziale Probleme ergeben sich vor allem aus der Strafverfolgung und aus den Vorurteilen der Gesellschaft gegenüber den Homosexuellen. Im allgemeinen Bewußtsein erscheinen sie als Triebverbrecher und Wüstlinge und werden häufig zu degenerierten Außenseitern der Gesellschaft abgestempelt. Gegen diese Auffassung haben sich in den letzten Jahren Selbsthilfeinitiativen homosexueller Menschen gebildet, die sich ausdrücklich zu ihrem Sexualverhalten bekennen.

Therapie. Eine Behandlung der Homosexualität setzt einen entsprechenden Leidensdruck des Betreffenden voraus. Sie besteht vorwiegend in analytischer Psychotherapie, die sich auf jeden Fall speziell einstellen muß, sehr langwierig ist und in vielen Fällen ohne Erfolg bleibt. Auch verhaltenstherapeutische Techniken hat man mit wechselndem Erfolg angewandt.

Perversionen

Perversionen sind ausgesprochene Abnormitäten des Sexualverhaltens. Man kann sie auch sexuelle Triebstörungen nennen, deren bekannteste wir kurz streifen wollen.

Exhibitionismus. Zurschaustellen der Genitalien, meist unter gleichzeitigem Onanieren. Exhibitionismus kommt vorwiegend bei selbstunsicheren, triebschwachen oder schwachsinnigen Männern vor.

Fetischismus. Darunter versteht man die sexuelle Befriedigung mit Gegenständen (meist Damenwäsche, Strümpfe) bei gleichzeitigem Onanieren. Der verwendete Gegenstand (Fetisch) ist ein Ersatzobjekt für den nicht erreichbaren Partner.

Pädophilie. Geschlechtliche Befriedigung an Kindern, kommt vorwiegend bei Senilen vor und ist strafbar.

Sodomie. Geschlechtsverkehr mit Tieren, wird meist von Schwachsinnigen ausgeübt, denen der normale Geschlechtsverkehr vorenthalten bleibt.

Sadismus. Sexuelle Lust und Erregung, die durch Zufügen von Schmerzen und Quälen des Partners erzielt wird. Es gibt hier zahlreiche Varianten. So können die Schmerzen u. U. auch gleichgeschlechtlichen Partnern, Kindern oder Tieren zugefügt werden, wobei sexuelle Praktiken ganz wegfallen können und nur die Mißhandlung als solche zur Befriedigung führt. Sadistische Handlungen können vom Kratzen, Beißen, Stechen, Schlagen bis zum Lustmord reichen.

Masochismus. Er stellt das Gegenteil des Sadismus dar. Hier wird sexuelle Befriedigung durch Erdulden von Mißhandlungen aller Art erzielt. Der Masochist hat die Tendenz, sich völlig zu unterwerfen und erlebt die Unterwerfung als lustvoll. Der Partner wird zur Ausführung der Mißhandlungen meist angeleitet.

Transvestitismus. So bezeichnet man das mit sexueller Lust verbundene Bedürfnis zum Anlegen der Kleider des anderen Geschlechts.

Transsexualität. Darunter versteht man den dringenden Wunsch, dem anderen Geschlecht anzugehören, was sich u. a. im Anstreben einer geschlechtsumwandelnden Operation und in der Übernahme der jeweils anderen Geschlechtsrolle (z. B. in Form von Kleidung und Verhalten) äußert.

Voyeurtum (sexuelle Schaulust). Beim Voyeur ist geschlechtliche Befriedigung nur möglich, wenn er sexuelle Vorgänge bei anderen beobachten kann.

Therapie der Perversionen. Analytische Psychotherapie kann versucht werden, die Erfolge sind jedoch nicht sehr ermutigend. Bei Menschen, die zu Perversionen neigen, spielt häufig eine ausgeprägte psychopathische Persönlichkeitsstruktur eine bedeutsame Rolle. Je stärker die Umweltwirkung ist, um so größer ist die Aussicht auf Erfolg der Behandlung. In den letzten Jahren wurde mehrfach über Erfolge mit der Verhaltenstherapie und Hormontherapie berichtet.

Abnorme psychogene Reaktionen und Entwicklungen (Neurosen)

Abnorme psychogene Reaktionen und Entwicklungen sind Verhaltensweisen, die durch fehlerhafte oder überschießende Antworten auf Umweltreize (sog. traumatische Erlebnisse) gekennzeichnet sind. Diese Antworten können plötzlich auftreten und sich bald wieder verlieren oder aber als chronische Fehlhaltungen zu einer dauernden Beeinträchtigung der Persönlichkeit führen. Im ersteren Fall sprechen wir von abnormen psychogenen *Reaktionen,* im letzteren von abnormen psychogenen *Entwicklungen.*

Im weitesten Sinne werden all diese Störungen auch als *Neurosen* bezeichnet. Wir möchten den Begriff Neurose jedoch auf bestimmte Formen der psychogenen Entwicklungen einengen, vor allem auch deshalb, weil es in den letzten Jahren geradezu Mode geworden ist, selbst normale psychische Reaktionsweisen als „neurotisch“ abzustempeln.

Abnorme psychogene Reaktionen

Sie treten kurzzeitig auf, oft sind sie auch einmalig; sie stehen in unmittelbarem *zeitlichen Zusammenhang* mit dem Erlebnis; die *Stärke* der Reaktion ist dem Erlebnisreiz nicht angemessen (überschießend) und auch die *Art* der Reaktion weicht vom Normalverhalten ab.

Reaktive Erregungen

Bei geringfügigen Anlässen reagieren entsprechend disponierte Menschen mit heftiger motorischer Erregung unter starker Affektbeteiligung (Verzweiflung, Wut, Angst). Sie steigern sich in ihren Erregungszustand so hinein, daß es zu blindwütigem Zerstören und zu Gewalttaten kommen kann. Dabei wirkt jeder Beruhigungsversuch durch Einreden auf die Betreffenden oft noch im Sinne einer Verstärkung.

Primitivreaktionen

Unter Primitivreaktionen verstehen wir psychische Verhaltensweisen, die ohne Zwischenschaltung einer Kontrollinstanz „unvermittelt in impulsiven Augenblickshandlungen oder seelischen Tiefenmechanismen zum Vorschein kommen“ (E. Kretschmer). Es handelt sich um völlig ungesteuerte Reaktionen, die besonders bei primitiven Menschen, Schwachsinnigen, Kindern und auch Tieren vorkommen. Dabei werden durch das psychische Trauma (Erlebnis) in der Persönlichkeit bereitliegende Reaktionsschablonen (Schreien, Wutanfall, Bewegungssturm, Totstellreflex) aktiviert.

Beim Erwachsenen gibt es für das Auftreten solcher Reaktionen zwei Möglichkeiten:

- Ein überaus heftiger Erlebnisreiz durchbricht die normal starken Abwehrkräfte der Persönlichkeit und führt zu einem „Rückfall" (Regression) auf Primitivreaktionen;
- oder ein relativ schwacher Erlebnisreiz trifft auf zurückgebliebene, infantile, hirngeschädigte, psychopathische oder schwachsinnige Persönlichkeiten und führt ebenfalls zu Primitivreaktionen. Wir sehen also, auch hier hängt es hauptsächlich von der Art und der Differenziertheit der Persönlichkeit ab, ob Primitivreaktionen auftreten oder nicht.

Explosivreaktionen

„Von Explosivreaktionen sprechen wir überall dort, wo starke Affekte sich ohne zügelnde Überlegung einfach elementar entladen" (E. Kretschmer). Der Explosivreaktion geht eine enorme Anstauung psychischer Spannung voraus, die sich dann schlagartig entlädt.

Bekannte Beispiele sind:

- plötzliches, panikartiges Weglaufen;
- sog. Haftknall der Häftlinge, der sich in plötzlichen Wutausbrüchen, Schimpfkanonaden und blindem Zerstören äußert;
- sog. pathologischer Rauschzustand, der sich bei bestimmten Menschen unter Alkoholwirkung einstellt und in dessen Verlauf es zu schweren Gewalttaten (Mord, Vergewaltigung) kommen kann;
- psychogene Dämmerzustände, die mit Bewußtseinstrübung und späterem Erinnerungsverlust einhergehen;
- motorische Erregungszustände (Bewegungssturm), die mit Muskelzuckungen und Strampelbewegungen einhergehen, aber auch plötzlich in einen sog. Totstellreflex einmünden können, bei dem der Betreffende steif und regungslos wie ein Toter daliegt.

Kurzschlußhandlungen

Auch sie treten, wie die Explosivreaktionen, unter Ausschaltung des Denkens auf und führen zu Affekthandlungen, z. B. Brandstiftung als Heimwehreaktion, Selbstmordversuch bei geringfügigen Anlässen (besonders zur Zeit der Pubertät), Kindsmord nichtverheiratеter Mütter, Fahnenflucht junger Rekruten.

Zur Behandlung der genannten Reaktionen sind häufig stationäre Aufnahme und die Anwendung beruhigender Medikamente notwendig. Es folgen dann die psychotherapeutischen Verfahren.

Reaktive Depressionen

Bei ihnen wird ein Erlebnis mit einem depressiven Zustandsbild beantwortet, das im Gegensatz zur endogenen Depression relativ rasch wieder verschwindet, oft auch nur einmalig und im Prinzip einfühlbar und begründet ist.

Kernsymptome der Depression sind die traurige, schwermütige Grundstimmung, der Antriebsmangel und die Verlangsamung der psychischen Funktionen (besonders Denken und Wahrnehmung). Hinzu treten meist vegetative Erscheinungen wie Schlaflosigkeit, Verdauungsstörungen, Herzdruck, Schweißausbruch und Störungen der sexuellen Funktionen (Impotenz, Ausbleiben der Periode). Typisch ist auch der maskenhaftstarre Gesichtsausdruck. Depressionen sind meist mit starken Angstgefühlen und quälenden Selbstvorwürfen verbunden. Bei allen depressiven Zustandsbildern muß man immer an die Gefahr des Selbstmordes denken!

Auslösende Erlebnisse können Enttäuschungen, Verlust naher Angehöriger, Versagen im Beruf usw. sein. Es handelt sich meist um empfindsame, sensible Menschen, die in ausweglos erscheinenden Situationen depressiv reagieren.

Therapie. Bei Selbstmordgefahr stationäre Aufnahme, Psychotherapie, symptomatische Behandlung mit stimmungsaufhellenden Medikamenten (sog. Thymoleptika).

Hypochondrische Reaktion

Im Mittelpunkt der hypochondrischen Reaktion steht eine ängstlich-besorgte Zuwendung zum eigenen Körper, die sich in abnormer Selbstbeobachtung und unbegründeten Krankheitsbefürchtungen äußert. Jedes kleinste körperliche Symptom wird ängstlich registriert und als Zeichen einer schweren Krankheit bewertet. Häufig ist die Vorstellung, an Krebs, Tuberkulose oder Geschlechtskrankheiten zu leiden. Als *auslösende Faktoren* kommen Schuldgefühle (oft wegen Onanie), überstandene Krankheiten oder Verlust von Angehörigen in Frage. Zur hypochondrischen Reaktion disponiert sind labile, ängstliche und suggestible Persönlichkeiten.

Therapie. Psychotherapie, die neben einer Aufklärung über befürchtete Erkrankungen die Zerstreuung und Ablenkung von den Symptomen zum Ziel hat.

Hysterische Reaktion

Darunter verstehen wir wunsch- und zweckorientierte Verhaltensweisen, die zu körperlichen und psychischen Symptomen führen können. Die hysterische Reaktion ist durch die Tendenz gekennzeichnet, einer belastenden Situation oder einem Konflikt auszuweichen, ohne sich mit ihnen auseinanderzusetzen. Dies kann sich als eine „Flucht in die Krankheit" äußern, aber auch in Gestalt gewisser Handlungen oder Zustände, die dem Betreffenden einen sog. Krankheitsgewinn (z. B. durch vermehrte Aufmerksamkeit oder Mitleid) einbringen. Die Zweckmäßigkeit seiner Reaktionsweise wird dem hysterisch Reagierenden jedoch nicht bewußt. Er betrachtet alle seine Symptome als Krankheitserscheinungen und leidet darunter. Interessant ist, daß sich die Symptome hysterischer Reaktionen immer danach richten, was „zeitgemäß" ist, d. h., was dazu geeignet ist, Eindruck zu machen und Aufmerksamkeit hervorzurufen. So war um die Jahrhundertwende der große hysterische Anfall üblich, den man heute kaum mehr findet (Hinfallen, theatralische Bewegungen von Armen und Beinen, evtl. auch anfallsartige Zustände ähnlich der Epilepsie).

Bei hysterischen Reaktionen können fast alle denkbaren Symptome auftreten: Dämmerzustände, Gedächtnisausfälle, Anfälle, Blindheit, Taubheit, Erbrechen, Lähmungen, Sprachstörungen usw. Eine feste Regel gibt es dabei nicht.

Hysterische Reaktionen verfestigen sich häufig zu einer relativ stabilen neurotischen Entwicklung. Wenn sich diese in manifesten körperlichen Symptomen (z. B. psychogene Lähmung) äußern, so spricht man von Konversionssyndromen.

Ursächlich spielt auch hier eine bestimmte, häufig infantile Persönlichkeitsstruktur mit, die durch Geltungsbedürfnis, Unechtheit, Egoismus sowie durch geringe Belastbarkeit gekennzeichnet ist.

Beispiel: Eine 40jährige Patientin, die auf ihrer Abteilung, da sie intelligenter war als die anderen Patientinnen, immer eine gewisse Sonderrolle gespielt hatte, kann plötzlich nicht mehr richtig laufen und bekommt „epileptische" Anfälle. Merkwürdig war, daß diese Anfälle nur auftraten, wenn jemand in der Nähe war. Auch der Abteilungsarzt konnte einen solchen Anfall beobachten, wobei ihm sofort die sehr „schonende Art" des Hinfallens ohne Verletzungen auffiel. Die Ursache dieser hysterischen Anfälle war ein Wechsel der Gruppenpflegerin. Die neue Pflegerin hatte die Patientin ihre Sonderrolle nicht weiterspielen lassen, sondern sie wie die anderen behandelt. Durch die hysterischen Anfälle „wollte" die Patientin ihre Sonderstellung wieder erreichen.

Die Therapie bestand in einer Suggestivbehandlung unter gleichzeitigem Elektrisieren und in einigen schmerzhaften Injektionen. Dadurch verschwanden die Anfälle. Nach einer Klärung der Gruppensituation trat auch kein anderes hysterisches Symptom mehr auf.

Abnorme psychogene Entwicklungen

Wir verstehen darunter *chronische* Beeinträchtigungen der Persönlichkeit, die durch die *langdauernde* Einwirkung von traumatischen Erlebnissen (meist Konfliktsituationen) in enger Wechselwirkung mit disponierenden Persönlichkeitszügen entstehen.

Einfache Entwicklung

Chronisch einwirkende Erlebnisreize führen hier zu Fehlentwicklungen der Persönlichkeit. Im Gegensatz zu den neurotischen Entwicklungen sind die zugrunde liegenden Konflikte und Schwierigkeiten den Betreffenden bewußt. Je nach Art des psychischen Traumas und der Persönlichkeitsstruktur kann es zu depressiven, hysterischen, hypochondrischen und paranoiden Entwicklungen kommen. Von den entsprechenden psychogenen Reaktionen unterscheiden sie sich dadurch, daß es sich nicht um akute, einmalige, sondern um chronische Reaktionsweisen handelt. Auslösende Erlebnisse sind immer solche, die lange einwirken und mit denen die Betreffenden „nicht fertig werden".

Neurotische Entwicklung (Neurosen)

Der Neurosenbegriff in der Psychiatrie ist uneinheitlich. Es wurden zahlreiche Theorien zur Entstehung neurotischer Störungen entwickelt, auf die wir hier nicht eingehen können. Wir wollen in unserer Darstellung eine „mittlere Linie" einhalten. Bei den neurotischen Entwicklungen sind die zugrunde liegenden Erlebnisreize den Patienten nicht bewußt. Nach tiefenpsychologischer Ausdrucksweise sind sie *verdrängt*. Das Verdrängte wird auch als „Komplex" bezeichnet. Es soll im Unterbewußten weiterwirken und die neurotischen Symptome verursachen. Nach einer anderen Ansicht führen chronisch einwirkende traumatische Erlebnisse zu persönlichkeitstypischen Abwehrreaktionen, die sich durch den immer wiederkehrenden Erlebnisreiz nach dem Modell eines bedingten Reflexes einschleifen und mit all ihren Symptomen zum Bestandteil der Persönlichkeit werden.

Ein Mensch, der zu einer neurotischen Entwicklung neigt, unterscheidet sich in seiner Reaktionsweise also vom Verhalten des Gesunden oder vom Verhalten bei abnormen psychogenen Reaktionen dadurch,

- daß ihm das psychische Trauma (Erlebnis) *unbekannt* oder *unbewußt* ist,
- daß er unter dem traumatischen Erlebnis oder seinen Auswirkungen *sehr lange* leidet und
- daß er auf den Erlebnisreiz nicht eindeutig, sondern ambivalent (doppeldeutig oder auch unentschieden) reagiert.

Disponierende Persönlichkeitsstruktur. Grundsätzlich kann jeder Mensch eine Neurose bekommen. Die Erfahrung lehrt aber, daß bei ein und demselben traumatischen Erlebnis oder Konflikt der eine Mensch mit einer Neurose „reagiert“, der andere aber „so davonkommt“. Das liegt daran, daß bestimmte Menschen aufgrund gewisser angeborener oder erworbener Persönlichkeitszüge eher zur neurotischen Entwicklung neigen. Meist handelt es sich um zwiespältige, gehemmte, unsichere, wenig belastbare Persönlichkeiten, die vorzeitig vor den Schwierigkeiten des Lebens kapitulieren, insgesamt also sehr labil sind. Manche Psychiater sehen neurotische Entwicklungen auch als körperliche und seelische Reifungsstörungen an, andere legen den Hauptakzent auf das „Wertgefüge“ des Menschen und wollen in Neurotikern Menschen sehen, denen alle Werte verlorengegangen sind (V. Frankl). Schließlich hat man festgestellt, daß auch bleibende körperliche Defekte zu neurotischen Entwicklungen disponieren.

Symptome. Die Symptome der neurotischen Entwicklungen können sehr bunt sein. Sie können sich in vorwiegend psychischen Phänomenen (Angst, Trauer, Schreck, Zwangshandlungen) oder in körperlichen Erscheinungen äußern, die meist ein bestimmtes Organ (Herz, Magen-Darm-Trakt, Geschlechtsorgane) betreffen. Im ersten Fall spricht man von Psychoneurosen, im letzteren von Organneurosen.

Psychoneurosen

Sie entstehen durch chronisch einwirkende Erlebnisse, die häufig in der Vergangenheit liegen und führen zu *psychischen* Symptomen. Die bekanntesten Psychoneurosen sind:

Phobien. Darunter verstehen wir neurotische Entwicklungen, die mit abnormer Angst und Furcht einhergehen, wobei die Furcht immer auf etwas bezogen ist, z. B. Furcht vor weiten Plätzen (Agoraphobie), vor engen Räumen (Klaustrophobie), aber auch vor Mäusen, Hunden oder vor bestimmten Situationen (z. B. Eisenbahnfahrt). Die Angstzustände können so stark werden, daß die Patienten nicht mehr wagen, das Haus zu verlassen. Phobien entstehen häufig nach dem Prinzip eines bedingten Reflexes.

Angstneurosen. Im Gegensatz zu den Phobien ist bei den Angstneurosen die Angst nicht an ein bestimmtes Objekt oder an eine bestimmte Situation gebunden. Sie ist vielmehr „frei flottierend“ und tritt häufig anfallsartig in Form von Angst- und Panikattacken auf. Die anfallsartig auftretende Angst zeigt sich natürlich auch in vegetativen Erscheinungen wie beschleunigter Atmung und Herztätigkeit, Blutdrucksteigerung, Schweißausbrüchen, zuweilen auch in Diarrhö und Harndrang.

Zwangsneurosen. Als Zwang bezeichnet man bestimmte, immer wiederkehrende seelische Vorgänge (z. B. Gefühle oder Vorstellungen) oder auch Handlungen, die vom Betroffenen als lästig und quälend erlebt werden, obwohl er sie vernunftmäßig bereits als unsinnig erkannt hat. Aber dies nützt ihm nichts, denn die erwähnten Vorgänge kehren ohne sein Zutun wieder und drängen sich ihm ständig auf. Sehr häufig sind *Zwangsgedanken:* Manche Patienten müssen z. B. immer wieder an Blut denken oder auch an sexuelle Szenen. Bei anderen überwiegen die *Zwangshandlungen.* Sie können z. B. unter einem *Kontrollzwang* leiden, der sie veranlaßt, ständig nachzusehen, ob alle Türen verschlossen oder alle Wasserhähne abgedreht sind; oder auch unter einem *Waschzwang,* der sie dazu „zwingt", sich im Laufe eines Tages unzählige Male die Hände zu waschen. Zwangsneurotiker sind in ihrem Wesen oft überaus pedantisch, ängstlich und selbstunsicher. Dies sind aber Charakterzüge, die bereits vor Auftreten der neurotischen Entwicklung vorhanden waren und die sich während ihres Verlaufes oft grotesk und zeremonienhaft zuspitzen. Die Zwangsneurotiker leiden nicht nur selbst unter ihren Symptomen, sie können auch ihre Umgebung regelrecht tyrannisieren.

Depressive Neurosen. Bestimmte Menschen mit passiven, gehemmten und verzichtbereiten Persönlichkeitszügen, die ihre aggressiven Regungen unterdrücken, neigen zu Minderwertigkeitsgefühlen, die schließlich zu einer neurotischen Depression führen können. Die Depression äußert sich als chronische Dauerverstimmung, häufig mit Selbstmordgedanken.

Charakterneurosen (Kernneurosen). Während die bisher besprochenen Neurosen sich in *einzelnen* Symptomen äußerten, gegen die sich die „intakte Restperson" zur Wehr setzt (Hoff), sind Charakterneurosen solche, bei denen die *ganze Person,* vor allem der Persönlichkeitskern, abnorm ist. Sie sollen ihre Ursache in sehr lange einwirkenden Erlebnissen haben, die nach Ansicht der Psychoanalytiker immer bis in die früheste Kindheit zurückführen. Nach einer anderen Meinung handelt es sich um mehr anlagebedingte Persönlichkeitsstörungen, bei deren Zustandekommen Umweltreize nur geringgradig beteiligt sind. Diese These rückt die Charakterneurose in die enge Nachbarschaft der Psychopathien. Es ist in der Tat auch weitgehend Ermessenssache, wo man die Kernneurosen enden und die Psychopathien beginnen läßt.

Organneurosen

Im Gegensatz zu den bisher besprochenen Neurosen äußern sich die Organneurosen im körperlichen Bereich. Sie verursachen Symptome, die an ein Organ oder Organsystem gebunden sind. Der eine Patient klagt über Schmerzen im Bereich der Herzgegend, der andere über ständigen Durchfall oder Mißempfindungen in der Genitalgegend. Die Symptome können ihr Organ auch wechseln. So können sie etwa vom Herzen auf die Lunge übergehen und Atemstörungen verursachen.

Bei den Symptomen handelt es sich immer um sog. funktionelle Beschwerden, bei denen sich keine organischen Ausfälle nachweisen lassen. In den meisten Fällen findet man überhaupt keinen krankhaften körperlichen Befund.

Ursache. Die Ursache der Organneurosen liegt, wie bei den anderen Neurosen, in einer Fehlverarbeitung von Erlebnissen mit Konfliktcharakter. Warum die gleichen oder ähnlichen Erlebnisse bei einem Menschen zu einer Psychoneurose, beim anderen zu einer Organneurose führen, ist eine interessante Frage, über die es viele Vermutungen, aber noch keine sichere Erklärung gibt. Nach Adler entstehen Organneurosen in der Weise, daß traumatische Erlebnisse bevorzugt sog. minderwertige Organe beeinträchtigen, d. h., eine gewisse Organminderwertigkeit disponiert zu dieser Form der Neurose.

Therapie der Neurosen

Die Behandlung der neurotischen Entwicklungen ist die Domäne der Psychotherapie. Je nach Art und Aufbau der Neurosen kommt man mit zudeckenden und übenden Verfahren oder mit der analytischen Psychotherapie zum Ziel (S. 377).

Eine unterstützende medikamentöse Behandlung mit Psychopharmaka ist mitunter zweckmäßig, insbesondere kann dadurch der verhängnisvolle Kreis von Angst–Spasmus–Angst durchbrochen werden. Angstzustände spielen nämlich bei Neurosen aller Art eine große Rolle und sind mit Spasmen der glatten Muskulatur verschiedener Organe (bes. des Magen-Darm-Trakts) vergesellschaftet.

Die Behandlung der meisten Neurosen erfolgt ambulant. In schweren Fällen kann auch stationäre Behandlung angezeigt sein, besonders dann, wenn – wie bei den depressiven Neurosen – Selbstmordneigungen bestehen. Der Umgang mit neurotischen Patienten verlangt auch von der Schwester viel Taktgefühl und Einfühlungsvermögen. Die Erfolgschancen sind bei den einzelnen Neurosen verschieden. Besonders schwer zu beeinflussen sind Zwangsneurosen und Charakterneurosen.

Paranoische Entwicklung

Die paranoische Entwicklung ist durch das Auftreten eines Wahns gekennzeichnet. Im Gegensatz zum Wahn der Schizophrenen sind die Wahnideen bei der paranoischen Entwicklung im Prinzip einfühlbar und verständlich, wenn auch stark überschießend. Der Wahn ist sozusagen das einzige und gleichzeitig beherrschende Symptom des Paranoikers; die übrige Persönlichkeit zeigt keinerlei weitere Abnormitäten. Auch dies ist ein Unterschied gegenüber der Schizophrenie. Im Gegensatz zur neurotischen Entwicklung bleibt das auslösende Erlebnis (sog. Schlüsselerlebnis) bewußt, gewinnt aber innerhalb der Persönlichkeit eine sachlich nicht gerechtfertigte, übermäßige Bedeutung. Es wird zur „überwertigen Idee". Kennzeichnend ist ferner, daß das verursachende Erlebnis vom Paranoiker nicht verarbeitet werden kann, wodurch seine zentrale Rolle erneut unterstrichen wird.

Ursachen und Formen. Bei der Entstehung von paranoischen Entwicklungen spielt die Wechselwirkung zwischen disponierender Persönlichkeitsstruktur und traumatisierendem Erlebnisreiz eine große Rolle. Zur paranoischen Entwicklung neigen vorwiegend *sthenische* und *asthenische* Persönlichkeiten.

Der *sthenische* Charakter ist gekennzeichnet durch ein Gefühl der Überlegenheit, starkes Selbstvertrauen, bisweilen Selbstüberschätzung und führt zu einer expansiven (ausdehnenden, nach außen gerichteten) Handlungsweise. Sthenische Persönlichkeiten neigen daher zu *expansiven Wahnbildungen,* die man als Antwort auf solche traumatisierenden Erlebniskomplexe auffassen kann, die ihrer Persönlichkeitseigenart zu nahe treten, die also das Selbstwertgefühl treffen. Solche Erlebnisse sind Zurücksetzungen, Kränkungen, Beleidungen, Versagen im Beruf usw.

Als Reaktion auf diese Erlebnisse entwickeln sich dann die charakteristischen expansiven Wahnideen wie:

- *Verfolgungswahn* (die Betreffenden fühlen sich von der Polizei, von ihrem Chef, vom Geheimdienst usw. verfolgt);
- *Größenwahn* (der Patient fühlt sich als Religionsstifter, Erfinder, Millionär, wird aber von der „törichten" Gesellschaft nicht anerkannt);
- *Querulantenwahn* (er äußert sich in fanatischer Verfolgung des eigenen Rechts, im Kampf um die Rente, gegen die „korrupte und verbrecherische" Justiz usw.).

Asthenische Persönlichkeiten sind solche, die sich gegenüber ihrer Umwelt nicht recht durchsetzen können, ihr Selbstwertgefühl ist nur schwach ausgebildet, sie sind sehr empfindsam und wenig belastbar. Ihre Reaktionsweise auf Beeinträchtigungserlebnisse ist daher mehr nach innen gerichtet, diese werden sehr tragisch genommen und als Verletzungen, Kränkungen und Benachteiligungen der eigenen Person interpretiert. Wir nennen diese Reaktionsweise *sensitiv*. In ihrem Gefolge kommt es dann zu den sensitiven Wahnbildungen, die man auch unter dem Terminus *sensitiver Beziehungswahn* (E. Kretschmer) zusammenfassen kann.

Schlüsselreize für die Wahnbildung sind meist beschämende Erlebnisse und Niederlagen.

Bekannte Beispiele sind:

Masturbantenwahn. Aus dem Gefühl, gegen den Trieb zum Onanieren nicht aufzukommen, entwickelt sich die wahnhafte Vorstellung, die Umwelt wüßte über diese Dinge genau Bescheid, „alle sehen es einem an“, „alle wissen um die Schande“ usw.

Liebeswahn. Aus Enttäuschungen entsteht die Wahnüberzeugung, man werde von einer bestimmten Person „unsterblich geliebt“.

Therapie. Die paranoiden Wahnbildungen sind nur sehr schwer zu beeinflussen. Psychotherapeutische Versuche sind angezeigt. Alle abnormen psychogenen Entwicklungen gehören in das Indikationsgebiet der großen (analytischen) Psychotherapie (S. 377).

Psychosomatische Erkrankungen

Begriffsbestimmung. Unter der Bezeichnung psychosomatische Erkrankungen fassen wir eine Gruppe von Störungen zusammen, die mit einer körperlichen Symptomaik und einem körperlichen Befund einhergehen, bei denen jedoch psychische Einflüsse als Ursache, Teilursache oder den Krankheitsprozeß aufrechterhaltende Faktoren diskutiert werden. Im Glossar psychiatrischer Erkrankungen der WHO (1973, 3. Aufl.) sind sie umschrieben als „Störungen mit Schädigung des Gewebes oder Anhalten der physiologischen Funktionsstörung, von denen man glaubt, daß emotionale Faktoren in der Ätiologie eine erhebliche Rolle gespielt haben. Die krankhaften Veränderungen spielen sich im allgemeinen im vegetativen Nervensystem ab und wirken sich an einem Organsystem besonders aus."

Von den Organneurosen unterscheiden sich psychosomatische Erkrankungen dadurch, daß sie mit einem faßbaren organischen Befund einhergehen. Im Prinzip können sie sich an allen Organen oder Funktionen manifestieren. Die in der Praxis häufigsten betreffen die Haut, das Atmungssystem, das Herz-Kreislauf-System, die Nahrungsaufnahme und den Verdauungstrakt. Ein Großteil der psychosomatischen Erkankungen wird in medizinischen Kliniken mit psychosomatischer Ausrichtung oder in eigenen psychosomatischen Abteilungen bzw. Kliniken behandelt. Ein Teil der Patienten wird jedoch auch in psychiatrische Kliniken eingewiesen. Aus diesem Grunde sollten Schwestern und Pfleger in der Psychiatrie die wichtigsten psychosomatischen Störungen kennen. Wir können sie hier nur sehr kurz abhandeln. Zur ausführlichen Information sei auf ein Taschenbuch hingewiesen: W. Bräutigam, P. Christian: Psychosomatische Medizin, 4. Aufl. Thieme, Stuttgart 1986.

Psychosomatische Störungen der Haut

Die Wirksamkeit psychischer Einflüsse wird bei einer ganzen Reihe von Hauterkrankungen diskutiert (Neurodermitis, Ekzem, Urtikaria = Nesselsucht). Für allergische Hauterkrankungen wird auch immer wieder der Zusammenhang mit dem Asthma bronchiale herausgestellt. Als Beispiel für eine psychosomatische Störung der Haut wollen wir das *Ekzem* behandeln.

Ekzem

Das Ekzem, vielfach auch als atopische Dermatitis bezeichnet, ist eine Hauterkrankung, die sich sehr früh (meist innerhalb der ersten beiden Lebensjahre) manifestiert und einen chronischen Verlauf nimmt. Sie ist gekennzeichnet durch Veränderungen der Haut, die sich an charakteristischen Stellen häufen, und durch einen starken Juckreiz. Ein gemeinsames Auftreten von Ekzem, Urtikaria und Asthma bronchiale ist geläufig.

Ursache. Neben erblichen Faktoren werden allergische Prozesse sowie Störungen der Mutter-Kind-Beziehung diskutiert. Gesichert scheint zu sein, daß die davon betroffenen Kinder bereits vor Einsetzen der Erkrankung zu überempfindlichen Hautreaktionen neigen. Diese werden möglicherweise durch spärliche Hautkontakte und einen Mangel an emotionaler Zuwendung gefördert. Die Mutter-Kind-Beziehung soll charakterisiert sein durch Unerwünschtheit und Ablehnung des Kindes. Bekannt ist, daß Einsetzen und Wiederauftreten der Hautveränderungen mit emotionalen Belastungssituationen einhergehen.

Therapie. Die Behandlung ist unterschiedlich, je nachdem, welche ursächlichen Komponenten im Vordergrund stehen. Dominieren allergische Momente, so wird eine medikamentöse Behandlung durchgeführt. Bei Vorherrschen psychischer Einflüsse kommen psychotherapeutische Verfahren verschiedenster Art, einschließlich Gruppentherapie, zur Anwendung.

Psychosomatische Störungen der Atmung

Asthma bronchiale

Unter Asthma bronchiale versteht man eine anfallsweise auftretende Atemnot mit verlängertem und erschwertem Exspirium, die auf einem Krampf der glatten Muskulatur, der kleinen Bronchien und Bronchiolen beruht. Eine Häufung asthmatischer Anfälle kann lebensgefährlich sein. Im Intervall liegen meist keine Beschwerden vor.

Häufigkeit. Am häufigsten ist die Erkrankung im 1. Lebensjahrzehnt. Rund 25 % der Fälle manifestieren sich vor dem 5. Lebensjahr, wobei Jungen gegenüber Mädchen im Verhältnis 2 : 1 überwiegen. Um die Pubertät ist eine Besserungstendenz festzustellen. Epidemiologische Untersuchungen haben gezeigt, daß etwa 2 % einer größeren Kinderpopulation an Asthma bronchiale leiden.

Ursache. Es werden im wesentlichen drei Theorien diskutiert: Infektionstheorie, Allergietheorie und Theorie der Psychogenese.

Die *Infektionstheorie* betont die Bedeutung entzündlicher Erkrankungen des Atmungstraktes für die spätere Ausbildung eines Asthma bronchiale.

Die *Allergietheorie* führt das Asthma bronchiale im wesentlichen auf die Ausbildung allergischer Reaktionen zurück.

Die *Theorie der Psychogenese* macht seelische Einflüsse verantwortlich, die wiederum spezifischer oder unspezifischer Natur sein können.

Unter *spezifischen* wird eine bestimmte Persönlichkeitsstruktur hervorgehoben, die als ängstlich, abhängig und unfähig zur Äußerung von Emotionen, speziell Aggressionen, angesehen wird oder auch spezifische Konflikte, die im Asthmaanfall einen symbolischen Ausdruck finden. Die Theorien, die *nichtspezifische* Einflüsse in den Vordergrund stellen, machen allgemein bedeutsame Faktoren, wie eine hohe Angstintensität oder auffällige Familieninteraktionen, für die Entstehung der Erkrankung verantwortlich. Dabei greifen sie vielfach auf die Lerntheorien zurück. Sowohl die psychoanalytischen als auch die lerntheoretischen Ansätze haben gemeinsam, daß sie die Angstentwicklung und die Angstreduktion mit dem Asthmaanfall in Verbindung bringen. Alle hier angeführten Faktoren werden von manchen Autoren auch auf erbliche Einflüsse zurückgeführt.

Therapie. Unumstritten ist die medikamentöse Behandlung, die in schweren Fällen auf Nebennierenrindenhormone zurückgreifen muß. Auf psychotherapeutischem Gebiet wurden fast alle Methoden, die man sich denken kann, angewandt. Auch verhaltenstherapeutische Techniken wurden immer wieder erprobt. Nicht selten wird bereits durch eine stationäre Aufnahme des Patienten ein Erfolg erzielt, allerdings nicht auf Dauer. Bei begründeten Anhaltspunkten für Konflikte innerhalb der Familie oder für Störungen der Eltern-Kind-Beziehung ist eine Familientherapie angezeigt.

Hyperventilationssyndrom

Bei dieser Störung kommt es in bestimmten, meist angstbesetzten Situationen zu einer forcierten Atmung, die im wesentlichen in einer Frequenzerhöhung der Atemzüge besteht. Durch eine Verschiebung des pH-Wertes im Blut (im Sinne einer Alkalose) entsteht dann die sog. Atmungstetanie. Das Syndrom kommt sowohl im Rahmen der Angstneurose wie der Angsthysterie vor.

Therapie. Im akuten Stadium Wiederzuführung von CO_2 durch einen Atmungsbeutel. Die Behandlung der psychischen Faktoren kann durch autogenes Training, psychoanalytische Verfahren oder Verhaltenstherapie erfolgen. Die Prognose ist relativ günstig.

Psychische Einflüsse werden bei einer ganzen Reihe von Störungen des Atmungstraktes diskutiert (z. B. bei der vasomotorischen Rhinitis, bei der Bronchitis, auch beim gewöhnlichen Schnupfen). Wir können jedoch hier nicht weiter auf sie eingehen.

Psychosomatische Störungen des Herz-Kreislauf-Systems

Zahlreiche Störungen und Erkrankungen des Herz-Kreislauf-Systems werden mit psychischen Faktoren in Verbindung gebracht. Dabei werden diese als *Ursache,* als den Krankheitsverlauf *unterhaltende Momente* oder als *Begleiterscheinungen* betrachtet. Zu ihnen zählt man: Hypertonie und Hypotonie, Herzrhythmusstörungen, die Herzphobie, die Herzhypochondrie und synkopale Zustände. Mitunter wird auch die Migräne dazu gerechnet.

Als Beispiel für eine psychosomatische Erkrankung des Herz-Kreislauf-Systems sei die *Herzphobie* herausgegriffen. Man kann sich bei dieser Störung streiten, ob sie als psychosomatische Erkrankung oder Organneurose aufzufassen ist. Da sie von den meisten Autoren zu den psychosomatischen Erkrankungen gerechnet wird, gehen wir hier ebenfalls davon aus.

Herzphobie

Symptomatik. Die Patienten klagen über einen akut einsetzenden „Herzanfall“, der mit massiver Angst, Herzjagen (Tachykardie von 120–160 Schlägen/min) und der Befürchtung, das Herz könne aussetzen oder stehenbleiben, einhergeht. Gleichzeitig kommt es zu Schweißausbruch und zur forcierten Atmung. Die Symptomatik weitet sich oft in hypochondrischer (Herzbeschwerden, Angst vor Herzinfarkt und Herzstillstand) und phobischer Weise (Platzangst, Raumangst) aus. Die Patienten sind über längere Zeit nicht mehr arbeitsfähig. Herzphobien machen etwa 8 % des ambulanten Krankengutes einer psychosomatischen Klinik aus. Betroffen sind meist jüngere Menschen (bis zum 40. Lebensjahr), wobei das männliche Geschlecht leicht überwiegt.

Ursache. Als Ursache werden eine symbiotische Mutter-Kind-Beziehung mit großen Ablösungsschwierigkeiten sowie eine bestimmte Persönlichkeitsstruktur (Unselbständigkeit und Abhängigkeit, Neigung zu depressiven und hypochondrischen Reaktionen) beschrieben.

Therapie. Aufdeckende Psychotherapie, mit dem Ziel, die zugrundeliegende Konfliktproblematik zu klären und das Reifedefizit der Persönlichkeit aufzuholen. Im akuten Angstanfall ist eine medikamentöse Behandlung (z. B. durch Valium) angezeigt. Die Prognose ist relativ günstig, insbesondere bei jüngeren Patienten, bei denen die Krankheit noch nicht chronifiziert ist.

Auf weitere psychosomatische Erkrankungen des Herz-Kreislauf-Systems kann hier nicht eingegangen werden.

Psychosomatische Störungen der Nahrungsaufnahme und des Verdauungstraktes

Anorexia nervosa (Pubertätsmagersucht)

Symptomatik. Unter Anorexia nervosa versteht man eine ganz überwiegend bei Mädchen in der Präpubertät und Pubertät auftretende und von psychischen Faktoren abhängige extreme Gewichtsabnahme bzw. Verweigerung der Nahrungsaufnahme, die von der Befürchtung, zu dick zu werden, begleitet ist. Im Laufe der Erkrankung kommt es zur Obstipation, bei Mädchen zum Ausbleiben der Regel, nicht selten bereits vor Einsetzen der Abmagerung. Die Patientinnen versuchen unter allen Umständen, eine fortschreitende Gewichtsabnahme zu erreichen bzw. ein niedriges Gewicht aufrechtzuerhalten. Diesem Zwecke dient die Nahrungsverweigerung, häufig auch Erbrechen sowie der Mißbrauch von Abführmitteln. Nicht selten findet man auch heimliches Naschen bei sonstiger Nahrungsverweigerung. Die Patientinnen sind sehr an ihr Symptom fixiert und überwachen die Nahrungsaufnahme zuweilen mit einem Kalorienplan. Um ihr niedriges Gewicht aufrechtzuerhalten, entfalten sie meist einen gesteigerten Bewegungsdrang. Psychisch sind sie durch starke Sthenizität, Neigung zu depressiven Verstimmungen, ausgeprägten Ehrgeiz, durch hysterische oder schizoide Persönlichkeitszüge sowie eine in der Regel gute Intelligenz gekennzeichnet. Die körperliche Symptomatik ist insgesamt einheitlicher als die psychische.

Ursache. Die Ursache dieser Erkrankung wird nicht einheitlich betrachtet. Die Vorstellungen zur Ätiologie enthalten zwei Gesichtspunkte: die Konstitutionstheorie und die Theorien der Psychogenese.

Die *Konstitutionstheorie* führt die Erkrankung auf genetische Faktoren zurück. Von Verfechtern dieser Theorie wird ins Feld geführt, daß man in Familien von Anorexiapatientinnen häufig Fettleibigkeit findet und einen früheren Eintritt der Menarche beobachtet. Manche Autoren fassen Anorexien auch als Sonderformen endogener Depressionen um die Pubertät auf und interpretieren den gelegentlich beobachteten Übergang in schizophrene Psychosen im Sinne der Konstitutionstheorie. Aufgrund epidemiologischer Untersuchungen ist diesen Thesen jedoch mit Vorsicht zu begegnen.

Die *Theorien zur Psychogenese* betonen unterschiedliche Gesichtspunkte. Allgemein wird anerkannt, daß die Erkrankung bei Mädchen mit der sexuellen Reifungsproblematik und der damit verbundenen Übernahme der weiblichen Geschlechtsrolle zusammenhängt. Die Abwehr gegenüber der weiblichen Rolle wird in Verbindung gebracht mit einer dominierenden Stellung der Mutter in den Familien von Anorexiapatientinnen. Dadurch kommt es zu Identitätskrisen und zu Abwehrmechanismen, wobei die Nahrungsaufnahme mit der Sexualsphäre assoziiert wird und gewissermaßen stellvertretend für die Auseinandersetzung mit der Sexualität steht. Manche Autoren versuchen das Krankheitsbild über Lernerfahrungen zu erklären. Sie machen familiäre Essensgewohnheiten, die große Bedeutung, die man ihnen zumißt und gleichzeitige negative Erlebnisse während des Essens für die Entstehung verantwortlich.

Verlauf und Prognose. Der Krankheitsverlauf ist sehr langwierig. Es wird eine Letalitätsquote zwischen 4 und 15 % angegeben. Ein Drittel der Fälle heilt aus, in einem Drittel wandelt sich die Symptomatik, und es bleiben andere psychische Auffälligkeiten zurück. Dem Rest gelingt eine Anpassung, wobei jedoch die Sphäre der Nahrungsaufnahme weiter problematisch und leicht störbar bleibt.

Therapie. Sowohl psychoanalytische als auch lerntheoretische Behandlungsmethoden haben sich bewährt. Beide Ansätze erfordern, wenn auch in unterschiedlicher Weise, eine Einbeziehung der Familie.

Magen- und Zwölffingerdarmgeschwür

Rund 10 % der Bevölkerung haben bis zum 60. Lebensjahr irgendwann ein Magen- oder Zwölffingerdarmgeschwür durchgemacht. Das Häufigkeitsmaximum der Erkrankung liegt zwischen 30 und 40 Jahren, die Relation von Magengeschwüren zu Zwölffingerdarmgeschwüren beträgt 1 : 2 bis 1 : 3. Männer sind rund dreimal so häufig betroffen wie Frauen (Bräutigam u. Christian 1986).

Die *Symptomatik* ist durch Druckbeschwerden im Oberbauch, Nüchternschmerz, Sodbrennen sowie allgemeine Magenempfindlichkeit gekennzeichnet.

Ursachen. Zur Erklärung der Ursache des Magen- und Zwölffingerdarmgeschwüres werden folgende Faktoren herausgestellt: genetische Einflüsse, Persönlichkeitsfaktoren und familiäre Faktoren.

Genetische Einflüsse. Für ihren Einfluß wird die Tatsache angeführt, daß unter Verwandten von Ulkusträgern rund 2- bis 2,5mal häufiger Magengeschwüre auftreten. In gleicher Richtung wird die bei den meisten Patienten mit Zwölffingerdarmgeschwüren beobachtete Übersekretion des Magens gedeutet.

Persönlichkeitsfaktoren. Die Persönlichkeit der Patienten soll durch folgende Züge gekennzeichnet sein: Passivität, Hemmung, besonders in der Äußerung von Affekten, übermäßig starke Abhängigkeit von der Mutter bei gleichzeitiger Ambivalenz und Unfähigkeit, negative Gefühle auszudrücken.

Familiäre Faktoren. Als wesentliche familiäre Einflüsse werden eine belastende häusliche Situation sowie frühe negative Erfahrungen, insbesondere im Verhältnis zur Mutter, herausgestellt.

Therapie. Erwiesen ist der positive Einfluß von Bettruhe und Nikotinabstinenz. Möglicherweise kommt die Bettruhe einer Regressionstendenz der Patienten entgegen. Voraussetzung für eine effektive Behandlung ist aber immer die Abklärung der individuellen Konfliktlage, was nicht selten auf eine Einbeziehung der Familie hinausläuft. Da der Einfluß von Angst- und Spannungsreaktionen sowie emotionaler Erregung als erwiesen angesehen werden kann, bieten sich auch Entspannungsübungen (z. B. autogenes Training) an. Darüber hinaus wird häufig eine analytisch orientierte Behandlungsform durchgeführt.

Colitis ulcerosa und andere psychosomatische Darmkrankheiten

Symptomatik und Vorkommen. Bei der Colitis ulcerosa handelt es sich um eine häufig akut einsetzende, rezidivierende, unspezifisch-entzündliche Erkrankung des Dickdarms, die durch heftige Leibschmerzen, blutige, schleimige Stühle, Appetit- und Gewichtsverlust gekennzeichnet ist. Von der Erkrankung können alle Altersstufen betroffen sein. Der Häufigkeitsgipfel liegt im 3. oder 4. Lebensjahrzehnt. Kinder und Jugendliche machen etwa 10 % aller Krankenhausaufnahmen aus. Die Krankheit ist unabhängig von der sozioökonomischen Situation, hingegen scheint eine kulturspezifische Abhängigkeit vorhanden zu sein.

Ursachen. Heute werden im wesentlichen zwei Theorien diskutiert, die Autoimmunhypothese und die psychosomatische Hypothese.

Autoimmunhypothese. Sie geht von der Beobachtung aus, daß bei Colitispatienten wiederholt Antikörper gegen die Kolonschleimhaut gefunden wurden. Es ist jedoch noch nicht aufgeklärt, ob derartige Autoimmunreaktionen allein für die Entstehung einer Kolitis verantwortlich gemacht werden können.

Psychosomatische Hypothese. Diese kann sich auf eine Reihe von Faktoren stützen, von denen jedoch keiner für die Verursachung der Erkrankung als hinreichend angesehen werden kann. Unter ihnen hervorzuheben sind:

- Relativ spezifische auslösende Situationen (z. B. schmerzvolle Verlusterlebnisse, familiäre Konfliktsituationen).
- Eine charakteristische Persönlichkeitsstruktur. Nach Ansicht mancher Autoren sollen Kolitispatienten gekennzeichnet sein durch Infantilität, depressive Reaktionsbereitschaft und Aggressionshemmung. Von psychiatrischer Seite wird ein relativ häufiges Zusammentreffen von Kolitis mit depressiven und schizophrenen Psychosen berichtet, was für ein internistisches Krankengut allerdings nicht gilt.
- Mutter-Kind-Beziehung und familiäre Situation. Für die Patienten, besonders für Kinder und Jugendliche, wurde häufig die auch bei ande-

ren psychosomatischen Erkrankungen bekannte symbiotische Mutterbindung beschrieben. Die Mütter von Kolitispatienten werden als perfektionistisch, kontrollierend und dominierend charakterisiert. Es gibt jedoch auch Untersuchungsergebnisse, die damit nicht übereinstimmen. Unter den Kolitispatienten findet man auffällig viele Erstlingskinder, deren Entfaltung in der Phase des frühkindlichen und kindlichen Trotzes behindert worden sein soll.

Therapie. Man kann zwischen einer Therapie im akuten und im chronischen Stadium unterscheiden. Im akuten Stadium überwiegt die somatische Behandlung, jedoch müssen bereits detaillierte Explorationen zur Klärung der psychogen wirksamen Faktoren durchgeführt werden. Bei Erwachsenen wird, sofern eindeutig psychogene Faktoren vorliegen, eine analytisch orientierte Psychotherapie durchgeführt. Bei Kindern ist diese Behandlung nicht angezeigt.

Weitere Darmerkrankungen, für deren Entstehung psychische Faktoren diskutiert werden, sind *Ileitis terminalis,* das *Reizkolon* sowie die psychogen bedingte *Diarrhö* und *Obstipation.* Auf sie können wir hier nicht näher eingehen.

Weitere psychosomatische Syndrome

Es gibt noch zahlreiche andere Erkrankungen, die der eingangs gegebenen Definition für psychosomatische Syndrome entsprechen. Auch bei vielen Erkrankungen, die zunächst als rein somatisch aufgefaßt wurden, werden heute psychogene Komponenten diskutiert, so bei verschiedenen *endokrinen Störungen* (z. B. bei der Hyperthyreose und beim Diabetes mellitus), bei *rheumatischen Erkrankungen,* bei manchen *gynäkologischen Erkrankungen* und sogar bei Infektionskrankheiten. In dieser Betrachtungsweise zeigt sich auch das zunehmende Bedürfnis, Kranksein sowohl in seiner somatischen als auch in seinen psychischen und psychosozialen Dimensionen, die ja immer alle vorhanden sind, zu begreifen.

Körperlich begründbare Psychosen

Begriffe und Definitionen. Psychosen sind die eigentlichen „Geisteskrankheiten“ und sind durch vorübergehende oder länger anhaltende Störungen der seelisch-geistigen Funktionen gekennzeichnet. Eine klare Definition stößt auf große Schwierigkeiten. Am weitesten kommt man noch durch eine negative Umschreibung:

Psychosen sind nicht erlebnisreaktiv, d. h. nicht durch Erlebnisse bedingt, sie sind auch keine Abnormitäten (Spielarten) seelischen Daseins, sondern Krankheiten, die wir im Schema von Kurt Schneider (Tab. **7**, S. 222) in die Gruppe B einordnen müssen. Aus dem Schema geht weiterhin hervor, daß wir zwei Gruppen von Psychosen unterscheiden können: solche, denen man eine körperliche Ursache zuordnen kann (linke Seite des Schemas), und solche, bei denen eine körperliche Ursache (noch) nicht bekannt ist (Fragezeichen auf der linken Seite des Schemas). Erstere nennen wir körplich begründbare Psychosen, letztere endogene Psychosen.

Die Unterscheidung dieser beiden Gruppen ist nicht immer leicht. Von körperlich begründbaren Psychosen können wir sprechen, wenn folgende Kriterien erfüllt sind:

- eindeutige körperliche Befunde (z. B. hohe Temperatur, Schädeltrauma, plötzliches Auftreten neurologischer Ausfälle, Hirntumor, internes Leiden usw.);
- eindeutiger zeitlicher Zusammenhang zwischen körperlichen Befunden und Psychose (Beispiel: ein Patient hat seit einigen Tagen hohes Fieber und zeigt plötzlich ein delirantes Syndrom);
- ungefähr paralleler Verlauf zwischen körperlichem Befund und psychotischen Erscheinungen (Beispiel: nach Abklingen des hohen Fiebers Rückbildung der psychotischen Symptome).

Sind diese Bedingungen nicht erfüllt, so muß man den Verdacht auf das Vorliegen einer endogenen Psychose haben.

Andere Bezeichnungen. Es gibt noch eine Reihe anderer Bezeichnungen für die körperlich begründbaren Psychosen, die im Grunde das gleiche meinen, z. B. exogene Psychosen, symptomatische Psychosen oder organische Psychosen.

Einteilung. Wir können die körperlich begründbaren Psychosen einteilen nach ihrem *Verlauf* und nach ihren *Ursachen*. Beide Möglichkeiten werden wir darstellen, wobei zunächst dem Verlauf der Vorzug gegeben werden soll, da die *ursächliche* Betrachtungsweise eine Differenzierung der körperlich begründbaren Psychosen meist nicht gestattet. Sie sind vielmehr unspezifische körperlich-seelische Reaktionsweisen von Krankheitswert, und man kann ihnen ihre Ursache meist nicht ansehen. Die Symptome der körperlich begründbaren Psychosen sind in der Regel ziemlich einförmig und können durch ganz verschiedene Ursachen bedingt sein. Verschiedene Ursachen führen also zum gleichen Bild.

Wir beginnen zunächst mit einer Betrachtung der körperlich begründbaren Psychosen unter dem Gesichtspunkt des Verlaufs (syndromale Betrachtung) und gehen dann zur *Abhandlung* der *Ursachen* über (kausale Betrachtung).

Syndrome bei körperlich begründbaren Psychosen

Hinsichtlich der Art ihres Auftretens und ihres Verlaufs können wir die körperlich begründbaren Psychosen unter den Polaritäten akut – chronisch und reversibel (rückbildungsfähig) – irreversibel (nicht rückbildungsfähig) betrachten, wobei als Faustregel gelten kann, daß die akuten Syndrome in der Regel reversibel, die chronischen irreversibel sind. Wie aus der Abb. **73** hervorgeht, bezeichnet man die reversiblen Syndrome auch als *Funktionspsychosen,* die irreversiblen als organische *Defektsyndrome.*

Symptome. Wir unterscheiden *obligte* (immer vorhandene) und *fakultative* (möglicherweise vorhandene) Symptome.

Obligate Symptome sind bei den akuten Formen die *Bewußtseinstrübung,* bei den chronischen Formen die *organische Wesensänderung* und die *Demenz.*

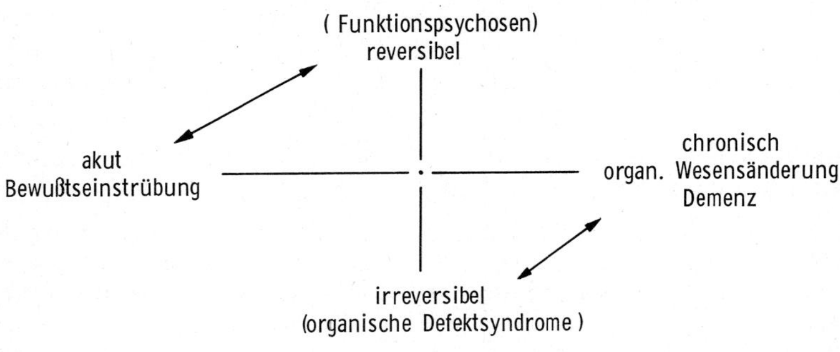

Abb. **73** Funktionspsychosen, organische Defektsyndrome und ihre obligaten Symptome.

Fakultative Symptome können sowohl bei den akuten als auch bei den chronischen Formen auftreten. Häufig sind illusionäre Verkennungen, Halluzinationen, motorische Unruhe usw.

Reversible Syndrome (Funktionspsychosen)

Zu den reversiblen Syndromen zählen wir die drei Durchgangssyndrome (leichtes, mittelschweres, schweres Durchgangssyndrom) und die Stufen der Bewußtseinsstörung (Bewußtseinstrübung, Bewußtlosigkeit).

Die „Durchgangssyndrome“ (Wieck 1967) können wir auch als Stufen der Funktionsminderung bezeichnen, denn der Ablauf der seelisch-geistigen Funktionen ist bei ihnen beeinträchtigt, und zwar sind die einzelnen psychischen Abläufe (z. B. Gedächtnis, Antrieb, Denken) meist ziemlich gleichmäßig betroffen. Eine Bewußtseinstrübung gehört nicht zu den Durchgangssyndromen. Dadurch kann man sie von den Stufen der Bewußtseinsminderung abgrenzen.

Nach zunehmendem Schweregrad lassen sich die Funktionspsychosen vom leichten Durchgangssyndrom bis zum Koma fortlaufend aufreihen. In dieser Reihenfolge sollen sie auch besprochen werden.

Leichtes Durchgangssyndrom

Es ist gekennzeichnet durch eine allgemeine, leichte Funktionsminderung, die so geringgradig sein kann, daß sie nur durch eine gezielte Fragetechnik oder durch die Anwendung von Tests zu erkennen ist. Ausdruck dieser Funktionsminderung sind:

- Vergeßlichkeit,
- herabgesetzte Reaktionsfähigkeit,
- Antriebsmangel (Verlust der Initiative),
- unausgeglichene, zuweilen depressive Stimmungslage,
- auffallende Reizbarkeit,
- vegetative Symptome wie Schwindel, Kopfschmerzen, Schlafstörungen.

Produktive Symptome wie Halluzinationen, Wahngedanken usw. treten meist nicht auf.

Die Funktionsstörungen fallen um so mehr auf, je stärker der Patient in Beruf und Familie gefordert wird. Seine Belastbarkeit ist geringer geworden. Komplizierte und verantwortungsvolle Tätigkeiten kann er nicht mehr zufriedenstellend ausführen, während das „Alltägliche“ noch gut funktioniert.

Eine besondere Gefahr für Patienten im leichten Durchgangssyndrom ist das Autofahren. Sie sind grundsätzlich fahruntüchtig, haben aber meist nicht die Kritikfähigkeit, dies einzusehen. Vergleichen läßt sich der Zustand solcher Patienten mit Menschen, die unter Alkoholeinfluß stehen. Schon relativ geringe Alkoholmengen können ein dem leichten Durchgangssyndrom vergleichbares Zustandsbild verursachen.

Mittelschweres Durchgangssyndrom

Die Funktionsminderungen sind hier, im Gegensatz zum leichten Durchgangssyndrom, so deutlich, daß sie unmittelbar zu erkennen sind. Die Patienten werden auffällig durch

- Schwerbesinnlichkeit,
- Denkstörungen (Verlangsamung, Einschränkung der Denkfähigkeit, Zusammenhänge werden nicht mehr erkannt usw.),
- Störungen der Affektivität (stark schwankende, ängstliche oder euphorische Stimmungslage),
- Gedächtnisausfälle,
- produktive Symptome.

Im Gegensatz zum leichten Durchgangssyndrom treten häufig auch produktive Symptome wie Halluzinationen, Illusionen, Wahngedanken (häufig Verfolgungswahn), Erregungszustände und regressive Verhaltensweisen auf. Bei letzteren handelt es sich um einen „Rückfall“ auf frühkindliche oder kindliche Verhaltensabläufe.

Soziale Auswirkungen. Die geschilderten Symptome führen natürlich auch dazu, daß die Patienten in Familie und Beruf aus der Rolle fallen. Sie vernachlässigen ihr Äußeres, kommen ihren täglichen Aufgaben nicht mehr nach, werden im Umgang unberechenbar und zeigen häufig auch sexuelle Enthemmungen. Unmotivierte, d. h. bei ganz geringfügigen Anlässen auftretende Zornausbrüche, sind nicht selten. Es bedarf keiner weiteren Erläuterung, daß die Kranken den Anforderungen im Straßenverkehr in keiner Weise gewachsen sind, und es sind manche schwere Verkehrsunfälle bekannt, die durch solche Patienten verursacht wurden.

Die Leistungsminderung der psychischen Funktionen im mittelschweren Durchgangssyndrom ist zwar beträchtlich, meist sind die Patienten jedoch nicht pflegebedürftig.

Schweres Durchgangssyndrom

Beim schweren Durchgangssyndrom ist der Leistungsabfall so ausgeprägt, daß er schon auf den ersten Blick erkennbar ist. Der Ablauf sämtlicher Funktionen ist extrem verlangsamt. Im Vordergrund stehen folgende Störungen:

- massive Gedächtnisausfälle (amnestisches Syndrom),
- räumliche, zeitliche, manchmal auch persönliche Desorientierung,
- Antriebslosigkeit,
- Zerfall der Denkleistungen (es ist kein geordnetes Denken mehr möglich, man kann sich mit den Patienten nicht mehr verständigen).

Soziale Auswirkungen. Infolge der erheblichen *Gedächtnisausfälle* sind die Kranken nicht mehr in der Lage, sich selbständig zurechtzufinden, sie sind desorientiert und bedürfen schon deshalb einer ständigen Aufsicht. Häufig registrieren die Patienten noch ihr Unvermögen, sich zu erinnern, und reagieren darauf mit „Erfindungen", mit denen sie ihre Erinnerungslücken auszufüllen suchen. Solche Erfindungen nennen wir *Konfabulationen*. Sie können so zahlreich werden, daß sie das Krankheitsbild völlig beherrschen.

Die Antriebslosigkeit hat zur Folge, daß sich die Kranken ganz fallen lassen und aus eigener Initiative nichts mehr tun. Dies kann so weit führen, daß sie nur noch reglos im Bett liegen und keinerlei Nahrung mehr aufnehmen. Sie zeigen in extremer Weise regressive Verhaltensweisen, sie nässen und koten ein und sind oft vollständig pflegebedürftig.

Beispiel: Ein 41jähriger Patient mit einem dekompensierten Herzfehler und einer Leberzirrhose benahm sich zeitweise wie ein Kind. Er lag wimmernd im Bett, näßte ein, ließ sich füttern und redete die ihn pflegende Schwester mit „Mama" an. Gleichzeitig fühlte er sich vom Mesner verfolgt. „Ich muß mich verstecken, der will mir den Hals durchschneiden", war seine ständige Rede. Der gleiche Patient unternahm später einen Suizidversuch, indem er sich mit einem Taschenmesser die Pulsader zu durchschneiden versuchte.

Bewußtseinstrübung

Die Bewußtseinstrübung ist dadurch gekennzeichnet, daß sämtliche psychischen Funktionen gleichmäßig und stark verlangsamt sind. Irgendwelche hervorstechenden Symptome, wie z. B. extreme Gedächtnisausfälle, finden sich in der Regel nicht. Die Patienten sind noch ansprechbar, können meist auch noch kleine Aufträge ausführen, wirken aber dösig, wie verschlafen, und machen auf den Unerfahrenen oft den Eindruck von intellektuell Abgebauten (Dementen). Dieser Eindruck ist aber falsch. Er kommt nicht durch eine dauerhafte und irreversible Schädigung der psychischen Funktionen zustande, sondern ist lediglich durch die Bewußtseinstrübung bedingt und verschwindet auch wieder mit ihr.

Es können auch produktive Symptome (Halluzinationen, Illusionen, Wahneinfälle) und vor allem Zustände starker motorischer Unruhe hinzutreten. Wenn wir eine Kombination von Bewußtseinstrübung, Halluzinationen oder motorischer Unruhe beobachten, so sprechen wir von einem *Delir*. Am bekanntesten ist das durch Alkoholvergiftung hervorgerufene Delir, aber auch andere Vergiftungen können zu ähnlichen Zuständen führen.

Soziale Auswirkungen. Bewußtseinsgetrübte Patienten sind immer pflegebedrüftig und müssen besonders gut beaufsichtigt werden, vor allem wegen ihrer Unruhezustände. Die Patienten sind in ihrer Familie nicht tragbar und müssen in eine Nervenklinik oder ein Landeskrankenhaus eingewiesen werden. Auf die pflegerischen Maßnahmen kommen wir noch zu sprechen.

Diagnostische Klärung. Bei allen Zuständen der Bewußtseinstrübung und der Bewußtlosigkeit kommt es darauf an, daß rasch die Diagnose gestellt wird und sofort danach die Behandlung beginnt. Es besteht bei diesen Zuständen fast immer Lebensgefahr.

Bewußtlosigkeit

Im Zustand der Bewußtlosigkeit sind die psychischen Funktionen vollständig lahmgelegt. Durch Anrufen oder auch durch Schmerzreize kann der Patient nicht mehr geweckt werden, es kommt höchstens zu reflektorischen Abwehrbewegungen. Für die Dauer der Bewußtlosigkeit besteht eine Amnesie.

Die Ursachen und die wichtigsten Behandlungsmaßnahmen bei bewußtlosen Patienten besprechen wir auf S. 294.

Koma

Gegenüber der Bewußtlosigkeit ist das Koma die nächstschwerere Stufe. Da aber bereits bei der Bewußtlosigkeit die psychischen Funktionen ausgeschaltet sind, kann man diese Steigerung nur noch an gewissen vegetativen und zentralen Regulationsstörungen ablesen. Dazu gehören:

- Reflexausfälle (es fehlen die Sehnenreflexe, Hautreflexe und die Pupillenreaktion),
- Störungen der Atemtätigkeit (z. B. Cheyne-Stokes- oder Kußmaul-Atmung),
- Kreislaufregulationsstörungen (Blutdruckabfall, Beschleunigung oder Verlangsamung des Pulses, Herzrhythmusstörungen).

Irreversible Syndrome (organische Defektsyndrome)

Führt eine Krankheit zu einer nicht mehr rückbildungsfähigen Schädigung des Gehirns, so sprechen wir von einem organischen Defektsyndrom. Eine andere Bezeichnung dafür ist der Ausdruck *hirnorganischer Abbau.* Beide Bezeichnungen besagen, daß das Organ Gehirn in faßbarer Weise geschädigt ist und diese Schädigung Folgen hat, die sich als Abbau im Bereich der psychischen Funktionen nachweisen lassen. Wir werden

Tabelle **13** Schizophrenes und organisches Defektsyndrom

Organische Veränderung nicht nachweisbar	Organische Veränderung nachweisbar
Schizophrenes Defektsyndrom	Organisches Defektsyndrom – Intelligenzdefekt (Demenz) – Persönlichkeitsdefekt (organische Wesensänderung)

aber später noch ein anderes Defektsyndrom kennenlernen, bei dem wir bisher keine organischen Veränderungen nachweisen können, das sog. schizophrene Defektsyndrom (Tab. **13**). Vom Abbau im Rahmen des organischen Defektsyndroms kann nun vorwiegend die Intelligenz oder vorwiegend die Persönlichkeit des Patienten betroffen sein. Im ersteren Fall sprechen wir von einem *Intelligenzdefekt (Demenz)*, im letzteren von einem *Persönlichkeitsdefekt* oder einer *organischen Wesensänderung*.

Intelligenzdefekt

Beim Intelligenzdefekt liegt ein *krankheitsbedingter Abbau der psychischen Funktionen* vor. Er muß auseinandergehalten werden vom erblichen Schwachsinn, der angeboren und nicht Folge einer Krankheit ist, sondern eine natürliche Variante der Intelligenz darstellt.

Die *Ursachen* für Intelligenzdefekte können ganz verschiedenartig sein: Infektionen, Hirnverletzungen, degenerative Erkrankungen können dazu führen.

Zur Feststellung von Grad und Ausmaß des Intelligenzdefektes haben sich die Intelligenztests als sehr vorteilhaft erwiesen. Am bekanntesten ist der bereits erwähnte Hamburg-Wechsler-Intelligenz-Test (HAWIE), der aus einer Reihe von Untertests besteht, die bestimmte Teilfunktionen der Intelligenz prüfen sollen (rechnerisches Denken, Zahlennachsprechen, Bilderordnen usw.). Die Höhe der Leistungen in den einzelnen Untertests ergibt das sog. *Testprofil.* Kennzeichnend für einen Intelligenzdefekt sind:

– niedriger Intelligenzquotient (IQ) und

– unausgeglichenes Testprofil.

Der niedrige IQ (S. 238) zeigt eine insgesamt geringe intellektuelle Leistungsfähigkeit an, das unausgeglichene Testprofil ist kennzeichnend für den Abbau, bei dem fast nie alle Funktionen gleichmäßig betroffen sind. Einzelne Funktionen werden stärker, andere weniger stark oder gar nicht durch den Abbau beeinträchtigt. Diese Tatsache liefert auch eine Erklärung dafür, daß wir unter den Patienten mit organischen Intelligenzdefekten in einzelnen Testleistungen, z. B. bei der Gedächtnisprüfung, recht gute Ergebnisse erhalten können. Im täglichen Leben können solche Patienten allerdings mit ihrem guten Gedächtnis allein nicht viel anfangen, da viele andere Funktionen nur sehr gering ausgebildet sind. Eine Bewältigung der täglichen Lebensaufgaben ist aber nur möglich, wenn neben einer bestimmten Intelligenzhöhe auch ein gewisses Gleichmaß der einzelnen psychischen Funktionen vorliegt.

Persönlichkeitsdefekt (organische Wesensänderung)

Die organische Wesensänderung wurde bereits kurz erwähnt. Sie bezieht sich vorwiegend auf diejenigen psychischen Abläufe, die wir als Kräfte erleben, und ist gekennzeichnet durch eine Verflachung der Affektivität, Verlust natürlicher Hemmungen, Neigung zu Perseverationen und darüber hinaus durch eine allgemeine Verlangsamung der psychischen Abläufe.

Die Patienten wirken häufig mißgestimmt, depressiv, oder zeigen eine fast heiter wirkende (euphorische) Stimmungslage; ihr Gefühlsleben und ihre Interessen sind verarmt. Infolge des Verlustes von Hemmungen fallen sie nicht selten durch sexuelle Entgleisungen auf.

Ursachen und Formen

Wir haben bisher die verschiedenen Erscheinungsformen und Verlaufsweisen der körperlich begründbaren Psychosen in Gestalt einzelner Syndrome kennengelernt. Alle diese Syndrome können durch ganz *unterschiedliche* Ursachen hervorgerufen werden. Es gibt also keine feste Beziehung zwischen Ursache und Symptomatik der körperlich begründbaren Psychosen, wie dies bei vielen anderen Krankheiten der Fall ist. Die besprochenen Syndrome werden deshalb auch als *unspezifische* Bilder verschiedenartigster Krankheiten bezeichnet. Die Ursachen der körperlich begründbaren Psychosen – die Krankheiten des Gehirns und seiner Häute – sind im ersten Teil des Buches besprochen. Es sind dies:

- kreislaufbedingte Erkrankungen des Gehirns,
- Hirntumoren und andere raumfordernde Prozesse,
- traumatische Schäden des Gehirns,
- entzündliche Erkrankungen des Gehirns und seiner Häute,
- degenerative Erkrankungen des Gehirns,
- einige Erkrankungen, die sowohl Gehirn als auch Rückenmark betreffen.

Weitere Ursachen sind:

- Intoxikationen,
- Stoffwechselstörungen,
- andere interne Erkrankungen.

Alterspsychosen

Unter dem Namen Alterspsychosen fassen wir einige psychiatrische Krankheiten des höheren Alters zusammen, die infolge der steigenden Lebenserwartung zunehmend an Bedeutung gewinnen.

Bei den Alterspsychosen spielen altersbedingte *organische Störungen* und die *Reaktion* des alten Menschen auf das Nachlassen seiner Kräfte innig ineinander.

Altern. Neben den altersbedingten körperlichen Veränderungen (z. B. Verkalkung der Blutgefäße, Elastizitätsschwund der Muskulatur, Abnützungserscheinungen an Gelenken und Funktionsstörungen innerer Organe) gibt es eine ganze Reihe von psychischen Alterserscheinugnen, die zum Teil Folgen der organischen Veränderungen sind, zum Teil aber auch durch die seelische Verarbeitung der allgemeinen Kräfteminderung entstehen.

Im Alter kommt es zu Störungen der *Gedächtnistätigkeit (Merkschwäche)* und zur allgemeinen *Verlangsamung* psychischer Vorgänge. Die Charakterzüge verschärfen sich zum Teil in grotesker Weise (Sparsame werden geizig, Erregbare werden jähzornig); man hält gerne am Gewohnten fest und kann sich nur schwer umstellen. Entscheidend ist auch, wie sich der einzelne mit seinem bisherigen Leben und dem Problem Tod auseinandersetzt. Je nachdem, wie diese verschiedenen Einflüsse verarbeitet werden und ineinanderspielen, kommt es zu einer gewissen Gelassenheit und Abgeklärtheit oder auch zu Vereinsamung, Erstarrung und Resignation.

Wir können verschiedene psychiatrische Krankheiten des höheren Lebensalters unterscheiden und wollen als wichtigste die Hirnarteriosklerose und die senile Demenz besprechen.

Hirnarteriosklerose

Ursache. Dem Krankheitsprozeß liegen Veränderungen (Wandverdikkung, Verkalkung) des Blutgefäßsystems zugrunde. Diese Veränderungen verschlechtern die Durchblutung des Gehirns (Sauerstoffmangel), wodurch Nervenzellen absterben. Der Untergang von Hirngewebe kann vielfältige *körperliche* (Schlaganfall, Hirnerweichung) und *psychische* Erscheinungen (organische Wesensänderung, Verwirrtheitszustände, Gedächtnisschwund usw.) zur Folge haben. Als ursächliche Faktoren spielen ein erhöhter Blutfettgehalt, ein zu hoher Blutdruck (vor allem starke

Blutdruckschwankungen) sowie gewisse konstitutionelle Eigenschaften eine Rolle. So erkranken z. B. bevorzugt Männer; in manchen Familien tritt das Krankheitsbild gehäuft auf.

Erkrankungsalter: nach dem 50. Lebensjahr.

Symptome. Die Krankheit führt über die Durchgangssyndrome schließlich zu den irreversiblen organischen Defektsyndromen. Wegen der großen praktischen Bedeutung wollen wir auf die Symptome im einzelnen noch etwas eingehen. Wir unterscheiden Beschwerden, körperliche und psychische Symptome.

Beschwerden. Die Patienten klagen über Kopfschmerzen, Schwindel (Schwarzwerden vor den Augen, Flimmern), Ohrensausen, Schlaflosigkeit und Vergeßlichkeit.

Körperliche Symptome. Bei der Untersuchung findet man manchmal eine tastbare Verhärtung und Schlängelung der Arterien (besonders an den Schläfen), gelegentlich einen Altersparkinsonismus und fast immer eine Blutdruckerhöhung. Von den Angehörigen erfährt man häufig, daß die Patienten Schlaganfälle oder auch selten einmal Krampfanfälle erlitten haben.

Psychische Symptome. Es kommt zu der bereits erwähnten Vergröberung von Charakterzügen, zu Taktlosigkeiten, bei Männern häufig auch zur sexuellen Enthemmung. Die Patienten achten nicht auf ihre Kleidung und verwahrlosen, wenn man sich nicht ständig um sie kümmert. Ihre Stimmung ist meist gereizt, verdrießlich oder depressiv. Die Gefühlsregungen verflachen, es kann zu Zwangsweinen oder Zwangslachen, Rührseligkeit und zur übermäßigen Empfindlichkeit gegen Beeinträchtigungen aller Art kommen (übertriebenes Jammern, Weinerlichkeit): *Affektlabilität.* Daneben bestehen Gedächtnis- und Merkfähigkeitsstörungen, die Intelligenzfunktionen lassen stark nach, es kommt schließlich zur *Demenz.*

Es kann im Rahmen der Krankheit auch zu regelrechten Verwirrtheitszuständen mit Verkennung der Umgebung, Umherirren und motorischer Unruhe kommen.

Verlauf. Auslöser für die Erkrankung ist häufig ein plötzlicher Umgebungswechsel oder andere Veränderungen in der gewohnten Lebensweise. Die Krankheit schreitet fort. Der Tod tritt meist durch den zunehmenden körperlichen Verfall und durch Komplikationen (Bronchopneumonie) ein (s. auch zerebrale Gefäßprozesse und körperlich begründbare Psychosen).

Senile Demenz

Begriff: Dem Krankheitsbild liegt ein Schwund von Hirngewebe zugrunde, der zu einem massiven Intelligenzabbau und zu psychischen Erscheinungen führt.

Erkrankungsalter. Die Krankheit tritt meist um das 70. Lebensjahr auf.

Symptome. Auch hier unterscheiden wir wieder körperliche und psychische Erscheinungen.

Körperliche Symptome. Oft findet man ein starkes „Greisenzittern“ der Hände oder auch des Kopfes, einen kleinschrittigen Gang, gebeugte Körperhaltung und enge Pupillen, die nur träge auf Lichtreize reagieren.

Psychische Symptome. Bei ihnen steht der Intelligenzabbau im Vordergrund. Es kommt zum Nachlassen von Gedächtnis und Konzentration, zur Verlangsamung des Denkens, zur Kritiklosigkeit, zum Versanden von Interessen und Antrieben.

Die Patienten sind sehr suggestibel (leicht beeinflußbar). Wichtig zu wissen ist, daß Gewohnheiten und äußere Umgangsformen zunächst völlig erhalten bleiben können, so daß bei flüchtigem Kontakt mit solchen Kranken (wenigstens im Anfangsstadium) ihr Zustand gar nicht ins Auge fällt. Daneben kommen fast alle Symptome vor, wie wir sie bei der Hirnarteriosklerose besprochen haben. Auch Verwirrungszustände, delirante Unruhe und Wahnideen (besonders Verfolgungswahn) können vorübergehend auftreten.

Ursache. Die eigentliche Ursache ist nicht bekannt. Fest steht nur, daß Erbanlagen eine Rolle spielen, da die Erkrankung familiär gehäuft auftritt. Bei der mikroskopischen Untersuchung des Gehirns findet man Verklumpungen von Nervenfasern und Anhäufung von Abbaustoffen in Gestalt kleiner Plaques.

Therapie. Die Behandlung ist nicht sehr aussichtsreich. Die Patienten werden sehr bald pflegebedürftig. Die symptomatischen Maßnahmen laufen im wesentlichen auf eine Beeinflussung der Schlafstörungen und eine Dämpfung der Unruhezustände hinaus.

Altersbedingte Versagenszustände

Streng genommen gehören sie nicht in den Abschnitt der körperlich begründbaren Psychosen, sondern eher zu den psychogenen Reaktionen und Entwicklungen. Sie sollen aber aus zwei Gründen dennoch hier behandelt werden. Einmal ist die organische Komponente von der reaktiven bei ihnen kaum zu trennen, zum anderen sollen die psychischen Störungen des höheren Lebensalters zusammen abgehandelt werden.

Die *Symptome* der altersbedingten Versagenszustände entstehen zum größten Teil aus einer psychischen Abwehr gegenüber den natürlichen Altersveränderungen. Es kommt zu Fehlhaltungen, Krankheitsbefürchtungen, Unruhe, Angst vor dem Altsein. Im Vordergrund stehen meist hypochondrische Beschwerden bei ängstlicher oder gereizter Grundstimmung. Wichtige Auslösefaktoren dieser Störungen sind die Beendigung der beruflichen Arbeit (Pensionierung) oder der Verlust naher Angehöriger.

Betreuung Alterskranker

Die Pflege und Betreuung alterskranker Menschen erfordert viel Geduld und Einfühlungsvermögen. Wir haben bereits von der „Zuspitzung" der Charaktereigenschaften im höheren Alter gehört. Mit ihnen hat man, neben der körperlichen Versorgung, auf den Pflegeabteilungen viel zu schaffen. Manche Patienten sind mißmutig, gereizt und nörglerisch, sie leben oft nur noch in der Vergangenheit, als sie noch Aufgaben und Pflichten hatten. Sofern dies möglich ist, sollte man sie auch zu kleinen Hilfsdiensten wieder heranziehen. Man kann sie allerdings meist nur zu einfachen Leistungen gebrauchen, da sie infolge ihrer schlechten Merkfähigkeiten ihren Auftrag leicht vergessen.

Den zahlreichen *Verwirrungszuständen* (die Patienten meinen z. B., sie seien, wie früher, auf ihrem Bauernhof, müßten jetzt zum Melken gehen) begegnet man nicht mit Belehrungen – diese sind völlig sinnlos –, sondern man geht ruhig darauf ein, lenkt dann die Kranken ab und versucht, sie in den gewohnten Tagesablauf wieder einzugliedern. Nicht immer kommt man dabei ohne Medikamente aus.

Es ist wichtig, daß man auch für ausreichende *Bewegung* der Kranken sorgt. Man muß sie häufig zu Spaziergängen anregen, da sie aus eigenem Antrieb nichts unternehmen. Viele Patienten sind nicht mehr in der Lage, sich selbständig an- und auszukleiden oder zu waschen, so daß diese Aufgaben der Schwester zufallen. Auf die körperliche Versorgung muß, besonders bei Bettlägerigen, sehr geachtet werden, denn durch Unachtsamkeit kann sich leicht ein Dekubitus (Wundliegen) entwickeln, der zur bedrohlichen Komplikation werden kann.

Ein schwieriges Problem sind die nächtlichen *Unruhezustände* und die Schlafstörungen. Hierbei ist es wichtig, die Schlafmittel nicht zu früh zu verabreichen, wie dies häufig geschieht, sondern erst gegen 22 Uhr oder später. Der alte Mensch braucht ohnehin weniger Schlaf. Auch die Wahl des Schlafmittels ist nicht einfach, bewährt haben sich z. B. Chloralhydrat, Melleril, Mogadan.

Therapie und Pflege bei körperlich begründbaren Psychosen

Die ursächliche (kausale) und symptomatische Behandlung der den körperlich begründbaren Psychosen zugrundeliegenden organischen Krankheiten wurden im neurologischen Teil bereits besprochen. Daneben bieten jedoch gerade die körperlich begründbaren Psychosen von ihrer *psychischen* Seite her eine ganze Reihe therapeutischer und pflegerischer Probleme, auf die wir nun eingehen wollen. Da diese, unabhängig von ihrer Ursache, vom momentanen Zustand des Patienten aufgeworfen werden und bei den verschiedensten Ursachen die gleichen sein können, machen wir die Situation des Patienten zum Ausgangspunkt unserer Überlegungen und Handlungen.

Der unruhige Patient

Er bestimmt weitgehend das Bild der geschlossenen Abteilungen. Wir haben gehört, daß es zahlreiche Krankheiten gibt, in deren Ablauf Unruhezustände auftreten. Für viele Patienten ist ihre Unruhe selbst sehr qualvoll, ohne daß sie sich dagegen wehren können. Man muß deshalb dafür sorgen, daß dieser Zustand möglichst rasch unterbrochen wird. Dies geschieht meist mit Hilfe der Neuroleptika (Dämpfungsmittel). Dabei muß man darauf achten, daß man nicht planlos unruhige Patienten mit diesen Medikamenten „zuschüttet" und so jegliche Eigeninitiative lahmlegt. Vielmehr sollen die Medikamente ein Hilfsmittel sein, um eine übermäßig starke Erregung zu unterbrechen mit dem Ziel, den Patienten danach in irgendeiner Weise produktiv zu beschäftigen. Beschäftigungs- und Gruppentherapie müssen hier einsetzen. Unruhige Patienten sind häufig auch sehr leicht reizbar. Es versteht sich, daß aus diesem Grunde alles vermieden werden muß, was dazu geeignet ist, die Erregung noch zu steigern. Man darf deshalb auch manche Äußerungen, Beschimpfungen und unflätige Ausdrücke der Kranken nicht wörtlich nehmen, sondern muß über solche Dinge hinwegsehen können. Dies soll allerdings nicht in der Weise geschehen, daß man den Patienten ignoriert, was ebenfalls eine Steigerung der Erregung provozieren kann. In manchen Fällen läßt sich eine Isolierung in Einzelzellen nicht vermeiden.

Der antriebslose Patient

Er stellt das Gegenstück des unruhigen und erregten Patienten dar. Auch hier können die Ursachen vielfältig sein (Depressionen, Psychopathie, Demenz). Selbstverständlich muß zuerst die Ursache gefunden und dann gezielt behandelt werden. Die medikamentöse Behandlung mit antriebssteigernden und stimmungsaufhellenden Präparaten (Thymoleptika) spielt dabei eine große Rolle. Aber auch der tägliche Umgang mit den antriebsarmen Patienten ist von ausschlaggebender Bedeutung. Man muß versuchen, durch gewissenhafte Betreuung und durch Gespräche das Vertrauen solcher Kranken zu gewinnen und sie zu kleinen Hilfsdiensten heranziehen oder über den musischen Bereich (Zeichnen, Formen, Weben) ihre Initiative zu wecken. Hier hat die Beschäftigungstherapie ein weites Feld. Natürlich hängt der Erfolg solcher Maßnahmen zum großen Teil auch von der Intelligenz ab. Bei Dementen wird man trotz aller Mühe nicht sehr weit kommen.

Günstig kann sich auch eine sportliche Betätigung auswirken. Dadurch, daß die Patienten merken, sie können körperlich etwas leisten, steigt auch ihr Selbstvertrauen und häufig ihre Stimmung wieder an. Das Schwierigste ist, die Patienten überhaupt so weit zu bringen, daß sie „anfangen".

Der bewußtlose Patient

Bewußtlose Patienten kommen in der Neurologie und Psychiatrie sehr häufig vor. Deshalb soll auf dieses Zustandsbild näher eingegangen werden. Zunächst muß die Ursache der Bewußtlosigkeit geklärt werden. Dies ist Aufgabe des Arztes und soll hier nicht in allen Einzelheiten besprochen, sondern die verschiedenen Möglichkeiten seien nur kurz erwähnt:

- Herz- und Kreislaufstörungen: Herzinfarkt, akute Herzinsuffizienz, Herzrhythmusstörungen, Kreislaufkollaps;
- entzündliche Erkrankungen: Meningitis, Enzephalitis, Hirnabszeß;
- stoffwechselbedingte Krankheiten: Coma uraemicum, Coma hepaticum, Coma basedowicum, Coma diabeticum;
- Vergiftungen: Alkoholvergiftung, Schlafmittelvergiftung, Kohlenoxidvergiftung;
- Tumoren des Gehirns und Gefäßmißbildungen;
- Mangeldurchblutung bei Hirnarteriosklerose;
- intrakranielle Blutungen: hypertonische Massenblutung, Subarachnoidalblutung, sub- und epidurales Hämatom;
- Schädelverletzungen: Contusio cerebri, Commotio cerebri.

Bei bewußtlosen Patienten müssen *sofort* Maßnahmen ergriffen werden, die u. U. lebensrettend sind. Um gezielt und sicher eingreifen zu können, muß man systematisch vorgehen und wissen, worauf man in den ersten Minuten zu achten hat:

Atmung: Sind die Atemwege frei?
Atmet der Patient zu wenig?
Atmet der Patient zu rasch?

Kreislauf: Wie ist der Puls? (nicht tastbar, schwach, zu langsam oder zu schnell)
Wie ist der Blutdruck?

Vorgeschichte: Wie kam es zur Bewußtlosigkeit? Dies ist von Begleitpersonen rasch zu erfragen (Diabetes, Kopfverletzung, Vergiftung usw.).

Natürlich ist mit diesen wenigen Überlegungen nicht immer die ursächliche Klärung des Krankheitsbildes möglich. Dies ist aber in den ersten Minuten auch nicht ausschlaggebend. Durch lange Überlegungen kann hier das Nächstliegende und für den Augenblick Wichtigste vergessen werden.

Aus den obengenannten Fragen, die sich Arzt und Schwester bei jedem Bewußtlosen zu stellen haben, ergeben sich die *Sofortmaßnahmen.*

Richtige Lagerung des Patienten. Seitliche Lagerung, Vorziehen des Unterkiefers, evtl. Einlegen eines Guedel-Tubus. Damit soll die Aspiration von Blut oder Erbrochenem vermieden werden, die leicht zum Ersticken oder zu einer Pneumonie führen kann. Hat der Patient bereits aspiriert, so wendet man die Hängelage des Oberkörpers an (Kopf tief, Beine hoch).

Freihalten der Atemwege. Verschleimte oder verstopfte Atemwege müssen abgesaugt werden. Meist ist es zweckmäßig, zu intubieren. Dies hat zwei Vorteile: einmal wird dadurch die Aspiration vermieden, zum anderen kann man den Patienten auch über längere Zeit künstlich beatmen. Beim Atemstillstand muß immer intubiert und künstlich beatmet werden.

Hat man nicht die Möglichkeit zur künstlichen Beatmung, so führt man die Mund-zu-Mund- oder Mund-zu-Nase-Beatmung durch: Am liegenden Patienten wird bei überstrecktem Kopf und vorgehaltenem Unterkiefer im eigenen Atemrhythmus das Atemvolumen in die Lunge des Patienten „gepumpt“.

Herz- und Kreislaufbehandlung. Sie wird je nach Ursache der Bewußtlosigkeit verschieden sein. Durch Infusion (z. B. Macrodex, Haemaccel, Tutofusin und andere Infusionslösungen) und Stützung der Herzleistung (Strophanthin, Digitalispräparate) sowie Beeinflussung der Gefäße (Novadral, Effortil usw.) muß der Blutdruck stabilisiert werden.

Beim *Herzstillstand* (Pulslosigkeit, Atemstillstand, weite Pupillen) ist unverzüglich die *äußere Herzmassage* durchzuführen. Dabei wird am liegenden Patienten der Ballen der einen Hand auf das untere Drittel des Brustbeins aufgesetzt, die andere Hand darüber gelegt und dann das Brustbein etwa 3–5 cm weit *rasch* gegen die Wirbelsäule gedrückt. Man führt etwa 60 Kompressionen pro Minute durch.

Regulierung der Ausscheidungsfunktionen. Jeder Bewußtlose ist zu katheterisieren. Der Urin muß auf Zucker, Eiweiß, Azeton, bei entsprechendem Verdacht auch auf Giftspuren (z.B. Barbiturate) untersucht werden.

Bei längerdauernder Bewußtlosigkeit ergibt sich eine Reihe weiterer Probleme wie künstliche Ernährung, Vermeidung von Pneumonien und Harnwegsinfekten sowie des Dekubitus. Da sie die gleichen sind wie bei den dauernd Pflegebedürftigen, besprechen wir sie im nächsten Abschnitt.

Dauerpflegesituation

Viele körperlich begründbaren Psychosen hinterlassen so schwere Schädigungen, daß die Patienten dauernd pflegebedürftig bleiben. Sie sind bettlägerig und können infolge von Lähmungen, Schwäche oder hochgradigem geistigen Abbau sich nicht mehr waschen, nicht mehr allein essen und sind auch meist nicht mehr in der Lage, ihre Ausscheidungsfunktionen (Wasserlassen, Stuhlgang) willkürlich zu beherrschen. Es versteht sich von selbst, daß die Pflege solcher Kranker nicht leicht und nicht immer angenehm ist, aber gerade sie sind es, die einer gründlichen und guten Pflege am meisten bedürfen.

Die *körperliche Pflege* beginnt morgens mit dem Waschen, Kämmen und Füttern. Beim Waschen soll der ganze Patient gründlich gereinigt werden. Sauberkeit ist die beste Vorbeugung gegen die so häufigen und hartnäckigen Infektionen der Blase. Grundsätzlich soll man den Patienten morgens immer ganz ansehen, um wunde Stellen, Entzündungen und Verletzungen frühzeitig zu bemerken und gleich behandeln zu können. Bei allen pflegerischen Maßnahmen soll man nicht schematisch vorgehen, sondern sich auf den jeweiligen Kranken einzustellen versuchen. Kranke, die noch selbst etwas tun können, muß man dazu ermutigen und anleiten und nicht, um selbst schneller fertig zu werden, ihre Initiative ausschalten. Am besten ist es, man versucht, sich in ihre Lage etwas einzufühlen. Viele Patienten, auch wenn sie geistig schon abgebaut wirken, empfinden ihre Hilflosigkeit und ihr Angewiesensein auf andere schmerzlich.

Ein besonderes Problem stellen die häufigen Verwirrtheitszustände dar, die meist mit motorischer Unruhe gekoppelt sind. In solchen Zuständen versuchen die Patienten oft, ihr Bett zu verlassen und ziehen sich dabei allerlei Verletzungen zu. Dies kann vermieden werden, wenn man rechtzeitig ein Bettgitter anbringt, das die Kranken nicht übersteigen können. In manchen Fällen kommt man nicht ohne eine Fixierung aus.

Neben den geschilderten Problemen ist bei der körperlichen Betreuung dauernd Pflegebedürftiger noch auf die Vorbeugung (Prophylaxe) häufiger und gefürchteter Komplikationen zu achten:

Pneumonieprophylaxe. Die beste Vorbeugung gegen eine Lungenentzündung ist ausreichende Bewegung, frische Luft und mehrmals am Tage tiefes Durchatmen. Man sollte versuchen, auch bei bettlägerigen Patienten diese einfachen Maßnahmen täglich durchzuführen, also die Kranken öfter aufsetzen und eine einfache – evtl. auch passive – Bettgymnastik betreiben.

Durch vitaminreiches Essen oder Vitaminpräparate kann man die Abwehrkraft des Organismus steigern. Bei den ersten Anzeichen einer Pneumonie oder Bronchitis setzt man Antibiotika ein und sorgt für eine entsprechende Herzstützung.

Prophylaxe der Harnwegsinfekte. Sehr hartnäckig und schwer zu bekämpfen sind die Harnwegsinfekte. Da ein Großteil der Patienten einnäßt und einkotet, ist diese Gefahr immer gegeben. Man kann hier vorbeugend wirken, wenn man durch öfteres „Trockenlegen", gründliches Waschen und Wärme der Infektion den Nährboden entzieht. Zwischendurch sollte man immer wieder Untersuchungen des Katheterurins durchführen, um eine Infektion zum frühesten Zeitpunkt zu erkennen.

Dekubitusprophylaxe. Das „Wundliegen" *(Dekubitus)* kann vermieden werden, wenn man die Patienten mehrmals täglich und nächtlich umlagert und für gepolsterte Unterlagen (Gummiringe, Schaumgummi usw.) an den gefährdeten Stellen rechtzeitig sorgt.

Die Behandlung eines Dekubitus kann sehr langwierig sein.

Rehabilitation

Vielfältig sind die Aufgaben, die sich bei der Rehabilitation nach körperlich begründbaren Psychosen stellen. Allgemeingültige und für jeden Patienten zutreffende Richtlinien lassen sich hier nicht geben. Man muß vielmehr je nach Art der Störung individuell vorgehen, wobei sich ganz grob 2 Gruppen von Patienten abgrenzen lassen, solche, die an leichten (reversiblen), und solche, die an schweren (irreversiblen) Ausfallserscheinungen leiden. Diese Abgrenzung darf natürlich nicht dazu führen, daß die therapeutische Aktivität bei der zuletzt genannten Gruppe durch das Wort irreversibel eingeschränkt wird, der Unterschied zwischen beiden Gruppen liegt lediglich in einem vor allem in zeitlicher Hinsicht andersartigen Vorgehen.

Vorgehen bei leichten (reversiblen) Ausfallserscheinungen. Zu Beginn der Rehabilitationsmaßnahmen muß man sich über zwei Dinge ein genaues Bild verschaffen: über Art und Schwere der Ausfallserscheinungen und über die Motivation des Patienten, aktiv etwas dagegen zu tun. Hinsichtlich des letzteren Gesichtspunktes ist vor allem auf Antriebslage, Stimmung, Interesse an der Umwelt, Initiative und Willenskraft zu achten. Bei allen Förderungsmaßnahmen muß man darauf bedacht sein, daß Motivationslage und Übungsbehandlung, die der Überwindung von Ausfallserscheinungen dient, einander annähernd entsprechen. Denn ein Patient, der z. B. bei geringer eigener Motivation durch die Behandlungsmaßnahmen überfordert wird, verliert vollends den Mut. Die Motivation eines Patienten läßt sich dadurch anheben, daß man bei allen Förderungsmaßnahmen von denjenigen Funktionen ausgeht, die er noch am besten beherrscht, und dann zunehmend solche damit koppelt, die stärker eingeschränkt sind. Auf diese Weise läßt sich innerhalb eines Stufenplanes, der für jeden Patienten individuell aufgestellt werden muß, eine fortschreitende Besserung erreichen, deren letztes Ziel die Entlassung des Patienten in seine gewohnte Umgebung ist. Diesem Ziel dienen folgende Maßnahmen:

- Funktionstraining zur Überwindung körperlicher und psychischer Ausfallserscheinungen (z. B. Bewegungstraining und Training der Aufmerksamkeitsspannung);
- Beschäftigungstherapie, die der Anregung von Antrieb und Initiative dient (besonders bewährt haben sich dabei produktive Tätigkeiten wie Malen, Modellieren, Basteln usw.);
- physikalische Therapie, Gymnastik (Bäder, Massagen);
- Gruppentherapie;
- abgestuftes Vorgehen bei der Entlassung (z. B. über die Tages- oder Nachtklinik);
- berufliche Reintegration des Patienten (u. U. zunächst über eine Beschäftigung in einer Beschützenden Werkstatt).

Vorgehen bei schweren (irreversiblen) Ausfallserscheinungen. Bei Kranken, die an schweren Ausfallserscheinungen leiden, muß man mit einem viel langwierigeren, zeitlich und personell aufwendigeren „Rehabilitationsweg“ rechnen. Darüber hinaus sind dem Ziel aller Förderungsmaßnahmen durch die Schwere der Behinderung manchmal unüberwindbare Grenzen gesetzt. Ziel der Rehabilitationsmaßnahmen kann hier in den meisten Fällen nicht mehr die Wiedereingliederung in Familie und Beruf sein, man muß sich vielfach mit bescheideneren Zielen (z. B. mit der Beherrschung einiger körperlicher Funktionen, der Anpassung in einer geschützten Umgebung oder die Beherrschung von Affektausbrüchen) zufriedengeben. Die Maßnahmen, die zur Förderung dieser schwer geschädigten Patienten angewandt werden, sind im Prinzip die gleichen wie bei den leichter (reversibel) geschädigten Kranken. Der Schwerpunkt liegt allerdings hier auf einfacheren Formen der Beschäftigungstherapie, auf der Eingliederung in kleinere Gruppen und der beruflichen Rehabilitation im Rahmen einer Beschützenden Werkstatt.

In manchen Fällen ist allerdings auch bei irreversiblen Ausfallserscheinungen eine Reintegration in die Familie möglich, doch erfordert eine solche Maßnahme eine sehr intensive Zusammenarbeit zwischen den Angehörigen und dem Rehabilitationsteam einer Klinik.

Endogene Psychosen

Begriffe. „Endogen“ heißt soviel wie von innen heraus oder, als Gegensatz ausgedrückt, „nicht exogen“. Der Begriff des Endogenen umfaßt auch Konstitutionelles und Anlagebedingtes, und vieles, was wir (noch) nicht wissen, weshalb man ihn auch häufig mit kryptogen (verborgen) gleichsetzt.

Der Ausdruck „endogene Psychosen“ ist eine Sammelbezeichnung für einige psychiatrische Krankheiten (Manie, endogene Depression, Schizophrenie), denen sich eine körperliche Ursache nicht zuordnen läßt. Es sei hier an das Schema der psychiatrischen Systematik von Kurt Schneider erinnert (Tab. **7**, S. 222).

Endogene Psychosen lassen sich aber auch nicht psychogen, d. h. durch traumatische Erlebnisse oder Konflikte, erklären, vielmehr überfallen sie schicksalhaft die Patienten und „unterbrechen oder zerreißen die Sinnkontinuität des Lebens des einzelnen Kranken, wie es körperliche Krankheiten oder Unfälle zu tun pflegen“ (Weitbrecht 1979).

Wir geraten also bei der Einordnung der endogenen Psychosen in nicht geringe Schwierigkeiten. Durch das Fehlen körperlicher Ursachen unterscheiden sie sich von den körperlich begründbaren Psychosen; die Unmöglichkeit, sie aus einem erlebnisreaktiven Geschehen abzuleiten, gewährleistet ihre Abgrenzung von den abnormen psychogenen Reaktionen und Entwicklungen (Neurosen). Es bleibt uns also nichts anderes übrig, als eine eigene Kategorie für sie zu reservieren, wobei für ihre Diagnostik ausschließlich *psychopathologische Symptome* verwertet werden können.

Dabei zeigen sie eine Reihe von Hinweisen, die sie in die unmittelbare Nachbarschaft körperlicher Erkrankungen stellen. Die wichtigsten dieser Hinweise sind folgende:

- Erbfaktoren spielen bei ihrer Entstehung eine gewisse Rolle. Die Krankheiten treten familiär gehäuft auf. Die Zwillingsforschung hat sich mit ihrer Erblichkeit genauer befaßt und kann zahlenmäßig Angaben über die Erkrankungswahrscheinlichkeit machen.
- Sie treten völlig unmotiviert, grundlos und häufig plötzlich auf, ebenso wie körperliche Erkrankungen.
- Sie zeigen eine deutliche Gebundenheit an biologische Krisenzeiten wie Pubertät, Schwangerschaft, Wochenbett, Stillzeit, Klimakterium und die Zeit der Rückbildungsjahre (Alter zwischen 55 und 60 Jah-

ren). Natürlich darf man annehmen, daß zum Zeitpunkt der genannten biologischen Krisenzeiten auch eine gewisse Labilität gegenüber psychischen Einflüssen und Konflikten besteht. Die Pubertät ist ein bekanntes Beispiel dafür. Andererseits hat der weitere Verlauf bei vielen der sog. Pubertätskrisen und Wochenbettpsychosen gezeigt, daß es sich bei ihnen um die erste Manifestation einer Schizophrenie gehandelt hat.

- Ein weiterer Gesichtspunkt, der für die bisher nicht beweisbare körperliche Fundierung der endogenen Psychosen spricht, ist ihr Verlauf, der relativ unabhängig von individuellen Problemen und kulturellen Einflüssen in allen Erdteilen in gleicher Weise abläuft. Wir sprechen von den endogenen Verlaufstypen, *Phase* und *Schub*. Bei beiden handelt es sich um ein vorübergehendes Aufflackern des Krankheitsprozesses in Gestalt ausgeprägter manischer, depressiver oder schizophrener Symptome. Während bei der Phase jedoch *immer* eine völlige Ausheilung und Rückbildung der Symptome erreicht wird, bleibt bei einem Schub oft eine Persönlichkeitsänderung zurück, die schließlich nach mehreren Schüben im *schizophrenen Defekt* endet. Die *Phase* ist die Verlaufsform der *Zyklothymie* und läßt sich als horizontale Wellenlinie symbolisieren, bei der das Ausgangsniveau immer wieder erreicht wird. Die Verlaufsform der Schizophrenie ist der Schub, den man bildlich als abwärts führende Treppe darstellen kann, wobei jede Stufe einem Schub entspricht.
- Schließlich läßt sich noch als letzter Gesichtspunkt die Tatsache anführen, daß die endogenen Psychosen wie körperliche Krankheiten nicht auf eine psychotherapeutische Behandlung ansprechen. Es wurden zwar viele Versuche in dieser Richtung unternommen, sie haben jedoch nicht überzeugt. Es soll der Psychotherapie hier nicht jegliche Berechtigung abgesprochen werden; als ergänzende Maßnahme ist sie auch bei den endogenen Psychosen durchaus zu begrüßen.

Die erfolgreichsten Behandlungsmaßnahmen, die wir bei den endogenen Psychosen kennen, sind körperlicher Art (medikamentöse Behandlung, Elektrokonvulsivtherapie). Für die Rehabilitation sind jedoch soziotherapeutische Maßnahmen entscheidend.

Nach diesen grundsätzlichen Ausführungen sollen nun die einzelnen Krankheitsbilder besprochen werden. Erfahrungsgemäß bereiten sie dem Verständnis gewisse Schwierigkeiten, da ihre Ursachen nicht, wie sonst gewohnt, körperlich faßbar sind, und die Diagnostik sich allein auf psychische Symptome stützen kann.

Zyklothymie

In unserem Gebrauch bezeichnet der Ausdruck Zyklothymie eine mit extremen Stimmungsschwankungen einhergehende Psychose, in deren Verlauf sowohl *manische* (krankhaft gehobene) als auch *depressive* (krankhaft gedrückte) Stimmungen als Kernsymptom vorkommen. Versucht man eine Übersetzung des Wortes Zyklothymie, so käme seinem Wesen noch am ehesten die Bezeichnung „Wechselmut" nahe, womit gleichzeitig zum Ausdruck gebracht ist, daß die beiden einander entgegengesetzten Stimmungspole sich ablösen können. Die Bezeichnungen manisch-depressives Irresein, manisch-depressive Psychose oder zirkuläre Psychose haben die gleiche Bedeutung. Den Ausdruck Irresein sollte man jedoch wegen seiner negativen und abwertenden Note nicht mehr verwenden.

Häufigkeit. Etwa 0,5–0,8 % der Gesamtbevölkerung erkranken. Es ist jedoch durchaus möglich, daß der Prozentsatz in Wirklichkeit höher liegt, da die Prozentangaben sich auf klinische Fälle beziehen, die leichteren Formen der Erkrankung jedoch ambulant in der Praxis behandelt werden und deshalb in den Statistiken nicht erfaßt sind.

Das weibliche Geschlecht ist deutlich häufiger betroffen als das männliche. Das Verhältnis beträgt etwa 70 % zu 30 % aller Fälle.

Verlauf. Wie der Name schon sagt, ist das Krankheitsbild dadurch gekennzeichnet, daß depressive und manische Phasen einander ablösen. Das ist aber bei weitem nicht immer der Fall. Meistens verläuft die Erkrankung *vorwiegend* unter den Symptomen der Depression, während manische Phasen relativ selten vorkommen. Schließlich gibt es auch Mischzustände, die sowohl manische als auch depressive Züge aufweisen.

Jede Phase ist reversibel, d. h., sie heilt im Gegensatz zum Schub (s. Schizophrenie) immer ohne Defektbildung aus.

Endogene Depression oder Melancholie

Die endogene Depression äußert sich in massiven psychischen Störungen, greift jedoch auch auf vielfältige Weise ins körperliche Geschehen ein. Wir unterscheiden nach Kielholz die depressiven Grundsymptome von den depressiven Begleitsymptomen.

Depressive Grundsymptome

Depressive Grundstimmung. Hierbei handelt es sich um eine schwermütige, traurige Stimmungslage mit Gleichgültigkeit und Apathie. Die Traurigkeit überfällt die Patienten *grundlos,* unmotivierbar und hat *vitalen* Charakter, d. h., sie betrifft die vitalen Leibempfindungen (Vitalgefühle).

Die Vitalgefühle sind Leibempfindungen, die sich nicht bestimmten Organen zuordnen lassen, sondern individuell verschieden „projiziert" werden. So lokalisieren manche Depressive das diffuse, quälende Gefühl der Bedrückung oder Angst in die Herzgegend, andere in den Kopf.

In die depressive Stimmung eingebettet sind meist die Gefühle der *Angst* und der *Schuld*.

Die *Angstgefühle* beziehen sich auf Gegenwart oder Zukunft und sind entweder gerichtet (z.B. Angst vor Verantwortung) oder ungerichtet (die Patienten wissen nicht, wovor sie Angst haben). Die *Schuldgefühle* betreffen die Vergangenheit und nehmen ihren Ausgangspunkt von wirklichen oder vermeintlichen Verfehlungen, die durch die „depressive Brille" hinsichtlich ihrer Verworfenheit millionenfach vergrößert erscheinen.

Schließlich kann es zu regelrechten Wahnbildungen kommen. Die endogene Depression zeigt charakteristische *Tagesschwankungen*. Es ist den Patienten zumeist morgens schwerer zumute als abends.

Denkhemmung. Durch die tiefe Traurigkeit werden neben der Gefühlssphäre auch alle anderen psychischen Funktionen in Mitleidenschaft gezogen, insbesondere das Denken. Es läuft verlangsamt und mühsam ab, den Patienten fehlen vor allem die Einfälle. Als Reaktion auf das eigene Versagen stellen sich dann häufig *Verarmungsideen* ein, die sich z.B. in den Worten „ich tauge nichts mehr, ich bin zu nichts nütze" äußern.

Hemmung der Handlungsfunktionen. Als solche bezeichnen wir jegliche Einengung der Beziehungen des Patienten zu seiner Umwelt, wobei die Ursache in einer Lähmung aller Antriebskräfte liegt. Die Kranken können sich zu nichts aufraffen, jeder Entschluß fällt ihnen unendlich schwer. Für alltägliche Verrichtungen (z.B. Essen, Ankleiden) brauchen sie übermäßig viel Zeit, in Extremzuständen nehmen sie keinerlei Nahrung mehr zu sich. Auch ihre Bewegungen sind verlangsamt, schwunglos und vom Gefühl bleierner Müdigkeit begleitet. In diese allgemeine psychische Erstarrung ist auch der Gesichtsausdruck einbezogen. Das Gesicht solcher Patienten wirkt schwermütig, maskenhaft, ist ohne Mienenspiel und zeigt die charakteristischen herabgezogenen Mundwinkel.

Depressive Begleitsymptome

Während die depressiven Grundsymptome bei jeder endogenen Depression in stärkerer oder schwächerer Ausprägung zu finden sind, variieren die Begleitsymptome, die sich vorwiegend als körperliche Mißempfindungen äußern, von Patient zu Patient in hohem Maße.

Symptome allgemeiner Art. Hierzu rechnen wir die quälenden *Schlafstörungen*, die *Appetitlosigkeit* und *Schmerzempfindungen* verschiedenster Art, die in alle möglichen Körperregionen projiziert werden. Die

Schlaflosigkeit gehört zu den häufigsten Symptomen der Depression, man findet sie bei fast allen Patienten.

Herz- und Atembeschwerden. Sie äußern sich in Form von *Beklemmungsgefühlen, Herzrhythmusstörungen* (z.B. Herzjagen), langsamer und flacher Atmung oder Atemnot. Typisch sind folgende Äußerungen von Patienten: „Es sitzt mir wie ein Stein in der Herzgegend“, „in der Brust ist alles so wund“, „manchmal ist mir, als könnte ich nicht mehr atmen“. Die Herzbeschwerden zählen zu den am häufigsten geklagten depressiven Begleitsymptomen.

Störungen von seiten der Verdauungsorgane. Geklagt wird vor allem über *Mundtrockenheit, Engegefühl im Hals* (sog. Globusgefühl), *Völlegefühl, Druck in der Magengegend* und hartnäckige *Verstopfung.* Eine Patientin klagte z.B.: „Ich habe ständig so ein komisches Gefühl in der Magengegend, es ist kein Schmerz, sondern mehr ein Druck, ich kann kaum mehr essen, seit einer Woche habe ich keinen Stuhlgang gehabt.“

Störungen im Bereich des Unterleibs und der Genitalorgane. Häufig, besonders von Frauen, werden Schmerzempfindungen im Bereich des Unterleibs angegeben, in vielen Fällen treten Menstruationsstörungen auf, oder die Periode setzt ganz aus; die Libido läßt stark nach oder erlischt.

Aus der Verarbeitung von depressiven Grund- und Begleitsymptomen erwächst noch eine ganze Reihe wahnhaft übersteigerter, depressiver Ideen (produktive Symptome).

Die häufigsten sind: Versündigungsideen, Verarmungsideen, Minderwertigkeitsideen und übersteigerte hypochondrische Krankheitsbefürchtungen.

Bei den *Versündigungsideen* kramen die Patienten Jugendsünden wie Onanieren hervor und steigern sich in den Wahn hinein, sie hätten dadurch sich und ihre Familie ruiniert. Andere wollen durch ihr früheres Verhalten die ganze Menschheit ins Unglück gestürzt haben. In der überwiegenden Mehrzahl handelt es sich dabei um Menschen, die vor Auftreten ihrer Krankheit in jeder Hinsicht solide und unauffällig waren.

Bei den *Verarmungs-* und *Minderwertigkeitsideen* fehlt den Patienten jegliches Selbstbewußtsein. Sie „taugen nichts mehr, sollten am besten sterben, gehören zu den Tagedieben, die nur dem Herrgott die Zeit wegstehlen“ usw.

Hypochondrische Krankheitsbefürchtungen sind bei Depressiven überaus häufig. Sie äußern sich meist in der wahnhaften Überzeugung des Patienten, an einer unheilbaren Krankheit (meist Krebs) zu leiden. „Es hat ja alles keinen Sinn mehr, es geht abwärts, ich weiß ja, daß ich

Krebs habe, bei der Visite hat der Doktor so bedenklich geschaut, da wurde es mir ganz klar."

Das Kennzeichnende dieser hypochondrischen Ideen ist, daß sie mit logischen Argumenten nicht zu beseitigen sind.

Selbstmordgefahr. Bei den endogenen Depressionen besteht fast *immer* Selbstmordgefahr, vor allem im Anfangsstadium oder nach Einsetzen der medikamentösen Behandlung. In beiden Fällen ist die Hemmung noch nicht oder nicht mehr so ausgeprägt, daß sie solche Handlungstendenzen verhindern könnte. Es versteht sich von selbst, daß bei Selbstmordgefahr die Behandlung stationär in der geschlossenen Abteilung einer Klinik erfolgen muß!

Beispiel: Eine 32jährige verheiratete Hausfrau wird in die Klinik eingeliefert, weil sie einen Selbstmordversuch unternommen hatte. Von den Angehörigen war zu erfahren, daß sie in den letzten Wochen ihren Haushalt und ihre Familie vernachlässigt habe; sie habe nichts mehr gekocht, sich nicht mehr um ihren Mann und ihre beiden Kinder gekümmert, habe sich tagelang in ein Zimmer eingeschlossen und geweint und war der festen Überzeugung, sie leide an Krebs. Sie habe bereits mehrere Ärzte aufgesucht, die jedoch nichts gefunden hätten. Die Patientin habe dies allerdings so gedeutet, daß man es ihr nur nicht sagen wolle. Ein äußerer Anlaß für dieses Zustandsbild ließ sich nicht finden, die Familienverhältnisse waren geordnet und harmonisch. Bei genauem Nachfragen ließ sich eruieren, daß eine Tante der Patientin an Depressionen gelitten hatte.

In der Klinik machte die Patientin zunächst einen apathischen Eindruck, äußerte Selbstvorwürfe, sie habe sich durch schlechte Gedanken versündigt, sie sei schwer krank, es würde nie mehr besser, man könnte den Krebs ja doch nicht heilen usw.

Nach 4monatiger Behandlung konnte die Patientin geheilt entlassen werden; nach weiteren zwei Jahren war kein Rückfall aufgetreten.

Endogene Manie

Sie ist das Gegenstück zur Depression und ist gekennzeichnet durch:

- gehobene, sog. euphorische (heitere) Grundstimmung,
- Antriebsvermehrung,
- Ideenflucht mit starkem Rededrang,
- erhöhtes Selbstwertgefühl (bis zum Größenwahn),
- Verflachung des Gefühlslebens (Affektivität),
- gesteigertes körperliches Wohlempfinden.

In ihrer *euphorischen* Stimmung sehen die Patienten alles von der heiteren Seite an, wirken humorvoll, witzig und durch ihren Einfallsreichtum vielfach originell. Sie verbreiten eine ansteckende Heiterkeit. Der *Antriebsüberschuß* äußert sich im psychischen und körperlichen Bereich. Die Patienten zeigen eine hektische Betriebsamkeit, haben große Pläne, rennen von einem „Projekt“ zum anderen und leisten effektiv nichts. In ihrem starken Rededrang sind sie nicht zu bremsen, wollen bei allem mitreden und mischen sich leicht in die Angelegenheiten anderer, weshalb es oft zu Streitigkeiten kommt. Der Antriebsüberschuß kann sich auch als Hemmungslosigkeit äußern. In diesem Zustand sind die Patienten z. B. sehr verschwenderisch, geben ihr ganzes Geld aus, kaufen etwa 20 Kleider oder führen infolge gleichzeitiger Enthemmung auf sittlichem Gebiet ein ausschweifendes Leben.

Die *Ideenflucht* macht sich als vermehrter Zustrom von Einfällen bemerkbar. Dadurch kommt es zu einem sehr unruhigen und gleichzeitig oberflächlichen Denken, dessen Gegenstand ständig wechselt. Es ist verständlich, daß mit einem solchen Denken Konzentrationsmangel und starke Ablenkbarkeit verbunden sind. Ein *erhöhtes Selbstwertgefühl* läßt sich schon aus dem bisher Geschilderten ableiten. Es ist einleuchtend, daß der Patient seinen Antriebsüberschuß, die ständig heitere Stimmung, das körperliche Wohlempfinden als kraftvoll deuten muß und daß dies sein Selbstbild anhebt. Das führt dazu, daß die Kranken sich und ihre Fähigkeiten oft in grotesker Weise überschätzen und in diesem Zustand allerlei unüberlegte Handlungen ausführen.

Die *affektive Verflachung* äußert sich in einer mangelhaften Gefühlsansprechbarkeit und der Unfähigkeit, tiefergehende Gefühlsregungen zu empfinden. Deshalb sind die Patienten auch nicht in der Lage, tiefere menschliche Bindungen einzugehen. Auch dies läßt sich mit dem raschen Wechsel aller Ereignisse in der Psyche des Manikers erklären. Schließlich ist für die Patienten ein abnorm *gesteigertes körperliches Wohlempfinden* typisch. Sie fühlen sich „prima“, es fehlt ihnen nichts, sie sind gesund „wie bisher nie“. Besondere Schwierigkeiten bereitet bei solchen Patienten die stationäre Einweisung in eine Klinik, da sie die Notwendigkeit nicht einsehen. Hat man sie schließlich in die Klinik gebracht, so drängen sie ständig nach Hause, „da sie ja gesund sind“.

Beispiel: Eine 35jährige Patientin, die bereits 2mal wegen Depressionen in einer Nervenklinik war, fiel plötzlich an ihrer Arbeitsstätte (einem Reisebüro) durch ihre heitere und ausgelassene Stimmung auf. Sie begrüßte die Kunden überschwenglich und entfaltete eine fieberhafte Aktivität, wurde aber nie mit ihrer Arbeit fertig. In einer benachbarten Buchhandlung kaufte sie auf einmal 40 Bücher, äußerte, sie wolle selbst in den nächsten Wochen einen Bestseller schreiben und von dem Erlös eine Weltreise machen. Die früher sehr solide Patientin ließ sich plötzlich mit recht zweifelhaften Männern ein und war eines Tages schwanger. In der Klinik sagte sie, sie fühle sich vollkommen wohl, brauche fast keinen Schlaf, so etwas bräuchten nur schwächliche Naturen, kam in ihren Gedanken vom Hundertsten ins Tausendste und zeigte eine ungeheure motorische Unruhe.

Von *Hypomanie* sprechen wir, wenn die Symptome nicht übermäßig stark ausgeprägt sind, jedoch eine deutliche Steigerung gegenüber der Normalbreite aufweisen.

Mischzustände

Bei diesen kann man sowohl depressive als auch manische Symptome beobachten.

Am häufigsten findet man die *agitierte (erregte) Depression*, bei der sich zur depressiven Stimmung eine hochgradige Bewegungsunruhe und ängstlich getriebene Stimmungselemente hinzugesellen. Man findet diese Krankheit vorwiegend im Klimakterium. Die Patienten gehen jammernd und klagend durchs Zimmer, klammern sich an Schwestern und Ärzte, sprechen nur von ihrer Angst und Verzweiflung und machen insgesamt einen ruhelosen Eindruck.

Weitere Mischzustände sind die zornige Manie und der manische Stupor.

Bei der *zornigen Manie* kombinieren sich manische Symptome nicht mit einer euphorischen, sondern mit einer gereizten bis zornigen Grundstimmung. Die Patienten sind sehr streitsüchtig, haben an allem etwas auszusetzen und geraten häufig in ausgesprochene Tobsuchtszustände.

Der sehr seltene *manische Stupor* ist gekennzeichnet durch heitere Grundstimmung, kombiniert mit den depressiven Symptomen der Denkhemmung und der Hemmung aller Handlungsfunktionen.

Ursache der Zyklothymie

Wir haben in der Einleitung zum Kapitel der endogenen Psychosen bereits erläutert, daß aufgrund mancher dort besprochener Anhaltspunkte eine körperliche Ursache angenommen werden muß. Schlüssige Beweise dafür liegen allerdings nicht vor. Es wird immer wieder auf die *Erbfaktoren* und die *pyknische Konstitution* hingewiesen.

Hinsichtlich der *Erbprognose* sind folgende Zahlen bekannt: Ist ein Elternteil manisch-depressiv, so erkranken bis zu 24 % der Kinder, etwa 12 % der Geschwister, 3,4 % der Enkel und 2,4 % der Nichten und Neffen.

Exogene, psychoreaktive Faktoren können die Krankheit zwar auslösen, kommen aber als Ursache nicht in Betracht. Bei der endogenen Depression lassen sich in 13–19 % aller Fälle exogene Faktoren als Auslöser ermitteln.

Prognose. Wir müssen unterscheiden zwischen der Gesamtprognose und der Prognose hinsichtlich der einzelnen Phase. Die einzelne Phase kann Wochen oder Monate anhalten. Sie heilt immer ab. Allerdings können sich die Phasen häufig wiederholen. Rund 85 % aller Kranken machen mehr als eine Phase mit, 22 % sogar mehr als acht. Die Dauer des erscheinungsfreien (gesunden) Intervalles kann ebenfalls stark variieren (Monate bis Jahre).

Erkrankungsalter. In 75 % der Fälle beginnt die Krankheit zwischen dem 20. und 50. Lebensjahr.

Rechtslage. Schuldunfähigkeit (§ 20 StGB) besteht für alle Straftaten, die in manischen oder depressiven Phasen begangen werden. *Geschäftsunfähigkeit* ist bei allen Vertragsabschlüssen, Schenkungen usw. manischer Patienten anzunehmen. Deshalb können auch alle Geschäftsabschlüsse Manischer rückgängig gemacht werden. Im allgemeinen ist die Kriminalität der Manisch-Depressiven gering. Die Delikte der Manischen gehören meist in die Kategorie des groben Unfugs, mitunter kommen auch Sexualdelikte vor. Bei den Depressiven kann der erweiterte Selbstmord (Mitnehmen von Angehörigen in den Tod) eine Rolle spielen.

Andere Depressionen

Es gibt noch eine Reihe anderer depressiver Syndrome, die wir nicht zur Gruppe der endogenen Psychosen rechnen, weil sie entweder durch faßbare körperliche Veränderungen bedingt sind, oder weil ein erlebnisreaktives Geschehen zu ihrer Erklärung ausreicht. Im ersteren Falle gehören solche Zustände zu den körperlich begründbaren Psychosen, im letzteren zu den psychogenen Reaktionen und Entwicklungen. Es gibt auch Zustandsbilder, die sich zwischen diesen beiden Möglichkeiten bewegen.

Eine Übersicht über die Ursachen der verschiedenen Depressionen soll Tab. **14** geben.

Aus der Tabelle ist die Vielfalt depressiver Störungen ersichtlich, unter anderem auch die Tatsache, daß sich bei manchen Formen exogene, endogene und psychogene Einflüsse überlappen. Wir können hier nicht alle Formen besprechen, manche haben wir bereits in anderen Kapiteln abgehandelt, sondern wollen nur einige herausgreifen.

Tabelle **14** Verschiedene Formen der Depression und ihre Ursachen

	symptomatische Depression (Infektions-, Stoffwechselkrankheiten, endokrine Störungen)
exogen	hirnorganische Depression (Alterspsychosen, Unfall, Tumor)
	Depression bei Epilepsie
	Involutionsdepression
endogen	endogene Depression
	schizophrene Depression
	Depression bei Oligophrenen
	endoreaktive Dysthymie
	neurotische Depression
psychogen	reaktive Depression
	Erschöpfungsdepression

(Klammern in der Tabelle: exogen umfasst symptomatische Depression bis Depression bei Epilepsie; endogen umfasst Depression bei Epilepsie bis endoreaktive Dysthymie; psychogen umfasst endoreaktive Dysthymie bis Erschöpfungsdepression.)

Involutionsdepressionen. Unter Involution verstehen wir körperliche und seelische Rückbildungsprozesse, die im höheren Lebensalter einsetzen. Eine genaue zeitliche Begrenzung der Altersstufe, in der diese Vorgänge ablaufen, ist nicht möglich. Auch was sich im psychischen Bereich im einzelnen dabei abspielt, ist schwer feststellbar, während die körperlichen Rückbildungserscheinungen leichter zu erfassen sind. Fest steht allerdings, daß in diesem Zeitabschnitt (etwa 50–60. Lebensjahr) sehr häufig depressive Zustände auftreten, die durch hypochondrisches, paranoides oder ängstlich-agitiertes Verhalten gekennzeichnet sind. Vermutlich spielen hier eine Reihe von Faktoren zusammen (s. Tab. **7**, S. 222). Nicht selten wird das Zustandsbild durch eine körperliche Krankheit angestoßen. Organische und psychogene Einflüsse lassen sich kaum trennen.

Therapie. Thymoleptika, Milieutherapie.

Endoreaktive Dysthymie (Weitbrecht 1979). Bei ihr liegt ein depressives Syndrom vor, das weder eindeutig endogen noch eindeutig reaktiv (psychogen) verursacht ist. Man kann es also weder zu den endogenen Psychosen noch zu den abnormen psychogenen Reaktionen rechnen.

Disponiert sind vorwiegend asthenische, labile Persönlichkeiten bei psychischer oder physischer Dauerbelastung.

Das Syndrom zeigt neben der depressiven Grundstimmung meist hypochondrische Krankheitsbefürchtungen.

Generationspsychosen. Die Bezeichnung umfaßt sowohl depressive als auch schizophrene Zustandsbilder, die in der *Schwangerschaft,* im *Wochenbett* und in der *Stillzeit* auftreten können. Der Zeitpunkt ihres Auftretens weist darauf hin, daß bei ihnen endokrine oder stoffwechselbedingte Umstellungsvorgänge eine Rolle spielen.

Die dabei auftretenden *depressiven* Syndrome bilden sich meist wieder zurück, während viele der schizophrenieähnlichen Zustände sich später als Erstmanifestationen einer echten Schizophrenie erweisen.

Therapie. Die Behandlung erfolgt je nach Symptomatik mit Thymoleptika oder Neuroleptika.

Therapie und psychische Führung

Allgemeine Maßnahmen

Depressive müssen wegen der Selbstmordneigung *frühzeitig* in die geschlossene Abteilung einer Klinik aufgenommen und *spät* entlassen werden. Sie neigen häufig dazu, besonders wenn sich ihr Zustand bessert, ihre Beschwerden zu verharmlosen. Werden sie zu früh entlassen, so kann es, da mit dem Therapieerfolg auch gleichzeitig die Hemmung nachläßt, zum *Suizidversuch* kommen. Auch Manische müssen meist stationär aufgenommen werden, allerdings nicht wegen Selbstmordneigung, sondern weil sie in wirtschaftlicher Hinsicht ihre Familie ruinieren können oder auch sittlich entgleisen.

In der Klinik müssen den Depressiven alle Gegenstände, die zum Selbstmord geeignet sind, weggenommen werden (spitze Gegenstände, Messer, aber auch mitgebrachte Tabletten usw.). Auch in der Klinik sind schon Selbstmorde vorgekommen. Deshalb müssen die Patienten während ihres ganzen Aufenthaltes gut beobachtet werden. Schwestern und Pfleger sind oft die ersten, die Suizidgedanken oder Vorbereitungen zu einem Suizidversuch bemerken. Suizidversuche müssen stets ernst genommen werden, auch wenn es immer wieder Patienten gibt, die es nicht ganz ernst damit meinen. Auch in diesen Fällen befinden sie sich in einer Notsituation. Suizidhandlungen sind Akte der Verzweiflung und zugleich Hilferufe von Menschen, die ihre Situation als ausweglos empfinden. Stets ist das Gefühl des Alleingelassenseins, der Einsamkeit und der Isolation damit verbunden. Deshalb ist es gerade in diesem Stadium wichtig, daß man sich intensiv um den Patienten kümmert, wobei sich für Schwestern und Pfleger die Schwierigkeit ergibt, daß sie im Verhalten des Patienten nur ein spärliches Echo ihrer Bemühungen feststellen können. Aber gerade dies darf nicht zur Entmutigung führen, denn Depressive brauchen gerade in dem Krankheitsstadium, in dem sie zu einer Kommunikation unfähig sind, ein hohes Maß an persönlicher Zuwendung. Gespräche mit depressiven Patienten in der Rekonvaleszenzphase zeigten, daß sie im Stadium der tiefsten Depression Interesse, Zuwendung und Anteilnahme als sehr wohltuend empfunden haben, obwohl sie nicht in der Lage waren, irgend etwas von sich aus in dieser Richtung zu tun.

Nach einem mißglückten Suizidversuch kann sich eine neue Situation ergeben, die für die weitere Behandlung des Patienten ebenfalls sehr wichtig ist. Sie ist vielfach dadurch charakterisiert,

- daß Schwestern oder Pfleger geneigt sind, den Suizidversuch als Eingriff in ihren Verantwortungsbereich zu empfinden und ihn dem Patienten persönlich übelnehmen und
- daß der Patient seine Handlung als schwere Schuld empfindet und auf diese Weise in seinen Versündigungsideen noch bestärkt wird.

Man muß versuchen, derlei Situationen zu vermeiden. Dies geschieht am besten dadurch, daß man dem Patienten nach wie vor freundlich, mit Zuwendung und ohne Groll begegnet, mit ihm ruhig über seinen Suizidversuch spricht, aber jegliche Moralisierung vermeidet.

Für die Normalisierung der wichtigsten körperlichen Funktionen (vor allem Nahrungsaufnahme, Stuhlgang) ist zu sorgen. Patienten, die die Nahrungsaufnahme verweigern, müssen unter Umständen künstlich ernährt werden.

Die Patienten sollten, soweit dies möglich ist, beschäftigt werden (Beschäftigungstherapie). Dadurch kann ein gewisser Abstand von den Symptomen erzielt werden. Weitere Ausführungen zur Suizidprophylaxe s. S. 365 f.

Medikamentöse Behandlung

Medikamente sollen immer *gezielt* eingesetzt sowie regelmäßig und zum rechten Zeitpunkt verabreicht werden. Die Anordnung eines neuen Medikamentes ist Aufgabe des Arztes, während die Schwester für die regelmäßige und zeitlich richtige Verabreichung sorgen muß. Die medikamentöse Therapie bei der Zyklothymie hat folgende Schwerpunkte: Bekämpfung der Schlaflosigkeit, symptomatische Bekämpfung körperlicher Störungen, gezielte Beeinflussung depressiver Kernsymptome.

Bekämpfung der Schlaflosigkeit. Hierzu werden die zahlreichen auf dem Markt befindlichen *Hypnotika* (Schlafmittel) eingesetzt, die sich meist von der Barbitursäure oder vom Harnstoff ableiten.

Es versteht sich, daß den Patienten keine Tabletten in die Hand gegeben werden dürfen. Man sollte sich auch von der Einnahme überzeugen, da manche Kranken im Hinblick auf einen geplanten Selbstmordversuch Tabletten „hamstern“.

Symptomatische Bekämpfung körperlicher Störungen. Neben der Regulierung von Appetit und Stuhlgang können Schmerzen und körperliche Mißempfindungen medikamentös beeinflußt werden, allerdings nie mit suchtgefährdenden Präparaten.

Gezielte Beeinflussung depressiver Kernsymptome mit Psychopharmaka. Eine bestimmte Gruppe der Psychopharmaka, die *Thymoleptika* (Antidepressiva), haben sich bei Depressionen als sehr wirksam erwiesen. Ihr Name und ihre Wirkung kann etwas vereinfachend mit der Bezeichnung „stimmungsaufhellend“ umschrieben werden. Der Schwerpunkt der Wirkung ist bei den einzelnen Präparaten verschieden. Man kann nach Kielholz drei charakteristische Wirkungskomponenten herausgreifen:

- vorwiegemd stimmungsaufhellende Wirkung, in diese Gruppe gehören z. B. die Präparate Tofranil, Noveril, Laroxyl, Tryptizol;
- vorwiegend hemmungslösende Wirkung, sie wird vor allem von den sog. Monoaminooxidasehemmern (MAOH) verkörpert;
- unruhedämpfende Wirkung, solche Präparate empfehlen sich besonders bei der agitierten Depression; bekannt geworden sind z. B. Neurocil, Taractan, Truxal.

Thymoleptika werden vielfach, je nach der individuellen Symptomatik, mit Beruhigungsmitteln (Tranquilizern) kombiniert.

Langzeittherapie und -prophylaxe durch Lithiumpräparate

In den letzten Jahren hat man sowohl bei Manien als auch bei manisch-depressiven Psychosen gute Erfolge durch die Verabreichung von Lithiumsalzen erzielt. Diese Präparate haben sich vor allem auch zur Langzeitprophylaxe dieser Erkrankungen bewährt. Bekannte Lithiumpräparate sind Quilonum und Quilonum retard. Patienten unter Lithiummedikation müssen gut überwacht werden. Der Blut-Lithium-Spiegel muß in regelmäßigen Abständen kontrolliert werden (wirksamer Bereich: 0,8–1,3 mval/l).

Heilkrampfbehandlung

Obwohl die Krampfbehandlung heute weitgehend durch die medikamentöse Therapie abgelöst wird, kann man in vielen Fällen doch nicht auf sie verzichten. Zu diesen Fällen gehören auch schwere endogene Depressionen, bei denen man meist eine Elektrokonvulsivbehandlung (EKT) durchführt.

Bei der Elektrokonvulsivbehandlung wird durch elektrische Reizung des Gehirns ein epileptischer Krampfanfall erzeugt. Um Verletzungen zu vermeiden, führt man heute meist eine Muskelrelaxierung (künstl. Muskellähmung) mit kurareähnlichen Substanzen (z. B. Lysthenon, Succinyl) und künstliche Beatmung durch, so daß der Patient „nur innerlich" krampft.

Die Vorbereitung des Patienten ist Aufgabe der Schwester. Der Patient muß nüchtern sein, Zahnprothesen müssen vorher entfernt werden, er soll als Prämedikation ¼ Stunde vor dem Schock ½–1 Ampulle Atropin (Dosierung nach Körpergewicht) subkutan gespritzt erhalten.

Wichtig ist, daß man vorher mit dem Patienten über die Behandlung spricht und nicht ein Geheimnis daraus macht. Am besten und beruhigendsten ist es für ihn, wenn man die Behandlung mit einer Narkose vergleicht, in der man ja bekanntlich nichts spürt. Während der Narkose wird nun in diesem Falle keine Operation durchgeführt, sondern ein Strom durch den Körper geleitet, der der Heilung dient (Heilkrampf). Durch solche Erklärungen gelingt es meist, den Patienten die übermäßige Angst vor der EKT zu nehmen. Nach der Vorbereitung leitet man eine Narkose mit Pentothal oder anderen Substanzen ein und führt eine Muskelrelaxierung durch, wobei der Patient natürlich künstlich beatmet werden muß. Der Kopf des Kranken wird leicht angehoben gelagert, die Schläfen werden mit Kochsalzlösung angefeuchtet, anschließend werden die Elektroden an die Schläfen angelegt und der Elektrokrampf ausgelöst. Man kann seine Wirkung am Flattern der Augenlider und am Zucken der Muskulatur beobachten.

Nach dem Elektrokrampf muß so lange künstlich beatmet werden, bis die Spontanatmung wieder einsetzt.

Komplikationen: Stimmritzenkrampf (hier sofort intubieren) oder reversibles organisches Psychosyndrom, das nach einigen Tagen wieder verschwindet.

Insgesamt führt man meist zwei Elektrokrämpfe pro Woche durch, bis zu einer Gesamtzahl von etwa zehn.

Schizophrenie

Begriff. Wörtlich übersetzt bedeutet der Ausdruck Schizophrenie soviel wie Spaltungsirresein. Damit ist angedeutet, daß Patienten, die an dieser Erkrankung leiden, sich häufig in ihrer Persönlichkeit gespalten fühlen. Sie sind z. B. gleichzeitig der Herr Staatspräsident und Herr Müller aus Stuttgart, ohne daß sie dieser Gegensatz in der geringsten Weise stört.

Eine klare Definition der Schizophrenie ist schwierig. Man kann sie eigentlich nur durch Ausschluß und Abziehen anderer Psychosen umgrenzen. Auf diese Weise kommen wir zu folgender Umschreibung: Unter Schizophrenie verstehen wir eine Gruppe von endogenen Psychosen, die nach Ausschluß einer manisch-depressiven Psychose übrig bleibt.

Es ist jedoch auch eine positive Umschreibung dessen möglich, was wir Schizophrenie nennen. Eine solche positive Definition muß sich auf charakteristische Symptome der Krankheit stützen, die Kurt Schneider als *Symptome ersten Ranges* bezeichnet hat. Die wichtigsten sind: „Gedankenlautwerden", „Hören von Stimmen in Form von Rede und Gegenrede", „Hören von Stimmen, die das eigene Tun mit Bemerkungen begleiten", „leibliche Beeinflussungserlebnisse", „Gedankenentzug" und andere Gedankenbeeinflussungen, „Gedankenausbreitung", „Wahnwahrnehmungen" sowie „alles von anderen Gemachte" und Beeinflußte auf dem Gebiet des Fühlens, Strebens (der Triebe) und des Wollens.

Unter Einbeziehung der beschriebenen Symptome und der Endzustände des schizophrenen Prozesses kann eine positive Definition der Schizophrenie nun lauten:

Als Schizophrenie bezeichnen wir eine Gruppe von Psychosen, die mit Symptomen ersten Ranges wie Gedankenlautwerden, Stimmenhören usw. einhergeht und in schubweisem Verlauf zu dauernden Persönlichkeitsänderungen und Defektzuständen führen kann. In dieser Definition ist gleichzeitig der Aspekt des Verlaufes angesprochen, der die Richtigkeit der Diagnose bestätigt oder widerlegt.

Die Schizophreniediagnostik muß sich also folgende Fragen stellen:

1. Liegt eine endogene oder eine körperlich begründbare Psychose vor? Ist die letztere durch eine gründliche körperliche und neurologische Untersuchung ausgeschlossen, so folgt die nächste Frage:

2. Liegt eine Zyklothymie vor? Ist diese ebenfalls ausgeschlossen, so hat man weiter zu fragen:

3. Sind Symptome ersten Ranges vorhanden?

Kann die letzte Frage bejaht werden, so ist das Vorliegen einer Schizophrenie sehr wahrscheinlich.

Häufigkeit. Es erkranken etwa 0,8 % der Durchschnittsbevölkerung. Rund ⅔ aller Anstaltspatienten sind Schizophrene.

Symptome

Unter den überaus zahlreichen Symptomen seien nur einige, besonders charakteristische, ausgewählt. Kennzeichnend ist, daß bei Beginn der Krankheit die Intelligenz und das Gedächtnis nicht gestört sind und im Gegensatz zu den körperlich begründbaren Psychosen keinerlei Beeinträchtigung des Bewußtseins vorliegt.

Denkstörungen

Sie äußern sich *formal* in einem Zerfall der Denkzusammenhänge (Zerfahrenheit), im *Gedankenjagen* (sich überstürzende, kreuz und quer durcheinandergehende Gedanken) und im *Gedankenabreißen* (plötzliche Blockierung des Gedankenablaufs). Das Gedankenabreißen wird von den Patienten häufig als *Gedankenentzug* gedeutet. Sehr oft findet man auch bei den Kranken die Feststellung, ihre Gedanken würden ihnen „gemacht", sie würden ihnen von irgendwelchen Mächten eingegeben.

Inhaltlich kommt es zu *Wahnvorstellungen* und *Wahneinfällen,* deren Kennzeichen es ist, daß sie den Kranken mit unmittelbarer Gewißheit erfüllen, die durch kein logisches Argument widerlegt werden kann.

Die Wahnvorstellungen erscheinen oft nicht einfühlbar, unverstehbar und psychologisch nicht abzuleiten. Sie werden vielfach aufgefaßt als Versuch des Schizophrenen, sich in der veränderten, psychotischen Welt zurechtzufinden. Durch die genannte Uneinfühlbarkeit und Nichtableitbarkeit unterscheidet sich der schizophrene Wahn vom Wahn anderer Genese (z. B. vom Wahn bei der paranoischen Entwicklung). Die häufigsten Formen des schizophrenen Wahns sind: Beeinflussungswahn, Verfolgungswahn, Größenwahn, Vergiftungswahn u. a.

Beeinflussungswahn. Die Patienten fühlen sich von außen manipuliert. Sie werden bestrahlt, empfangen Radiowellen, unterirdische Ströme fließen durch sie hindurch, ihre Gedanken werden „gemacht".

Verfolgungswahn. Bei ihm fühlen sich die Patienten von allen möglichen Mächten verfolgt, z. B. vom Nachbarn, von der Geheimpolizei, von einer Sekte, von den Russen, von den Freimaurern. Das ganze Verhalten solcher Kranker kann durch den Verfolgungswahn bestimmt werden. Sie wagen sich kaum auf die Straße, sehen sich ängstlich um, jeder Passant scheint ihnen verdächtig, es kann zu einer regelrechten Panik kommen.

Größenwahn. Der Patient befördert sich z. B. zum Herrscher, zum Papst, zum Präsidenten, zum Erlöser, der die Welt errettet, zum Propheten, der bis ins Jahr 2000 vorausblickt usw. Beim Größenwahn spielen religiöse Vorstellungen eine große Rolle, die sich häufig als sog. Begnadungswahn äußern.

Vergiftungswahn. Die Patienten sind der festen Überzeugung, man wolle sie vergiften. Die Tabletten, die ihnen verordnet werden, enthalten Rattengift, dieses wird auch unters Essen gemischt, ja selbst das Leitungswasser ist vergiftet. Aus Mißtrauen, Angst und Argwohn verweigern die Kranken oft jede Nahrungsaufnahme.

Zu erwähnen wären noch der *Eifersuchtswahn,* den man auch bei Alkoholikern findet (S. 250), der *sensitive Beziehungswahn,* der *Bedeutungswahn,* bei dem ein belangloses Ereignis eine ungewöhnliche Bedeutung bekommt, und andere Wahnformen, auf die wir nicht näher eingehen können.

Die formalen und inhaltlichen Denkstörungen äußern sich auch in der *sprachlichen Ausdrucksweise* vieler Schizophrener. Es kommt zu *Wortneubildungen,* zu einem eigentümlichen Bedeutungswandel der Sprache und zu sinnlosen Reimereien nach Klangassoziationen.

Beispiel: „Die Welternährungsapotheke Jerusalems wird ihren Gesetzmakler per Luftpferde auf die Erde, ja die Erde, die Erdbälle, auf alle Fälle, die Felltiere sind nahrungsüberwunden in die Gesetzeskapitel des Nordpols zusammengewechselt."

Sinnestäuschungen

Es können *illusionäre Verkennungen* und *Halluzinationen* auftreten. Unter den letzteren sind mit Abstand am häufigsten die *akustischen Halluzinationen* in Gestalt von *Stimmenhören.* Die Stimmen können ganz verschiedenen Charakter haben. Sie können schimpfen, grölen, singen, kritisieren, verfolgen, verurteilen. Auch ihr Ausgangspunkt ist sehr variabel, sie kommen aus der Kirche, vom Mond oder aus den Gräbern verstorbener Angehöriger.

Die Stimmen sind den Patienten meist unangenehm, in manchen Fällen auch willkommen. Nicht immer sprechen die Kranken über ihre akustischen Halluzinationen. Eine unserer Patientinnen verneinte jegliches Stimmenhören, horchte jedoch immer wieder an der Wand. Nach nochmaliger Befragung gab sie schließlich zu, daß die Bundesbahn zu ihr spreche.

Weitere, für die Schizophrenie typische Halluzinationen sind solche, die den eigenen Körper betreffen (Leibhalluzinationen). Die Patienten spüren z. B., daß ihnen „das Gehirn abgezogen wird", sie bemerken den „hypnotischen Strom", der sie durchzuckt, die „verfaulte Leber" macht ihnen zu schaffen usw.

Auch optische Halluzinationen (Erleuchtungen, Visionen, „heute habe ich den Erlöser gesehen“) und Geschmackshalluzinationen kommen ebenso wie Geruchshalluzinationen einmal vor.

Störungen der Affektivität

Die Störungen des Gefühlslebens bei der Schizophrenie sind vielfältig. Wir kennen die Verstimmungen, die Gemütsverödung, die Gefühlsverkehrung und den schizophrenen Autismus.

Verstimmungen. Sie können vom Pol der Traurigkeit und Verzweiflung mit Selbstmordneigung bis zu ekstatischen Glückszuständen reichen, in denen die Patienten sich über alles erhaben, begnadet, erleuchtet und erlöst fühlen. Mit verklärtem Gesichtsausdruck „verkünden“ sie oft ihre Hochstimmung. Zwischen diesen beiden extremen Stimmungslagen bewegen sich ängstliche und von dranghafter Unruhe gezeichnete Stimmungen. Die schizophrenen Stimmungen bleiben in ihrer einmal eingeschlagenen *Gefühlsrichtung* auffällig gleich, weshalb man auch von der *Affektsteife* der Schizophrenen spricht.

Gemütsverödung. Im Verlaufe des schizophrenen Prozesses geht die Fähigkeit, Gefühle zu äußern und gefühlsmäßig zu reagieren, oft verloren. Die Patienten wirken dann gleichgültig, stumpf und gefühlsleer. Sie können weder Freude noch Leid, weder Sympathie noch Antipathie empfinden oder zum Ausdruck bringen. Dessen wird man besonders in Situationen ansichtig, die normalerweise starke Emotionen hervorrufen (Todesfälle in der Familie, Beleidigungen usw.), auf welche die Schizophrenen dann überhaupt nicht reagieren. Viele Patienten empfinden die fortschreitende Gemütsverödung und beschreiben sie als „Erstarren“, „Absterben“ oder „gähnende Leere“.

Gefühlsverkehrung (Parathymie). Darunter verstehen wir ein Auseinanderfallen von Erlebnis und der ihm zugeordneten Gefühlsreaktion. Traurige Erlebnisse, wie der Verlust nächster Angehöriger oder Beerdigungen, rufen bei den Patienten z. B. heitere Gefühlsreaktionen hervor. Überhaupt wirken alle Gefühlsäußerungen fremdartig, seltsam und dem jeweiligen Anlaß nicht angemessen. Vielfach wirken die Kranken auch ausgesprochen gefühllos. Es sind manche Mordtaten Schizophrener bekannt, nach denen die Patienten nicht die geringsten Gefühlsregungen zeigten, mitunter sogar stolz und fröhlich waren.

Autismus. Beim schizophrenen Autismus ziehen sich die Kranken auf sich selbst zurück und schließen sich völlig von der Außenwelt ab. Oft ist es gar nicht mehr möglich, mit ihnen in Kontakt zu treten. Sie leben so eingesponnen in ihr Wahnsystem, daß sie der realen Welt gar nicht bedürfen.

Antriebs- und Bewegungsstörungen

Die Antriebs- und Bewegungsstörungen bei der Schizophrenie sind so zahlreich, daß wir nur die wichtigsten herausgreifen können.

Antriebslosigkeit. Manche Patienten haben jegliche Spontaneität und Initiative verloren. Sie sitzen stundenlang teilsnahmslos im Zimmer und haben keinerlei Interesse, einer Unterhaltung zu folgen, zu lesen oder sich in anderer Weise zu beschäftigen. Die Antriebslosigkeit kann so ausgeprägt sein, daß die Patienten völlig regungslos dasitzen, weder sprechen noch essen und auch ihre Ausscheidungsfunktionen nicht mehr willentlich regulieren. Einen solchen Zustand bezeichnet man als *Stupor*. Man kann einen *schlaffen* Stupor von einem *gespannten* Stupor unterscheiden. Bei ersteren fehlt die Initiative für alle Bewegungen, bei letzterem werden sie aus einem psychischen Widerstand nicht ausgeführt. Eine Sonderform der Antriebslosigkeit ist die *Katalepsie*, bei der die Patienten alle Bewegungen, die man an ihnen passiv vornimmt, abnorm lange beibehalten. Sie wirken dadurch starr wie Statuen.

Impulshandlungen und Erregungszustände. Das Gegenteil der Antriebslosigkeit finden wir bei diesen beiden Phänomenen. *Impulshandlungen* sind plötzlich auftretende, vollkommen unmotivierte Gewalttaten, bei denen die Patienten sinnlos Gegenstände in ihrer Umgebung (Wohnungseinrichtung, Fenster usw.) zertrümmern oder auch Selbstmordversuche unternehmen. Der Impuls zum Selbstmord wie auch zu anderen Handlungen überfällt die Patienten schlagartig, und sie sind ihm willenlos ausgeliefert. Dadurch gewinnen die Impulshandlungen einen eigentümlichen, fremdartigen Charakter; sie erscheinen „von außen" verursacht und laufen meist ohne jede innere Beteiligung der Persönlichkeit ab.

Bei den *Erregungszuständen* geraten die Kranken ebenso unbegründet in die heftigsten Tobsuchtsanfälle, in denen nichts vor ihnen sicher ist. Sie zerreißen ihre Kleider und Bettwäsche, gehen auf Mitpatienten, Schwestern und Ärzte los, reißen sich die Haare aus und verrichten ihre Notdurft im Zimmer.

Motorische und sprachliche Stereotypien. *Stereotypien* sind automatisierte Verhaltensabläufe (Bewegungen, Handlungen, Redewendungen), die ohne äußeren Anstoß ablaufen und keine Funktion haben, d. h., sinnlos sind. Bekannte Beispiele für motorische Stereotypien sind Kratz- und Wischbewegungen, sinnloses Aufstehen und Niedersetzen, Schaukelbewegungen des Oberkörpers und ruckartige Bewegungen des Kopfes.

Sprachliche Stereotypien äußern sich in Wiederholungen einzelner Worte oder Wortteile, die inhaltlich meist mit dem Wahngebäude des Kranken zusammenhängen. Ein Patient, der an einem religiösen Wahn litt, begrüßte zum Beispiel seine Mitpatienten, Schwestern, Ärzte und auch seine Angehörigen mit der stereotypen Wendung: „Der Herr segne dich, du Geist."

Zu den Stereotypien müssen wir auch das häufige *Grimassieren* rechnen, bei dem die Patienten ein sinnloses Mienenspiel zeigen. Es kann auch zu den Ausdrucksbewegungen des Lachens und Weinens kommen, ohne daß ein Anlaß dafür vorhanden ist. Sehr häufig sind die sog. Schnutenbildung und Bewegungen mit dem rüsselartig gespitzten Mund. Auch *manierierte Bewegungen* findet man oft, die zeremonienhaft in den Ablauf des Tages eingebaut werden. So schritt ein Patient vor dem Frühstück jeweils dreimal das Zimmer ab, wobei er seinen Hut aufsetzte; erst danach konnte er frühstücken. Ein anderer gab beim Begrüßen nur die linke Hand, weil „die rechte nicht vom Herzen kommt".

Persönlichkeitsstörungen

Sie sind für die Schizophrenie überaus typisch und für Außenstehende vollkommen uneinfühlbar. Die bekanntesten sind: Depersonalisation, Ichstörungen, Wesensänderung und Defekt.

Depersonalisation. Darunter versteht man eine Entfremdung des eigenen Körpers und des eigenen Seelenlebens. Einzelne Körperteile werden nicht als zum eigenen Körper zugehörig empfunden, sie sind dem Kranken fremd. Äußerungen wie „diese Beine gehören nicht mir, sie gehen wohin sie wollen, ich will gar nicht, daß sie gehen, ich bin nicht mehr ich" sind Ausdruck dieser Erscheinungen.

Ichstörungen. Sie äußern sich in einer vom Patienten empfundenen Spaltung seiner Persönlichkeit. Eigene seelische Vorstellungen werden dabei als von anderen verursacht angesehen, z. B. „der Teufel macht meine Gedanken". Es kann auch, wie bereits erwähnt, dazu kommen, daß ein Kranker gleichzeitig zwei Personen darstellt, z. B. den Erlöser Jesus Christus und den Buchhalter Huber, ohne diesen Gegensatz als unvereinbar anzusehen.

Wesensänderung und Defekt. Im Verlauf der Krankheit kommt es auch häufig zu einer Veränderung der Persönlichkeit in die verschiedensten Richtungen (Verschrobenheit, Verödung, Verflachung, Haltlosigkeit) und auch zu einer Einbuße der Intelligenz (Verblödung). Die Endzustände dieses prozeßhaften Persönlichkeitsabbaues bezeichnen wir als *schizophrene Defekte*. Diese Patienten sind meist zeitlebens in Anstalten untergebracht oder leben als eigenbrötlerische und unzugängliche Sonderlinge am Rande der Gesellschaft.

Formen der Schizophrenie

Herkömmlicherweise unterscheidet man nach der im Vordergrund stehenden Symptomatik einige Formen der Schizophrenie, auf die wir nun zu sprechen kommen.

Hebephrenie

Diese Form beginnt meist in jungen Jahren (Pubertät, bis 20. Lebensjahr) unter den Zeichen der Antriebsverarmung, Denkzerfahrenheit, affektiver Verflachung und einer heiteren, läppischen Grundstimmung, schreitet fort und mündet meist im Defekt. Die jugendlichen, oft sehr intelligenten und gewissenhaften Patienten versagen plötzlich in der Schule, ziehen sich von Freunden und aus der Familie zurück, geraten in abstruse Wahnsysteme und landen schließlich in Landeskrankenhäusern.

Beispiel: Ein 18jähriger Musterschüler fiel im Gymnasium durch einen plötzlichen Leistungsnachlaß auf. Er starrte ins Leere, konnte sich nicht mehr richtig konzentrieren und brachte im deutschen Aufsatz sinnlose, geschraubte und wahnhafte Gedanken zu Papier. Lehrern und Mitschülern gegenüber legte der früher bescheidene Junge ein arrogantes und überhebliches Benehmen an den Tag. Es stellten sich religiöse Wahnideen ein; der Patient studierte nur noch die Bibel, diskutierte stundenlang mit allerlei Sektierern und kam schließlich zu der wahnhaften Überzeugung, er sei der Erlöser. Als solcher fühle er sich vom „Vater" beeinflußt und getrieben; er tue nur, was ihm sein Vater im Himmel sage.

Nach stationärer Behandlung in einer Nervenklinik besserte sich sein Zustand so weit, daß er noch das Abitur machen und mit einem Studium beginnen konnte. Vor dem ersten Examen fiel er erneut auf, weil er im Winter bei eisiger Kälte den ganzen Tag lernend mit einem Buch im Park auf und ab ging. Nach seinen Motiven dafür befragt, sagte er, er müsse sich kräftigen und abhärten, denn er wolle Bundeskanzler werden. Auf die weitere Frage, wie er denn darauf komme, Bundeskanzler zu werden, nannte er seine Heimatstadt, die „strategisch sehr günstig gelegen ist, so daß ich gute Aussichten habe, Kanzler zu werden". Der Patient wurde erneut in die Klinik eingewiesen und verlangte dort Präparate, die seinen Bartwuchs verhindern sollten.

Nach mehrmonatiger Behandlung stabilisierte sich sein Zustand. Allerdings blieb ein deutliches Defektsyndrom zurück, so daß er sein Studium aufgeben mußte und schließlich, nach einigen Zwischenfällen, im landwirtschaftlichen Betrieb eines Landeskrankenhauses beschäftigt wurde.

Katatone Schizophrenie

Bei dieser Form (Beginn etwa um das 25. Lebensjahr) stehen motorische Erscheinungen, akute Erregungen und Sperrungszustände *(Stupor)* im Vordergrund. Daneben kommen viele der anderen beschriebenen Symptome vor, am häufigsten Wahnideen und Halluzinationen. Eine Sonderform ist die *akute perniziöse Katatonie,* die unter ähnlichen Symptomen wie eine Enzephalitis zum Tode führen kann.

Prognose. Mit Ausnahme der perniziösen Katatonie sind die Heilungsaussichten relativ günstig, am besten sind sie bei den sog. periodischen Katatonien.

Paranoide (wahnbildende) Schizophrenie

Der paranoiden Form, die häufig erst um das 35. Lebensjahr oder auch später auftritt, geben die vorherrschenden Wahnideen das charakteristische Gepräge. Daneben finden wir Störungen des Denkens und der Affektivität. Diese Form führt meist nicht zum Persönlichkeitszerfall; auch die Intelligenz bleibt oft unberührt.

Beispiel: Ein 40jähriger, in Verhalten und Aussehen – außer einer gewaltigen Haarmähne – unauffälliger Patient, litt an der Wahnvorstellung, den ersten Sputnik erfunden zu haben. Man konnte sich längere Zeit mit ihm unterhalten, ohne irgendwelche Auffälligkeiten zu entdecken. Sobald das Gespräch jedoch auf Weltraum, Raketen, Himmelskörper oder ähnliches kam, begann er automatisch über die Entwicklung von Raketen und Raumfahrzeugen zu sprechen. Er habe diese Erfindung schon vor vielen Jahren gemacht. Durch Spionage eines „Mitarbeiters" seien die Pläne an die Russen gelangt, die dann den ersten Sputnik gestartet hätten. Er wolle nun endlich die Dinge richtigstellen, „Ehre, wem Ehre gebührt". Er schreibe nun seit zwei Jahren an einem Buch über „die wahren Vorgänge bei der Entwicklung von Trägerraketen" und wolle dieses bald der Weltöffentlichkeit vorlegen. Das „Buch" war ein Konglomerat von mathematischen Formeln, Symbolen, Zeichnungen und Beschuldigungen gegen Verräter, Kommunisten und den Papst, der die „Spionageaffäre auch noch gutgeheißen" hätte.

Schizophrenia simplex

Diese Form führt langsam und schleichend, ohne ins Auge springende psychische Symptome, zum Defektzustand. Die Patienten sind antriebsarm, abgestumpft, ohne Initiative und Energie, depressiv oder verstimmt, versagen im Beruf, geben schließlich ihre gewohnte Tätigkeit auf, wechseln häufig die Stellung und landen schließlich als heruntergekommene Gelegenheitsarbeiter in Landeskrankenhäusern. Das Erkennen solcher schizophrener Verläufe kann sehr schwierig sein, weil sie sowohl mit den Psychopathien als auch mit den abnormen Erlebnisreaktionen enge Berührungspunkte aufweisen, und weil die diagnostischen Kategorien bei der farblosen Symptomatik sehr unscharf werden.

Pfropfschizophrenie

Dabei handelt es sich um eine Kombination von Schwachsinn und Schizophrenie.

Verlauf der Schizophrenie

Die Schizophrenie verläuft schubweise, wobei nach jedem Schub Defekte in Form von Persönlichkeitsänderungen oder Intelligenzabbau zurückbleiben können. Diese Veränderungen zeigen sich meist etwa nach dem dritten Schub. Es gibt jedoch auch Fälle, die selbst nach mehreren „Schüben" keine bleibenden Veränderungen davontragen; hier spricht man nicht von Schüben, sondern von schizophrenen Episoden.

Einige konkrete Angaben hinsichtlich des Verlaufes entnehmen wir den umfangreichen Studien von M. Bleuler.

Akuter Krankheitsbeginn führt in 5–15 % der Fälle zur Demenz, schleichender in 10–20 %.

Periodischer Verlauf führt in 30–40 % der Fälle zum Defekt, in 25–35 % zur Heilung.

In den ersten zwei Jahren kann man noch auf eine Spontanremission (Selbstheilung) hoffen, nach 5jähriger, ununterbrochener Krankheitsdauer sind praktisch keine Remissionen mehr zu erwarten. Die besten Heilungschancen haben die katatonen Formen, die schlechtesten die hebephrenen, während bei den paranoiden die Aussichten auf Heilung ihrer Wahnvorstellungen gering sind; jedoch können derartige Patienten infolge des Ausbleibens der Persönlichkeitsveränderungen und des Intelligenzabbaus häufig wieder sozial eingegliedert werden.

Ursachen

Die eigentliche Ursache der Schizophrenie ist immer noch ungeklärt. Fest steht nur, daß der *Vererbung* eine entscheidende Rolle zukommt. Dies haben die Untersuchungen an Familien Schizophrener und an eineiigen Zwillingen ergeben.

Die Erkrankungswahrscheinlichkeit für Verwandte Schizophrener beträgt für die Eltern 5–10 %, für Geschwister 8–14 %, unter zweieiigen Zwillingen 5–16 %, unter eineiigen 20–75 %. Diese Zahlen sind eine Zusammenstellung der wichtigsten Untersuchungen über die Erblichkeit der Schizophrenie von E. Zerbin-Rüdin entnommen. Die in den meisten Untersuchungen gefundene relativ hohe Konkordanz eineiiger Zwillinge weist auf die Bedeutung des Erbeinflusses hin, zeigt aber zugleich, daß erbliche Faktoren *allein nicht* für die Entstehung der Erkrankung verantwortlich gemacht werden können.

In den letzten Jahren ist die Bedeutung *psychogener Einflüsse* auf die Entstehung schizophrener Erkrankungen intensiver untersucht und diskutiert worden. Dabei hat sich gezeigt, daß die individuelle Eigenart der Persönlichkeit des Patienten, belastende Lebensereignisse (z. B. Tod naher Anghehöriger) und auch das Familienklima eine auslösende (nicht ursächliche) Rolle in der Genese der Schizophrenie spielen können. Die Bedeutung familiärer Einflüsse wurde dabei hauptsächlich unter dem Stichwort der „expressed emotions“ zusammengefaßt. Gemeint ist damit die Beobachtung, wonach ein Übermaß an Emotionen in der Familie des Patienten (z. B. in Form von Streit, Kritik und Herabsetzung) den Ausbruch einer Schizophrenie oder einen Rückfall der Erkrankung „triggern“ kann.

Inwieweit biochemische Vorgänge oder äußere Einflüsse an der Verursachung der Krankheit beteiligt sind, läßt sich bis jetzt nicht sagen. Vielfach wird als Hypothese angenommen, daß es sich bei der Schizophrenie um eine Stoffwechselstörung handelt. Gestützt wird diese Ansicht durch das häufige Auftreten schizophrener Erkrankungen in Zeiten biologischer Umstellungen (Pubertät, Schwangerschaft, Wochenbett, Klimakterium).

Die von manchen psychoanalytisch eingestellten Psychiatern vertretene These von einer psychogenen (erlebnisreaktiven) Verursachung der Schizophrenie darf vorerst als unwahrscheinlich gelten.

Therapie und Pflege

Da wir die Ursache der Schizophrenie bisher nicht kennen, ist auch eine kausale Behandlung dieser Krankheit nicht möglich. Es gibt jedoch eine Reihe von Maßnahmen, die günstig auf den Krankheitsprozeß einwirken und den gefürchteten schizophrenen Schub abkürzen, ja sogar zu längerdauernden Remissionen führen.

Medikamentöse Behandlung

Durch die Einführung der Neuroleptika hat sich die Behandlung der Schizophrenie weitgehend gewandelt. Die früher so häufigen und lang anhaltenden psychotischen Erregungszustände können dank dieser Behandlung nur noch selten beobachtet werden.

Neuroleptika sind Medikamente, die ganz verschiedenen chemischen Gruppen angehören und nach Verabreichung eine allgemeine Beruhigung ohne wesentliche Beeinträchtigung des Wachbewußtseins bewirken.

Bei der Wirkungsweise der Neuroleptika lassen sich drei Komponenten herausstellen:

- Dämpfende Wirkung: allgemeine Beruhigung, Dämpfung von Erregungs- und Spannungszuständen, dadurch auch indirekte Einwirkung auf produktive Symptome wie Wahngedanken, Halluzinationen. Vielfach wird auch eine spezifisch-antipsychotische Wirkung von der dämpfenden Wirkung unterschieden.
- Extrapyramidal-motorische Wirkung: Sie zeigt sich vor allem im Auftreten eines symptomatischen *Parkinson-Syndroms* mit Tremor, Speichelfluß und Amimie. Treten diese Erscheinungen im Extrem auf, so muß man sie schon als Nebenwirkung ansehen. Es kann dabei zu sog. Dyskinesien (Verkrampfungen) der Gesichts-, Hals- und Zungenmuskulatur kommen.

  Diese Nebenwirkungen lassen sich durch die Antiparkinsonmittel (z. B. Akineton) bekämpfen. Häufig werden sie auch vorbeugend gleichzeitig mit den Neuroleptika verabreicht.

Das Auftreten extrapyramidal-motorischer Erscheinungen (sog. Hypokinese, Störung der Feinmotorik), die man mit geeigneten Verfahren auch messen kann, hat man sogar zum Maßstab der Wirkung von Neuroleptika gemacht. Nach Haase erreichen die Neuroleptika erst dann ihre volle Wirksamkeit, wenn die beschriebenen extrapyramidalen Symptome auftreten, d.h., wenn die *neuroleptische Schwelle* erreicht ist.

– Vegetative Wirkung: Ein Großteil der *Neuroleptika* führt zu einer Senkung des Blutdrucks (evtl. sogar zum Kreislaufkollaps), zu Pulsveränderungen, Schwitzen, Schwindel, Gewichtszunahme und Magen-Darm-Störungen. Auch diese Erscheinungen kann man z.T. schon als Nebenwirkungen auffassen. Man kann ihnen (vor allem den Kreislaufstörungen) durch prophylaktische Verabreichung entsprechender Medikamente, z.B. Novadral oder Effortil, begegnen.

Zur Bekämpfung der oft hartnäckigen Schlafstörungen ist eine Kombination von Neuroleptika und Schlafmitteln notwendig.

Heilkrampfbehandlung

Trotz der großen Erfolge der medikamentösen Therapie kommt man nicht immer ohne die Elektrokonvulsivtherapie (EKT) aus. Angewandt wird der Heilkrampf (Elektrokonvulsivbehandlung), während die Insulinkomabehandlung (Insulinschock) heute nicht mehr praktiziert wird.

Der Heilkrampf wurde bereits bei der Zyklothymie besprochen (S. 312). Im Rahmen der Schizophrenie wird er vor allem bei der Katatonie angewandt.

Beschäftigungs- und Arbeitstherapie

(s. auch S. 384)

Die *Beschäftigungstherapie* soll den häufig in sich gekehrten und verschlossenen Patienten psychisch auflockern und wieder gemeinschaftsfähig machen. Es ist viel Geduld nötig, um die Patienten überhaupt so weit zu bringen, daß sie „mitmachen". Durch musische Betätigungen (Malen, Zeichnen, Formen) gelingt es jedoch, manche Kranke aus ihrer Reserve herauszuführen und über die manchmal überraschend guten Ergebnisse ihrer Gestaltungskraft ein optimistischeres Selbstbild aufbauen zu helfen.

Bei der *Arbeitstherapie* will man die Patienten durch stufenweise Steigerung von körperlichen Anforderungen an ihre Umwelt anpassen. Sie ist damit ein Teil der bei allen psychiatrisch Kranken erstrebten Rehabilitation, d.h. die Wiedereingliederung in die Gesellschaft und die Arbeitswelt. Auf die allgemeinen Prinzipien dieser Behandlungsart kommen wir auf S. 385 zu sprechen.

Durch die körperliche Arbeit wird der Patient einerseits von seiner psychotischen Gedankenwelt abgelenkt, andererseits steigert schon die Bewegung als solche das leibliche Wohlbefinden. Ähnliches gilt auch für sportliche Betätigungen.

Rehabilitation Schizophrener

Alle beschriebenen Behandlungsmaßnahmen erstreben letztlich die Wiedereingliederung des schizophrenen Patienten in Arbeit, Beruf und Familie. Ob dies möglich ist, hängt in erster Linie vom eigengesetzlichen *Verlauf* der Krankheit ab, in zweiter Linie von den verschiedenen Behandlungsmethoden. Wir unterscheiden die *Vollremission,* bei der nach einem Schub keinerlei Dauerfolgen zurückbleiben, von *Teilremissionen,* die Defektzustände hinterlassen.

Die Rehabilitation befaßt sich mit den letzteren und will die *soziale Remission* erreichen, die eine Wiedereingliederung des Patienten, wenn auch meist auf niedrigerer Ebene, ermöglicht. Die 1. Stufe der Rehabilitation spielt sich in der Klinik ab (medikamentöse Behandlung, Arbeitstherapie, Beschäftigungstherapie). Auf der 2. Stufe versucht man, dem Patienten bereits außerhalb der Anstalt oder Klinik eine entsprechende Beschäftigung zu vermitteln, wobei er aber noch in der Klinik wohnt (sog. Nachtklinik – leider gibt es noch zu wenige) und dort weiterhin behandelt wird. Die 3. Stufe wäre dann die vollständige Rückgliederung in die Gesellschaft mit eigenem Wohnsitz. Aber auch wenn dies erreicht ist, muß der Patient noch intensiv betreut werden. Die ärztliche Behandlung kann von einem niedergelassenen Nervenarzt übernommen werden, der mit Klinik und Betrieb des Patienten sowie mit der nachgehenden Fürsorge eng zusammenarbeiten sollte.

Durch die verschiedenen Behandlungsmaßnahmen, von denen hier nur ein Teil erwähnt werden konnte, hat sich die Situation der Schizophrenen bedeutend verbessert. Leider gelingt es trotz intensiver soziotherapeutischer Maßnahmen nicht, alle an einer schizophrenen Psychose Erkrankten wieder in Familie und Beruf einzugliedern. Ein Teil dieser Patienten bedarf deshalb auch heute noch der dauernden Fürsorge in Kliniken, Wohnheimen oder geschützten und betreuten Wohngruppen.

Epilepsie (hirnorganische Anfallsleiden)

Allgemeines

Es gibt wenige Krankheiten, die seit so langer Zeit bekannt sind wie die Epilepsie. Wahrscheinlich ist sie die erste Nervenkrankheit, über die überhaupt Aufzeichnungen vorliegen. Es gibt aber auch wenige Krankheiten, denen man im Laufe der Geschichte mehr Vorurteile entgegenbrachte als der Epilepsie. Schon von jeher hat man im Anfallsleiden etwas Geheimnisvolles, Rätselhaftes und Unheimliches gesehen. Dies ist nicht verwunderlich; das plötzliche Hinstürzen, das die Patienten oft aus heiterem Himmel trifft, die Bewußtlosigkeit, die rythmischen Zuckungen und Verkrampfungen, die den ganzen Körper durchlaufen, haben das Ihrige dazu beigetragen.

Es hat sehr lange gedauert, bis man in der Epilepsie eine Krankheit sah, die eine natürliche Ursache wie alle anderen Krankheiten hat. Zu stark hatte sich die Vorstellung von der *„heiligen Krankheit“* oder auch von der *„dämonischen Krankheit“* festgesetzt.

Immer wieder haben bedeutende Ärzte, wie Hippokrates im Altertum und später Paracelsus im Mittelalter versucht, die Krankheit vom Odium der Besessenheit und anderen abergläubischen Vorstellungen zu befreien. Wie weit der Aberglaube ging, kann man aus den „Heilmethoden“ des Mittelalters ersehen: Man ließ die Epileptiker das Blut von Enthaupteten trinken und versuchte, mit Glüheisen, die in den Schädel gedrückt wurden, den bösen Geist auszutreiben.

Heutige Vorstellungen. Heute sehen wir in der Epilepsie eine Reaktionsweise des Gehirns. Ganz verschiedene Ursachen können im Zentralnervensystem Veränderungen hervorrufen, die zum gleichen Symptom, zum Anfall führen. Dabei ist wichtig zu wissen, daß *jedes Gehirn* auf bestimmte extreme Bedingungen, die manchmal auch aus therapeutischen Gründen künstlich erzeugt werden, mit einem Anfall antworten kann (Elektroschock, Insulinschock, Hirnverletzungen, Tumoren, Stoffwechselstörungen usw.).

Jeder Anfall geht mit *elektrischen Entladungen* im Gehirn einher, die man mit dem EEG feststellen kann.

Ein *einziger* Anfall macht noch keine Epilepsie aus. Von Epilepsie als Krankheit können wir erst dann sprechen, wenn sich die Anfälle zunächst ohne erkennbare Ursache ereignen, und wenn sie sich wiederholen. Bestimmte *äußere* Bedingungen, z. B. Übermüdung, Alkoholgenuß,

Schlafentzug usw., können die Anfallsbereitschaft erhöhen und zu einem Anfall führen.

Häufigkeit. Die Krankheit kommt bei allen Völkern und Rassen etwa gleich häufig vor. Von 1000 Menschen erkranken etwa 4 bis 5 an Epilepsie. Die Epilepsie ist also genauso häufig wie die Zuckerkrankheit. In Deutschland gibt es etwa 250 000 Anfallskranke.

Anfallsarten (Einteilung der Anfälle)

Es gibt verschiedene Anfallsleiden. Ihre Kenntnis ist so wichtig, weil verschiedene Anfallstypen auch verschieden behandelt werden, in verschiedenen Altersstufen auftreten, und weil der *Krankheitsverlauf* unterschiedlich ist. Die einzelnen Anfälle zeigen häufig auch charakteristische EEG-Befunde.

Große Anfälle (Grand-mal-Anfälle)

- Wach-Grand-mal (Aufwach-Grand-mal, Feierabend-Grand-mal);
- Schlaf-Grand-mal (tritt bevorzugt entweder nach dem Einschlafen oder vor dem Aufwachen auf);
- diffuses Grand mal (tritt ohne feste Beziehung zum Wach-Schlaf-Rhythmus auf).

Kleine Anfälle

Petit-mal-Trias:

- *Propulsiv-Petit-mal* (BNS-Krampf = Blitz-, Nick- und Salaamkrampf). Propulsiv werden die Anfälle genannt, weil sie mit Körperbewegungen nach *vorne* vergesellschaftet sind.
- *Retropulsiv-Petit-mal* (Absencen, Pyknolepsie). *Absencen* sind kurze Bewußtseinslücken. Sie können mit Automatismen einhergehen (z. B. Kopfbewegungen). Da diese Bewegungen vorwiegend nach *hinten* gerichtet sind, nennt man einen solchen Anfall auch Retropulsiv-Petit-mal.
- *Impulsiv-Petit-mal* (myoklonischer Anfall). Es treten plötzlich stoßartige Bewegungen und Zuckungen auf, die meist auf eine Körperregion beschränkt bleiben.

Psychomotorische Anfälle (temporale Anfälle, Dämmerattacken). Sie gehen mit motorischen und psychischen Erscheinungen einher und zeigen oft im EEG einen Krampfherd im Schläfenlappen des Gehirns, weshalb man sie auch *temporale Anfälle* nennt oder *Temporallappenepilepsie.*

Fokale Anfälle. Sie gehen von einem Herd aus. Dieser kann entweder in der Hirnrinde oder aber unterhalb derselben, besonders im Stammhirn liegen.

- Jackson-Epilepsie (Herd in der Hirnrinde, Bewußtsein im Anfall erhalten);
- Adversivkrampf (Herd im Stammhirn).

Altersverteilung

In jeder Altersstufe können auftreten:

- Grand-mal-Anfälle,
- psychomotorische Anfälle,
- Hirnstammanfälle.

Altersgebundene Anfälle sind:

- BNS-Krämpfe (1.–5. Lebensjahr),
- Absencen (4.–15. Lebensjahr mit Häufung im Alter von 6–8 Jahren),
- Impulsiv-Petit-mal (10.–25. Lebensjahr, Häufung im Alter von 14–18 Jahren).

Beschreibung der einzelnen Anfälle

Der große Anfall (Grand mal)

Der große Anfall, auch generalisierter hirnorganischer Krampfanfall genannt, ist gekennzeichnet durch die Beteiligung der ganzen quergestreiften Muskulatur an den Krämpfen und durch die gleichzeitige Bewußtlosigkeit. Im Ablauf eines großen Anfalls kann man folgende Stadien unterscheiden:

Vorboten. Gestiegerte Reizbarkeit, Kopfdruck, Schwindel, Herzklopfen usw. Diese Erscheinungen können schon einige Tage oder Stunden vor dem Anfall auftreten.

Aura. Die Aura tritt unmittelbar vor dem Anfall auf und dauert meist nur wenige Sekunden. Sie ist gekennzeichnet durch eigenartige Erlebnisse, die sich im Bereich sämtlicher Sinnesqualitäten abspielen können. Manche Patienten sehen Farben oder Funken (optische Aura), andere hören irgendwelche Töne oder Melodien (akustische Aura), wieder andere verspüren Schmerzen oder ein Kribbeln in den Extremitäten (sensible Aura). Bei manchen Kranken beginnt der Anfall auch mit einem Angst-, Zorn- oder Glücksgefühl (psychische Aura).

Tonisches Stadium. In einem starren Streckkrampf stürzen die Kranken plötzlich nieder, wobei es zu ernsthaften Verletzungen kommen kann. Das Gesicht ist verzerrt, die Pupillen sind weit und lichtstarr, die Haut blaß, Kopf und Augen sind häufig nach der Seite gedreht. Die tonische Verkrampfung der Atemmuskulatur führt über einen Sauerstoffmangel zu allmählicher Zyanose. Dieses Stadium dauert nur einige Sekunden und geht dann ins klonische Stadium über.

Klonisches Stadium. Es ist gekennzeichnet durch rhythmische Zuckungen, die über den ganzen Körper ablaufen. Betroffen ist vor allem die Muskulatur der Extremitäten, was sich in zuckenden Bewegungen der Arme und Beine äußert. Häufig wird auch der Rumpf auf und ab bewegt, wodurch der Hinterkopf mit Wucht gegen den Boden schlagen kann. Durch die Bewegungen der Zunge werden Blut (Zungenbiß) und Speichel durcheinandergewirbelt und zu Schaum „geschlagen", der aus dem Mund austreten kann. Wenn die Kaumuskulatur und die Zungenmuskeln mitergriffen werden, kommt es zum erwähnten Zungenbiß; auch Stuhl- und Harnabgang können auftreten.

Schließlich lassen die Zuckungen nach, und es setzt eine schnelle und keuchende Atmung ein. Die Dauer des klonischen Stadiums beträgt wenige Minuten.

Erschöpfungsstadium. Nachdem der Krampfanfall abgelaufen ist, verfallen die Patienten in einen Tiefschlaf, der einige Stunden dauern kann und aus dem sie häufig müde, mißmutig und mit Kopfschmerzen aufwachen. An den Anfall selbst können sich die Kranken nicht erinnern. Die Erlebnisse während der Aura wissen die Patienten aber oft noch recht genau.

EEG-Befund im großen Anfall. Generalisierte Krampfpotentiale über der ganzen Hirnrinde.

Grand-mal-Status (Grand-mal-Daueranfall). Ein Grand-mal-Status (auch: *Status epilepticus*) liegt vor, wenn mehrere große Anfälle sich kurz nacheinander ereignen und der Patient zwischen den Anfällen nicht das Bewußtsein erlangt. Die Aufeinanderfolge kann so rasch sein, daß man die einzelnen Anfälle gar nicht mehr voneinander trennen kann. Jeder Grand-mal-Status oder Status epilepticus ist ein lebensbedrohliches Ereignis, das sofortiges Eingreifen erfordert. Auf die Behandlung kommen wir noch zu sprechen.

Auslöser des Grand-mal-Status können z. B. plötzliches Absetzen der Medikation, Schlafentzug oder Alkoholgenuß sein.

Grand-mal-Verläufe. Wie aus unserer Einteilung schon hervorgeht, können die Grand-mal-Anfälle vorwiegend am Tage, in der Nacht oder auch ohne Beziehung zum Wach-Schlaf-Rhythmus auftreten.

Die feste Bindung der Anfälle an den Wach-Schlaf-Rhythmus darf man allerdings nur als grobe Regel auffassen, die auch ihre Ausnahmen hat.

Der *Wach-Grand-mal* tritt, wie der Name sagt, im Wachzustand auf, und zwar vorwiegend in der Zeit *nach* dem Aufwachen (Aufwach-Grand-mal) oder *vor* dem Einschlafen (Feierabend-Grand-mal). Diese Anfallsart kommt etwa zwischen dem 10. und 25. Lebensjahr erstmalig vor und zeigt enge Beziehungen zum pyknoleptischen Petit mal.

Als *Ursache* läßt sich meist keine organische Veränderung finden, weshalb man diese Anfallsform auch zur *genuinen* (idiopathischen) *Epilepsie* rechnet.

Äußere Faktoren wie Alkoholgenuß, Schlafentzug, Aufregungen usw. können leicht anfallsauslösend wirken.

Beim *Schlaf-Grand-mal* finden wir eine Anfallshäufung in der Zeit *nach* dem Einschlafen oder *vor* dem Aufwachen. Daraus ist abzuleiten, daß „Umschaltvorgänge" zwischen Wach- und Schlafzustand bei der Auslösung eine Rolle spielen.

Das erstmalige Auftreten ist regellos und kann in jeder Altersstufe vorkommen. Charakteristisch ist eine Kombination von Schlaf-Grand-mal und psychomotorischen Anfällen.

Eine gewisse Bindung an biologische Vorgänge wie Menstruation, Pubertät, Gravidität ist auffällig.

Auch hier muß die Ursache meist als genuin bezeichnet werden.

Beim *diffusen Grand mal* liegt keinerlei Bindung an den Wach-Schlaf-Rhythmus vor, seine Erstmanifestation kann jede Altersstufe betreffen, seine Ursache ist vorwiegend symptomatisch. Es zeigt eine ausgesprochene Abhängigkeit von äußeren Faktoren wie Alkohol, Überanstrengung, Aufregung usw.

Therapie der Grand-mal-Anfälle. Bewährt haben sich vor allem Barbiturate und Hydantoine. Einzelheiten der Therapie werden noch genauer besprochen.

Kleine Anfälle (Petit mal)

Die kleinen Anfälle zeigen nicht das dramatische Bild eines Grand mal. Ihre Symptome sind weniger auffällig, aber vielgestaltiger, so daß auch ihre Erkennung schwieriger sein kann. Viele Anfallsleiden beginnen mit kleinen Anfällen, zu denen sich später große hinzugesellen können.

Petit-mal-Trias

Die drei Anfallsarten, die wir in der Petit-mal-Trias zusammenfassen, können wir auch als *altersgebundene* Anfälle bezeichnen (S. 327). Sie sind offenbar an bestimmte Entwicklungsstadien (Säuglingsalter, Schulalter, Pubertät) gebunden, ohne daß über diese Zusammenhänge Näheres bekannt ist.

BNS-Krämpfe. Die BNS-Krämpfe sind kennzeichnend für das Säuglingsalter (meist 3.–18. Lebensmonat).

– *Blitzkrämpfe.* Es kommt zu einem plötzlichen Zusammenzucken des ganzen Körpers oder einiger Körperabschnitte mit einer angedeuteten Bewegung des Kopfes nach vorne. Der Krampf dauert nur etwa eine Sekunde.

– *Nickkrämpfe.* Bei dieser Anfallsart sind die Nickbewegungen des Kopfes das Hauptsymptom. Die Nickkrämpfe können einige Sekunden dauern.

– *Salaamkrämpfe**. Sie sind den Nickkrämpfen sehr ähnlich, nur kommt es über die Nickbewegungen hinaus zu einer länger dauernden Vorwärtsbewegung des Oberkörpers und zu Bewegungen der Arme, die zur Seite geführt oder an der Brust zusammengeschlagen werden.

  Das Aussehen der Salaamanfälle ist je nach der Ausgangsstellung des Patienten verschieden. Im Liegen sehen sie aus, als ob der kleine Patient sich ruckartig aufsetzen wollte, im Sitzen wie ein Zusammenklappen nach vorne.

  Salaamkrämpfe treten oft in Serien auf, ihre Dauer beträgt mehrere Sekunden bis Minuten.

Insgesamt zeigen alle 3 Anfallsformen eine Tendenz zur Vorwärtsbewegung bzw. zur Aufrichtung des Körpers, daher der Name *Propulsiv-Petit-mal.*

Die BNS-Krämpfe sind deshalb so wichtig, weil sie infolge ihrer kurzen Dauer und ihrer unaufdringlichen Symptomatik oft verkannt werden. Häufig werden sie als „dumme Angewohnheiten“, „harmlose Zuckung“ oder „Zusammenschrecken“ abgetan. Dies ist für die kleinen Patienten sehr verhängnisvoll, denn unbehandelt führt die Erkrankung oft zu schwerem Schwachsinn oder gar zum Tode.

EEG-Befund bei BNS-Krämpfen. Gemischt diffuse Krampfpotentiale.

Häufigkeit. Etwa 12–15 % aller Anfälle im Säuglings- und Kindesalter sind BNS-Krämpfe. Knaben erkranken häufiger als Mädchen. Dies dürfte jedoch nicht krankheitsspezifisch sein, sondern mit der allgemeinen Knabenwendigkeit von Erkrankungen im Säuglingsalter zusammenhängen.

Verlauf. Nach dem Auftreten der Krankheit kommt es bei den meisten Kindern zu einem Stillstand der Entwicklung und zu einem Verlust der statischen Funktionen. Bereits beherrschte Bewegungen (z. B. Kopfheben, Stehen, Gehen) können nicht mehr ausgeführt werden, und auch das Sprechvermögen kann wieder verlorengehen. Schließlich kommt es zum

* Bezeichnung in Anlehnung an den arabischen Gruß.

Nachlassen des Muskeltonus, zur Ataxie, zu athetotischen Bewegungen (s. neurologischer Teil) und zu einem absoluten Stillstand der psychischen Entwicklung.

Die Krankheit wird kompliziert durch das Hinzutreten von diffusen Grand-mal-Anfällen und geht nicht selten (oft nach einem anfallsfreien Intervall von einigen Jahren) in ein Anfallsleiden vom Grand-mal-Typ über. Die *Ursache* der BNS-Krämpfe ist vorwiegend eine Schädigung vor oder während der Geburt.

Medikamentöse Therapie. Clonazepam, ACTH-Präparate, Primidon, Barbiturate.

Retropulsiv-Petit-mal (Absencen, Pyknolepsie). Absencen sind kurze Bewußtseinslücken. Sie treten besonders im Schulalter auf und können von automatischen Bewegungen mit der Tendenz nach rückwärts begleitet sein. Treten die Absencen gehäuft auf (oft 50 und mehr pro Tag), so sprechen wir von *Pyknolepsie.* Eine Absence können wir daran erkennen, daß der Patient eine Tätigkeit oder ein Gespräch plötzlich unterbricht, starr ins Leere blickt und dann ebenso schlagartig mit der begonnenen Tätigkeit fortfährt. Es handelt sich dabei nur um eine kurze Pause im Bewußtseinsstrom, die nicht mit Hinstürzen oder Zusammensinken verbunden ist.

Retropulsiv-Petit-mal-Anfälle sind Absencen, bei denen ruckartige, nach rückwärts gerichtete Bewegungen des Kopfes und des Oberkörpers im Vordergrund stehen.

Für die Dauer einer Absence besteht eine Amnesie (Erinnerungsverlust).

Häufigkeit. Etwa 10 % der kindlichen Anfallsleiden sind Pyknolepsien. Am häufigsten treten die Anfälle zwischen dem 6. und 8. Lebensjahr auf, wobei mehr Mädchen als Knaben erkranken. Das Verhältnis beträgt etwa 3 zu 2. Für diese Mädchenwendigkeit, die im Gegensatz zur Knabenwendigkeit der BNS-Krämpfe steht, hat man noch keine befriedigende Erklärung.

Verlauf. Pyknoleptische Anfälle sind häufig vergesellschaftet mit Grand-mal-Anfällen vom Typ des Aufwach-Grand-mal, neigen zu periodischem Auftreten und zeigen eine deutliche Abhängigkeit von äußeren anfallsauslösenden Faktoren (Schlafentzug, Alkohol, Anstrengung, Lichtreize usw.). In etwa 70 % der Fälle treten nach längerer Krankheitsdauer (etwa 4–8 Jahren) Grand-mal-Anfälle hinzu, wodurch sich ihre Prognose verschlechtert.

Ursache. Vorwiegend idiopathisch wie bei den Aufwach-Grand-mal-Anfällen. Neuere EEG-Untersuchungen haben die Rolle der Vererbung bei der Genese der Pyknolepsien bestätigt.

Medikamentöse Therapie. Valproinat (Ergenyl, Orfiril), Succinimide (Suxinutin, Petinutin), Oxazolidine, Grand-mal-Schutz durch Primidon (Liskantin, Mylepsinum).

EEG-Befund bei Retropulsiv-Petit-mal. 3/s Spikes and waves (Spitzen und Wellen).

Impulsiv-Petit-mal. Diese Anfallsart tritt vorwiegend in der Pubertät auf und ist gekennzeichnet durch plötzliche, stoßartige, meist symmetrische Bewegungen der Arme, die mit großer Wucht ablaufen. Manchmal kann es auch zu einem plötzlichen Einknicken in den Kniegelenken kommen, so daß die Patienten wie ein Taschenmesser zusammenklappen. Bei dieser Anfallsart ist das Bewußtsein erhalten, die Anfälle treten meist morgens auf.

EEG-Befund beim Impulsiv-Petit-mal. Gehäufte Spitzengruppen (polyspikes and waves).

Häufigkeit. 2–3 % aller Epilepsien. Die Geschlechtsverteilung ist ungefähr gleich.

Verlauf. Die Krankheit kann sich zunächst in isolierten Impulsiv-Petit-mal-Anfällen zeigen, nach einigen Jahren treten meist Aufwach-Grand-mal-Anfälle hinzu. Nach längerer Krankheitsdauer liegen in 75 % der Fälle zusätzliche Grand-mal-Anfälle vor.

Ursache. Auch die Impulsiv-Petit-mal-Anfälle müssen wir zu den idiopathischen Formen der Epilepsie rechnen.

Medikamentöse Therapie. Valproinat (Ergenyl, Orfiril), oft in Kombination mit Primidon (Liskantin, Mylepsinum).

Psychomotorische Anfälle

Psychomotorische Anfälle können in jeder Altersstufe auftreten. Sie zeigen sehr bunte Erscheinungsformen, und man kann hier kaum regelmäßige Züge erkennen. Es läßt sich meist nur die Aura vom eigentlichen Anfallsgeschehen abtrennen. Die *Aura* tritt häufig als sog. epigastrische Aura auf, d. h., die Patienten spüren ein Kribbeln oder ein Drücken im Oberbauch, das meist nach oben fortschreitet. Es kann aber auch eine akustische Aura auftreten, Geschmacksempfindungen oder auch Trugwahrnehmungen sind keine Seltenheit, ebenso vegetative Erscheinungen wie Schwitzen, Pulsanstieg, Atembeschleunigung, Blässe oder Rötung des Gesichtes.

Als *psychische* Aura bezeichnet man die bei dieser Anfallsart häufig vorkommenden traumhaften Zustände (dreamy states) und die sog. Déjà-vu-Erlebnisse, bei denen der Patient den Eindruck hat, einen Gegenstand, eine Melodie oder einen Geruch bereits früher einmal wahrgenommen zu haben, obwohl dies nicht der Fall ist.

Der Anfall selbst äußert sich in einer Bewußtseinstrübung (Umdämmerung) und in scheinbar sinnvollen, aber automatenhaft ablaufenden *Bewegungen* oder Bewegungsbruchstücken (motorische Schablonen). Die Automatismen betreffen oft die Gesichtsmuskulatur, so daß Bewegungen wie Schmatzen, Kauen, Schlucken auftreten. In diesem Fall spricht man vom *oralen Typ* des psychomotorischen Anfalls. Manche Patienten sprechen auch während ihres Anfalls oder zeigen verbale Automatismen in Form von Wortbruchstücken, Lallen oder Summen. Diese Art des Anfalls bezeichnet man auch als *Vokalisationstyp*.

Nach dem Anfall finden wir oft Zustände, in denen das Bewußtsein der Patienten getrübt ist (Dämmerattacken), wobei ebenfalls stereotype Bewegungen (Wischen, Nesteln, Zupfen) oder sogar komplizierte Handlungen wie Auskleiden oder Umräumen eines Zimmers ausgeführt werden.

Häufigkeit. Rund ¼ aller Epilepsien und etwa die Hälfte der kleinen Anfälle sind psychomotorische Anfälle.

Verlauf. Etwa 75 % der temporalen Anfälle sind mit Grand-mal-Anfällen vergesellschaftet. Häufig ist der Anfallsablauf so, daß sich zu den ursprünglich vorhandenen Grand mal erst später die psychomotorischen Anfälle hinzugesellen. Dies erklärt man sich in der Weise, daß durch die Grand-mal-Anfälle eine sekundäre Schädigung der empfindlichen Temporalregion verursacht wird, die ihrerseits wiederum psychomotorische Anfälle zur Folge hat.

Nach längerem Bestehen der Anfälle kommt es zu charakteristischen psychischen Veränderungen (epileptische Wesensänderung), die man früher ausschließlich der genuinen (erblich bedingten) Form der Epilepsie zuschrieb, die sich jedoch, wie neuere Untersuchungen gezeigt haben, hauptsächlich bei psychomotorischen Anfällen finden.

Ursache. Der größte Teil der psychomotorischen Anfälle wird durch äußere Schädigungen hervorgerufen. Ursachen können Hirnverletzungen, Schädigungen während der Geburt, in seltenen Fällen auch Mißbildungen und Tumoren sein. Auf die sekundäre Schädigung durch Grand-mal-Anfälle wurde schon hingewiesen.

Medikamentöse Therapie. Zentropil, Mylepsinum, Tegretral.

Fokale Anfälle

Als Fokus bezeichnen wir einen organisch faßbaren Krankheitsherd, der im Falle der Epilepsie im Gehirn liegt und zum Ausgangspunkt eines Anfalls werden kann.

Jackson-Anfälle. Je nach Sitz des Herdes (Fokus) treten *motorische* oder *sensible* Symptome auf. Die Patienten spüren z. B. ein Kribbeln oder ein taubes Gefühl im Arm, oder ihre Hand beginnt plötzlich zu zucken.

Häufig sind auch Anfälle, die die Kaumuskulatur betreffen so, daß es zu Bewegungen wie Kauen oder Schlucken kommt, die man von den Automatismen bei psychomotorischen Anfällen dadurch unterscheiden kann, daß das Bewußtsein erhalten bleibt.

Jackson-Anfälle können sich auch ausbreiten (generalisieren) und schließlich zu einem Grand-mal-Anfall führen (sog. Jackson-Marsch), der natürlich mit Bewußtseinsverlust und den üblichen Grand-mal-Symptomen abläuft.

Halbseitenkrämpfe. Auch sie müssen wir zu den fokalen Anfällen rechnen. Allerdings liegt bei ihnen nicht ein kleiner umschriebener Krankheitsherd vor, sondern ausgedehntere einseitige Hirnsubstanzschäden. Die Anfälle äußern sich entsprechend in einseitigen motorischen Zuckungen der gegenseitigen Körperhälfte bei gleichzeitigem Bewußtseinsverlust.

Die *Ursache* ist meist eine frühkindliche Hirnschädigung, oft auch eine spätere Hirnverletzung.

Stammhirnanfälle. Sie äußern sich in tonischen Bewegungen mit Drehung des Kopfes oder der Augen. Es können auch verschiedene Abwehrbewegungen und vegetative Erscheinungen wie Schweißausbruch, Pulsbeschleunigung und Gesichtsblässe auftreten. Die Patienten sind nicht bei Bewußtsein.

Die Anfälle sind selten, sie werden meist durch enzephalitische Herde im Bereich des Stammhirns verursacht.

Seltene Anfallsformen

Es gibt noch eine Reihe von anfallsartigen Erscheinungen, die wir zur Epilepsie rechnen.

Reflexepilepsie. Bei ihr wird durch einen sensiblen (optischen oder akustischen) Reiz ein Anfall ausgelöst. Es handelt sich meist um psychomotorische Anfälle, Grand-mal-Anfälle oder pyknoleptische Petit-mal-Anfälle.

Bei der *photogenen Epilepsie* kommt es durch den Wechsel von Licht und Schatten zur Anfallsauslösung. So kann der flimmernde Fernsehschirm, ein von der Sonne beschienener Lattenzaun, an dem der Patient vorüberfährt, oder auch ein sich bewegendes Rad, das die Sonnenstrahlen unterbricht, einen Anfall hervorrufen. Für manche Patienten sind die Anfälle lustbetont, so daß sie diese, z. B. durch rhythmische Bewegungen der gespreizten Hand vor dem der Sonne ausgesetzten Gesicht, künstlich herbeizuführen versuchen. Sie tun dies vor allem, wenn sie sich in unangenehmen Situationen befinden, denen sie entfliehen möchten. Auf diese Weise kann eine suchtartige Abhängigkeit vom Anfall entstehen. Es ist denkbar, daß die alte Bezeichnung „Fallsucht“ hier ihren Ursprung hat.

Aus diagnostischen Gründen versucht man während der EEG-Ableitung durch die sog. Flickerlichtprovokation anfallstypische Wellenmuster oder auch einen Anfall selbst hervorzurufen.

Bei der *audiogenen* Epilepsie werden die Anfälle durch akustische Reize wie Musik oder Geräusche ausgelöst.

Narkolepsie. Im Rahmen der Narkolepsie werden die Patienten anfallsartig von einem unwiderstehlichen Schlafdrang überfallen. Dabei spielt es keine Rolle, ob sie sitzen, stehen oder liegen. Häufig ist mit dem Eintritt des Schlafes auch ein Erschlaffen der Muskulatur verbunden. Der Schlaf hält nur wenige Sekunden an, die Patienten sind leicht weckbar.

Ursache ist meist eine durch Enzephalitis hervorgerufene Störung der Formatio reticularis im Bereich des Zwischenhirns.

Psychische Veränderungen im Rahmen der Epilepsie

Wir müssen unterscheiden zwischen dem epileptischen Dämmerzustand, der Wesensänderung und der Demenz. Der *epileptische Dämmerzustand* ist eine *episodische* (vorübergehende) psychische Störung, die *Wesensänderung* und die *Demenz* sind *chronische* (dauerhafte) psychische Störungen.

Epileptischer Dämmerzustand

Als epileptischen Dämmerzustand bezeichnen wir einen plötzlich einsetzenden, Stunden bis Tage oder sogar Wochen anhaltenden Zustand der Bewußtseinstrübung mit Wahrnehmungsstörungen, Einengung des Denkens und Handelns, Wahngedanken und emotionaler wie motorischer Unruhe.

Die Patienten wirken dabei oft wie Berauschte oder Schlafwandler, manchmal erscheinen sie auch nach außen geordnet und unauffällig, obwohl sie vollkommen desorientiert sind.

In solchen Zuständen sind die Kranken extrem reizbar und können auch kriminelle Handlungen ausführen. Ein Großteil der von Epileptikern verübten Gewalttaten erfolgt im Dämmerzustand; für seine Dauer besteht eine Amnesie.

Dämmerzustände kommen am häufigsten bei der psychomotorischen Epilepsie vor.

Epileptische (organische) Wesensänderung

Bei vielen Anfallskranken kommt es nach längerer Krankheitsdauer zu einer Veränderung der Gesamtpersönlichkeit. Diese äußert sich in einer *Verlangsamung* des Gedankenablaufes und der Bewegungen, in einer Abneigung gegen alles Neue und einem starren Festhalten an alten Gewohnheiten. Die Patienten wirken oft verbohrt und eigensinnig, an einmal gefaßten Meinungen halten sie zäh und verbissen fest. In ihrem ganzen Verhalten und bei der Arbeit sind sie *umständlich* und *schwerfällig*.

Auch in ihrem *affektiven Verhalten* neigen sie zu dieser „zähflüssigen" Art. Wenn sie einmal in Erregung sind, so dauert es lange, bis sie sich wieder beruhigen. Manche Patienten sind unberechenbar, und wenn sie explodieren auch gefährlich. Kennzeichnend ist auch der ausgeprägte *Egoismus,* die *Pedanterie* und der Hang zu salbungsvoller Frömmelei. Bei anfallskranken Kindern kann man ein *erethisch-hyperkinetisches* von einem *enechetischen Syndrom* unterscheiden. Ersteres ist gekennzeichnet durch eine dranghafte motorische Unruhe, mangelnde Ermüdbarkeit, Distanzlosigkeit, Konzentrationsstörungen, durch eine mißmutige, reizbare Stimmungslage und die Neigung zu Affektausbrüchen. Bei letzteren findet man Antriebsarmut, Pedanterie, Umständlichkeit und eine starke Neigung zur Perseveration (Beharren auf gleichen Reaktionen und Gedankengängen). Enechetisch veränderte Kinder sind darüber hinaus gekennzeichnet durch eine Verlangsamung vieler psychischer Vorgänge (z.B. der Auffassungsgabe, des Denkens) und durch bestimmte Charakterzüge (Zudringlichkeit, plumpe Vertraulichkeit).

Die hier beschriebenen psychischen Veränderungen kommen bei weitem nicht bei allen Anfallskranken vor, sondern höchstens in 50% der Fälle.

Früher sah man die epileptische Wesensänderung als typische Erscheinung der genuinen Epilepsie an. Man ging sogar so weit, daß man sie als diagnostisches Kriterium für die Unterscheidung von genuiner und symptomatischer Epilepsie heranzog. Neuere Untersuchungen haben jedoch ergeben, daß die Persönlichkeitsänderung auch bei symptomatischen Formen der Epilepsie auftritt, besonders bei psychomotorischen Anfällen und auch bei Hirnschädigungen, die nicht mit Anfällen einhergehen. Daraus kann man ableiten, daß es sich nicht um eine spezifisch epileptische, sondern um eine allgemeine organische Wesensänderung (organisches Psychosyndrom) handelt.

Als *Ursachen* werden konstitutionelle Veranlagung, Hirnschädigungen durch häufige Anfälle oder toxische Wirkung von Medikamenten, Umwelteinflüsse und deren Verarbeitung durch den Patienten sowie ein Zusammenspiel aller dieser Faktoren diskutiert. Es ist denkbar, daß das Bild der Persönlichkeitsänderung im Einzelfall durch die Wirkung von Medikamenten in eine bestimmte Richtung gelenkt wird (von Mylepsinum z.B. sind psychische Nebenwirkungen bekannt).

Demenz

Die Demenz ist als eindeutige Anfallsfolge aufzufassen. Ihre Ursache sind häufige Anfälle, die über Kreislaufstörungen zu einem Sauerstoffmangel der Gehirnzellen führen. Da diese gegen Sauerstoffmangel sehr empfindlich sind, geht nach jedem Anfall eine gewisse Anzahl von Nervenzellen zugrunde. Als Folgeerscheinung kommt es dann zu einem fortschreitenden intellektuellen Abbau, der mit der Verlangsamung aller psychischen

Funktionen beginnt und in einem schweren Intelligenzdefekt mit Orientierungsstörungen sowie einer hochgradigen Merk- und Erinnerungsschwäche endet. Die Demenz ist also als „sekundärer Schwachsinn“ durch Hirnschädigung aufzufassen.

Ursachen der Epilepsie

Man hat lange Zeit streng zwischen *symptomatischer* (durch äußere Ereignisse ausgelöster) Epilepsie und *genuiner* (angeborener) Epilepsie unterschieden. Die Grenze zwischen diesen beiden Arten verschwimmt immer mehr. Das liegt daran, daß mit den neuen, verfeinerten neurologischen Untersuchungsmethoden (s. neurologischer Teil) viele früher als genuin betrachtete Anfallsleiden sich als symptomatisch (exogen verursacht) erwiesen haben. Es genügt ja schon ein länger anhaltender Sauerstoffmangel während der Geburt, um ein Anfallsleiden zu begründen.

Festzuhalten ist aber, daß bei einem *Teil* der Anfallskranken die *Bereitschaft* zu einem Anfallsleiden vererbt wird; nur ist der Prozentsatz der erblichen Anfallsleiden viel geringer, als man früher meinte. Solche Untersuchungen über die Erblichkeit der Epilepsie werden in neuerer Zeit mit Hilfe des EEG durchgeführt. Man untersucht die ganze Familie von Anfallskranken, welche ein bestimmtes EEG-Muster haben, und kann auf diese Weise oft Rückschlüsse auf den Erbgang eines solchen Merkmals ziehen.

Der Übersichtlichkeit halber bleiben wir aber bei der alten Einteilung und unterscheiden weiterhin zwischen symptomatischer und genuiner Epilepsie.

Vorwiegend genuine (idiopathische) Anfallsformen sind:

- Aufwach-Grand-mal,
- Schlaf-Grand-mal,
- pyknoleptisches Petit mal,
- Impulsiv-Petit-mal.

Vorwiegend symptomatische Anfallsarten sind:

- diffuses Grand mal,
- BNS-Krampf,
- psychomotorischer (temporaler) Anfall,
- fokaler Anfall.

Ursachen der symptomatischen Epilepsie:

- traumatische Hirnschädigungen (Verletzungen, Geburtsschädigungen);

- raumfordernde intrakranielle Prozesse (Tumoren, Abszesse, Gefäßmißbildungen). 25 % aller Hirntumoren beginnen mit Anfällen;
- Stoffwechselstörungen und Mißbildungen des Nervensystems (z. B. Phenylketonurie, Wilson-Erkrankung, tuberöse Sklerose).

Therapie und psychische Führung

Wir müssen unterscheiden zwischen der *Behandlung des Anfalls* selbst und der *Therapie im anfallsfreien Intervall* (Dauerbehandlung).

Verhalten beim einzelnen Anfall

Ein einzelner Anfall (gemeint ist hier ein generalisierter Krampfanfall), der zwar sehr bedrohlich aussieht, aber nicht lebensgefährlich ist, erfordert keine sofortigen Behandlungsmaßnahmen. Wir sorgen nur dafür, daß sich der Patient nicht verletzt, d. h., wir versuchen, ihn entsprechend zu lagern und mit Kissen und Decken seitlich abzupolstern.

Auf keinen Fall soll versucht werden, durch Festhalten von Armen und Beinen den Anfall „zum Stillstand" zu bringen. Dies ist nicht möglich und kann dem Patienten höchstens Verletzungen zufügen. Auch die altbekannte Maßnahme, runde Gegenstände (selbst wenn sie gepolstert sind) in den Mund des Krampfenden zu stecken, ist nicht zweckmäßig und sollte besser unterlassen werden, weil die dadurch verursachten Verletzungen (meist Ausbrechen von Zähnen) schwerwiegender sind als der Zungenbiß, den man damit vermeiden möchte. Eher kann ein zwischen die Zähne geschobenes Taschentuch oder anderes Textil vor dem Zungenbiß bewahren.

Sobald die Krampfbewegungen aufgehört haben und die tiefe, keuchende Atmung einsetzt, lagert man den Kopf des Patienten seitlich, um das Aspirieren von Blut oder Erbrochenem zu verhindern. Im übrigen gelten hier die gleichen Maßnahmen wie für andere bewußtlose Patienten (S. 294). Die Patienten sollten, bis sie aufwachen, nicht aus dem Auge gelassen werden.

Wichtig ist auch eine genaue Beobachtung der Art des Anfalls, weil davon die Therapie abhängt. Hier fällt der Schwester eine bedeutsame Aufgabe zu. Da sie längere Zeit auf der Station ist als der Arzt, hat sie öfter die Gelegenheit, einen Anfall zu beobachten. Durch eine genaue Schilderung des Anfallsablaufes kann sie dem Arzt zur richtigen Diagnose verhelfen.

Häufung von Anfällen (Status epilepticus)

Wenn sich Anfälle häufen (lebensbedrohlich!), ist sofort ein Arzt zu verständigen.

Einen Status epilepticus behandelt man z. B. mit:

- intravenöser Gabe von Clonazepam (Rivotril) oder
- intravenöser Injektion oder Infusion von Phenhydan oder
- Injektion von 2 Amp. Luminal (20 %ig) i. m. oder
- 2 Amp. Somnifen (verdünnt mit Glukose) i. v. oder
- 5–10 mg Valium i. v. oder
- Klysma von 2–4 g Chloralhydrat.

Bei Verwendung von Barbituraten (Luminal, Somnifen) ist darauf zu achten, daß nicht zu hoch dosiert wird, weil es sonst zu einer Lähmung des Atemzentrums kommen kann. Deshalb empfiehlt sich eine kombinierte Behandlung mit einem Barbiturat und einem Hydantoinpräparat (z. B. Epanutin).

Die pflegerischen Maßnahmen sind ähnlich wie beim einzelnen Grand mal und wie bei allen bewußtlosen Patienten. Eine gefürchtete Komplikation des „Status" ist die Pneumonie.

Dauerbehandlung

Medikamentöse Behandlung

Sie hat zu einer Revolution der Epilepsietherapie geführt. Man führt sie mit Hilfe der „Antiepileptika" durch, die die Krampfbereitschaft des Gehirns herabsetzen und so dem Auftreten der Anfälle gezielt entgegenwirken.

Die wichtigsten chemischen Gruppen sind die *Barbiturate* (z. B. Luminal, Phenaemal), Primidon (Liskantin, Mylepsinum), die *Hydantoine* (z. B. Zentropil, Epanutin), die *Succinimide* (z. B. Petinutin, Suxinutin) und die *Oxazolidine* (z. B. Tridione, Petidon), Carbamezepin (Tegretal), Clonazepam (Rivotril) und Valproinat-Na (z. B. Ergenyl). Auch Mischpräparate haben sich bewährt (Apydan, Antisacer, Comital u. a.).

Für die medikamentöse Therapie gelten folgende Richtlinien:

- Antiepileptische Medikamente müssen *regelmäßig* eingenommen werden, sie dürfen nie plötzlich, sondern nur „ausschleichend" abgesetzt oder umgestellt werden.
- Die Präparate können verschiedene *Nebenwirkungen* verursachen wie Übelkeit, Erbrechen, Hautausschläge, Gleichgewichtsstörungen, Zahnfleischwucherungen, Benommenheit, Schläfrigkeit, Augenzittern,

Doppeltsehen, Lichtscheu u. a. Solchen Nebenwirkungen kann man durch Dosisänderung oder Umstellen auf andere Präparate begegnen.

- Welches Präparat man verwendet, hängt vom *Anfallstyp* und vom *EEG-Befund* ab.

Durch regelmäßige Blutspiegelbestimmungen kann die Dosierung überprüft und gleichzeitig auch die Mitarbeit des Patienten beurteilt werden.

Ziel der medikamentösen Therapie ist die Anfallsfreiheit. Bei gezielter und konsequenter Behandlung kann sie bei 60–80 % aller Patienten erreicht werden. Manchmal nehmen die psychischen Störungen bei völliger Anfallsunterdrückung zu. Die Patienten werden reizbar, aggressiv und für ihre Umgebung kaum mehr tragbar. Diese Kranken, es sind nur wenige, „brauchen" ihren Anfall. Hier ist es nicht zweckmäßig, durch sehr hohe Dosierungen die Anfälle völlig zu unterdrücken.

Behandlung in einer Anstalt

Rund 10–15 % aller Anfallskranken müssen vorübergehend oder dauernd in einer Facheinrichtung (Klinik, Anstalt) untergebracht werden. In vielen Ländern existieren seit längerer Zeit Einrichtungen, die sich vorwiegend oder ausschließlich der Behandlung, Pflege und Rehabilitation von Anfallskranken widmen und die neuerdings auch über moderne diagnostische, heilpädagogische, schulische und Rehabilitationseinrichtungen verfügen. Dennoch ist es für die Familie eines Anfallskranken ein schwerer Entschluß, ihn für einige Zeit oder für die Dauer in einer Anstalt unterzubringen. Das Ziel moderner therapeutischer Bemühungen ist es, dies so wenig wie möglich zu tun. Manchmal läßt sich jedoch die Einweisung in eine Anstalt nicht umgehen. Sie ist nach Matthes (1980) in folgenden Fällen notwendig oder zu empfehlen:

- bei epileptischen Kindern und Jugendlichen, die geistig bildungsfähig sind, aber infolge häufiger Anfälle eine Grundschule oder Sonderschule nicht besuchen können;
- bei epileptischen Kindern und Jugendlichen, die zwar bildungsfähig sind, aber wegen psychischer Auffälligkeiten und massiver Verhaltensstörungen in einer normalen Grundschule oder Sonderschule nicht tragbar sind. Sie bedürfen einer Schulung in kleinen Klassen durch besonders ausgebildete Lehrer;
- bei geistig stark behinderten, anfallskranken Kindern und Jugendlichen, deren geistiges Potential für den Besuch einer Grundschule oder Sonderschule nicht ausreicht, die aber in speziellen Einrichtungen vor allem im praktischen Bereich noch gut gefördert werden können (Sonderschule für praktisch Bildbare);

- bei einer geringen Anzahl von Anfallskranken, die intellektuell abgebaut und stark wesensverändert sind, zu Gewalttätigkeiten neigen und deshalb eine Gefahr für die Umwelt darstellen;
- bei Anfallskranken aller Altersstufen, die körperlich und geistig so schwer behindert sind, daß eine Familie ihrer Pflege nicht gewachsen ist.

In Anstalten für Anfallskranke geht heute die Tendenz dahin, möglichst viele Patienten nach einer intensiven Behandlungs- und Förderungszeit wieder zu rehabilitieren. Diesem Ziel dient auch die zunehmende Öffnung der Anstalten nach außen und die Aufnahme von Kontakten zu Beschützenden Werkstätten, die in der Umgebung liegen. Durch die Einrichtung der *nachgehenden Fürsorge* versucht man auch, mit entlassenen Patienten in Verbindung zu bleiben, um ihnen auch weiterhin mit Rat und Hilfe zur Seite zu stehen.

Psychische Führung und Betreuung von Anfallskranken

Folgende Gesichtspunkte sind dabei wichtig:

- Aufklärung der Patienten, Beeinflussung der Fehleinstellung bei Eltern von epileptischen Kindern. Hierbei sollte man eindringlich darauf hinweisen, daß epileptische Anfälle nichts mit „Geisteskrankheiten" (gemeint sind endogene Psychosen) zu tun haben, daß Anfälle, wenn sie rechtzeitig behandelt werden, nicht zu Intelligenzabbau und Schwachsinn führen müssen und daß epileptischen Kindern und Jugendlichen eine große Anzahl von beruflichen Möglichkeiten offensteht. Leider existieren immer noch viele Vorurteile gegenüber Anfallskranken. Die Bekämpfung dieser irrigen Vorstellungen, die solche Patienten zu minderwertigen Menschen abstempeln, sollte das Ziel jeder Schwester und jedes Arztes sein.
- Regelmäßige, geordnete Lebensweise. Die Patienten sollen ausreichend schlafen und jeden Alkoholgenuß vermeiden. Die Ernährung sollte flüssigkeitsarm, kochsalzarm und vitaminreich sein. Wichtig ist auch die reizarme Erziehung epileptischer Kinder.

Chirurgische Therapie

Sind die Anfälle durch Tumoren oder Abszesse des Gehirns bedingt, so versucht man, diese operativ zu entfernen. In sehr seltenen Fällen entfernt man sogar eine ganze Hirnhälfte (Hemisphärektomie), wodurch der Krampfherd beseitigt wird und die gereizte, aggressive Stimmungslage der Patienten verbessert werden kann. Durch die Fortschritte der Neurochirurgie hat die operative Behandlung der Epilepsien in den letzten Jahren einen Auftrieb erfahren. Dabei wurde auch das Indikationsgebiet erweitert und die Operationsindikation durch eine sorgfältige präoperative Diagnostik (Elektrokortigraphie, Stereoelektroenzephalographie) präzisiert.

Soziale Probleme

Die Epilepsie bringt eine Fülle sozialer Probleme mit sich, die in der Sprechstunde des Psychiaters fast täglich auftauchen. Wir können hier nur einige andeuten.

Viele Patienten bewegt die Frage, ob sie *heiraten* können oder nicht. Diese Frage muß in jedem einzelnen Fall neu durchdacht werden, wobei ihre Beantwortung weitgehend von der Art der Anfälle bestimmt wird. Insgesamt schätzt man das Risiko, Anfälle zu bekommen, bei Kindern von Kranken mit einer genuinen Epilepsie sechsmal höher ein als bei Kindern gesunder Eltern. Von einer Heirat zwischen Epileptikern untereinander sollte auf jeden Fall abgeraten werden, sofern es sich nicht um ein symptomatisches Anfallsleiden handelt.

Das *Führen eines Kraftfahrzeuges* ist nur dann zu gestatten, wenn mehrere Jahre hindurch völlige Anfallsfreiheit bestand und der EEG-Befund sich normalisiert hat. Ein Führerschein sollte auch in diesen Fällen nur befristet genehmigt werden, wobei die Verlängerung von dem Ergebnis einer in halbjährigen Abständen durchgeführten ärztlichen Untersuchung (einschließlich EEG-Ableitung) abhängig gemacht werden sollte.

Sportliche Betätigung ist jederzeit möglich, jedoch sollten Sportarten vermieden werden, bei denen ein Anfall gefährlich wird (Reiten, Klettern, Schwimmen).

Die *Berufswahl* jugendlicher Anfallskranker muß auf Berufe ausgerichtet sein, in denen ein Anfall nicht eine außergewöhnliche Gefährdung mit sich bringt.

Es empfiehlt sich, in Zusammenarbeit mit dem Arbeitsamt oder mit einem Psychologen, der mit den Problemen Anfallskranker vertraut ist, vor der Berufswahl eine differenzierte Berufsberatung durchzuführen. Dadurch läßt sich die Wahl eines Berufes, dem der Patient nicht gewachsen ist oder der sich mit seiner Krankheit nicht vereinbaren läßt, vermeiden. Für die Berufswahl sind 3 Gesichtspunkte maßgebend: das intellektuelle Leistungsniveau des Patienten, die Persönlichkeitsstruktur (hierbei ist besonders auf das Vorliegen von psychischen Veränderungen zu achten) und der Einfluß der Krankheit (Anfallsfreiheit, Häufigkeit der Anfälle). Aus der Kombination dieser 3 Faktoren unter Mitberücksichtigung der sozialen Situation ergibt sich im Einzelfall die Richtung, in der eine Berufsberatung angemessene Vorschläge machen kann.

Zahlreiche soziale Probleme ergeben sich in Familien mit einem anfallskranken Kind. Das Verhalten der Eltern solcher Kinder ist nicht selten durch Angst und Schuldgefühle gekennzeichnet, denen sie verschiedene Abwehrhaltungen entgegensetzen. Die häufigsten dieser Reaktionsweisen von Eltern in der Auseinandersetzung mit der Krankheit des Kindes sind nach Matthes (1984) die *Verleugnung* der Krankheit, die *Ritualisie-*

rung und Überbewertung medizinischer und heilpädagogischer Maßnahmen, die *Aggressionshaltung* gegenüber dem kranken Kind, die sich bis zum Todeswunsch steigern kann, und die *Überprotektion,* bei der durch eine unechte und übertriebene Zuwendung und Fürsorge das Kind zum Zentrum des Familienlebens wird, wobei durch diese Haltung häufig die Schuldgefühle der Eltern kompensiert werden. Derlei Verhaltensweisen der Eltern führen nicht selten zu einer zusätzlichen Neurotisierung des Kindes, die mit dem Anfallsleiden unmittelbar nichts zu tun hat. Auch hier ist es die Aufgabe von Ärzten, Schwestern, Pflegern und Sozialarbeitern, durch eine sachliche Aufklärung Verständnis für die Krankheit bei den Eltern zu erreichen. Darüber hinaus bereiten die Verhaltensstörungen mancher epileptischer Kinder innerhalb einer Familie nicht geringe Schwierigkeiten. Diese bestehen vor allem in Konflikten, die sich z. B. zwischen einem erethisch-hyperkinetisch veränderten epileptischen Kind und seinen gesunden Geschwistern ergeben. Ermahnungen und Zurechtweisungen führen hier meist nicht zum Ziel, da dem Kind in vielen Fällen die Einsicht in sein gestörtes Verhalten fehlt. Eine Integration solcher Kinder kann man nur durch eine sehr geduldige Pädagogik, die vielfach nicht ohne medikamentöse Unterstützung auskommt, erreichen.

Psychische Störungen nach frühkindlicher Hirnschädigung

Begriffe und Definitionen. Die frühkindliche Hirnschädigung ist kein einheitliches Krankheitsbild, sondern ein Sammelbegriff, unter dem wir die Folgen aller äußeren und inneren Schädigungen zusammenfassen, die vom Beginn des 6. Schwangerschaftsmonats bis zum Ende des 1. Lebensjahres auf das kindliche Gehirn eingewirkt haben. Ob die genannte Begrenzung optimal ist, darüber läßt sich streiten (manche Autoren sehen als obere Grenze die Vollendung des 3. Lebensjahres an). Sie hat aber insofern eine gewisse Berechtigung, als etwa um den 6. Schwangerschaftsmonat die Hirnrinde des Keimlings reizempfindlich wird und gegen Ende des 1. Lebensjahres die Pyramidenbahn (willkürlich-motorische Bahn) ausreift. Der genannte Zeitabschnitt ist also gewissermaßen die „kritische Zeit des Gehirns", in der die Möglichkeiten einer Schädigung am größten sind.

Sofern es sich um leichtere Schädigungen handelt, wurde der Begriff „frühkindliche Hirnschädigung" durch den der „frühkindlichen Hirnfunktionsstörung" oder „minimale zerebrale Dysfunktion" (MCD) ersetzt. Aber auch dieser ist durch neuere Untersuchungen insofern fragwürdig geworden, als sich viele minimale zerebrale Dysfunktionen als Entwicklungsstörungen erwiesen haben, bei denen eine Einschränkung der Hirnfunktion nicht immer nachgewiesen werden kann. Im folgenden beschränken wir uns auf die schwerwiegenden Folgen gesicherter Hirnschädigungen und Hirnfunktionsstörungen.

Ursachen. Als Ursachen für frühkindliche Hirnschädigungen kommen praktisch alle schädigenden Einflüsse in Frage, die in der genannten kritischen Phase einwirken können. Ein Großteil der Ursachen wurde im neurologischen Teil bereits besprochen. Die geläufigste Einteilung dieser Ursachen richtet sich nach dem Zeitpunkt der Einwirkung und unterscheidet Schädigungen vor, während und nach der Geburt (s. Tab. **3**, S. 95).

Schweregrade und Folgezustände. Es ist ohne weiteres verständlich, daß ein schädigendes Ereignis je nach seiner *Art*, *Schwere* und *Dauer* verschieden schwere Folgezustände hinterlassen kann.

Wir unterscheiden:

- Folgezustände mit schweren körperlichen Störungen (z.B. zerebrale Kinderlähmung) und
- Folgezustände mir vorwiegend psychischen Störungen.

Die körperlichen Störungen wurden bereits im neurologischen Teil beschrieben, so daß wir uns hier auf die psychischen Veränderungen beschränken können. Wir teilen sie ein in Intelligenzdefekte und Verhaltensstörungen (Persönlichkeitsstörungen). Natürlich können diese beiden Arten von Störungen auch vergesellschaftet sein.

Intelligenzstörungen

Auch bei den Intelligenzstörungen können wir uns kurz fassen, da wir sie auf S. 228 schon näher beschrieben haben. Sie äußern sich bekanntlich in einem niedrigen allgemeinen Intelligenzniveau und in einem unausgeglichenen Intelligenzprofil. Letzteres besagt, daß die einzelnen Intelligenzfunktionen verschieden stark in Mitleidenschaft gezogen sind.

Verhaltensstörungen

Unter Verhalten verstehen wir die Gesamtheit der nach außen sichtbaren Bewegungen und Handlungsabläufe. Die Beurteilung von Verhaltensweisen als normal erfolgt unter dem Gesichtspunkt der Anpassung an allgemein anerkannte Normen. Verhaltensstörungen äußern sich als *Fehlanpassungen,* als ein „Aus-der-Rolle-Fallen" gegenüber den genannten Richtlinien.

Bei den Verhaltensstörungen, die durch eine frühkindliche Hirnschädigung hervorgerufen werden, können wir folgende Syndrome unterscheiden:

Hyperkinetisches Syndrom

Es ist gekennzeichnet durch herabgesetzte Konzentrationsfähigkeit (Unfähigkeit, bei einer Aufgabe länger zu bleiben), allgemeine motorische Unruhe, abnorme Reizempfänglichkeit und Ablenkbarkeit, Antriebsüberschuß (Erethie), Distanzlosigkeit (im Gegensatz zu normalen Kindern sind die hirngeschädigten Kinder fremden Personen gegenüber sofort zutraulich, sie gehen auf jeden spontan zu, umarmen ihn u. U. gleich usw.), Kritiklosigkeit, Unbekümmertheit, Fehlen von Hemmungen und Angst und gestörtes Sozialgefühl.

Ein weiteres Kennzeichen ist die Neigung zu impulsivem Verhalten. Darunter versteht man die Neigung, Einfälle augenblicklich und ohne Kontrolle der Vernunft in die Tat umzusetzen.

Natürlich findet dieses impulsive Verhalten auch Ausdruck in Handlungen, die die betreffenden Patienten als rücksichtslos, brutal und taktlos erscheinen lassen.

Postenzephalitische Persönlichkeitsstörungen

Entzündliche Erkrankungen des Gehirns, insbesondere die Enzephalitis (s. neurologischer Teil), hinterlassen oft tiefgreifende Veränderungen der Persönlichkeit, die sich in verschiedenen Verhaltensstörungen äußern. Es ist kennzeichnend für sie, daß die Intelligenzfunktionen meist nur geringgradig geschädigt sind.

Die Persönlichkeitsstörungen beruhen darauf, daß bei den Kranken „die normale Integration der Persönlichkeit, die Ausbildung und Beherrschung jenes Spannungszustandes zwischen Trieb- und Instinktschicht einerseits und der Denkschicht andererseits zerstört ist" (Asperger 1965).

Die Beeinflussung psychischer Störungen nach frühkindlicher Hirnschädigung ist nicht einfach. Eine ursächliche Behandlung ist nicht möglich, jedoch existieren zahlreiche symptomatisch wirksame Methoden. Die Behandlung muß sich individuell auf jedes einzelne Kind einstellen und sein Milieu so umgestalten, daß eine Förderung möglich ist. Dabei sollten alle Beteiligten (Arzt, Schwester, Fürsorger, Eltern) zusammenarbeiten.

Therapie und psychische Führung

Die *medikamentöse* Behandlung hat die Aufgabe, die starke motorische Unruhe, die gleichzeitig ein Element der Ablenkung ist, so weit zu dämpfen, daß die Patienten planvoll beschäftigt werden können. Verwendet werden dazu Stimulanzien (z. B. Ritalin), und bei starker Unruhe auch Neuroleptika. Viele hirngeschädigte Kinder leiden an einer *Schlafumkehr,* die sich darin äußert, daß sie tagsüber (vor allem morgens) müde sind, während sie in der Nacht nicht schlafen können. In kinderpsychiatrischen Kliniken oder Heimen, wo mehrere Kinder in einem Zimmer schlafen, macht einem dieser Sachverhalt viel zu schaffen. Ein oder zwei schlafgestörte Kinder können die ganze Gruppe durcheinanderbringen und oft regelrecht terrorisieren. Ein Mädchen einer Kinderabteilung stürzte z. B. jede Nacht auf andere Kinder los und riß ihnen ganze Büschel von Haaren aus; tagsüber jedoch wirkte es müde und stumpf, so daß man ihm diese Dinge gar nicht zugetraut hätte. Hier können *Schlafmittel* mit Erfolg eingesetzt werden, wobei man das wirksamste Präparat oft erst allmählich herausfinden muß, da die Patienten mit Regulationsstörungen des Wach-Schlaf-Rhythmus sehr unterschiedlich auf die Medikamente reagieren. Bewährt haben sich Mogadan, Valium, Luminaletten oder Kombinationen zwischen Neuroleptika und Schlafmitteln.

Die *heilpädagogischen* Maßnahmen müssen stets der besonderen Situation hirngeschädigter Kinder Rechnung tragen, was eine genaue Kenntnis ihrer Störungen voraussetzt. Eines der wichtigsten Erfordernisse für den Erfolg erzieherischer Maßnahmen ist die kleine Gruppe (optimal etwa 5–6 Kinder), weil nur sie der betreuenden Pflegekraft die nötige Zeit für jedes einzelne Kind läßt. Beschäftigung und Spiel müssen *konkret* (anschaulich) sein, denn fast alle hirngeschädigten Kinder können nicht abstrakt denken und dies meist auch nicht lernen. Als erfolgreich haben sich musische Betätigungen erwiesen, die rhythmische Elemente verwenden (Gymnastik, Singen mit rhythmischer Begleitung usw.). Es ist verständlich, daß man die Kinder nicht überfordern darf, doch sollte man die Anforderungen langsam steigern. Dies gilt auch für die *schulische Betreuung* der Patienten, die je nach Intelligenz in verschiedenen (ebenfalls kleinen) Sonderschulklassen zusammengefaßt werden. Bei der schulischen Förderung will man heute nicht mehr um jeden Preis die Kulturtechniken (Lesen, Schreiben, Rechnen) vermitteln, sondern legt das Schwergewicht auf die *lebenspraktische* Bildung.

Auch die *körperliche Ertüchtigung* darf nicht vernachlässigt werden. Die Spiele und Sportarten muß man dem körperlichen Zustand und Leistungsvermögen anpassen (z. B. Schwimmen für Körperbehinderte, Ballspiele für Kinder ohne Bewegungseinschränkungen usw.).

Alle diese Maßnahmen erfordern viel Geduld, auch ist ihr Erfolg manchmal gering. Man muß sich jedoch immer den „Ausgangszustand" vor Augen halten und nicht gesunde Kinder zum Maßstab machen, dann erhält auch der kleine Erfolg die ihm gebührende Bedeutung.

Die Zusammenarbeit mit den Eltern ist nicht immer ersprießlich. Hier erstreckt sich die Aufgabe aller Personen, die mit hirngeschädigten Kindern zu tun haben darauf, bei den Eltern Vorurteile, übertriebene Hoffnungen, Resignation und emotionale Reaktionen zugunsten einer sachlichen, von Verständnis getragenen Haltung ihrem kranken Kind gegenüber abzubauen.

Auf weitere Störungen und Erkrankungen, die in das Gebiet der Kinder- und Jugendpsychiatrie gehören, kann hier nicht eingegangen werden. Die Kinder- und Jugendpsychiatrie hat sich zu einer Spezialdisziplin entwikkelt, die an anderer Stelle ausführlich dargestellt wurde (Remschmidt: Kinder- und Jugendpsychiatrie, 2. Aufl. Thieme, Stuttgart 1987).

Therapie und Rehabilitation in der Psychiatrie

Obwohl in den einzelnen Kapiteln bereits therapeutische Fragen besprochen wurden, erscheint es angebracht, in einem eigenen Abschnitt noch einmal auf die grundlegenden Probleme und Methoden der psychiatrischen Behandlung einzugehen. Wie in der Diagnostik, so sind auch in der Therapie Schwester und Pfleger die wichtigsten Partner des Arztes. Ihre Aufgabe ist es dabei, im Sinne eines gemeinsam festgelegten Therapieziels in der Behandlung mitzuwirken. Dies darf allerdings nicht dazu führen, daß sie therapeutische Gespräche oder Psychotherapien auf eigene Faust riskieren. Dazu fehlen ihnen in der Regel die Voraussetzungen. Es kommt vielmehr darauf an, die alltäglichen Aufgaben als therapeutische Hilfen aufzufassen und in den Dienst der Behandlung zu stellen. Viele Möglichkeiten dazu sind nicht ohne weiteres sichtbar, sie müssen erst entdeckt und ausgeführt werden. Wie groß der therapeutische Beitrag gerade von Schwestern und Pflegern sein kann, geht schon daraus hervor, daß sie ja die längste Zeit mit dem Patienten zusammen sind und dadurch sowohl Möglichkeiten zur Beobachtung als auch zur Beeinflussung des Patienten haben, die über diejenigen anderer Berufsgruppen im Krankenhaus hinausgehen.

Besondere Probleme und Schwierigkeiten der psychiatrischen Therapie

Ein wesentliches Kennzeichen der Therapie psychischer Störungen und Erkrankungen liegt darin, daß ihre erfolgreiche Durchführung in besonders hohem Maße von einer *Zusammenarbeit* verschiedener Menschen und Berufsgruppen abhängt. Diese wird oft empfindlich erschwert durch Vorurteile, die dem psychisch Kranken und dem psychiatrischen Krankenhaus entgegengebracht werden, sowie durch unrichtige Vorstellungen vom Wesen der psychischen Erkrankungen generell.

Der psychiatrische Patient

Nahezu jeder Patient, der in eine psychiatrische Klinik eingeliefert wird, hat einen längeren Krankheitsverlauf hinter sich, der für ihn und seine Familie mit schweren Belastungen verbunden ist. Die Einweisung in eine psychiatrische Klinik erfolgt ja im allgemeinen nur, wenn sie unbedingt notwendig geworden ist. Sowohl seitens des Patienten als auch seiner Angehörigen bestehen oft massive Widerstände gegen eine Hospitalisierung. Diese hängen zum großen Teil damit zusammen, daß psychische Erkrankungen auch heute noch mit dem Makel des Bösen, Bedrohlichen oder Degenerativen behaftet sind. Um so notwendiger erscheint es, dem Patienten und seinen Angehörigen so zu begegnen, daß Angst und falsche Vorstellungen abgebaut werden. Bei vielen Kranken und ihren Angehörigen hängt der Widerstand gegen eine stationäre Aufnahme auch mit der Meinung zusammen, wer einmal in einer Psychiatrischen Klinik aufgenommen sei, der komme nie wieder heraus. Derlei Befürchtungen werden nicht selten auch Schwestern und Pflegern gegenüber geäußert. Sie sollten weder verharmlosend noch gereizt abgetan, sondern sachlich beantwortet werden. Wir müssen begreifen, daß hinter solchen Fragen massive Ängste stehen. Die Äußerung derartiger Befürchtungen ist positiv zu vermerken, da uns dadurch die Möglichkeit gegeben wird, in angemessener Weise auf sie einzugehen. Was für den Patienten in der Klinik neu, angstbesetzt und verwirrend ist, ist für das Krankenhauspersonal alltägliche Routine. Wenn man sich dies klarmacht – ggf. durch Rückerinnerung an die erste eigene Begegnung mit einem psychiatrischen Krankenhaus – so wird man den Zugang zu den Sorgen und Ängsten des Patienten finden.

Neben den bisher genannten Problemen gibt es auch andere, die nicht direkt mit dem einzelnen Patienten, der einzelnen Schwester oder dem einzelnen Pfleger zu tun haben, sondern von überindividueller Natur sind. Jeder Mitarbeiter im Krankenhaus ist ja, jenseits seiner ganz persönlichen Eigenschaften, zugleich Mitglied einer Berufsgruppe, deren Aufgaben durch verschiedene soziale Übereinkünfte bestimmt werden. Unter ihnen kommt der *Rolle* eine wesentliche Bedeutung zu. Wir können eine Rolle definieren als eine in sich zusammenhängende Folge von Verhaltensweisen (Verhaltenssequenz), die auf die Verhaltenssequenz anderer Personen abgestimmt ist. Die Rolle läßt sich durch drei Momente charakterisieren:

- Sie ist strukturiert, d. h., sie läßt sich von anderen Rollen abgrenzen;
- sie ist auf die Rollen anderer Personen abgestimmt und angewiesen, und
- sie ist unabhängig vom jeweiligen Rollenträger, d. h., sie kann von anderen übernommen werden, ohne ihre Struktur zu ändern.

Sowohl Patienten als auch Schwestern und Pfleger, Ärzte, Sozialarbeiter, Beschäftigungstherapeuten usw. sind in diesem Sinne Träger bestimmter Rollen. Ein reibungsloser Ablauf des Stationsbetriebes ist, abgesehen von persönlichen Einflüssen, am ehesten gegeben, wenn die einzelnen Rollen gut aufeinander abgestimmt sind. Im Hinblick auf den psychiatrischen Patienten tauchen hier jedoch Schwierigkeiten auf. Während zur Patientenrolle im allgemeinen eine Befreiung von den täglichen Verpflichtungen, das Angewiesensein auf fremde Hilfe und die Verpflichtung zum Gesundungswillen, und das heißt zur Inanspruchnahme fachkundiger Hilfe gehören, treffen diese Attribute auf den psychisch Kranken vielfach nicht zu. Denn dieser fühlt sich häufig nicht krank (manchmal fehlt die Krankheitseinsicht völlig), er möchte sehr oft nicht auf fremde Hilfe angewiesen sein, sondern sein Schicksal selbst in die Hand nehmen, ohne zu bemerken, wie sehr er sich vielfach von der Realität bereits entfernt hat. Dies entspricht nicht den allgemein üblichen Rollenerwartungen, die man Kranken entgegenbringt. Da die Rollenerwartungen an den Patienten mit denen an den Arzt und die Schwester korrespondieren, müssen sich Schwierigkeiten ergeben, sofern die Mitglieder des Behandlungsteams nicht gelernt haben, sich mit dem vom allgemeinen rollenstereotyp abweichenden Verhalten auseinanderzusetzen. Dies wiederum ist nur möglich, wenn sie über gewisse Grundkenntnisse der psychiatrischen Krankheitslehre und der Psychologie verfügen, und wenn sie durch praktische Anleitung erfahren haben, in welcher Weise diese Kenntnisse in der täglichen Arbeit angewandt werden können.

Die Angehörigen

Eine intensive Beschäftigung mit den Angehörigen hat stets Rückwirkungen auf das Verhalten des Patienten und ist aus verschiedenen Gründen dringend erforderlich:

- In vielen Fällen kann man nur durch sie Verläßliches über die Vorgeschichte erfahren (Fremdanamnese). Bei Kindern ist man ohnehin auf die Aussagen der Eltern angewiesen.
- Durch eine ausführliche Aufklärung der Angehörigen lassen sich die stets vorhandenen Vorurteile ein wenig abbauen. Für den Patienten bedeutet dies zugleich, daß ihm seine Familie verständnisvoller gegenübertritt.
- Schließlich wird durch einen intensiven Kontakt mit den Angehörigen die Wiedereingliederung des Patienten in Familie und Beruf entscheidend erleichtert.

Das praktische Vorgehen dabei läßt sich schwer in allgemeiner Weise schildern. Auf jeden Fall sollte man den Angehörigen freundlich begegnen, bemüht, ihre Fragen so sachlich wie möglich zu beantworten; man sollte sie über die Art der Station sowie über diagnostische und therapeutische Maßnahmen informieren, ferner über Besuchszeiten und etwaige Sonderregelungen.

Das Personal

Moderne psychiatrische Kliniken können sich heute auf ein multidisziplinär zusammengesetztes *Team* stützen. Diesem gehören neben Ärzten, Schwestern und Pflegern auch Psychologen, Sozialarbeiter, Beschäftigungstherapeuten, Krankengymnastinnen und, je nach Ausrichtung des Krankenhauses, viele andere Berufsgruppen an. Die Vielzahl und die berufliche Verschiedenheit der Mitarbeiter haben große Vorteile. Andererseits bringt aber eine so große Gruppe von Mitarbeitern auch zwangsläufig Probleme der Zusammenarbeit auf. Diese erstrecken sich auf Kompetenzfragen, Rollenkonflikte und eine Vielzahl von menschlichen Problemen, wie sie in jeder größeren Gemeinschaft vorkommen. Wenn man sich jedoch auf ein einheitliches Konzept des Stationsablaufes und der Therapie einigen kann, so ist ein solches Team in der Lage, sowohl dem Patienten und seinen Angehörigen als auch den Teammitgliedern selbst Hilfestellung und Sicherheit zu vermitteln.

Dauerhafte Mitarbeiter wie Ärzte, Psychologen, Schwestern, Pfleger, Sozialarbeiter, Beschäftigungstherapeuten usw. haben in der Regel ein relativ fest umschriebenes Arbeitsfeld und eine gut umschriebene soziale Rolle, die auf die Rollen der anderen langfristig tätigen Mitarbeiter abgestimmt ist (ausführliche Darstellung bei Remschmidt 1988).

In einer gewissen Status- und Rollenunsicherheit hingegen bewegen sich die *Mitarbeiter auf Zeit* (z. B. Praktikanten der verschiedenen Richtungen, Schwesternschülerinnen, Medizinalassistenten, Hospitanten usw.). Sie verhalten sich nicht selten, gerade aufgrund ihrer Statusunsicherheit, unangemessen, d. h., sie trauen sich mitunter zuviel zu, machen unrealistische Verbesserungsvorschläge in Bereichen, die sie nicht genügend überschauen, oder aber sie ziehen sich passiv zurück und zeigen wenig Eigeninitiative. Wenn man um ihre Rollenunsicherheit weiß, so wird man diesen Verhaltensweisen, die dauerhaften Mitarbeitern oft als inadäquat erscheinen, mit der nötigen Haltung begegnen können. Man wird hinter zuviel Selbstvertrauen und Veränderungswünschen einerseits die Unsicherheit, andererseits aber auch das Engagement erkennen und versuchen, gerade dieses in konkrete Bahnen zu lenken. Dabei empfiehlt es sich, ihnen ganz umschriebene Aufgaben zu übertragen. Sie sind überschaubar, überfordern nicht und geben zugleich Gelegenheit zu intensiven Auseinandersetzungen mit einem Problem.

Die Institution

Eine Behandlungsinstitution muß zwangsläufig nach bestimmten Regeln funktionieren. Ziel aller organisatorischen Anstrengungen ist es, eine möglichst optimale Versorgung des Patienten zu erreichen. Im Sinne einer möglichst ökonomischen Arbeitsteilung finden wir auch im psychiatrischen Krankenhaus die drei Funktionskreise: den medizinischen, den pflegerischen und den Funktionskreis der Verwaltung. Alle drei Funktionskreise sind in sich hierarchisch gegliedert, d.h., Kompetenzen und Verantwortung sind nach bestimmten Über- und Unterordnungsprinzipien geregelt, wobei fachliches Wissen, Berufserfahrung und menschliche Qualitäten ausschlaggebend sein sollten. Eine differenzierte Verteilung von Kompetenzen und Verantwortungen erfordert eine sehr enge Koordination und Zusammenarbeit. Diese wird erreicht, wenn auf gemeinsamen Besprechungen allgemeine Leitlinien festgelegt werden, an deren Erstellung die verschiedenen Gruppen beteiligt sind. Sie finden Eingang in sog. Organisations- und Strukturpläne, die dann den Ablauf der verschiedenen Funktionen im Krankenhaus regeln. Die Komplexität des Tagesablaufes in einer psychiatrischen Klinik ist dem Patienten zunächst völlig unbekannt. Insofern ist es außerordentlich wichtig, ihn und seine Angehörigen in diese Bereiche schrittweise und stets den jeweiligen Notwendigkeiten angepaßt, einzuführen. Praktisch bedeutet dies, daß man z.B. dem Patienten bei der Aufnahme zeigt, an welcher Stelle er sich in der Verwaltung melden muß, daß man ihn dann zum Arzt führt, ihn der Stationsschwester vorstellt, ihm und seinen Angehörigen zeigt, wo er untergebracht wird usw.

Viele Widerstände lösen auch die zahlreichen Formalitäten aus, die in einem psychiatrischen Krankenhaus erforderlich sind. Man sollte versuchen, dem Patienten und seinen Angehörigen derartige Formalitäten zu erleichtern. Dies geschieht am einfachsten dadurch, daß an bestimmten Stellen im Behandlungsablauf Mitarbeiter eingeschaltet werten, die sich auf derartige Formalitäten und den Umgang mit Behörden verstehen. In der Regel werden Sozialarbeiter diejenigen Anteile übernehmen können, die mit der Weitervermittlung des Patienten in bestimmte Institutionen, mit der Beantragung einer Rente oder einem Antrag auf Sozialhilfe verbunden sind. Sorgen über derartige Dinge werden jedoch am allerhäufigsten gegenüber dem Pflegepersonal geäußert. Die Durchsetzung der rechtlichen Ansprüche der Patienten muß auch für sie ein Anliegen sein.

Vorurteile gegenüber psychisch Kranken und gegenüber dem psychiatrischen Krankenhaus

Vorurteile sind stark gefühlsbetonte Einstellungen, die in bestimmten sozialen Gruppen oder auch in der sog. Öffentlichkeit weit verbreitet sind. Sie sind gekennzeichnet dadurch, daß sie nicht oder nur in unzureichendem Maße auf Sachkenntnis beruhen, übermäßig vereinfachen und stark von Emotionen und Affekten geprägt sind. Sie sind für die Betroffenen sehr belastend. Personen oder Gruppen, wie z.B. den psychisch Kranken, denen vielfach Gefährlichkeit, Reizbarkeit und Aggressivität zugeschrieben wird, gelingt es nur sehr schwer, sich von diesen Klischeevorstellungen zu befreien. Sie können es nicht aus eigener Hilfe, und wir sind alle aufgerufen, sie dadurch zu unterstützen, daß wir derartigen

Vorurteilen, wo immer sie uns begegnen, durch sachliche Aufklärung entgegentreten. Man muß sich darüber im klaren sein, daß es von der Einstellung der Gesellschaft gegenüber psychisch Kranken weitgehend abhängt, ob diese integriert und akzeptiert werden, oder ob sie ganz oder in gewissen Teilbereichen des gesellschaftlichen Lebens ausgeschlossen und an den Rand gestellt bleiben. Dies ist leider auch heute noch immer der Fall. Es dokumentiert sich z. T. auch darin, daß viele psychiatrische Krankenhäuser in abgelegenen Gegenden liegen, was die Eingliederung und das Kontakthalten sehr erschwert. Moderne psychiatrische Kliniken versucht man wieder stärker an die Gemeinden anzubinden und auch an die übrige Medizin anzunähern. Jeder, der in einem psychiatrischen Krankenhaus arbeitet, weiß, daß psychisch Kranken zahlreiche negative Eigenschaften zugeschrieben werden und daß ein relativ einheitliches Stereotyp hinsichtlich psychischer Krankheiten vorherrscht. Es ist meist identisch mit den Vorstellungen von *Geisteskranken*. Diese werden von weiten Bevölkerungskreisen als unvernünftig, unberechenbar, unzuverlässig, gefährlich, verrückt und aggressiv angesehen. Aus Untersuchungen über das Stereotyp gegenüber Epileptikern weiß man, daß ihnen ganz ähnliche Züge zugeschrieben werden. Sie werden als pedantisch, jähzornig, ängstlich, mißtrauisch, egoistisch, aggressiv, traurig und launisch angesehen. Auf welch unsicherem Boden derartige Vorstellungen stehen, geht daraus hervor, daß die meisten Befragten in solchen Untersuchungen noch nie mit Geisteskranken oder Epileptikern zu tun hatten, was die mangelhafte rationale Begründung solcher Einstellungen eindringlich unterstreicht.

Wie gegenüber den psychisch Kranken, so existieren auch gegenüber *psychiatrischen Einrichtungen* generell derartige Vorurteile. So wird von Angehörigen nicht selten die Aufnahme eines Familienmitgliedes in einer psychiatrischen Klinik verheimlicht, es besteht häufig die Befürchtung, daß der eingewiesene Patient dort zeitlebens verbleiben müßte, und es existieren abenteuerliche Vorstellungen über die Behandlungsmaßnahmen („Gummizellen“, Festbinden, Einsperren). Diese Einstellungen können den Gang der Behandlung erheblich beeinträchtigen. Sie werden verstärkt, je mehr man psychiatrische Institutionen gegenüber der Außenwelt abschließt. Angesichts solcher Erkenntnisse versucht man heute, die Angehörigen von Anfang an in die Behandlung einzubeziehen. Dadurch wird vermieden, daß bei längerer Krankheitsdauer eine zu starke Entfremdung des Patienten von seiner familiären Umgebung eintritt.

Kommunikationsprobleme in psychiatrischen Behandlungseinrichtungen

Es kann nicht ausbleiben, daß sich in einem psychiatrischen Krankenhaus auch Verständigungsschwierigkeiten einstellen. Diese können sich zwischen Angehörigen des Personals, zwischen Personal und Patienten sowie unter den Patienten selbst abspielen. Die Entstehung derartiger Schwierigkeiten ist nicht verwunderlich, ebenso selbstverständlich muß allerdings sein, daß frühzeitig die Gelegenheit ergriffen wird, sie wieder zu beseitigen. Die Möglichkeiten für die Entstehung von Kommunikationsproblemen sind vielfältig. Im folgenden werden nur einige Gesichtspunkte dazu skizziert.

Kommunikationsprobleme zwischen Angehörigen des Personals

Im Prinzip kann es zu Auseinandersetzungen zwischen den Angehörigen verschiedener Personalsparten kommen (z. B. zwischen Ärzten und Schwestern, Psychologen und Heilpädagogen, Krankengymnasten und Sozialarbeitern) oder zu solchen, die sich innerhalb *einer* Personalgruppe abspielen (z. B. zwischen Stationsschwester und Schwesternschülerinnen, zwischen Oberarzt und Stationsarzt).

Neben ganz persönlichen Ursachen, wie sie an jeder Arbeitsstelle anzutreffen sind, haben derartige Unstimmigkeiten ihre Ursache häufig in der hierarchischen Stationsgliederung, in Kompetenzfragen sowie in unterschiedlichen Ansichten bezüglich der zu verrichtenden Arbeit. Dies ist nicht selten auf Generationsprobleme, unterschiedliche weltanschauliche oder politische Ansichten zurückzuführen.

Die *hierarchische Gliederung* innerhalb eines Krankenhauses wird besonders dann als belastend empfunden, wenn sie nicht auf sachlichen Gegebenheiten beruht. Dieser Fall liegt z. B. vor, wenn eine Stationsschwester nicht aufgrund ihres größeren Fachwissens und ihrer längeren Erfahrung, sondern einzig und allein aufgrund ihres höheren Status nachgeordneten Schwestern oder Pflegern sachlich nicht gerechtfertigte Aufträge gibt und diese unbedingt durchzusetzen versucht. In solchen Situationen wird es zur offenen oder unterschwelligen Opposition der einzelnen Schwestern kommen.

Eng damit zusammenhängend sind Konflikte, die aus der *Verteilung der Kompetenzen* und damit der einzelnen Arbeitsgänge resultieren. Man kann den Schwierigkeiten, die aus einer ungerechten Arbeitsverteilung entstehen, am besten dadurch begegnen, daß man verschiedene Mitarbeiter, je nach Kenntnis-, Ausbildungs- und Erfahrungsstand, daran beteiligt, und daß man Arbeitsgänge, die als unangenehm angesehen werden, nach einem mit allen Beteiligten abgesprochenen Schema rotieren läßt.

Nicht selten entstehen Auseinandersetzungen zwischen älteren und jüngeren Mitarbeitern. In ihnen manifestieren sich vielfach Ansichten, wie sie auch in ganz anderen Bereichen für Generationsprobleme typisch sind. In solchen Fällen kommt es darauf an, daß man sich, trotz unterschiedlicher Auffassungen, auf eine einheitliche Linie und einen einheitlichen Stationsstil einigt. Denn nichts ist für die Patienten schädlicher als die Beobachtung, daß im Pflege- und Therapieteam unterschiedliche Auffassungen oder gar Unklarheiten bezüglich bestimmter therapeutischer Maßnahmen, Struktur- und Organisationsprinzipien bestehen. Realisiert ein Patient solche, so verfällt er leicht in Unsicherheit und Angst und zweifelt möglicherweise an der Angemessenheit von Behandlungsmaßnahmen. Abgesehen davon leidet natürlich auch das Stationsklima insgesamt unter solchen Spannungen, sofern sie nicht in befriedigender Weise geklärt werden. Hierzu gehört unbedingt die Bereitschaft zum Gespräch und auch die Toleranz gegenüber dem Andersdenkenden. Die Besinnung auf das gemeinsame Ziel kann auch dort zum Einlenken auffordern, wo die Gegensätze zunächst nicht überbrückbar scheinen.

Kommunikationsprobleme zwischen Personal und Patienten

Trotz des Vorsatzes, jedem Patienten gleich freundlich zu begegnen, werden wir alle von Sympathien und Antipathien geleitet. Man kann sich jedoch bemühen – und das sollte man auch tun –, sie nicht offen zu zeigen. Realisiert man, daß ein Patient einem unsympathisch ist, so ist das Allerwichtigste dabei, sich selbst einzugestehen, daß dies der Fall ist. Ebenso wie gegenüber dem Patienten muß man auch sich selbst gegenüber um Wahrhaftigkeit bemüht sein. Es wäre eine Täuschung, sich das Gegenteil einreden zu wollen. Gerade in solchen Situationen kann einem die Gemeinschaft der Mitarbeiter, das Stationsteam, entscheidend helfen. So kann es sehr wertvoll sein, wenn man die Antipathie gegenüber einem Patienten im Rahmen einer therapeutischen Besprechung zum Gegenstand der Diskussion macht. Aus den Fragen der anderen über Gedanken und Empfindungen oder auch aus Beobachtungen anderer Mitglieder des Teams wird man sich oft erst über die verborgenen Ursachen seiner Empfindungen klar. Es könnte z. B. sein, daß ein bestimmter Patient Erinnerungen an jemanden wachruft, der einem sehr unangenehm war. Andererseits stehen hinter ausgesprochenen Sympathien auch häufig Gefühle, die Personen galten, an die uns ein Patient in irgendeiner Weise erinnert. Der schwerste Schritt ist allerdings, seine Empfindungen auch wirklich innerhalb der Gruppe zu äußern.

Schwierigkeiten im Zusammenhang mit Patienten entstehen auch, wenn diese den Pflegepersonen aggressiv gegenübertreten oder sie beleidigen. In solchen Fällen liegen zwei Reaktionsmuster nahe: entweder in gleicher Weise reagieren, d. h. zum Gegenangriff übergehen, oder aber die Reaktionen des Patienten nicht ernst nehmen, etwa indem man sich selbst sagt – und dies den Patienten auch spüren läßt –: „Er ist ja seelisch krank und nicht ganz Herr der Situation." Beide Haltungen sind unangemessen. Erstere läßt außer acht, daß Patienten vielfach unter einer erheblichen Spannung leiden, die sich ab und zu Luft macht und dabei auch das Personal mit einschließt, letztere birgt die Gefahr, daß der Patient nicht ernst genommen wird, was von den meisten sehr deutlich und schmerzvoll registriert wird. Es wäre aber auch falsch, dem Patienten zu verheimlichen, daß man sich über ihn geärgert hat, jedoch sollte eine Mitteilung darüber nicht durch die eigenen Affekte entstellt sein. Eine Aussprache kann in der Regel derartige Probleme klären helfen, sie ist jedoch nicht im Augenblick der Erregung angezeigt. Immer muß darauf geachtet werden, daß nach einer solchen Aussprache keinerlei Ressentiments zurückbleiben, und daß man dem Patienten sein Verhalten nicht bei der nächsten Gelegenheit vorwirft.

Private Beziehungen

Besonders jüngeren Schwestern und Pflegern fällt es schwer zu begreifen, weshalb man mit Patienten möglichst keine privaten Beziehungen eingehen sollte. Dies gilt vor allem für die Zeit ihres stationären Aufenthaltes. Nicht selten versuchen Kranke, in bestimmten Situationen besondere Zuwendung zu erreichen. Dies kann sich etwa darin äußern, daß sie einer bestimmten Schwester oder einem bestimmten Pfleger vertrauliche Dinge erzählen und darum bitten, diese nicht weiterzugeben. Derartige Vertrauensbeweise seitens der Patienten schmeicheln nicht selten der persönlichen Eitelkeit, weil sie als Aufwertung empfunden werden. Ein zu starkes Eingehen auf die private Sphäre bringt jedoch mancherlei Gefahren mit sich. Zunächst muß man wissen, daß über die Mechanismen der *Übertragung* und der *Projektion* nicht selten Gefühle auf Schwestern, Pfleger und andere Mitarbeiter im Krankenhaus übertragen werden, die gar nicht ihnen, sondern früheren Bezugspersonen des Patienten gelten. Natürlich ist man auch selbst in der Gefahr, Gefühle auf den Patienten zu übertragen, was die Aufnahme privater Beziehungen erleichtert. Ein wenig davor schützen kann man sich durch die Überlegung, welche Belastung es bedeuten würde, wenn man mit jedem Patienten private Kontakte aufnähme und ihm, über den dienstlichen Bereich hinaus, helfen wollte. Abgesehen davon, daß dies dem Prinzip einer *gleichen* Behandlung *aller* Patienten im Wege stünde, würde es sehr rasch zu einer absoluten Überforderung führen und zwangsläufig auch zum Abbruch bereits angebahnter Kontakte. Dadurch entsteht beim Patienten der Eindruck der Unzuverlässigkeit, und eine tiefe Enttäuschung ist die Folge. Dies gilt auch für das nicht selten anläßlich der Entlassung gegebene Versprechen, mit Patienten Briefe zu wechseln. Selbstverständlich sollte man Briefe von Patienten stets beantworten. Doch sollte man das Versprechen, in einen Briefwechsel einzutreten, nur dann geben, wenn man sicher ist, daß man ihn auch weiterführen kann. Andererseits sollte man die Bemühungen mancher Patienten um private Kontakte nicht schroff abweisen, sondern unter Hinweis auf die zeitliche und berufliche Belastung freundlich zu verhindern suchen.

Während bislang von Problemen zwischen Patienten und Personal die Rede war, deren Ursache häufig in Verhaltensweisen der Patienten lag, sollen nun einige Schwierigkeiten erwähnt werden, die durch unangemessenes Verhalten von Schwestern und Pflegern entstehen können.

Distanzlosigkeit und Distanz

Besonders bei alten, pflegebedürftigen und sehr unselbständigen Patienten kommt es immer wieder vor, daß ihnen Mitglieder des Krankenpflegepersonals distanzlos begegnen, sie mit „Du“ anreden, sie unnötig körperlich berühren oder ihre persönlichen Probleme in unpassender Situation ansprechen. Ein derartiges Verhalten verrät wenig Einfühlungsvermögen in die Situation psychisch kranker Menschen.

Ebenso schädlich ist natürlich auch eine zu große Distanz, die im Patienten ebenfalls ein Gefühl der Hilflosigkeit und des Ausgeliefertseins entstehen läßt.

Vernachlässigung und Überprotektion

Die Patienten fühlen sich in der Regel dann vernachlässigt, wenn in ihrer Betreuung Pünktlichkeit und Gleichmaß fehlen. Viele Patienten, auch psychisch Kranke, beobachten sehr genau und haben oft ein feines Gefühl für Ungerechtigkeiten, beispielsweise für eine ungleiche Behandlung. Aber auch das Gegenteil, die übertriebene Fürsorge für den Patienten, kann nicht im Sinne der Behandlung liegen.

Nichternstnehmen des Patienten

Gerade bei psychisch Kranken und Gebrechlichen ist die Gefahr groß, daß sie nicht ernst genommen werden. Bei diesen Menschen gerät man besonders leicht in die Rolle des Überlegeneren und Mächtigeren, der sich ungestraft Scherze mit den von ihm Abhängigen erlauben darf. Es ist ein großer Irrtum zu meinen, daß der Kranke „dies ohnehin nicht merke“. Auch bei diesen Patienten muß die Achtung vor der Persönlichkeit gewahrt bleiben.

Wenn von Patienten aufgrund hier geschilderter oder anderer Probleme Kritik geäußert wird oder wenn solche Probleme zu Spannungen führen, so ist wichtig, daß man sich über die Situation Gedanken macht und im Stationsteam darüber spricht. Nicht selten stellt sich heraus, daß Verhaltensweisen von Angehörigen des Stationspersonals Auslöser oder Ursache für die Konflikte waren. Es gehört allerdings eine gute Portion Selbstkritik dazu, eigenes Fehlverhalten zuzugeben. Nur dadurch kann es aber gelingen, dieses in positiver Weise zu verändern.

Spannungen unter den Patienten

Ein Großteil der bislang beschriebenen Mechanismen ist auch für Spannungen unter den Patienten verantwortlich. Manche Patienten sind aufgrund ihres Verhaltens dazu disponiert, Ausgangspunkt für Konflikte zu werden. Es sind dies einerseits sehr anspruchsvolle Patienten mit egoistischen Zügen, Querulanten, paranoide Kranke, die alles mißtrauisch beobachten und vieles als Angriff auf die eigene Person empfinden, sowie Patienten mit fehlender Krankheitseinsicht, die durch immer wieder stereotyp auftretende Handlungen oder Äußerungen ihre Mitpatienten reizen können.

Neben solchen Eigenarten, die in der Natur bestimmter Erkrankungen oder bestimtmer Persönlichkeiten liegen, gibt es Konflitkquellen, die sich aus gruppendynamischen Gesichtspunkten ableiten lassen. Nähere Ausführungen hierzu bei Kayser u. Mitarb. (1981) und Remschmidt (1988).

Bewältigung von Kommunikationsproblemen

Es gibt viele Möglichkeiten, Kommunikationsprobleme und Auseinandersetzungen zu lösen. Wir können hier nur einige Hinweise geben. Bewährte Möglichkeiten sind: die Aussprache (gestützt auf die Kenntnis der Mechanismen, die Konflikten zugrunde liegen) sowie situationsangemessenes und situationsveränderndes Handeln.

Aussprache

Bei Konflikten jeglicher Art ist die Aussprache der erste und wichtigste Weg zur Lösung. Vielfach muß man aber erst die *Bereitschaft* zum Gespräch erreichen. Eine gewisse Erleichterung in dieser Hinsicht kann es bringen, sowohl neuen Mitarbeitern als auch Patienten von Anfang an einzuprägen, daß im Rahmen der Station natürlich auch Konflikte entstehen können, daß aber die Regel herrsche, diese im Gespräch zu lösen. Auf diese Weise kann man versuchen, Patienten und auch Mitarbeiter bereits *vor* dem Entstehen etwaiger Konflikte auf die überaus große Bedeutung der Aussprachen hinzuweisen. Sehr hilfreich ist dabei, wenn das Pflegepersonal und andere Stationsmitarbeiter bereits im Rahmen ihrer Ausbildung oder Weiterbildung mit der Notwendigkeit vertraut gemacht wurden, auch eigene Empfindungen im Stationsteam zur Sprache zu bringen.

Andererseits darf man bei der großen Aufgeschlossenheit für Gespräche nicht vergessen, daß sie nicht zum Selbstzweck werden dürfen. Es gibt psychiatrische Kliniken, deren Personal so sehr mit der Klärung der eigenen Probleme beschäftigt ist, daß der Patient mehr oder weniger in den Hintergrund tritt.

Mechanismen, die Konflikten zugrunde liegen

Nicht selten gelingt es, durch ein Gespräch diejenigen Mechanismen aufzudecken, die eigentlich erst zum Konflikt geführt haben. Nützlich sind dabei tiefenpsychologische und gruppendynamische Kenntnisse.

Situationsangemessenes und situationsveränderndes Handeln

Viele Konflikte lassen sich durch eine rasche Veränderung der aktuellen Situationen unterbrechen. Situationsangemessenes Handeln ist schwer zu definieren, weil die Konfliktsituationen sehr vielschichtig sind. Gemeint ist damit aber, daß Schwestern und Pfleger sich auch in kritischen Situationen um eine nüchterne und sachliche Betrachtung bemühen und nach Möglichkeit nicht der Gefahr unterliegen sollten, sich an die Situation zu verlieren. Dies geschieht dann, wenn man die emotionale Kontrolle verliert und aus dem Affekt handelt.

Unter situationsveränderndem Handeln verstehen wir in der aktuellen Situation entstandene und ausgeführte Initiativen, die geeignet sind, diese relativ rasch zu beendigen. Die Beispiele hierfür sind unzählig: So kann ein Streit zwischen zwei Patienten etwa dadurch unterbrochen werden, daß man beide auffordert, beim Tischdecken oder Kaffeekochen zu helfen oder an einem ad hoc improvisierten Fußballspiel teilzunehmen. Der zugrundeliegende Gedanke ist, durch eine Umstrukturierung der Situation andere Elemente in den Vordergrund treten zu lassen, wobei die Thematik der Auseinandersetzung weniger wichtig und durch die Aktivität der Beteiligten gewissermaßen überholt wird.

Gestaltung des therapeutischen Milieus (Weg zur therapeutischen Gemeinschaft)

Im folgenden wollen wir uns mit einer Reihe unterschiedlicher Probleme und Tätigkeiten befassen. Wir haben sie unter die Überschrift „Gestaltung des therapeutischen Milieus" gestellt, weil wir der Ansicht sind, daß alles, was auf einer therapeutisch geführten Station geschieht, dem Ziel der Resozialisierung und Rehabilitation dienen sollte. Eine solche Einstellung kennt keine Nebensächlichkeiten, auch scheinbar unwichtige Verrichtungen müssen unter den Leitgedanken der Therapie gestellt werden. Diese spielt sich heute nicht mehr ausschließlich in der Einzelstation und hinter verschlossenen Türen ab, sondern ist 24 Stunden lang in allem, was auf der Station geschieht, wirksam.

Alltägliche Verrichtungen

Aufnahme, Entlassung und Verlegung von Patienten

Aufnahme. Die stationäre Aufnahme kann freiwillig oder unfreiwillig erfolgen. In ersterem Falle ist das Einverständnis des Patienten bzw.

seiner Angehörigen notwendig, im letzteren Falle erfolgt sie gegen den Willen des Patienten (oder seiner Angehörigen) durch einen Nervenarzt, den Amtsarzt oder durch Gerichtsbeschluß. Obwohl man stets bemüht ist, das Einverständnis des Patienten und seiner Angehörigen zu erhalten, lassen sich Zwangseinweisungen nicht immer vermeiden. Sie sind erforderlich, wenn der Kranke sich selbst oder seine Umgebung gefährdet, in manchen Fällen sind sie auch zur psychiatrischen Begutachtung angebracht. Bei Minderjährigen genügt das Einverständnis des gesetzlichen Vertreters.

Je nachdem, ob der Patient auf eine offene oder eine geschlossene Station eingewiesen wird, unterscheiden sich die Maßnahmen, die ergriffen werden müssen.

Auf *offenen Stationen* kann der Patient einen Großteil seiner Sachen behalten. Man zeigt ihm sein Zimmer, macht ihn mit den Mitpatienten bekannt und erläutert ihm zunächst die wichtigsten Regeln, die auf der Station befolgt werden. Auch den Angehörigen gibt man entsprechende Erläuterungen, zeigt ihnen, wo der Patient untergebracht ist, und macht sie mit den Besuchszeiten vertraut.

Auf *geschlossenen Abteilungen* werden dem Patienten in der Regel seine Sachen weggenommen. In vielen Kliniken erhalten die Kranken noch sog. Anstaltskleidung und werden sofort nach der Aufnahme gebadet. Diese Maßnahmen verfolgen das Ziel, zu verhindern, daß z. B. Drogenabhängige suchterzeugende Substanzen einschmuggeln, daß Ungeziefer auf die Station gerät, daß zum Suizid geeignete Gegenstände eingeschleppt werden. Es ist einfühlbar, daß derartige Prozeduren von vielen Patienten als starke Demütigung oder als entwürdigend empfunden werden. Dies gilt auch in besonderem Maße für das sog. Eingangsbad.

Heute wird die Aufnahme auf einer geschlossenen Abteilung in der Regel großzügiger gehandhabt. Das schließt jedoch nicht aus, daß man in manchen Fällen, z. B. bei mehrfach rückfälligen Drogenabhängigen, Kontrollmaßnahmen durchführen muß. Dabei ist stets die Art und Weise der Durchführung von Bedeutung. Wenn man versucht, dem Patienten den Sinn der Maßnahmen zu erklären und ihm ohne Überheblichkeit behilflich ist, so wird er vielleicht die Hilfsbereitschaft stärker einschätzen als die unangenehmen Begleiterscheinungen der Aufnahmeprozedur.

Alles, was man bei der Aufnahme des Patienten beobachtet, sollte in einem kurzen *Aufnahmeprotokoll* niedergelegt werden. Dabei kommt es auf eine möglichst genaue Beschreibung des Beobachteten und nicht auf theoretische Erklärungen an. Je anschaulicher der Bericht, um so besser. Vor allem spielt die sprachliche Ausdrucksweise dabei nur eine sehr untergeordnete Rolle.

Noch am Tage der Aufnahme muß eine Besprechung des Stationsteams stattfinden, auf der der Arzt und der Psychologe die wichtigsten Gesichtspunkte erläutern, auf die zu achten ist. In der Regel wird dabei auch kurz auf die Vorgeschichte des Patienten eingegangen. Es muß besprochen werden, ob er flucht- oder suizidgefährdet ist, ob er Medikamente einnehmen muß, ob zusätzlich zur psychiatrischen Erkrankung noch andere Störungen (z. B. Diabetes, Herzerkrankungen) vorliegen. In dieser Besprechung werden die wichtigsten Sofortmaßnahmen festgelegt und auch der Gang der unmittelbar bevorstehenden Diagnostik besprochen.

Entlassung und Verlegung. Die Entlassung eines Patienten muß sorgfältig vorbereitet sein. Je nachdem, ob er nach Hause entlassen, in eine andere Klinik verlegt oder in eine Übergangseinrichtung gebracht wird, müssen unterschiedliche Maßnahmen bedacht werden. In jedem Falle sind die Angehörigen rechtzeitig davon zu verständigen.

Besondere Schwierigkeiten und viel Unruhe erzeugt eine *Entlassung,* die *gegen ärztlichen Rat* stattfindet. Sie kann entweder durch den Patienten selbst oder seine Angehörigen in die Wege geleitet werden. Ursache dafür sind oft Kommunikationsschwierigkeiten zwischen dem Patienten bzw. seinen Angehörigen und dem Krankenhauspersonal. In kinderpsychiatrischen Einrichtungen spielen sich diese meist zwischen den Eltern der Patienten und dem Krankenhauspersonal ab. Eine wichtige Aufgabe aller Mitarbeiter ist es, solche Entlassungen gegen Revers durch Aufklärung und korrektes Verhalten zu verhindern.

Stationsübergabe

In vielen psychiatrischen Kliniken ist inzwischen der *Schichtdienst* eingeführt, der zweimal täglich eine Stationsübergabe erfordert. Die erste findet in der Regel um die Mittagszeit, die zweite bei Beginn der Nachtwache statt. Stationsübergaben erfolgen auch außerhalb des Schichtdienstes, etwa bei Antritt des Urlaubs von Mitarbeitern und vielen anderen Gelegenheiten. Sie sind deshalb so wichtig, weil es von einer lückenlosen und gezielten Weitergabe der Information abhängt, ob und in welchem Ausmaß Unterlassungen, Fehler oder unzulängliche Maßnahmen im nächsten Zeitabschnitt erfolgen. Deshalb muß der Stationsübergabe große Bedeutung beigemessen werden. Sie geschieht meist im Rahmen einer Besprechung, an der die Mitarbeiter beider Schichten teilnehmen. Die Zahl der in der Konferenz zu besprechenden Probleme ist sehr groß: Beurlaubungen, Entlassungen, besondere Regelungen der Besuchszeit, Umstellungen der Medikation, vorgesehene diagnostische oder therapeutische Maßnahmen usw. Man kann lernen, die Vielzahl von möglichen Problemen in relativ kurzer Zeit zu besprechen. Dies erfordert allerdings eine gewisse Übung und Disziplin. Die Besprechung sollte nicht länger als eine Stunde dauern.

Nachtwache

Die Nachtwache bringt spezielle Probleme mit sich, weil man dabei ganz auf sich selbst gestellt ist und die vom Stationsteam vermittelte Sicherheit fehlt. Auf geschlossenen Stationen sollte man stets zu zweit wachen, auf offenen wird meist nur eine Nachtwache eingesetzt. Infolge der hohen Verantwortung sollten Nachtwachen von erfahrenen Mitarbeitern übernommen werden. Die aus Personalmangel vielfach praktizierte Lösung des Einsatzes von unausgebildeten Mitarbeitern ist kaum zu verantworten.

Je nach Art des Aufgabengebietes kann man verschiedene Formen der Nachtwache unterscheiden:

- die Sitzwache bei einem Schwerkranken,
- die Nachtwache auf einer Station (offen oder geschlossen), die während der ganzen Nacht nicht verlassen werden darf, und
- die Laufwache, die eine Beaufsichtigung mehrerer Abteilungen umfaßt (z.B. in Anstalten).

Je nach Dauer der Nachtwache können wir *turnusmäßige Nachtwachen* und *Dauernachtwachen* unterscheiden. Bei den ersteren wechseln Tages- und Nachtdienst nach einem bestimmten zeitlichen Schlüssel, bei den letzteren handelt es sich um eine reine Nachtwachentätigkeit, die natürlich durch entsprechend lange Freizeitintervalle unterbrochen werden muß. Wer die verantwortungsvolle Tätigkeit einer Nachtwache aufnimmt, muß dafür sorgen, daß er tagsüber genügend ausschlafen kann. Eine Tätigkeit bei Tage läßt sich mit einer Nachtwache nicht vereinbaren.

Die wichtigsten Ereignisse der Nacht müssen im Nachtwachenbuch festgehalten werden. Hierfür gilt das gleiche wie für Beobachtungen anderer Art: keine langen Erörterungen, genau beobachten und möglichst plastisch schildern, keine Interpretationen. Am Morgen erfolgt dann die Übergabe an die Stationsschwester oder den Stationspfleger, ggf. in Form eines gemeinsamen Rundganges über die Station.

Gespräch mit dem Patienten

Für das Gespräch, das Schwestern und Pfleger sowie andere nichtärztliche und nichtpsychologische Mitarbeiter mit Patienten führen, gelten andere Gesetzmäßigkeiten als für das ärztliche Gespräch. Während der Arzt und der Psychologe mit dem Gespräch diagnostische und therapeutische Ziele verfolgen, treten diese bei den anderen Mitarbeitern in den Hintergrund. Das heißt nicht, daß in solchen Gesprächen, während derer ja eine Fülle von Beobachtungen gemacht werden, nicht *auch* Gesichtspunkte für die Diagnostik und Therapie auftauchen, jedoch ist das Gespräch nie auf solche Ziele abgestellt. Es ist vielmehr darauf ausgerichtet, Verständnis für den Patienten zu entwickeln und ihm in den vielen alltäglichen Sorgen und Nöten ganz praktisch und situationsbezogen zu helfen. Je spontaner sich ein Gepsräch ergibt, um so günstiger. Am besten ist, wenn es aus der Situation entsteht. Es kann eingebaut sein in gemeinsame Verrichtungen, es kann sich im Beisein anderer abspielen oder auch unter vier Augen. Man sollte die Regel befolgen, derartige Gespräche bezüglich der Teilnahme anderer Patienten offen zu lassen, d. h., der Einstieg von Mitpatienten sollte vom Ablauf und von der Thematik des Gespräches her möglich sein. Oberstes Gebot ist dabei, von den Wünschen und Bedürfnissen des Patienten auszugehen und nicht von den eigenen. Besonders wichtig ist dabei, Geduld zu haben und zuhören zu können. Bewertungen des Gesprächsinhaltes sollte man unterlassen. Dies soll jedoch nicht zu einem Verschweigen des eigenen Standpunktes führen. Es kommt nur darauf an, in welcher Weise und zu welchem Zeitpunkt des Gespräches er vorgebracht wird. Ein schroffes Äußern einer gegenteiligen Auffassung kann die mühevolle Überwindung eines Patienten zum Gespräch wieder für Wochen abschneiden. Ähnliche Reaktionen können erfolgen, wenn der Patient den Eindruck hat, sein Gesprächspartner fühle sich ihm überlegen. Besonders bei mißtrauischen Patienten und solchen mit Insuffizienzgefühlen werden auch die geringsten Ansätze in dieser Richtung registriert und als Kränkung oder Geringschätzung der eigenen Person empfunden. Finden Gespräche mit Patienten auf der Station statt, so ist zu beachten, daß man sich nicht ausschließlich und für längere Zeit nur *einem* Patienten zuwendet.

Im Hinblick auf die Gesprächsführung erhebt sich die Frage, ob spezielle Techniken angewandt werden sollten oder nicht. Es ist sicher nützlich, einige theoretische Kenntnisse über Gesprächsführung zu besitzen. Andererseits besteht dabei die Gefahr, daß das Gespräch zwischen Schwestern bzw. Pflegern und Patienten leicht diagnostische und therapeutische Dimensionen annimmt, die einer vom Arzt oder Psychologen durchgeführten Psychotherapie hinderlich sein können.

Gefahren von Gesprächen mit Patienten

Aus Gesprächen zwischen Schwestern oder Pflegern mit Patienten ergeben sich auch spezifische Gefahren, die vom eigentlichen Ziele wegführen. Die drei wichtigsten sind folgende:

– *Vorherrschen diagnostischer Gesichtspunkte.* Gespräche, die unter diagnostischen Gesichtspunkten geführt werden, gehen leicht über in eine Exploration. Dabei wird der Patient mehr oder weniger gezielt nach bestimmten biographischen Ereignissen, Erlebnissen, Familiendaten, persönlichen Problemen usw. befragt. Gespräche dieser Art sollte nur der Arzt oder der Psychologe führen. Überdies sind sie meist nicht geeignet, dem Patienten in seiner jeweiligen Situation direkt zu helfen.

- *Therapieansprüche.* Es kann gefährlich sein, parallel zur durchgeführten Psychotherapie weitere therapeutische Gespräche mit Kranken zu führen. Wer dies tut, muß in der Lage sein, seine Affekte gut zu kontrollieren und muß Erfahrungen mit den Phänomenen der Übertragung, Gegenübertragung und des Widerstandes haben. Derartige Kenntnisse sind nur im Rahmen einer langen Ausbildung zu erwerben. Da Schwestern oder Pfleger in der Regel über eine solche Ausbildung nicht verfügen, sollten sie auch vermeiden, psychotherapeutische Gesichtspunkte in Gespräche einfließen zu lassen.
- *Hineintragen eigener Probleme in das Gespräch.* Im Gespräch mit dem Patienten hat man oft den Eindruck, daß Probleme artikuliert werden, die einen auch selbst bewegen. Dabei entsteht leicht die Gefahr, daß man den Sinn des Gespräches umkehrt und über eigene Probleme berichtet oder aber das, was der Patient vorbringt, im Sinne der eigenen Problematik interpretiert. Um dies zu verhindern, muß man versuchen, die eigene Rolle und den eigenen Beitrag im Gespräch kritisch zu überdenken.

Zusammenarbeit im Team

Das Team einer psychiatrischen Station ist heute aus Angehörigen verschiedener Berufsgruppen zusammengesetzt (S. 351). Dies führt zwangsläufig zu unterschiedlichen Gesichtspunkten im diagnostischen und therapeutischen Bereich sowie in der Stationsführung. Diese sind zunächst eine Bereicherung, denn niemand ist in der Lage, *alle* Aspekte des psychischen Krankseins zu überblicken. Andererseits macht die Vielschichtigkeit der Gesichtspunkte die Zusammenarbeit auch nicht einfach. Sie ist nur möglich, wenn jedes Mitglied des Teams bereit ist, sich einer gemeinsamen Zielvorstellung unterzuordnen. Diese lautet: Verständnis, Hilfe, Therapie und Rehabilitation für jeden einzelnen Kranken.

Besondere Ereignisse auf der Station

In diesem Abschnitt soll von einigen Ereignissen die Rede sein, die die Mitarbeiter eines psychiatrischen Teams sehr beunruhigen können. Auch hier ist es nur möglich, eine Auswahl zu treffen.

Nahrungsverweigerung

Die Ursachen dafür können sehr verschieden sein. Am häufigsten kennen wir Nahrungsverweigerung bei katatonen Zuständen, beim depressiven Stupor, im Rahmen der Anorexia nervosa, bei einer Reihe chronischer körperlicher Erkrankungen, aber auch als Antwort auf reaktive Beeinträchtigungen verschiedenster Art.

Zunächst sollte man versuchen, Patienten, die die Nahrung verweigern, freiwillig zur Nahrungsaufnahme zu motivieren. Dies kann aber sehr schwer sein. Ratlos ist man besonders dann, wenn eine sprachliche Verständigung mit dem Kranken nicht möglich ist. Dennoch sollte man versuchen, geduldig auf ihn einzugehen und ihn zur Mitarbeit aufzufordern. Dabei spielt auch eine Rolle, daß das Essen appetitlich serviert wird. Wenn man mit dem Kranken sprechen kann, so läßt sich in der Regel ein Weg finden, ihn zur Nahrungsaufnahme zu bewegen. Auf keinen Fall darf die Technik des Nasezuhaltens praktiziert werden. Abgesehen davon, daß sie äußerst inhuman ist, wird dadurch die Abneigung vor dem Essen nur noch verstärkt. Mittels einer Sonde ernährt werden sollten Patienten nur nach ausdrücklicher ärztlicher Anweisung. Sofern man Anhaltspunkte für die Ursache der Nahrungsverweigerung findet, läßt sich diese in der Regel auch überwinden.

Negativistische Patienten beginnen u. U. dann zu essen, wenn man es gerade nicht von ihnen verlangt. Manchmal gelingt es durch Ablenkung der Aufmerksamkeit den Kranken dazu zu bringen, wenigstens kleinere Nahrungsmengen zu sich zu nehmen. Wie bei vielen Ereignissen auf der Station, kann man auch hier keine Patentlösung anbieten. Oft führt ein spontaner Einfall zum Erfolg. Die Wahrscheinlichkeit solcher Einfälle erhöht sich, wenn Engagement und längere Erfahrung im Umgang mit psychisch Kranken vorliegen.

Suizidgefährdung und Suizidversuche

Für Suizidversuche gibt es sehr unterschiedliche Ursachen. Am häufigsten kommen sie vor bei depressiven Syndromen verschiedenster Genese, neurotischen Störungen, Angst- und Panikreaktionen und psychotischen Zustandsbildern. Schon nach der Aufnahme des Patienten muß das Personal vom Arzt über eine etwaige Suizidgefährdung unterrichtet werden. In vielen Fällen ist diese jedoch nicht unmittelbar sichtbar. Manchen Patienten gelingt es, ihre Suizidgedanken oder -absichten zu verheimlichen, andere versuchen, zum Suizid geeignete Gegenstände auf Station einzuschmuggeln oder aber Tabletten über längere Zeit zu sammeln mit dem Ziel, sie später in suizidaler Absicht einzunehmen. Trotz intensiver Bemühungen um die Suizidprophylaxe kommen auch in psychiatrischen Kliniken immer wieder Suizidversuche und Suizide vor.

Zu Suizidversuchen kommt es in der Regel nicht aus heiterem Himmel, sondern nach einer längeren Vorgeschichte. Die Veränderungen im Vorfeld von Suiziden und Suizidversuchen hat Ringel unter dem Begriff des *präsuizidalen Syndroms* zusammengefaßt.

Dieses ist gekennzeichnet durch:

– eine Einengung in allen Lebensbereichen (situative Einengung, Einen-

gung der zwischenmenschlichen Beziehungen, Einengung der Wertwelt),
- Aggressionshemmung, wobei die Aggressionen gegen die eigene Person gerichtet werden, und
- Suizidphantasien bzw. Todeswünsche.

Pöldinger (1971) hat versucht, drei Stadien auf dem Wege zum Suizid herauszuarbeiten: das Stadium der *Erwägung,* das der *Ambivalenz* und das des *Entschlusses.* Im Stadium der Erwägung spielen suggestive Momente wie Einflüsse der Umgebung eine wichtige Rolle; im Stadium der Ambivalenz kommt es zu Suizidankündigungen, während im Stadium des Entschlusses direkte Suizidankündigungen seltener werden, gleichzeitig aber die Wahrscheinlichkeit ihrer Ausführung steigt. Von ärztlicher und psychologischer Seite wurden Testinstrumente zur Abschätzung der suizidalen Tendenz entwickelt. Auch im Verlaufe einer medikamentösen Behandlung wechselt das Suizidrisiko z. T. erheblich. Wenn ein Patient mit einer schweren Depression, die zunächst durch das Darniederliegen des Antriebs Suizidhandlungen nicht aufkommen läßt, wieder eine Stärkung seines Antriebs bemerkt, jedoch noch nicht eine wesentliche Veränderung seiner Stimmungslage, so ist die Gefahr eines Suizidversuches besonders groß. Dies müssen Schwestern und Pfleger wissen, denn in dieser Situation muß man in besonderem Maße für den Patienten da sein und ihn im Rahmen der pflegerischen Zuwendung und Fürsorge beobachten. Weitere Einzelheiten über den Umgang mit suizidalen Patienten sind auf S. 309 f dargestellt.

Entweichungen

Das Entweichen eines Patienten kann, besonders wenn er suizidgefährdet ist, erhebliche Unruhe auslösen. In solchen Fällen sollte man zunächst rekonstruieren, wann, bei welcher Gelegenheit, in welchem körperlichen oder psychischen Zustand, unter welcher Medikation und in welcher Kleidung der Patient sich von der Station entfernt hat. Die Motive für das Weglaufen sollten so rasch wie möglich geklärt werden. Oft wurden Mitpatienten gegenüber Äußerungen gemacht, aus denen u. U. zu entnehmen ist, wohin der Kranke fliehen wollte. Die Art des Vorgehens ist im Detail an verschiedenen Kliniken recht unterschiedlich geregelt. Wenn man den Patienten auf dem Klinikgelände nicht finden kann und keine Anhaltspunkte für seinen Aufenthaltsort hat, wird in der Regel eine polizeiliche Fahndung eingeleitet. Dafür gelten die jeweils ortsüblichen Regeln.

Unruhe- und Erregungszustände

Unruhe- und Erregungszustände sind keineswegs so bedrohlich, wie die stereotypen Vorstellungen über psychisch Kranke glauben machen wollen. Dennoch können erregte Patienten das Personal in einen Zustand der Angst und Verlegenheit bringen. Beim Eintreten solcher Ereignisse muß man sich daran erinnern, daß man Unruhe- und Erregungszustände nur im Notfall mit der Spritze unterbricht. Das beste Mittel ist ein intensives Eingehen auf den Patienten. Man kann versuchen, ihn abzulenken, ihn zu irgendeiner Tätigkeit zu bewegen oder um einen Hilfsdienst bitten. Dabei ist man auf die eigene Spontaneität und den momentanen Einfall angewiesen. Es zeigt sich jedoch, daß man durch solche Maßnahmen die Situation oft verändern kann. Naütrlich gibt es auch Fälle, in denen dies nicht möglich ist. Auch bei größter Aufgeschlossenheit gegenüber modernen Behandlungsmaßnahmen wird man nicht immer ohne Medikamente und ohne Isolierung auskommen. Entscheidend ist jedoch, daß diese unter keinen Umständen als Strafe deklariert werden und daß man dem Patienten sein Verhalten nicht nachträgt.

Planung des Tages- und Wochenablaufs

Ebenso wie diagnostische und therapeutische Maßnahmen, muß auch der Tages- und Wochenablauf auf einer psychiatrischen Station genau geplant sein. Denn das Zusammenspiel so vieler Berufsgruppen und die Durchführung so unterschiedlicher Maßnahmen ist anders gar nicht möglich. Der Tages- oder Wochenplan wird gemeinsam in der Stationskonferenz festgelegt, wobei Anregungen der Patienten unbedingt aufgegriffen werden sollten. Durch die Einbeziehung fester Veranstaltungen und zeitlicher Fixpunkte wie Visiten, Besprechungen, Therapiestunden werden die Gestaltungsmöglichkeiten bereits eingeschränkt. Um so mehr sollte man den verbleibenden Freiraum für anregende und aktivierende Tätigkeiten nutzen. Es ist nicht möglich, hier spezielle Gesichtspunkte für die Gestaltung des Tages- und Wochenblaufes darzustellen. Dafür sind die Möglichkeiten von Klinik zu Klinik viel zu verschieden. Statt dessen wollen wir versuchen, einige allgemeine Prinzipien herauszustellen:

- Ein wichtiges Ziel der Behandlung ist es, die Patienten an Regelmäßigkeit, Pünktlichkeit und Ausdauer zu gewöhnen. Sie sollten deshalb über den Wochenplan informiert sein, damit sie selbst auf Zeitplan und Uhrzeit achten können. Denjenigen Patienten, die dazu noch nicht in der Lage sind, muß man dabei individuell helfen.

- Feste Veranstaltungen sowie Therapiestunden müssen pünktlich beginnen und pünktlich enden. Man kann vom Patienten nur dann ein Einhalten des Zeitplanes erwarten, wenn man dies selbst tut.

- Versprochene Unternehmungen oder Zusagen anderer Art müssen unbedingt eingehalten werden. Andernfalls verliert der Kranke das Vertrauen in die Zuverlässigkeit des Pflegepersonals, was er leicht auf die Behandlung insgesamt übertragen kann.

- *Inhaltlich* ergeben sich für die Gestaltung des Tages- und Wochenablaufes unzählige Möglichkeiten. Neben den alltäglichen Stationsarbeiten und -aufgaben bieten sich an: sportliche Veranstaltungen, Ausflüge, Bastelarbeiten, Gruppenspiele, Filmveranstaltungen (am besten mit anschließender Diskussion), Stationsfeste usw. Bei der Planung sollte auf eine möglichst individuelle und patientenzentrierte Rollenverteilung geachtet werden. Durch das Experimentieren mit verschiedenen Rollen gewinnen die Patienten wieder Sicherheit und Zutrauen in die eigene Leistung.

Somatische Behandlungsmethoden

Medikamentöse Behandlung

Die Beeinflussung physischer Vorgänge durch chemische Substanzen hat eine sehr lange Geschichte. Systematische wissenschaftliche Untersuchungen über den Einfluß von Medikamenten auf seelische Vorgänge sind jedoch jüngeren Datums. Als Pionier kann hier der deutsche Psychiater Kraepelin gelten, der 1883 bereits eine Arbeit „Über die Einwirkung einiger medikamentöser Stoffe auf die Dauer einfacher psychischer Vorgänge“ veröffentlichte.

Die moderne Pharmakopsychiatrie ist jedoch wesentlich jünger. 1952 wurde als erstes Psychopharmakon im engeren Sinne das Chlorpromazin angewandt. Seither hat die Behandlung psychischer Erkrankungen mit Psychopharmaka eine stürmische Entwicklung genommen. Wir können hier unmöglich das große Gebiet der Pharmakopsychiatrie ausführlich darstellen, vielmehr kommt es uns auf einen Überblick in großen Linien an. Einzelheiten wurden jeweils bei den entsprechenden Krankheitsbildern abgehandelt.

Die *Einteilung der Psychopharmaka* kann nach ihrer chemischen Beschaffenheit oder nach ihrer Wirkung erfolgen. Wir gehen vom zweiten Gesichtspunkt aus und beurteilen die Wirkung danach, in welcher Weise Psychopharmaka bestimmte *Zielsymptome* beeinflussen, die für einzelne Krankheitsbilder charakteristisch sind. Zielsymptome sind z. B. depressive Stimmung, schizophrene Symptomatik, Angst, Spannung und Erregung. In dieser Aufzählung wird zugleich die Schwäche der Einteilung sichtbar, denn die hier genannten Zielsymptome sind z. T. sehr vage und in ihrem Bedeutungsumfeld nicht einheitlich. Dennoch geht man vorerst mangels besserer Möglichkeiten, von Zielsymptomen im genannten Sinne aus. In Abb. **74** ist eine Gruppierung der wichtigsten Psychopharmaka

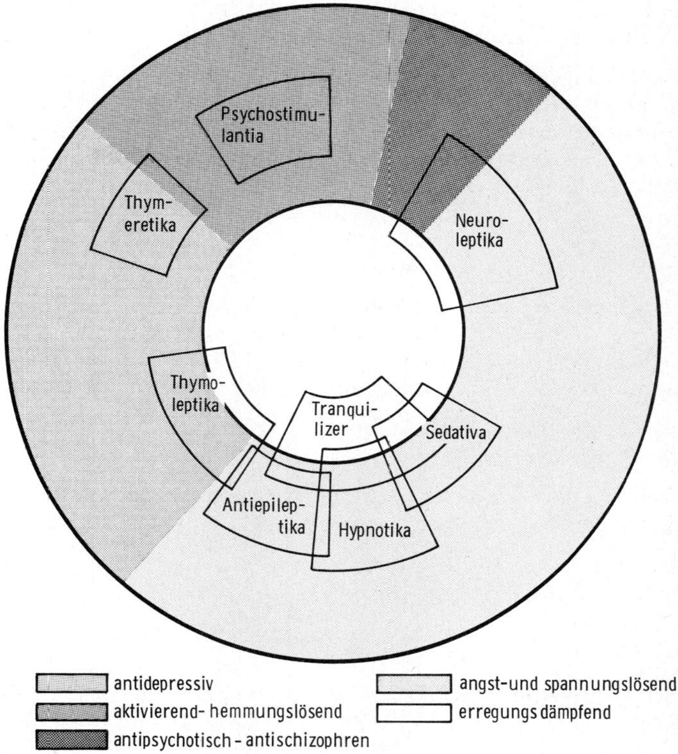

Abb. **74** Gruppierung der wichtigsten Psychopharmaka.

nach ihrem Einfluß auf verschiedene Zielsymptome dargestellt. Im folgenden gehen wir sehr knapp auf die wichtigsten Gruppen ein.

Psychopharmaka

Neuroleptika

Neuroleptika sind hypnotikafreie (schlafmittelfreie) Beruhigungsmittel mit „antipsychotisch-antischizophrener" Wirkung (Abb. **74**). Nach der Stärke ihrer Wirkung kann man leichte, mittelstarke und starke unterscheiden.

Bekannte Präparate sind: Aolept, Dominal, Glianimon, Haldol, Lyogen, Megaphen, Melleril, Neurocil, Omca, Orap, Phasein, Randolectil, Triperidol, Truxal.

Anwendung: Neben der antipsychotischen Wirkung zur Dämpfung von

Unruhe und Erregung, von massiven Angstzuständen, zur Beeinflussung von Wahnerlebnissen usw.

Nebenwirkungen: Müdigkeit, Schwindel, Schwitzen, Blutdruckabfall und Kollapsneigung, extrapyramidal-motorische Nebenwirkungen (Verkrampfungen der Gesichts-, Hals- und Zungenmuskulatur), symptomatisches Parkinson-Syndrom (Tremor, Speichelfluß, mimische Starre), Blutbildveränderungen, Störungen der Sexualfunktion (Libidoverlust, Impotenz).

Tranquilizer

Tranquilizer sind leichte, schlafmittelfreie Beruhigungsmittel ohne „antipsychotisch-antischizophrene" Wirkung. Sie wirken vorwiegend angst- und spannungslösend und nur zum kleinen Teil erregungsdämpfend. Tranquilizer werden oft mit anderen Psychopharmaka kombiniert.

Bekannte Präparate sind: Adumbran, Cyrpon, Miltaun, Librium, Nobrium, Tranxilium, Valium.

Anwendung: Bei Angst- und Spannungszuständen, zur Muskelentspannung, zur Behebung innerer Unruhe.

Nebenwirkungen: Vegetative Erscheinungen wie Schwindel, Mundtrokkenheit, Müdigkeit, Ataxie, Gefahr der Entstehung einer Abhängigkeit.

Antidepressiva

Hierbei handelt es sich um Substanzen verschiedener chemischer Beschaffenheit, denen eine antidepressive Wirkung gemeinsam ist. Je nachdem, ob sie vorwiegend *stimmungsaufhellend* oder vorwiegend *hemmungslösend* wirken, kann man *Thymoleptika* von *Thymeretika* unterscheiden.

Bekannte Präparate sind:

- Thymoleptika: Agedal, Anafranil, Insidon, Laroxyl, Limbatril, Saroten, Tofranil, Tryptizol.
- Thymeretika: Marplan, Niamid.

Manche Thymeretika sind unverträglich mit anderen Psychopharmaka und mit bestimmten Nahrungsmitteln (z. B. Käse).

Anwendung: Zur Beeinflussung depressiver Verstimmungen und zur Antriebssteigerung.

Nebenwirkungen: Vegetative Erscheinungen wie Appetitlosigkeit, Schwitz- und Kollapsneigung, Herzklopfen, Mundtrockenheit, Störungen des Schlafes, Akkommodationsstörungen, Obstipation, Miktionsstörungen, gelegentlich Erregungszustände.

Psychostimulantia

Dies sind Medikamente, die aktivierend und hemmungslösend wirken. Sie werden auch als Aufputsch- und Anregungsmittel bezeichnet und gehören zu den suchterzeugenden Substanzen, die der Betäubungsmittel-Verschreibungsverordnung unterliegen.

Bekannte Präparate sind: AN1, Captagon, Pervitin, Preludin, Ritalin.

Anwendung: Zur Steigerung der körperlichen und psychischen Leistungsfähigkeit, neuerdings auch zur Beeinflussung leichter organischer Hirnschädigungen im Kindesalter und besonders zur Behandlung des sog. hyperkinetischen Syndroms bei Kindern.

Nebenwirkungen: Schlaf- und Konzentrationsstörungen, Gereiztheit, leichte Ablenkbarkeit. Die Gefahr der Entstehung einer Drogenabhängigkeit ist außerordentlich groß. Deshalb werden die Präparate auch nur selten angewandt.

Lithiumpräparate

Lithiumsalze werden zur Behandlung von manischen Zustandsbildern, manisch-depressiven Psychosen sowie zur Langzeitprophylaxe dieser Erkrankungen angewandt.

Bekannte Präparate sind: Hypnorex, Quilonum, Quilonum retard.

Nebenwirkungen: Appetitstörungen, Brechreiz, Schwindel, Durchfälle, Tremor, Muskelschwäche, Schläfrigkeit, Artikulationsstörungen, vermehrte Trinkneigung und Harndrang, gelegentlich epileptische Anfälle.

Patienten mit Lithiummedikation müssen genau überwacht werden. Den Blut-Lithium-Spiegel muß man in regelmäßigen Abständen kontrollieren. Die Behandlung ist nur in solchen Fällen möglich, in denen auch eine exakte Einnahme der Medikation gewährleistet ist.

Neben den bisher angeführten Medikamenten, die man als Psychopharmaka im engeren Sinne bezeichnen kann, rechnet man zur Gruppe der *Psychopharmaka im weiteren Sinne* noch die *Hypnotika* (Schlafmittel), die *Sedativa* (Beruhigungsmittel) und die *Antiepileptika* (Medikamente mit anfallsunterdrückender Wirkung). In Abb. **74** ist auch das Wirkungsspektrum dieser Präparate annähernd wiedergegeben. Man kann aus ihnen erkennen, daß bei den *Hypnotika* der erregungsdämpfende Einfluß überwiegt, bei den *Sedativa* halten sich angst- und spannungslösende sowie erregungsdämpfende Wirkung in etwa die Waage, und bei den *Antiepileptika* wird insbesondere die zentrale Erregbarkeit, die ja für die Auslösung epileptischer Anfälle entscheidend ist, gedämpft.

Allgemeine Regeln der medikamentösen Therapie

Schwestern und Pfleger haben bezüglich der medikamentösen Behandlung eine hohe Verantwortung. Auf der Station sorgen sie für die regelmäßige Einnahme der Medikamente. Sie bemerken oft auch als erste unangenehme Begleit- und Nebenwirkungen. Deshalb sollten sie auch über einige Kenntnisse zur Wirkungsweise von Medikamenten verfügen und über die wichtigsten Regeln im Umgang mit medikamentös behandelten Patienten Bescheid wissen.

- Die Medikation wird jeweils vom Arzt angeordnet, abgesetzt oder verändert. Schwestern und Pfleger sollten diesen Bereich auch voll und ganz in ärztlicher Verantwortung lassen, dem Arzt jedoch ihre Beobachtungen über das Verhalten des Patienten unter Medikation mitteilen.
- Die regelmäßige Verabreichung einer verordneten Medikation ist eine Selbstverständlichkeit.
- Patienten, die die Einnahme von Medikamenten verweigern, sollte man nicht dazu zwingen, sondern über das Präparat und die Notwendigkeit seiner Einnahme informieren. Oft gelingt es erst nach einiger Zeit, den Patienten zu überzeugen.
- Bei verschiedenen Gruppen von Medikamenten sind besondere Regeln zu beachten. Z. B. sind bei den meisten Psychopharmaka und Antiepileptika regelmäßige Blutbildkontrollen erforderlich. Bei Verabreichung von Lithium muß der Lithium-Blut-Spiegel regelmäßig kontrolliert werden (Wirkungsbereich: 0,8–1,3 mval/l).
- Viele Psychopharmaka haben Begleit- und Nebenwirkungen, die die Patienten und das Pflegepersonal sehr beunruhigen können. Die Kenntnis der Nebenwirkung ist Voraussetzung für effektive Gegenmaßnahmen und für eine sachkundige Information des Patienten.
- Medikamentöse, psychotherapeutische und soziotherapeutische Verfahren schließen sich nicht aus, sie können sich sogar gut ergänzen. In vielen Fällen wird der Patient erst durch eine medikamentöse Therapie in die Lage versetzt, über seine Probleme zu sprechen.
- Die Medikation ist in aller Regel nur ein Teil der Gesamtbehandlung. Ihr Anteil variiert je nach Krankheitsbild.

Intoxikation durch Medikamente

Bei der Behandlung mit Psychopharmaka kommt es immer wieder zu Überdosierungen oder – durch Einnahme größerer Mengen in suizidaler Absicht – zu Intoxikationen. Wir unterscheiden die akute von der chronischen Vergiftung.

Die *akute Vergiftung* ist in ihrer leichteren Form gekennzeichnet durch Benommenheit, verworrene Sprache, Koordinationsstörungen, extrapyramidale Erscheinungen, Schwindel, Blutdruckabfall sowie enge und reaktionsträge Pupillen. In der *schweren Form* liegt Bewußtlosigkeit vor, die Atmung ist flach, beschleunigt, verlangsamt oder unregelmäßig, der Puls flach und beschleunigt.

Hinsichtlich der Behandlung gelten die gleichen Regeln wie für bewußtlose Patienten (S. 294).

Die *chronische Vergiftung* führt zu Gedächtnis- und Konzentrationsstörungen, Benommenheit, Verlangsamung der psychischen Funktionen, Tremor, Nystagmus. Sie kommt am häufigsten im Rahmen des Drogenmißbrauchs vor. Für ihre Behandlung gelten deshalb auch die gleichen Gesichtspunkte (S. 257).

Elektrokrampfbehandlung

Trotz der großen Fortschritte in der medikamentösen Therapie psychisch Kranker kann man bei bestimmten Störungen auf die Elektrokrampfbehandlung auch heute nicht verzichten. Sie ist angezeigt bei katatonen Zustandsbildern, beim depressiven Stupor (im Rahmen endogener Depressionen) und bei manchen akuten schizophrenen Bildern.

Die therapeutische Wirkung stellt sich oft schon nach wenigen Behandlungen ein. Zwischenfälle sind selten, jedoch kommt es häufig zu einem leichten hirnorganischen Psychosyndrom als Durchgangsstufe bei vollständiger Rückbildung.

Einzelheiten über die Durchführung dieser Behandlung haben wir auf S. 312 geschildert.

Psychotherapie

Allgemeines. Unter Psychotherapie verstehen wir die Behandlung von Krankheiten und psychogenen Störungen durch seelische Mittel. Sie erfordert viel Einfühlungsvermögen vom behandelnden Arzt und die aktive Mitarbeit des Patienten.

Wenn man den Begriff Psychotherapie sehr weit faßt, so ist jedes ärztliche Gespräch bereits dazuzurechnen, denn auch dabei findet schon allein durch die Persönlichkeit des Arztes eine Beeinflussung statt. Ob sie positiv oder negativ auf den Patienten wirkt, hängt natürlich weitgehend von Wissen, Geschick und Einfühlungsvermögen des Arztes ab.

Aber nicht nur das Verhalten des Arztes, auch die Art und Weise, wie das Pflegepersonal dem Kranken gegenübertritt, kann den „Heilungsvorgang“ tiefgreifend beeinflussen. Ein aufmunterndes Wort, das verständnisvolle Eingehen auf die Klagen seitens der Schwester vermag dem Kranken das Gefühl zu geben, „gut aufgehoben zu sein“. Bei jeder Psychotherapie ist ein Vertrauensverhältnis zwischen dem Therapeuten und dem Patienten unabdingbare Voraussetzung. Der Förderung und Erhaltung dieses Vertrauensverhältnisses müssen die Bemühungen aller Mitarbeiter gelten, die mit dem Kranken zu tun haben.

Indikationsgebiet der Psychotherapie. Wir haben bereits gehört, daß eine psychotherapeutische Beeinflussung im weitesten Sinne bei allen Behandlungen wirksam ist. Die *speziellen* Methoden der Psychotherapie werden jedoch bevorzugt dort eingesetzt, wo psychische Ursachen oder psychisch stark beeinflußbare vegetative Funktionen das Krankheitsbild bestimmen. Zu dieser Gruppe von Störungen rechnen wir vor allem

– abnorme psychogene Reaktionen,
– abnorme psychogene Entwicklungen (Neurosen) und
– abnorme Persönlichkeiten.

Natürlich werden psychotherapeutische Methoden auch bei einer Reihe von anderen Störungen eingesetzt. Man hat sogar bei der Schizophrenie und Epilepsie entsprechende Versuche unternommen – ohne jedoch Heilungen zu erzielen, was bei diesen Krankheiten auch gar nicht zu erwarten ist –, um die Patienten von psychogenen Überlagerungen freizumachen und die noch in ihrer Person vorhandenen Möglichkeiten zu mobilisieren.

Im folgenden wollen wir nun auf die Methoden der Psychotherapie näher eingehen. Wir unterscheiden stützende Verfahren, aufdeckende Verfahren, Übungsmethoden und die Soziotherapie.

Ärztliches Gespräch

Das ärztliche Gespräch unterscheidet sich von dem, das Schwestern und Pfleger mit dem Patienten führen, durch seine andere Zielsetzung (S. 362). Es dient der Diagnostik oder der Therapie. Da man diese beiden Gesichtspunkte jedoch nicht ohne weiteres trennen kann, spricht man von *vorwiegend* diagnostischen und *vorwiegend* therapeutischen ärztlichen Gesprächen (Langen 1978).

Vorwiegend diagnostisch geführte Gespräche können in Form einer Exploration, mittels mehr oder weniger ungezielter Fragen oder auch ganz gezielt erfolgen. In letzterem Falle berühren sie sich stark mit der Erhebung der Anamnese.

Vorwiegend therapeutisch geführte Gespräche können entweder durch ihre beratende oder überzeugende Komponente wirksam sein. Im allgemeinen hütet man sich jedoch, dem Patienten konkrete Ratschläge zu geben. Bei Problemen und Konflikten versucht man vielmehr, mehrere

Möglichkeiten der Lösung mit dem Patienten zu finden und diese gleichwertig nebeneinanderzustellen, wobei *er* die Entscheidung zu fällen, die Lösung zu finden hat. Ausschlaggebend ist immer der Prozeß der Selbstklärung und der Einsicht des Patienten.

Ärztliche Gespräche haben häufig auch suggestive Komponenten. Daneben spielen noch zahlreiche andere Faktoren als strukturierende Momente mit, wie die Arzt-Patient-Beziehung, Rollenprobleme, Übertragung und Gegenübertragung, verschiedene Formen der Interaktion, die Persönlichkeit usw. Auf diese Einflüsse kann hier nicht eingegangen werden. Sie bestimmen jedoch das Ergebnis des Gespräches mit. Das ärztliche Gespräch ist keine spezielle therapeutische Technik, es hat jedoch zweifelsohne therapeutische Effekte, wenn man auch oft nicht weiß, auf welchen Komponenten diese beruhen.

Stützende Verfahren

Stützende Methoden sind solche, die der psychischen Störung zugrunde liegende Konflikterlebnisse dem Patienten nicht bewußt machen, sondern „zugedeckt" lassen.

Suggestion

Suggestion heißt nichts anderes als Beeinflussung, wobei in der Behandlung auf Denken, Fühlen und Wollen des Patienten bewußt und planmäßig Einfluß genommen wird. Dabei soll die *Vorstellung* von ihrer Wirkung den Behandlungserfolg begünstigen. Die Suggestion erfolgt durch eindringliches Zureden (verbale Suggestion) und kann durch Medikamente und physikalische Hilfsmittel (z. B. Faradisieren = Elektrisieren) unterstützt werden.

Beim Faradisieren wird durch bestimmte Körperteile ein Strom geschickt, den man so weit verstärken kann, daß Schmerzempfindungen auftreten. Dem Patienten wird gleichzeitig die heilende Wirkung des Stromes und der bereits eingetretene Erfolg suggeriert. Diese Art der Behandlung hat ihr Indikationsgebiet vor allem bei hysterischen Erscheinungen (besonders bei hysterischen Lähmungen), Organmißempfindungen und psychogenen Schmerzzuständen.

Der Erfolg der Suggestionsbehandlung ist sehr verschieden, da die Ansprechbarkeit für Suggestionen (Suggestibilität) bei den einzelnen Menschen persönlichkeitsbedingte Schwankungen aufweist. Der Erfolg ist um so größer, je mehr man bei der Behandlung auf die Reaktionsweise und die Konfliktlage des Patienten eingeht. Schließlich spielt, wie bei allen Formen der Psychotherapie, die Persönlichkeit des Therapeuten eine große Rolle.

Hypnose

Unter Hypnose verstehen wir einen durch Suggestion herbeigeführten und wieder beendeten schlafähnlichen Zustand, in dem das Bewußtsein auf den Kontakt zum Hypnotiseur eingeengt ist. Äußeren Reizen gegenüber besteht eine deutliche Unempfindlichkeit. Im Zustand der Hypnose werden die Bewußtseinsinhalte (Fühlen, Denken, Vorstellen usw.) nicht mehr vom hypnotisierten Patienten, sondern vom suggerierten Willen des Hypnotiseurs bestimmt.

Die im hypnotischen Zustand dem Patienten erteilten Suggestionen können sich in folgenden Bereichen auswirken:

- Sinnesempfindung: Es können Farben, Klänge, Gerüche usw. suggeriert werden.
- Motorik: Suggestion von bestimmten Körperhaltungen oder Bewegungsstarre (Katalepsie).
- Vegetatives System: Suggestion von Schwitzen, Jucken, Erröten, Verbrennungen, wobei sogar Brandblasen entstehen können.
- Gedächtnis: Die Erinnerungsfähigkeit kann durch Hypnose gesteigert werden.

Schließlich sind noch die sog. posthypnotischen Aufträge zu erwähnen, bei denen *während* der Hypnose erteilte Aufträge (z. B. Hinauswerfen eines Taschentuchs aus dem Fenster) *nach* Beendigung der Hypnose ausgeführt werden. Fragt man die Betreffenden nach den Motiven solcher Handlungen, so erfinden sie meist irgendeine Erklärung, weil sie die Hintergründe nicht wissen und nicht „dumm dastehen möchten".

Technik der Hypnose. Vor Einleitung der Behandlung sollte ein ausführliches Gespräch zwischen Arzt und Patient über Art und Zweck der Hypnosetherapie geführt werden. Dann wird meist in einem halbdunklen Raum die Hypnose beim entspannt auf einer Couch liegenden Patienten mit der Suggestion von Müdigkeit, Entspannung und Schlaf eingeleitet. Um das Gefühl der Ermüdung leichter zu erreichen, werden Fixierübungen (z. B. Fixieren einer kleinen Kugel oder der Spitze des Reflexhammers) durchgeführt. Dieses Fixieren, untermalt von den mit monotoneinschläfernder Stimme vorgetragenen Suggestionen, führt schließlich, je nach Empfänglichkeit des Patienten, früher oder später zum Zustand der tiefen Hypnose.

Je nach der Tiefe der Hypnose unterscheidet man herkömmlicherweise drei Stufen: die Somnolenz (Schläfrigkeit), die Hypotaxie (mittlerer „Schlaf") und den Somnambulismus (Trancezustand, tiefe Hypnose). In der tiefen Hypnose werden die eigentlichen therapeutischen Suggestionen gegeben. Bei ihrer Beendigung müssen alle gegebenen Suggestionen wieder zurückgenommen werden.

Das *Indikationsgebiet* umfaßt folgende Störungen: Organmißempfindungen, Stottern, psychogene Schmerzzustände, Schlafstörungen, Atemstörungen (psychogenes Asthma).

Schließlich kann die Hypnose auch der Vorbereitung aufdeckender (analytischer) Verfahren dienen oder mit ihnen kombiniert werden. In diesem Zusammenhang könnte man sie auch zu den aufdeckenden Methoden rechnen, bei denen vor allem die Hypermnesie (gesteigertes Erinnerungsvermögen) ausgenützt wird.

Aufdeckende Verfahren

Die aufdeckenden Methoden haben im Gegensatz zu den stützenden, die vorwiegend *Symptome* bekämpfen, das Ziel, durch eine eingehende Analyse die *Ursache* einer psychischen Störung aufzufinden und sie dem Patienten bewußt zu machen.

Analytische Psychotherapie

Die aufdeckenden (analytischen) verfahren basieren alle auf den Erkenntnissen der *Tiefenpsychologie* und der *Psychoanalyse.* Wir können hier nicht auf die verschiedenen, zum Teil einander sehr widersprechenden Richtungen der Tiefenpsychologie eingehen, sondern lediglich ihre gemeinsamen Prinzipien in Anlehnung an K. Horney kurz erläutern. Wir tun dies, der besseren Übersichtlichkeit halber, in Form einiger knapp gehaltener Thesen:

- Im Bereich des Psychischen geschieht nichts zufällig. Alle seelischen Prozesse sind wie die physikalischen durch feststellbare Ursachen (kausal) bedingt.
- Der überwiegende Teil unserer Antriebe ist uns unbewußt und affektiv getönt.
- In Konfliktsituationen werden bestimmte Erlebnisinhalte ins Unbewußte verdrängt, wodurch es zu Scheinlösungen von Problemen kommt.
- Gegen das Bewußtwerden verdrängter Vorgänge arbeitet der sog. *Widerstand,* dessen Ziel es ist, dem Individuum die peinliche Einsicht in die eigenen Probleme zu ersparen.
- Durch eine bestimmte Technik, im Traum und in der freien Assoziation, kann der Widerstand überwunden werden, wodurch verdrängte „Komplexe" ins Bewußtsein geholt und gedeutet werden können.
- Ein Großteil der zu psychischen Störungen führenden Konfliktsituationen läßt sich bis in die früheste Kindheit zurückverfolgen.
- In der psychotherapeutischen Situation werden viele, ursprünglich auf

andere Personen (z. B. Eltern) bezogene affektive Regungen auf den Psychotherapeuten übertragen. Es kann auf diese Weise zu regelrechten Haßgefühlen, aber auch zu Liebe und Zuneigung gegenüber dem Therapeuten kommen.

Nach Freud können wir alle Verfahren, bei denen die beiden Phänomene Widerstand und Übertragung auftreten, als Psychoanalyse bezeichnen.

Technik der Psychoanalyse. Nach der klassischen Methode wird der entspannt auf einer Couch liegende Patient aufgefordert, alle seine Gedanken und Einfälle ungeachtet ihres Inhaltes auszusprechen. Diesen freien Einfällen (Assoziationen) soll sich der Patient ohne alles gezielte Nachdenken vollkommen überlassen, und auch der Therapeut soll in diesen Prozeß nicht eingreifen. Das Assoziieren wird ergänzt durch die Analyse von Träumen, die der Patient dem Therapeuten erzählt. Alle diese Methoden dienen dazu, verdrängte Komplexe aus dem Unbewußten an das Tageslicht des Bewußtseins zu bringen und in enger Beziehung zu den Problemen des Patienten zu deuten. Die Rolle des Arztes soll bei der Analyse bewußt im Hintergrund stehen, auch die Deutungen müssen sparsam sein; es ist möglichst viel dem Patienten selbst zu überlassen.

Die Art und Weise der Deutung des vom Patienten ausgesprochenen „Materials“ richtet sich nach dem Leitbild der jeweiligen psychotherapeutischen Schule.

Die bekanntesten Methoden sind die von Freud, Adler und Jung und einige modifizierte Techniken, auf die wir noch kurz eingehen wollen.

Freudsche Psychoanalyse. Freud darf als Begründer der Psychoanalyse gelten; alle anderen Schulen gehen letztlich auf sein Werk zurück. Zentral im Freud-System steht sein dynamischer Libidobegriff, der im wesentlichen auf die Sexualität bezogen ist. Diese Libido möchte sich nach dem Lustprinzip „ausleben“, was jedoch durch die gesellschaftlichen Schranken und durch das anerzogene Gewissen (Über-Ich) verhindert wird. Die sexuellen Regungen werden daher gezwungen, andere Wege zu gehen. Sie werden z. B. ins Unbewußte verdrängt oder aber in schöpferische Impulse umgeformt, die zu künstlerischer Betätigung führen (Sublimation). Neben Verdrängung und Sublimation kennen wir noch eine Reihe anderer Abwehrvorgänge wie *Rationalisierung* (nachträgliche Scheinbegründung), *Projektion* (Zuschreiben eigener Probleme an andere Personen), *Regression* (Zurückfallen auf frühere, meist kindliche Formen oder Konfliktbewältigung) oder *Konversion* (Transformation psychischer Konflikte in körperliche Symptome). Bei der Entstehung von psychischen Störungen spielen vor allem die Abwehrmechanismen der Verdrängung, Regression und Konversion eine große Rolle. Weitere wichtige Gesichtspunkte in der Lehre Freuds sind die Entwicklung und die Instanzenlehre.

Die *Entwicklung* ist deshalb so wichtig, weil sich nach Freud fast alle neurotischen Symptome bis in die früheste Kindheit zurückverfolgen lassen. Sie verläuft über die *orale, anale* und *phallische* Phase, die bis etwa zum 6. Lebensjahr abgeschlossen sind; es folgt dann die sog. Latenzzeit bis zur Pubertät.

Die *Instanzenlehre* beinhaltet eine Dreiteilung der Persönlichkeit (Es, Ich, Über-Ich), von denen das Es die Triebschicht, das Über-Ich eine Art Gewissen und das Ich eine zwischen beiden vermittelnde, vorwiegend bewußte Instanz repräsentiert. Ziel der Therapie ist es, aus dem *Es* das *Ich* zu machen.

Individualpsychologie Adlers. Nach Adler ist der Grundtrieb des Menschen nicht der Geschlechtstrieb, sondern das Macht- und Geltungsstreben. Dieses wird aus mehr konstitutionellen Gründen (z. B. Organminderwertigkeit) oder auch aus Gründen psychischen Versagens an seiner natürlichen Entfaltung gehindert, wodurch es zu starken Minderwertigkeitsgefühlen kommt. Die Minderwertigkeitsgefühle werden vom Patienten durch Überkompensation und allerlei andere Scheinlösungen (sog. Arrangements) zu überspielen versucht. Ziel der Therapie ist es, durch die Methode der Ermutigung Minderwertigkeitsgefühle und Überkompensationen abzubauen und den Patienten zu einem gesunden, seinen Kräften angemessenen Leitbild zu führen, das seine Einordnung in die Gemeinschaft ermöglicht.

Komplexe Psychologie Jungs. C. G. Jung, ursprünglich Schüler und Mitarbeiter Freuds, hat sich später von Freud getrennt, weil er dessen von der Sexualität beherrschten Libidobegriff nicht mehr akzeptieren konnte. Jung versteht unter Libido die gesamte psychische Energie. Ein zweiter Gegensatz zwischen den beiden Psychotherapeuten betrifft das Unbewußte. Während Freud nur ein persönliches Unbewußtes kennt, unterscheidet Jung neben diesem noch ein *kollektives* Unbewußtes, dessen Inhalte allen Menschen gemeinsame Urbilder (Archetypen) sind, die in Sagen, Märchen und Mythen aller Völker auftauchen und sich auch in Träumen und Phantasien äußern. Beispiele für Archetypen sind „der alte Weise", die „große Mutter", „Animus", „Anima", „Schatten" usw.

Ziel der Behandlung ist es, durch Auffinden der Archetypen die Deutung der Probleme des Patienten über die eigene Person hinaus zu erweitern, andererseits aber auch die Phänomene des kollektiven Unbewußten in die eigene Person mit einzubeziehen. Dazu gehört auch die Konfrontation des Patienten mit dem eigenen Schatten, d. h. mit den negativen Seiten seiner Persönlichkeit.

Auf diese Weise soll schließlich eine optimale Verwirklichung der eigenen Person, die *Individuation*, erreicht werden.

Ein weiterer, auch auf anderen Gebieten ungemein fruchtbarer Gesichtspunkt der Lehre Jungs ist seine typologische Unterscheidung zwischen *introvertierten* (nach innen gewandten) und *extravertierten* (nach außen gerichteten) Persönlichkeiten.

Existenzanalyse und Logotherapie Frankls. Frankl sieht die Ursache vieler Neurosen im Verlust des Lebenssinns (sog. noogene Neurosen). Ziel der Behandlung ist es, nach einer Analyse des Patienten und seiner konkreten Lebensschwierigkeiten mit ihm gemeinsam wieder einen Sinn zu finden, den er akzeptieren und zur Grundlage seines Weiterlebens machen kann.

Es gibt noch eine große Zahl anderer Schulen und psychotherapeutischer Methoden, auf die wir hier allerdings nicht eingehen können.

Erfolgschancen der analytischen Psychotherapie. Trotz der Verschiedenheit der einzelnen Schulen und Methoden ist auffällig, daß ihre Erfolge ungefähr gleich groß sind. Die Angaben über Heilungen schwanken zwischen 40 und 65 %. Natürlich sind statistsische Angaben gerade hier mit besonderere Vorsicht zu genießen, da die Heilungserfolge schwer überprüfbar sind. Es ließe sich auch denken, daß ganz elementare Faktoren, die man bei allen Formen der aufdeckenden Psychotherapie findet, wie Vertrauen, ausführliches Gespräch, Möglichkeit zum sprachlichen Abreagieren von Konflikten für die Erfolge ausschlaggebend sind.

Narkoanalyse

Bei der Narkoanalyse erfolgt die tiefenpsychologische Exploration unter dem Einfluß von narkotischen Medikamenten. Im Zustande einer leichten Narkose versucht man die verdrängten Regungen des Patienten aufzufinden. Selbstverständlich darf eine solche Methode – wie auch die anderen psychotherapeutischen Verfahren – nur mit Einverständnis des Patienten durchgeführt werden. Man hofft, mit der Narkoanalyse das analytische Verfahren abzukürzen.

Übungsverfahren

Autogenes Training (J. H. Schultz)

Beim autogenen Training, auch konzentrative Selbstentspannung genannt, wird durch bestimmte Übungen eine Art hypnotischer Ruhezustand erzeugt, in dem die Beeinflussung vegetativer Funktionen (z. B. Regulation der Durchblutung und der Atemtätigkeit) möglich ist. Im Gegensatz zur Hypnose wird der Entspannungs- und Ruhezustand vom Patienten selbst erzeugt. Das autogene Training hat die Hypnose heute weitgehend verdrängt.

Technik. Die einzelnen Übungen sollten anfangs nur unter ärztlicher Anleitung und Aufsicht durchgeführt werden. Sie beginnen damit, daß der Übende eine entspannte Haltung einnimmt. Als günstig haben sich die horizontale Lage und die sog. Droschkenkutscherhaltung erwiesen, bei der der Oberkörper schlaff in sich zusammenfällt, die Oberschenkel gespreizt und die Unterarme locker auf die Oberschenkel gelegt werden. Die Entspannung wird durch Autosuggestionen wie „ich bin ganz ruhig" und die Vorstellung beruhigender Bilder verstärkt. Anschließend beginnt man mit den Übungen, wobei man bis zur Beherrschung einer Übung – bei täglichem Üben von 3mal 3 Minuten – eine Zeit von etwa 14 Tagen veranschlagt. Die sechs Übungen werden in folgender Reihenfolge durchgeführt:

- *Schwereübung.* Die Übung beginnt mit dem formelhaften Sichvorsagen: „Mein rechter Arm ist ganz schwer" (bei Linkshändern der linke), wobei man sich die Schwere gleichzeitig in irgendeiner Form vorstellt. Vor Beendigung der Übung müssen die Suggestionen wieder zurückgenommen werden. Dies geschieht durch die Formel: „Arme fest anziehen, tief einatmen, Augen auf". Wenn die Übung gelungen ist, geht man in gleicher Weise zur Schwereübung der Beine über.

- *Wärmeübung.* Formelhafte Suggestion: „Der rechte Arm ist warm, ganz warm“. Später wird wieder die entsprechende Beinübung durchgeführt.
- *Herzübung.* Man suggeriert sich die Formel: „Herz schlägt ganz ruhig“. Man kann diese Übung dadurch erleichtern, daß man die rechte Hand entspannt auf die Herzgegend legt, um ein besseres Gefühl für die Herztätigkeit und ihre Beeinflussung zu bekommen.
- *Atemübung.* Formelhafte Suggestion: „Atem ganz ruhig, es atmet mich“.
- *Sonnengeflechtsübung* (Regulierung der Bauchorgane). Das Sonnengeflecht ist ein Ganglion, das für die vegetative Regulation der Bauchorgane mitverantwortlich ist. Mit der Sonnengeflechtsübung: „Sonnengeflecht strömend warm“, soll ein Gefühl der Wärme im Bauchraum erzeugt werden. Die Übung kann man durch die Vorstellung unterstützen, man atme bis hinunter in den Bauchraum.
- *Kopfübung.* Die formelhafte Suggestion lautet: „Stirn angenehm kühl“.

Alle Übungen muß man durch Zurücknahme der Suggestionen beenden. Wenn diese Übungen konsequent durchgeführt werden, so gelangt man schließlich so weit, daß man sich in jeder Umgebung entspannen und seine vegetativen Regulationen beeinflussen kann.

Indikationsgebiet. Das autogene Training kann bei sehr vielen psychogenen Störungen und Erkrankungen angewendet werden, vor allem bei Schlafstörungen, vegetativer Labilität, psychogenem Asthma und Kopfschmerzen, funktionellen Herzbeschwerden und Magen-Darm-Störungen. Darüber hinaus kann es natürlich auch bei der Bekämpfung von uns alle betreffenden alltäglichen Übeln wie Angst vor schwieriger Entscheidung, kalten Füßen, inneren Verkrampfungen von großer Hilfe sein.

Gestufte Aktivhypnose (E. Kretschmer)

Die gestufte Aktivhypnose ist ein kombiniertes Übungsverfahren, das Elemente des autogenen Trainings und der Hypnose vereinigt. Zunächst wird das autogene Training bis zur Beherrschung der Schwere- und Wärmeübung erlernt, dann wird durch Fixierübungen ein hypnoider Zustand herbeigeführt.

Zweigleisige Standardmethode (E. Kretschmer)

Sie stellt eine Kombination zwischen gestufter Aktivhypnose und einer kurzen Psychoanalyse dar. Das Verfahren hat den Vorteil, daß man einen Teil der durch die Analyse aufgedeckten Symptome durch Übungen gleich aktiv angehen kann. Dies geschieht durch spruchbandartige, formelhafte Suggestionen.

Verhaltenstherapie

Die Verhaltenstherapie befaßt sich mit der *direkten* Beeinflussung des Verhaltens. „Direkt" heißt, daß das vorliegende Krankheitssymptom ohne Umwege über seine verschiedenen Entstehungsbedingungen gezielt angegangen wird.

Grundlagen. Die Grundlagen der Verhaltenstherapie sind die Lerntheorien. Der Begriff Lerntheorie umfaßt viel mehr als das, was wir im täglichen Sprachgebrauch als Lernen bezeichnen. Wenn wir in der Umgangssprache von Lernen sprechen, so meinen wir vorwiegend das schulische oder an die Schule gebundene Lernen. Lernen *im weiteren Sinne* umfaßt aber nahezu alles menschliche Verhalten. Ob es sich um die Reinlichkeitserziehung der Kinder, das Spielen auf einem Musikinstrument oder um Autofahren handelt, immer sind Lernprozesse entscheidend beteiligt. Diese Lernprozesse kann man nun allgemeingültig, d.h. unabhängig vom speziellen Einzelfall, in Form der Lerngesetze darstellen.

Lerngesetze. Sie wurden zum größten Teil in Tierexperimenten gefunden, gelten aber im Prinzip auch für den Menschen. Jede Erziehung benützt in mehr oder weniger deutlicher Form diese Gesetzmäßigkeiten. Wir unterscheiden zwei wichtige Lerngesetze, den bedingten Reflex und das Lernen am Erfolg.

Beim *bedingten Reflex* wird mit dem physiologischen Reiz (unkonditionierter Reiz) ein Reiz in zeitlich engem Zusammenhang dargeboten, der die erwünschte Reaktion normalerweise nicht auslöst. Wird er aber oft genug mit dem physiologischen (unkonditionierten) Reiz dargeboten, so ist er für eine bestimmte Zeit in der Lage, die Reaktion selbständig auszulösen.

Beim *Lernen am Erfolg* ist eine positive Wirkung (Bekräftigung oder Belohnung) das Entscheidende am Lernvorgang. Verhaltensweisen, die auf diese Weise (durch Belohnung) erfolgreich sind, werden vom Individuum ausgewählt und in sein Verhaltensinventar einbezogen.

In der Kindererziehung hat man schon immer nach diesem Prinzip gehandelt, wenn man das vom Kind erwünschte Verhalten durch Lob, Anerkennung oder Geschenke *verstärkte.*

Prinzip der Generalisation. Zahlreiche Behandlungsversuche haben gezeigt, daß das in der therapeutischen Situation erlernte, erwünschte Verhalten die Tendenz hat, auch in anderen Situationen aufzutreten, die mit der therapeutischen Situation nicht direkt im Zusammenhang stehen. Dieses Phänomen bezeichnen wir als Generalisation. Die Generalisation erklärt die Tatsache, daß wir auch in unvorhergesehenen und unerwarteten Situationen richtig reagieren können. Wir sind also nicht nur von den bereits erlebten Situationen abhängig, unser Verhalten unterlag der Generalisation.

Die Lerngesetze haben für die Entstehung von Krankheitssymptomen folgende Bedeutung: Die Verhaltenstherapie geht davon aus, daß, wie nahezu alle menschlichen Reaktionsweisen, auch Krankheitssymptome (besonders neurotische Symptome) erlernt werden.

Neurotische Verhaltensweisen sind solche, die von den Verhaltensnormen der Gesellschaft abweichen, d. h., neurotisches Verhalten ist fehlangepaßt. Diese Fehlanpassung ist nach Ansicht der Verhaltenstherapeuten *erlernt*.

Unter den krankhaften (neurotischen) Verhaltensweisen können wir nach Eysenck zwei Arten unterscheiden:

- solche, bei denen sich falsche bzw. unerwünschte Reaktionen ausgebildet haben. Sie können sowohl nach dem Prinzip des bedingten Reflexes als auch nach dem des Lernens am Erfolg entstanden sein. Beispiele: Phobien, Angstzustände, Zwänge;
- solche, bei denen bedingte Reaktionen, die normalerweise zur Ausbildung erwünschten Verhaltens führen, in der Entwicklung gefehlt haben. Beispiele: Bettnässen, sexuelle Perversionen, Psychopathien.

Das Ziel der Verhaltenstherapie ist, diese Störungen direkt zu beeinflussen, wobei sie sich der Lerngesetze, besonders des Lernens am Erfolg, bedient.

Ihr Prinzip lautet:

- Erwünschtes Verhalten wird belohnt (verstärkt),
- unerwünschtes Verhalten wird bestraft bzw. nicht beachtet.

Dieser Grundsatz ist eigentlich nichts Neues. Jede Erziehung arbeitet auf seiner Grundlage. In der Verhaltenstherapie wird er jedoch viel systematischer als sonst befolgt, und alle Verhaltensänderungen des Patienten werden genau protokolliert.

Indikationsgebiet der Verhaltenstherapie. Die Verhaltenstherapie hat sich besonders bei neurotischen Störungen bewährt. Umfangreiche Erfahrungen liegen vor für die Behandlung von motorischen Störungen (Jaktationen, Tics), Sprachstörungen, Phobien sowie kindlicher Verhaltensstörungen (z. B. Einnässen, Einkoten, Aggressivität).

Wie bei allen gezielten Behandlungsmethoden muß auch der Stationsbetrieb entsprechend organisiert werden. Schwestern und Pfleger müssen über die Grundprinzipien der Therapie Bescheid wissen; denn auch außerhalb der Therapiestunden muß der Behandlungsplan genau eingehalten werden. Durch andersartige Beeinflussung der Patienten außerhalb der Therapiestunden wird der Erfolg fragwürdig. Hingegen können Verhaltensweisen der Patienten, die im Sinne des therapeutischen Zieles liegen, auch außerhalb der Behandlungszeit gefördert werden.

Die Verhaltenstherapie hat sich auch bei der Resozialisierung langjährig hospitalisierter psychiatrischer Patienten bewährt.

Soziotherapie

Die bisher besprochenen psychotherapeutischen Methoden werden, mit Ausnahme des autogenen Trainings, als Einzelbehandlung durchgeführt. Die Soziotherapie hingegen umfaßt Verfahren, die in Gruppen praktiziert werden und die Einordnung des Patienten in die Gemeinschaft zum Ziel haben.

Arbeitstherapie

Der Arbeitstherapie geht es darum, den Patienten mit Hilfe eines Systems gestufter Anforderungen wieder leistungsfähig und belastbar zu machen. Die zu verrichtende Arbeit muß notwendig und sinnvoll sein, der Patient soll ihre Bedeutung erkennen, sie soll gewisse Anforderungen an Ausdauer und Gewissenhaftigkeit stellen und möglichst gemeinsam mit anderen ausgeführt werden.

Durch das Gefühl, wieder etwas leisten zu können, nicht ganz wertlos zu sein, sich etwas zu verdienen, kann der Patient aus einer apathischen und resignierenden Haltung herausgeführt werden.

Auch hierbei spielt die Gruppengemeinschaft eine große Rolle. Wer der Arbeitstherapie innerhalb der Klinik oder Anstalt gewachsen ist, kann bald in einem benachbarten Betrieb beschäftigt werden. Man versucht zu diesem Zweck, einige Patienten im Rahmen sog. industrieller Arbeitsgruppen zusammenzufassen und unter schrittweiser Steigerung der Arbeitsanforderungen in Betrieben der freien Wirtschaft einzusetzen. Das Gefühl, nicht allein, sondern gemeinsam nach längerer Krankheit wieder „ins freie Leben“ hinauszugelangen, vermittelt dem Patienten ein Gefühl der Geborgenheit und des Schutzes. Allmählich versucht man dann die Patienten soweit zu verselbständigen, daß sie, z. B. im Rahmen einer Nachtklinik, nur noch zum Schlafen im Krankenhaus erscheinen, sich aber sonst frei bewegen. Schließlich soll im nächsten Schritt der Kranke wieder in seine alte Umgebung eingegliedert werden.

Beschäftigungstherapie

Sie ist mit der Arbeitstherapie verwandt und hat sich aus ihr entwickelt. Im Gegensatz zur Arbeitstherapie will sie durch vorwiegend musisches und kunsthandwerkliches Arbeiten (Malen, Modellieren, Schnitzen, Weben) schöpferische und gestalterische Kräfte wecken. Musische Betätigungen sind auch vorteilhaft zur Abreaktion von aggressiven Impulsen (besonders bei Kindern) und zur allgemeinen psychischen Lockerung gut geeignet. Sie können als „Ausdrucksphänomen“ auch manche diagnostische Hinweise geben.

Die Beschäftigungstherapie vollzieht sich vorwiegend in Gruppen, was neben der Förderung schöpferischer Impulse die Stimmung und Initiative und auch die Eingliederung in eine Gemeinschaft erleichtert. Im Rahmen der Beschäftigungstherapie läßt sich auch eine Reihe von Beobachtungen machen, die für die weitere Behandlung des Patienten außerordentlich wichtig sein können. Die beiden Gesichtspunkte, auf die man achtet, sind *Arbeitsweise* und *Verhalten in der Gruppe*. Hinsichtlich der Arbeitsweise ist wichtig, ob der Patient selbständig arbeitet oder nur unter Anleitung dazu in der Lage ist, ob er gründlich und konsequent arbeitet, ob er mit dem Material richtig umgeht usw. Was das Gruppenverhalten betrifft, so achtet man auf sein Kontaktverhalten (sucht er Kontakte oder meidet er sie), auf seine Stellung innerhalb der Gruppe und auf das Verhältnis zum Therapeuten.

Die Beschäftigungstherapie ist ein Durchgangsstadium der Behandlung, deren Ziel es ist, den Patienten für die etwas höheren Anforderungen der Arbeitstherapie vorzubereiten.

Nähere Ausführungen zur Beschäftigungstherapie finden sich bei G. Jentschura u. H.-W. Janz: Beschäftigungstherapie, 3. Aufl., Thieme, Stuttgart 1979, sowie in der Broschüre „Beschäftigungstherapie in der Psychiatrie“, herausgegeben von der Firma Bayer, Leverkusen 1974.

Milieutherapie

Bei ihr soll für den Kranken ein optimales Milieu geschaffen werden, das eine reibungslose Entfaltung seiner Persönlichkeit ermöglicht. Es ist verständlich, daß eine solche Form der Behandlung mit unzähligen Faktoren zu rechnen hat und deshalb immer nur ein Versuch bleiben kann. Aufklärung der Familienangehörigen, Veränderung des beruflichen Milieus sind nur einige Maßnahmen, die man ergreifen muß. Zu diesem Zweck ist die enge Zusammenarbeit zwischen Klinik, Fürsorge und Jugendämtern nötig.

Das Indikationsgebiet der Milieutherapie erstreckt sich vor allem auf verwahrloste (milieugeschädigte) Kinder und Jugendliche, aber auch auf psychogene Schwierigkeiten Erwachsener in Familie und Beruf.

Gruppenarbeit und Gruppentherapie

Bei ihr werden die verschiedenen bereits besprochenen Methoden auf kleinere oder größere Patientengruppen übertragen. Dabei ergeben sich eine ganze Reihe von sog. Interaktionen (Wechselwirkungen) zwischen dem Therapeuten und den Gruppenmitgliedern sowie zwischen den Gruppenmitgliedern untereinander. Als Gruppentherapie mit übenden Verfahren wird das autogene Training am häufigsten durchgeführt.

Unter den Gesichtspunkten der modernen Gruppentherapie haben sich die Stationen vieler psychiatrischer Krankenhäuser grundlegend gewandelt. Immer mehr versucht man, herkömmliche Formen des Stationsbetriebes durch therapeutische Gemeinschaften zu ersetzen.

Therapeutische Gemeinschaft. Darunter versteht man eine Art Großgruppe, die aus Patienten, Schwestern, Pflegern, Ärzten und Angestellten besteht, und deren Ziel es ist, die optimalen Voraussetzungen für die Besserung oder Heilung ihrer kranken Mitglieder zu schaffen. Im Gegensatz zur herkömmlichen Stationsgliederung versucht man auf hierarchische Strukturen weitgehend zu verzichten und verteilt Kompetenzen und Initiativen in abgestufter Weise auf möglichst viele Gruppenmitglieder. Die Hauptaufgaben der therapeutischen Gemeinschaft bestehen nach Napolitani darin, daß

- „das krankhafte Verhalten des einzelnen der Gruppe deutlich wird und daß der einzelne durch die Gruppe darauf aufmerksam gemacht werden kann;
- die Gruppe und der einzelne sich bemühen, dieses krankhafte Verhalten zu verstehen;
- diejenigen Situationen gefördert werden, die korrigierende Erfahrungen ermöglichen;
- die gesunden Seiten der Persönlichkeit durch die Gruppe anerkannt und durch adäquate Rollen entwickelt werden".

Im Rahmen solcher therapeutischer Gemeinschaften werden in Form von Gruppengesprächen alltägliche Probleme, die sich aus dem Gemeinschaftsleben ergeben, und auch persönliche Schwierigkeiten und Differenzen ausführlich besprochen. Gespräche dieser Art tragen ganz wesentlich dazu bei, daß eine Atmosphäre der Offenheit, des Vertrauens und Verstehens entsteht. Sie verhindern zugleich auch unterschwellige Spannungen und die Ansammlung von Aggressionen, die sich dann explosionsartig entladen. Der wesentliche therapeutische Vorgang in einer solchen Gemeinschaft geschieht nach Jones nach dem Prinzip des „sozialen Lernens". Soziales Lernen heißt, daß die Patienten durch gruppendynamische Prozesse und Vorgänge wieder zu einer Anpassung an eine Gemeinschaft geführt werden.

Analytische Gruppentherapie. Bei der analytischen Gruppentherapie werden Konflikte und Probleme der Patienten unter der unauffälligen Leitung eines Therapeuten diskutiert. Über das Kennenlernen der Probleme anderer, die häufig ähnlicher Natur sind, entsteht die Bereitschaft zu verstehen und schließlich ein Zugang zur Gemeinschaft. Wie bei der analytischen Einzeltherapie können auch hier die Phänomene Widerstand und Übertragung auftreten und sich unter Umständen störend bemerkbar machen. Deshalb muß mit besonderer Sorgfalt auf die Zusammensetzung der Gruppe geachtet werden. Die Leitung einer analytischen

Gruppentherapie erfordert vom Therapeuten sehr viel Geschick und Menschenkenntnis.

Psychodrama. Das Psychodrama (Moreno) ist eine besondere Form der Gruppentherapie, bei der die Patienten im freien Spiel und in selbstgewählten Szenen ihre Affekte und aggressiven Regungen abreagieren. Durch nachträgliche Aussprache können verdrängte Komplexe und Konfliktlagen bewußt gemacht und in ihrer Bedeutung für die eigene Person erkannt werden. Je nachdem, auf welche Bereiche der Schwerpunkt beim Psychodrama gelegt wird, unterscheiden wir das *Soziodrama* (es werden vorwiegend soziale Probleme behandelt) vom *Axiodrama* (Kernproblem sind ethische und moralische Werte).

Einrichtungen der Rehabilitation

Während für Rehabilitationsaufgaben bei Patienten mit dauerhaften Behinderungen des Stütz- und Bewegungsapparates sich Rehabilitationsabteilungen an Kliniken und Großkrankenhäusern, vor allem im Ausland, vereinzelt als Modelle in der Bundesrepublik Deutschland entwickelt haben, sind speziell für die psychiatrischen Patienten recht weit gefächerte Einrichtungen erprobt worden, die z. Z. allerdings nur unvollständig verfügbar sind. Das psychiatrische Großkrankenhaus bleibt derzeit bei allen Bemühungen um eine starke Integration der Psychiatrie auch in das allgemeine Krankenhaussystem sicherlich gerade für schwerstbehinderte Psychosekranke der Ort der angemessenen Behandlung und Rehabilitation, vor allem auch, um die Kranken vor der Gefahr Inaktivität zu bewahren und Verwahrlosung zu vermindern.

Als halbstationäre Dienste haben sich die Tages- und Nachtkliniken bewährt. Mit Hilfe derartig gestufter Möglichkeiten kann im Rahmen der Tagesklinik die Rückführung in den Familienkreis noch unter regelmäßiger klinischer Überwachung erfolgen; im Falle der Nachtklinik kann die Integration ins Arbeitsleben vollzogen werden, ohne zunächst den Schutz der regelmäßigen psychiatrischen Kontrolle aufzuheben.

In einer weiteren Stufe der ambulanten Behandlung ist zwar prinzipiell die Verantwortung des niedergelassenen Nervenarztes angesprochen. Es hat sich allerdings als notwendig erwiesen, darüber hinaus Beratungsdienste und Nachsorgeeinrichtungen aufzubauen, die mit Hilfe von Sozialarbeitern eine nachgehende Betreuung ermöglichen und gerade dann tätig werden, wenn der psychisch Kranke von sich aus nicht spontan den behandelnden Arzt aufsucht. Auf diese Weise kann durch rechtzeitige Intervention vielfach eine erneute Krankenhausaufnahme vermieden werden.

Auf dem Gebiet der geschützten Wohnangebote, Werkstätten für Behinderte und den Patientenclubs sind zahlreiche erfreuliche Ansätze erkennbar. Aber auch hier sind wir in der Bundesrepublik Deutschland bisher noch weit von einer ausreichenden Versorgung für die psychisch Kranken entfernt. Ein Ausbau dieser „extramuralen“Dienste wird zweifellos die psychiatrischen Großkrankenhäuser von nicht mehr dringend stationär behandlungsbedürftigen Patienten fühlbar entlasten und den Kranken eine wesentlich freiere Lebensmöglichkeit zur Verfügung stellen, als dies innerhalb einer geschlossenen Einrichtung möglich ist (S. 392).

Prävention

„Vorbeugen ist besser als heilen.“ Dieses Sprichwort gilt natürlich auch für psychisch Kranke. Einer ausgedehnten und erfolgreichen Prävention stehen viele Hindernisse im Wege. Haupthindernis ist, daß man sich über die Ursachen bzw. deren Wechselspiel bei vielen psychischen Erkrankungen noch nicht im klaren ist. Andererseits liegt aber eine Fülle von Erkenntnissen über psychisch krankmachende Bedingungen vor, so daß für die Prävention auch heute viele Wege gegeben sind, die jedoch mangels personeller und institutioneller Möglichkeiten nicht optimal genutzt werden können. Für den psychohygienischen Gedanken können die im Jahre 1908 bereits von Beers u. Meyer aufgestellten Gesichtpunkte auch heute noch Aktualität beanspruchen. Ihr Programm enthielt unter anderem folgende Forderungen:

- „Sorge für die Erhaltung der geistigen Gesundheit,
- Verhütung der Geistes- und Nervenkrankheiten und der Defektzustände,
- Vervollkommnung der Behandlung und Pflege der Geisteskranken,
- Überwachung der Schwachsinnigen und Epileptiker und ihre Einschaltung ins Berufsleben,
- Bereitstellung und Verbreitung zuverlässiger Aufklärung über alle einschlägigen Fragen, besonders über die Bedeutung der psychischen Anomalien für die Probleme der Erziehung, des Wirtschaftslebens, der Kriminalität und überhaupt der menschlichen Verhaltensweisen.

Diese Aufgaben sollen erfüllt werden durch

- Förderung der sozialen Fürsorge,
- Mitwirkung bei der Einrichtung psychohygienischer Beratungsstellen,
- Ausbildung von Pflege- und Fürsorgepersonal,
- Zusammenwirken mit allen in Betracht kommenden öffentlichen und privaten Wohlfahrtseinrichtungen.“

Die Verwirklichung dieser Grundsätze ist das Anliegen der sozialpsychiatrischen Bemühungen und erfordert eine entsprechende personelle und institutionelle Ausstattung. In den USA haben sich die sog. Mental-

Health-Kliniken bewährt, deren Personal aus Psychiatern, Psychologen und Sozialarbeitern besteht, die als Arbeitsteam jeden einzelnen Patienten beraten und behandeln. Man schätzt, daß für jeweils 100 000 Einwohner eine solche Mental-Health-Klinik notwendig wäre, was bislang noch nirgendwo realisiert ist. Spezielle Beratungsstellen sind für Jugendliche erforderlich, deren Beratung dort anonym und kostenfrei erfolgen sollte. Die genannten Einrichtungen erfüllen neben ihrer präventiven Funktion auch Aufgaben, die früher in die Zuständigkeit der Seelsorge fielen. Auch diese sind psychohygienisch außerordentlich wichtig, denn nicht wenige Menschen werden krank, weil sie in dem, was sie tun, oder am Leben überhaupt keinen Sinn mehr zu finden vermögen.

In enger Beziehung zu präventiven Maßnahmen müssen auch die bei psychisch Kranken außerordentlich wichtigen Nachsorge- und Rehabilitationseinrichtungen betrachtet werden (S. 387). Sie erfüllen insofern auch präventive Aufgaben, als sie die Häufigkeit von Wiederaufnahmen psychiatrischer Patienten in die Klinik in einem hohen Prozentsatz verhindern können.

Neben diesen allgemeinen Gesichtspunkten können präventive Maßnahmen noch auf folgenden Wegen erfolgen:

Prävention durch Aufklärung

Prävention durch Aufklärung soll in erster Linie mehr Wissen über psychische Erkrankungen verbreiten, denn es hat sich gezeigt, daß die Vorurteile dort den besten Nährboden finden, wo exaktes Wissen fehlt. Ziel jeder Aufklärung ist es, zu erreichen, daß psychische Krankheiten neutral betrachtet werden, ebenso wie interne oder chirurgische Erkrankungen. Ein wichtiges Prinzip ist die frühzeitige Aufklärung. Man weiß nämlich, daß sich Vorurteile bereits im Kindes- und Jugendalter ausbilden und daß sie später nur noch schwer zu beseitigen sind.

Administrative Prävention

Sie befaßt sich „mit der Veränderung von Planungen, Vorschriften und Gesetzen aller Art, soweit sie einen schädigenden Einfluß auf die psychische Gesundheit der betroffenen Gruppen haben“ (Strotzka). In den Bereich der administrativen Prävention zu rechnen ist auch die Mitwirkung von Psychiatern, Psychologen, Fürsorgern und Sozialarbeitern bei der Einführung neuer gesetzlicher Bestimmungen.

Prävention im Einzelfall

Hier steht die individuelle Betreuung gefährdeter Personen im Vordergrund. Sie kann erfolgen als *Einzelfallhilfe* oder im Rahmen einer *Gruppenarbeit*. Dabei ist die Zusammenarbeit mit der Familie und den Angehörigen des Betroffenen außerordentlich wichtig. Einzelne Familienmitglieder können als Schlüsselpersonen Einfluß auf den Gefährdeten ausüben. Entscheidend ist, daß Gefährdete und zu psychischen Erkrankungen disponierte Menschen auch in Zeiten der Gesundheit und des Wohlbefindens im Rahmen von Hausbesuchen weiterbetreut werden. Dadurch ist gewährleistet, daß persönliche Schwierigkeiten oder die Anbahnung einer psychischen Erkrankung rechtzeitig erkannt und nach Möglichkeit ohne stationäre Behandlung behoben werden können. Im Hinblick darauf erscheint es als wesentlich, den *richtigen Zeitpunkt* für die präventiven Maßnahmen auszuwählen. Nach Caplan liegt dieser in bestimmten Krisensituationen (z. B. Krankheit oder Tod eines Familienangehörigen, wirtschaftliche Krisensituationen, Zerrüttung der Familie durch Trunksucht usw.), in denen die Motivation des einzelnen zur Behebung einer als unglücklich empfundenen Situation am größten ist. Institutionen wie die Mental-Health-Kliniken, Beratungsstellen anderer Art, Familienfürsorge, nachgehende Fürsorge können hier sehr fruchtbar wirksam werden. Ihre Einrichtung ist deshalb mit Nachdruck zu fordern.

Zeitliche Abfolge verschiedener therapeutischer Maßnahmen

(Therapeutische Kette und Versorgungskette)

Von entscheidender Bedeutung für die Therapie ist es, daß die einzelnen Behandlungsmaßnahmen eng ineinandergreifen und in ein stufenweise voranschreitendes Gesamtkonzept eingegliedert sind. Ein solches Konzept nennen wir *therapeutische Kette,* sofern der Hauptakzent auf der Behandlung liegt, *Versorgungskette,* sofern Unterbringungs- und Rehabilitationsaufgaben im Vordergrund stehen. Nicht wenige Behandlungen scheitern daran, daß nach dem erfolgreichen Abschluß der *ersten* Behandlungsphase die *nächste* nicht folgen kann. Dies läßt sich sehr drastisch an der Behandlung von Drogenabhängigen demonstrieren, deren Weiterbehandlung nach der Entziehungsphase infolge des Mangels an geeigneten Einrichtungen sehr oft nicht möglich ist. An diesem Beispiel kann man auch zeigen, daß eine therapeutische Kette sowohl hinsichtlich der notwendigen Einrichtungen als auch hinsichtlich der zeitlichen Abfolge der Behandlungsmaßnahmen *genau geplant* sein muß. Nur so ist es möglich, therapeutische und Versorgungslücken zu vermeiden, die sehr oft für Rückfälle und mißlungene Behandlungen verantwortlich sind. Die im nächsten Abschnitt angeführten Institutionen für die Therapie und Rehabilitation psychisch Kranker sollten im Sinne einer therapeutischen Kette bzw. Versorgungskette zusammenwirken und im jeweiligen Versorgungsgebiet vorhanden sein. Am Beispiel eines Patienten mit einer akut auftretenden Schizophrenie soll das Funktionieren einer therapeutischen Kette gezeigt werden:

Der suizidgefährdete Patient wird zunächst durch den *Hausarzt* oder *Nervenarzt* auf die *geschlossene Station* eines psychiatrischen Krankenhauses eingewiesen. Dort wird er medikamentös sowie soziotherapeutisch behandelt. Nach einigen Monaten ist er so weit, daß er in der Tagesklinik aufgenommen werden kann, wo er wieder lernen muß, sich an ein regelmäßiges Leben mit gewissen Anforderungen zu gewöhnen. Er braucht jedoch noch Medikamente, und er hat große Sorgen, mit den Anforderungen des Lebens nicht mehr zurechtzukommen. Dabei helfen ihm seine Angehörigen, bei denen er den Abend und die Nacht verbringt. Nach einigen Monaten ist er wieder in der Lage, seine frühere Arbeit aufzunehmen. Er wird *nach Hause entlassen,* die Weiterbehandlung übernimmt der *Nervenarzt.* Diesem gegenüber äußert der Patient, der noch unter Medikation steht, daß er wieder Suizidgedanken habe, besonders wenn er alleine sei. Auch zu Hause könne er diese Gedanken nicht loswerden, die Arbeit helfe ihm jedoch ein wenig dabei. Daraufhin bespricht der Nervenarzt mit ihm, daß eine vorübergehende Aufnahme in der *Nachtklinik* zweckmäßig sei, wobei die Arbeitsstelle jedoch beibehalten wird. Nach einigen Monaten stabilisiert sich der Zustand des Patienten so weit, daß er wieder *nach Hause entlassen* werden kann. Er bleibt weiter in nervenärztlicher Behandlung.

Aus diesem Beispiel geht zugleich hervor, wie notwendig die enge Zusammenarbeit verschiedener Behandlungseinrichtungen ist und wie rasch ein Übergang von der einen in die andere Institution möglich sein muß, wenn man den Behandlungsgang optimal gestalten will.

Institutionen für die Therapie und Rehabilitation psychisch Kranker

Die moderne Entwicklung der Psychiatrie hat zu einer wesentlichen Differenzierung der Behandlungseinrichtungen geführt, unter denen wir stationäre Dienste, halbstationäre Dienste, ambulante Dienste, flankierende Dienste sowie Institutionen für spezielle Behandlungs- und Rehabilitationsaufgaben unterscheiden können.

Stationäre Dienste

Stationäre Einrichtungen zur Behandlung psychisch Kranker sind in der Regel psychiatrische Großkrankenhäuser oder psychiatrische Universitätskliniken. Die psychiatrischen Landeskrankenhäuser unterscheiden sich von anderen Krankenhäusern durch ihre hohe Bettenzahl (im Durchschnitt 500–1000), durch ihre Eigenständigkeit (Trennung von der übrigen Medizin) sowie durch ihre geographische Lage (meist abseits der Stadt- und Gemeindezentren). Ziel der modernen Planung ist es, diese drei Unterschiede gegenüber anderen Krankenhäusern zu beseitigen bzw. zu verringern. Das heißt: kleine Bettenzahl, nach Möglichkeit Anschluß an ein allgemeines Krankenhaus und Plazierung im Zentrum der Gemeinde. Für diese Maßnahmen sprechen gute Gründe. Man hat nämlich beobachtet, daß die Abgeschiedenheit psychiatrischer Krankenhäuser den Verlust des Kontaktes zur Außenwelt verstärkt, daß sich dadurch ein spezifisches und eigenes Anstaltsleben entwickelt, welches zu Hospitalisierungserscheinungen führen kann, wodurch die Resozialisierung und Wiedereingliederung in Arbeit, Familie und Beruf erschwert werden.

Neben einer stärkeren Anbindung auch der stationären Dienste an die Gemeinde werden in zunehmendem Maße Ambulanzen errichtet. Stationäre Behandlungseinrichtungen sollten zwar verkleinert werden, dürfen aber aus wirtschaftlichen Gründen sowie aus Ausbildungsgründen eine gewisse Größe nicht unterschreiten. Von der Weltgesundheitsorganisation werden Richtziffern von etwa 400 Betten empfohlen, von der Sachverständigenkommission zur Erarbeitung einer Enquete über die Lage der Psychiatrie in der Bundesrepublik Deutschland eine solche von 200 Betten. Für größere Einrichtungen, wie z. B. psychiatrische Behandlungszentren, werden maximal 600 Betten vorgeschlagen.

Offene Stationen

Auf offenen Stationen werden psychisch Kranke aufgenommen, deren Leiden einerseits so schwerwiegend ist, daß eine ambulante Behandlung nicht aussichtsreich erscheint, die aber andererseits nicht so schwer erkrankt sind, daß sie eine Gefahr für sich selbst und ihre Umgebung bedeuten. Wenn man nach den geläufigen diagnostischen Kategorien zu klassifizieren versucht, so findet man auf offenen Stationen Patienten mit schweren neurotischen Störungen, solche mit Persönlichkeitsstörungen, mit epileptischen Anfällen, mitunter aber auch psychotisch Kranke und Patienten, die zur Begutachtung eingewiesen werden.

Die Prinzipien der Stationsführung auf offenen Stationen können hier nicht in Einzelheiten dargestellt werden. Es sei nur darauf hingewiesen, daß man heute recht dynamisch und flexibel vorgeht. Es ist keineswegs im Sinne der Behandlung, die Station nach starren und schematischen Grundsätzen zu führen. Vielmehr versucht man, das Stationsleben aufzulockern durch Beschäftigungstherapie, gemeinsame Unternehmungen mit den Patienten, Sport, Theaterspielen und verschiedene Formen der Gruppenarbeit.

Geschlossene Stationen

Auf geschlossenen Stationen kommt man nicht ohne relativ feste Regelungen aus. Aufgenommen werden Patienten, die an schweren psychischen Erkrankungen leiden, welche mit einer Eigen- oder Fremdgefährdung einhergehen. Es sind dies vor allem Patienten mit körperlich begründbaren Psychosen, suizidale Patienten, Drogenabhängige, Kranke mit manisch-depressiven oder schizophrenen Psychosen, Patienten zur forensisch-psychiatrischen Begutachtung.

Trotz der verschlossenen Türen und mancher Einschränkungen sollte das Leben auf geschlossenen Stationen so aufgelockert sein, daß eine individuelle Aktivierung der Patienten, Gruppenarbeit und gemeinsame Unternehmungen auf der Station möglich sind. In diesem Zusammenhang ist die Frage des Sicherheitsrisikos zu bedenken. Es hat sich gezeigt, daß trotz großer Bemühungen Zwischenfälle wie Suizidversuche auch auf gut geführten geschlossenen Stationen auftreten können. Diese Tatsache darf nicht dazu führen, Sicherheitsmaßnahmen leichtfertig zu behandeln. Andererseits darf aber die Angst vor dem Risiko nicht so ausgeprägt sein, daß sie jede Initiative und Entfaltungsmöglichkeit lähmt. Ein gewisses Risiko muß deshalb auch im Interesse der Patienten eingegangen werden, jedoch stets klar umgrenzt und nach vorheriger Absprache im Team.

Aus der Sicht des Patienten und seiner Angehörigen bedeutet die Einweisung auf eine geschlossene Station natürlich eine massive Belastung. Sie wird mitunter auch als demütigend und entwürdigend empfunden; dies besonders auch im Zusammenhang mit bestimmten Aufnahmeprozeduren wie Eingangsbad, Abgabe aller mitgebrachten Gegenstände, gelegentlich auch Erhalten von Klinikleidung usw. Derartige Maßnahmen sind jedoch im Interesse des Patienten erforderlich, aber man kann ihre Auswirkungen wenigstens dadurch mildern, daß man dem Patienten und seinen Angehörigen den Sinn solchen Vorgehens zu erklären versucht.

Die Relation von offenen zu geschlossenen Stationen innerhalb der psychiatrischen Versorgung ist in den einzelnen Ländern unterschiedlich. Während in der Bundesrepbulik Deutschland noch ein Großteil der psychiatrischen Patienten in geschlossenen Abteilungen behandelt wird, ist dies in den angelsächsischen Ländern in weit geringerem Ausmaß der Fall. Dies hängt einerseits damit zusammen, daß dort die ambulanten und teilstationären Dienste besser ausgebaut sind, zum anderen aber wohl auch damit, daß in unserem Lande das Sicherheitsdenken noch sehr im Vordergrund steht.

Teilstationäre Dienste

Unter teilstationären Diensten verstehen wir solche, in denen der Patient nicht 24 Stunden des Tages, sondern nur bestimmte Teile davon (z. B. den Tag oder die Nacht) verbringt. Erfahrungen in den USA und in England haben gezeigt, daß die Teilhospitalisierung verschiedene Vorteile hat. Einmal kann während der Behandlung der Kontakt zur Familie oder zur Arbeitsstelle aufrechterhalten werden, die Einschränkung der persönlichen Freiheit ist nicht so gravierend, und die Schwierigkeiten der Eingliederung und der Resozialisierung, wie sie nach monatelanger Vollhospitalisierung auftreten können, sind nicht gegeben. Zum anderen ist diese Form der Behandlung auch noch billiger.

Tageskliniken

Tageskliniken sind Einrichtungen, die psychisch Kranke tagsüber zur Behandlung aufnehmen. Den Abend und die Nacht verbringen sie in ihrem gewohnten Lebenskreis. Die Patienten kommen in der Regel morgens zwischen 8 und 9 Uhr und verlassen abends (meist gegen 17 oder 18 Uhr) die Klinik. Tageskliniken verfügen über Behandlungsmöglichkeiten, die auch in stationären Einrichtungen üblich sind. Dies gilt auch für das Personal.

Die Aufnahme in einer Tagesklinik kann aus verschiedenen Indikationen erfolgen:

- Die *Erstaufnahme* oder *Wiederaufnahme* akut psychisch Kranker steht im Vordergrund. Sie ist dann zweckmäßig, wenn es sich um psychische Störungen handelt, bei denen man annehmen kann, daß ein kurzfristiges Eingreifen ein Weiterschreiten des Krankheitsprozesses aufzuhalten vermag. Dies ist z. B. der Fall bei akuten Krisensituationen, Panikreaktionen, Erregungszuständen aus reaktivem Anlaß. Entscheidend ist die Zusammenarbeit mit den Angehörigen, die ja in der Nacht für den Patienten sorgen müssen. Erweist sich die Behandlung in der Tagesklinik als unzulänglich, so ist eine Vollhospitalisierung immer noch möglich.
- Die Aufnahme zur *Nachbehandlung* nach vorher erfolgter Vollhospitalisierung kann geschehen, wenn die akuten Krankheitssymptome und Gefahren für den Patienten und seine Umgebung nicht mehr gegeben sind, der Kranke aber andererseits noch nicht ein ausreichendes Maß an Selbständigkeit erreicht hat. Die Nachbehandlung in der Tagesklinik erleichtert schrittweise die Wiedereingliederung in Familie und Beruf.
- Schließlich kann die Aufnahme auch der *Rehabilitation* dienen.

Nachtkliniken

Bei den Nachtkliniken liegen entgegengesetzte Verhältnisse vor. Hier werden die Patienten für die Nacht aufgenommen, während sie den gesamten Tag sowie einen Teil des Abends an ihrer Arbeitsstätte und in ihrer Familie verbringen. Nachtkliniken müssen ebenfalls klinisch geführt werden, was die Versorgung durch ein psychiatrisches Team bedingt. Dieses muß, zumindest in den Abendstunden, anwesend sein. Die Aufnahme in die Nachtklinik kann wiederum aus verschiedenen Indikationen erfolgen. Im Vordergrund steht ihre Rehabilitationsfunktion bei der Wiedereingliederung von Patienten mit chronischen psychischen Erkrankungen. Insofern dient sie ganz überwiegend der Nachbehandlung. Ein wesentliches Ziel ist dabei die stufenweise Verselbständigung des Patienten.

Ambulante Dienste

Niedergelassene Ärzte

Ein Großteil der psychiatrischen Patienten wird von niedergelassenen Ärzten behandelt (z. B. von Ärzten für Allgemeinmedizin, Fachärzten für Psychiatrie, Ärzten verschiedener Disziplinen mit dem Zusatztitel Psychotherapie). Es ist wichtig, daß auch die ambulante Versorgung der Patienten durch niedergelassene Ärzte in ein Gesamtversorgungssystem integriert wird. Denn zwischen stationärer Versorgung in einem psychiatrischen Krankenhaus und dem niedergelassenen Arzt klafft bislang eine Versorgungslücke. Diese könnte durch halbstationäre und flankierende Dienste gefüllt werden.

Nichtärztliche Therapeuten in eigener Praxis

Hierzu zählen niedergleassene klinische Psychologen, Psychagogen, Heilpädagogen sowie andere nichtärztliche Berufsgruppen, die psychotherapeutisch tätig sind. Im Zusammenhang mit diesen Berufsgruppen existieren noch verschiedene, bislang ungelöste rechtliche Probleme. So ist die Frage derzeit noch offen, ob z. B. ein Psychologe oder Psychagoge in eigener Verantwortung psychotherapeutisch tätig sein kann. Mit diesen Fragen befassen sich zur Zeit verschiedene Gremien.

Ambulante ärztliche Einrichtungen

Die wichtigsten Einrichtungen dieser Art sind psychiatrische Ambulanzen an Universitätkliniken, psychiatrischen Landeskrankenhäusern oder allgemeinen Krankenhäusern. Ambulanzen haben eine wichtige Auffang- und Verteilerfunktion. Viele psychiatrische Kliniken nehmen Patienten nur auf, wenn sie ihre Ambulanz durchlaufen haben. Die Mehrzahl der Patienten, die psychiatrische Ambulanzen aufsuchen, werden jedoch nicht stationär eingewiesen. Es erfolgt eine Langzeitbehandlung, wobei Konsultationen in regelmäßigen Abständen stattfinden. Psychiatrische Ambulanzen beschäftigen sich heute nicht mehr ausschließlich mit dem einzelnen Patienten, auch seine Angehörigen werden beraten, es werden berufliche und familiäre Probleme besprochen, und der Kranke wird, oft auch über lange Zeiträume, therapeutisch geführt.

An vielen Kliniken existieren *Spezialambulanzen* für Patienten, die entweder aufgrund ihres Alters bzw. Entwicklungsstandes oder aufgrund ihrer Erkrankung einer gesonderten Betreuung durch Spezialisten bedürfen. Hierzu gehören kinder- und jugendpsychiatrische Ambulanzen, Epilepsieambulanzen, Ambulanzen für zerebralparetische Kinder, Spezialsprechstunden für suizidale, drogenabhängige, mehrfachbehinderte und psychosomatisch erkrankte Patienten.

Zu den ambulanten Spezialeinrichtungen gehören auch die *Erziehungs-*

beratungsstellen, die ihre Aufgabe darin sehen, Eltern von verhaltensgestörten, gefährdeten, seelisch und geistig behinderten Kindern in diagnostischer und therapeutischer Hinsicht weiterzuhelfen.

Andere nichtärztliche Beratungseinrichtungen

Hierzu zählen Ehe- und Familienberatungsstellen, die Telefonseelsorge, Beratungsstellen für alte Menschen und für Jugendliche. Diese werden z. T. von Kirchen sowie durch private Institutionen gegründet und unterhalten.

Flankierende Dienste

Sie haben die Aufgabe, die Versorgungslücke zwischen psychiatrischem Krankenhaus und niedergelassenem Arzt zu überbrücken. Im gleichen Sinne sind auch die bereits erwähnten halbstationären Dienste wie Tageskliniken und Nachtkliniken wirksam. In der Regel ermöglichen sie dem Patienten den Übergang aus stationären und halbstationären Einrichtungen in das Familien-, Arbeits- und Berufsleben.

Übergangswohnheime und Wohnheime

Übergangswohnheime sind Einrichtungen der psychiatrischen Rehabilitation, die arbeitsfähige oder teilarbeitsfähige psychisch Kranke für begrenzte Zeit aufnehmen, sofern sie nicht mehr einer intensiven und regelmäßigen psychiatrischen Behandlung bedürfen. Das Übergangswohnheim soll über alle Wohnmöglichkeiten verfügen, die auch in einer Familie gegeben sind. Den Patienten sollte ein ausreichender individueller Bereich garantiert sein. In der Regel gehen die Bewohner solcher Heime einer beruflichen Tätigkeit nach. Für Kranke, bei denen dies nicht oder vorübergehend nicht möglich ist, sollten arbeitstherapeutische oder beschäftigungstherapeutische Maßnahmen eingeleitet werden. Die Möglichkeit dazu ist gegeben, da das Übergangswohnheim ja Teil des Gesamtversorgungssystems sein soll, wodurch eine enge Zusammenarbeit mit anderen Behandlungseinrichtungen gewährleistet ist.

Im Gegensatz zum Übergangswohnheim ist das *Wohnheim* zur dauerhaften Unterbringung gedacht. Hier finden solche Patienten Aufnahme, die nicht mehr psychiatrisch behandlungsbedürftig sind, jedoch nicht einen solchen Grad an Selbständigkeit erreicht haben, daß sie für sich selbst sorgen können. Dies trifft besonders für Kranke zu, die keine Familie haben oder nicht mehr in ihrer Familie aufgenommen werden können. Wichtig ist, daß die Mitarbeiter eines Wohnheimes mit den psychiatrischen Behandlungseinrichtungen eng zusammenarbeiten. Dadurch können Schwierigkeiten und Krankheitserscheinungen der dort untergebrachten Menschen frühzeitig erkannt und oft ohne stationäre Einweisung behoben werden. Der Mangel an geeigneten Wohnheimen ist sehr groß.

Beschützende Wohnangebote

Hierbei handelt es sich um individuelle Wohnmöglichkeiten außerhalb von Heimen, die über Pflegefamilien, Patenschaften sowie über individuelle Initiativen verfügen.

Besonders weit entwickelt auf diesem Gebiet ist die fremdfamiliäre Betreuung geistig behinderter Kinder. Positive Erfahrungen liegen hier aus Frankreich, England und Skandinavien vor. Die Vorteile gegenüber einer Anstaltsunterbringung liegen auf der Hand: Ein familienhaftes Milieu bietet ein größeres Lernfeld, kann der Vermeidung sekundärer Hospitalisierungen dienen und vermittelt vielfach mehr emotionale Wärme und Geborgenheit. Andererseits kann die Förderung nicht so intensiv erfolgen wie in einem gut geleiteten Spezialheim. Beschützende Wohnangebote dieser Art können jedoch nur dann effektiv sein, wenn sie von fachkundiger Seite betreut werden. Guter Wille und Engagement sind zwar die wichtigsten Voraussetzungen, können jedoch allein nicht als ausreichende Grundlagen angesehen werden. Hingegen erhöht der enge Kontakt solcher Familien mit sachkundigen Beratern die Chance für ein Gelingen dieser Experimente.

Tagesstätten

Tagesstätten nehmen ebenfalls psychisch Kranke und Behinderte während des Tages auf, sie unterscheiden sich aber von den Tageskliniken dadurch, daß ihnen der ausgesprochen klinische Charakter fehlt. Am weitesten ausgebaut sind Tagesstätten für geistig behinderte Kinder, die dort konstruktiv beschäftigt werden, was für ihre Familie eine große Entlastung bedeutet.

Werkstätten und Arbeitsplätze für Behinderte

Werkstätten für Behinderte und psychisch Kranke dienen in erster Linie der *Rehabilitation*. Sie geben den Kranken die Möglichkeit, unter geschützten Bedingungen, d. h. außerhalb des Wettbewerbes der freien Wirtschaft, zu arbeiten. Für jugendliche Patienten existieren auch Werkstätten, die der *Berufsfindung* dienen. Die hier genannten Werkstätten werden in der Bundesrepublik Deutschland meist von privaten Vereinigungen oder von den Trägern der freien Wohlfahrtspflege unterhalten. Bekannt geworden und vorbildlich geführt sind die Einrichtungen der „Lebenshilfe für das behinderte Kind", die 1958 gegründet wurde. Manche Betriebe entschließen sich, über die gesetzlichen Vorschriften hinaus Arbeitsplätze für Behinderte und psychisch Kranke zu errichten. Derartige Angebote sind im Sinne der stufenweisen Verselbständigung außerordentlich wichtig.

Institutionen für spezielle Aufgaben

Neben den bisher genannten Einrichtungen existieren zahlreiche stationäre und ambulante Dienste, die sich speziellen Aufgaben zuwenden. Im Zusammenhang mit den ambulanten Diensten haben wir einige davon schon aufgezählt. Die Sachverständigenkommission zur Erarbeitung einer Enquete über die Lage der Psychiatrie in der Bundesrepublik Deutschland schlägt für den Bereich eines sog. *Standardversorgungsgebietes* (Größe 100 000–350 000 Einwohner) einige Spezialinstitutionen vor, die auf S. 395 angeführt sind.

Auf der Ebene *übergeordneter Versorgungsgebiete* sollen darüber hinaus noch weitere Spezialabteilungen geschaffen werden (S. 402).

Psychiatrische Versorgung in der Bundesrepublik Deutschland

Der Deutsche Bundestag hat am 23. Juni 1971 beschlossen, eine Sachverständigenkommission mit der Erarbeitung einer Enquete über die Lage der Psychiatrie in der Bundesrepublik zu beauftragen. Der Bericht darüber wurde 1975 veröffentlicht. Er ist in verschiedenen Teilbereichen heute bereits überholt, stellt aber immer noch die vollständigste Analyse der psychiatrischen Versorgung in der Bundesrepublik dar, weshalb wir uns auch weiterhin noch auf ihn beziehen. In der Stellungnahme der Bundesregierung zum Enquete-Bericht vom 12. 2. 1979 wurden Mittel zur Erprobung neuer Versorgungsmodelle in der Psychiatrie in Aussicht gestellt und schließlich genehmigt, was in der Folge zum Modellprogramm Psychiatrie führte.

Im Modellprogramm Psychiatrie wurden in 14 Regionen der Bundesrepublik neuartige Versorgungskonzepte im Zeitraum von 1981 bis 1985 erprobt und evaluiert. Dabei wurde von den 4 grundsätzlichen Empfehlungen des Enquete-Berichtes ausgegangen:

- gemeindenahe Versorgung,
- bedarfsgerechte und umfassende Versorgung aller psychisch Kranken und Behinderten,
- Koordination der Versorgung und
- Gleichstellung von psychisch und körperlich Kranken.

Die Ergebnisse des Modellprogramms Psychiatrie werden ebenfalls in die folgenden Ausführungen einbezogen.

Eine Bestandsaufnahme über die Situation der Psychiatrie in der Bundesrepublik Deutschland war notwendig geworden, da sich auf verschiedenen Sektoren erhebliche Unzulänglichkeiten und Versorgungslücken gezeigt haben. Man schätzt, daß ca. 10–12% der Gesamtbevölkerung in unserem Lande einer psychiatrischen Behandlung bedürfen. Die derzeitige Situation muß als recht unbefriedigend angesehen werden.

Ziele der psychiatrischen Versorgung

Wie eine Anhörung von Sachverständigen im Oktober 1970 und April 1971 vor dem Deutschen Bundestag ergab, herrscht Übereinstimmung über folgende Maßnahmen, die dazu beitragen können, die Lage der psychisch Kranken zu verbessern (BT-Drucksache VI/2322):

1. Abbau der Vorurteile gegen den psychisch Kranken in unserer Gesellschaft.
2. Ausbau einer modernen und sinnvollen Arbeits- und Beschäftigungstherapie in den stationären Einrichtungen.
3. Schaffung von beschützenden Werkstätten mit dem Ziel einer vollen beruflichen Eingliederung.
4. Einrichtung von Tages- und Nachtkliniken, Übergangsheimen, Ambulanzen, Beratungsstellen sozialpsychiatrischer Dienste.
5. Schaffung von psychiatrischen Abteilungen in Allgemeinkrankenhäusern und Verbesserung der vorhandenen Einrichtungen.
6. Verbesserung der Ausbildung, Fort- und Weiterbildung aller psychiatrisch Tätigen mit der Heranbildung zur Teamarbeit, Koordination und Kooperation.
7. Ausschöpfung aller therapeutischen Kapazitäten zur Verbesserung der gesamten Situation in der Psychiatrie.

Diese Maßnahmen sind sicher erstrebenswerte Ziele. Durch Sofortmaßnahmen im Anschluß an den Enquete-Bericht sowie im Rahmen des Modellprogramms Psychiatrie der Bundesregierung werden im Hinblick auf alle hier genannten Gesichtspunkte wesentliche Fortschritte erzielt: So werden viele Psychiatrische Landeskrankenhäuser erheblich verkleinert, es werden zahlreiche Institutsambulanzen, Tageskliniken und Wohnheime für psychisch Kranke eingerichtet. Inzwischen gibt es auch 90 psychiatrische Abteilungen an Allgemeinkrankenhäusern. Dennoch ist aber der Rückstand der psychiatrischen Versorgung gegenüber der übrigen Medizin noch nicht aufgeholt.

Sofortmaßnahmen

„Die Sachverständigenkommission vertrat mit Nachdruck die Ansicht, daß langfristigere Reformplanungen außerordentlich notwendig seien, daß sie aber nicht auf dem Rücken derjenigen ausgetragen werden dürften, welche sich gegenwärtig in psychiatrischen Behandlungseinrichtungen befänden. Deshalb müssen neben den langfristigen Reformplanungen Sofortmaßnahmen zur Befriedigung humaner Grundbedürfnisse in die Wege geleitet werden. Dies ist möglich durch:

1. Ersatz unzumutbarer baufälliger Substanz. Diese Maßnahmen dürfen keinesfalls zur Erweiterung der Kapazität psychiatrischer Krankenhäuser führen.
2. Bereitstellung von Sondermitteln für Renovierungsmaßnahmen.
3. Gewährleistung eines Grundstandards allgemeiner Lebensbedingungen. Hierzu gehören z. B. ausreichende sanitäre Ausstattung, eigener Nachttisch, patienteneigener Schrank für das Eigentum der Kranken, angemessene Möblierung, Ermöglichung des Tragens eigener Kleider.
4. Gerechte Entlohnung für Patienten, die in psychiatrisch-stationären Einrichtungen Arbeit leisten.“

Ein Teil dieser Forderungen ist in der Zwischenzeit erfüllt worden. Die Gleichstellung psychisch Kranker mit körperlich Kranken ist jedoch noch nicht erreicht.

Langfristige Ausbaupläne

Unter der Perspektive einer lückenlosen, regional gegliederten und integrierten psychiatrischen Krankenversorgung hat die Sachverständigenkommission ein Konzept erarbeitet, das zwar an verschiedenen Stellen noch der Detaillierung bedarf, in seiner Zielrichtung jedoch geeignet erscheint, die Situation der psychisch Kranken entscheidend zu verbessern.

Kernstück dieses Reformplans war die Gliederung in *Standardversorgungsgebiete* und *übergeordnete Versorgungsgebiete,* denen jeweils eine Kette psychiatrischer Einrichtungen zugeordnet ist.

Standardversorgungsgebiet

Ein Standardversorgungsgebiet soll die zweite Ebene der Versorgung psychisch Kranker darstellen. Die erste Ebene wird durch die niedergelassenen Ärzte gebildet. Es soll ein Einzugsgebiet von 100 000–350 000 Einwohnern haben und über psychiatrische Versorgungseinrichtungen von ausreichender Kapazität und Spezialisierung verfügen, die darüber hinaus für alle Einwohner leicht erreichbar sein müssen. „Innerhalb eines solchen Standardversorgungsgebietes sollen alle der Vorsorge, Behandlung, Rehabilitation oder Betreuung seelisch Kranker bzw. geistig oder seelisch Behinderter dienenden Personen und Einrichtungen im Sinne eines optimalen gegliederten Systems seelischer Gesundheitsfürsorge zusammenwirken“ (BT-Drucksache 7/1124).

Ein Standardversorgungsgebiet muß über stationäre sowie die stationäre Behandlung *ergänzende* Einrichtungen verfügen.

Die *stationäre Versorgung* sollen psychiatrische Abteilungen mit einer Größe von etwa 200 Betten gewährleisten, die nach Möglichkeit allgemeinen Krankenhäusern angeschlossen werden sollen. Läßt sich dies nicht realisieren, so sollte für das entsprechende Standardversorgungsgebiet ein psychiatrisches Behandlungszentrum mit einer maximalen Bettenzahl von 600 errichtet werden. „Psychiatrische Behandlungszentren sollen so gegliedert sein, daß sie alle Kategorien von psychisch Gestörten in den dafür erforderlichen Abteilungen oder Sondereinrichtungen versorgen, soweit diese nicht auf diagnostische, therapeutische oder rehabilitative Spezialeinrichtungen im übergeordneten Versorgungsgebiet angewiesen sind" (BT-Drucksache 7/1124). Bestehende psychiatrische Landeskrankenhäuser können dabei Ausgangspunkt für ein solches psychiatrisches Behandlungszentrum sein.

Ergänzende Einrichtungen im Standardversorgungsgebiet sind ambulante Dienste (niedergelassene Ärzte, ambulante ärztliche Einrichtungen, Beratungsstellen, Gesundheitsämter usw.), halbstationäre Dienste (Tageskliniken und Nachtkliniken) und flankierende Dienste (Übergangswohnheime, beschützende Wohnangebote usw.).

Neben diesen ergänzenden Einrichtungen der stationären Versorgung muß aber ein Standardversorgungsgebiet auch noch über *besondere Einrichtungen* zur Behandlung verschiedener Patientengruppen verfügen, die häufig vorkommen und die gleichzeitig besondere Probleme bieten, welche eine Zusammenfassung in Spezialeinrichtungen zweckmäßig erscheinen lassen. Es sind dies:

- Abteilungen für psychisch kranke Kinder und Jugendliche,
- Abteilungen für psychisch kranke alte Menschen,
- Abteilungen für Alkohol-, Arzneimittel- und Drogenabhängige und
- Abteilungen für geistig Behinderte.

Diese Vorschläge der Enquete-Kommission werden inzwischen durch die Expertenkommission zum Modellprogramm Psychiatrie der Bundesregierung weiterentwickelt und spezifiziert. Nach den Vorschlägen dieser Kommission ergeben sich folgende Modifikationen:

- Verkleinerung der Planungseinheiten für die psychiatrische Versorgung auf etwa 150 000 Einwohner.
- Stärkere Verlagerung der Verantwortung für die psychiatrische Versorgung auf die kommunalen Gebietskörperschaften.
- Weitere Verkleinerung der psychiatrischen Landeskrankenhäuser und Aufbau psychiatrischer Abteilungen an Allgemeinkrankenhäusern.
- Einrichtungen von mehr Tageskliniken und Institutsambulanzen.

Übergeordnetes Versorgungsgebiet

Dieses stellt die *dritte Ebene* der Versorgung dar und umfaßt mehrere Standardversorgungsgebiete.

Damit verfügt es über alle Einrichtungen, die auch in Standardversorgungsgebieten vorhanden sind. Darüber hinaus schlägt die Kommission jedoch vor, auf der Ebene des übergeordneten Versorgungsgebietes eine Reihe von *Spezialeinrichtungen* zu schaffen. Diese konzentrieren sich auf psychiatrische Erkrankungen, die nicht häufig genug sind, als daß die Notwendigkeit zur Errichtung spezieller Abteilungen im Standardversorgungsgebiet gegeben ist, die aber spezielle diagnostische und therapeutische Probleme bieten und deshalb auch an das dort tätige Personal hohe Anforderungen stellen. Vorgeschlagen werden folgende Einrichtungen:

- Abteilungen für gerichtlich untergebrachte psychisch Kranke oder psychisch abnorme Rechtsbrecher,
- Einrichtungen für gerichtlich untergebrachte, wieder straffällig gewordene Alkoholiker,
- Einrichtungen für Schwerstbehinderte,
- psychosomatische Abteilungen,
- psychotherapeutische Institute,
- Universitätskliniken,
- Rehabilitationseinrichtungen für psychisch Behinderte (vorberufliche, berufsbezogene und berufsbildende Einrichtungen),
- Einrichtungen für Mehrfachkranke.

Koordination psychiatrischer Versorgungssysteme

Das von der Sachverständigenkommission vorgeschlagene Konzept zur psychiatrischen Versorgung kann nur funktionieren, wenn die einzelnen Einrichtungen sehr eng zusammenarbeiten. Dies erfordert eine Fülle von Koordinationsaufgaben auf allen Versorgungsebenen. Zur augenblicklichen Situation stellt die Kommission fest: „Ein Hauptmangel des derzeit bestehenden Versorgungssystems und einer der Gründe, weshalb eine durchgreifende Reform bisher nicht vollzogen wurde, ist das Fehlen einer wirksamen Koordination im System der beratenden, betreuenden und therapeutischen Angebote für psychisch kranke Behinderte" (BT-Drucksache 7/1124). In welcher Weise diese Koordinationsaufgaben zu lösen sind, ist vorerst unklar.

Im Rahmen des Modellprogramms Psychiatrie der Bundesregierung wurde in der Zeit von 1981 bis 1985 der Versuch unternommen, die Empfehlungen der Enquete-Kommission in 14 verschiedenen Regionen zu erproben. Dabei ging es auch und besonders darum, möglichst praktikable Modalitäten für die Koordination und Kooperation der verschiedenen Dienste zu finden. Um dies zu erreichen, erscheint es zweckmäßig, wesentliche Koordinationsaufgaben den Gemeinden und den kommunalen Gebietskörperschaften zu übertragen und entsprechende Koordinationsstellen (z. B. auf Kreisebene oder in der Verwaltung einer Großstadt) einzurichten.

Ausbildungsfragen

Eine entscheidende Verbesserung der Versorgung psychisch kranker Menschen kann nur herbeigeführt werden, wenn die Ausbildung und Weiterbildung aller in einem psychiatrischen Krankenhaus Tätigen intensiviert wird. Erforderlich ist:

- Erhöhung der Mitarbeiterzahl aller Sparten in psychiatrischen Behandlungseinrichtungen,
- Schaffung spezieller, praxisbezogener Ausbildungsgänge für die verschiedenen Sparten von Mitarbeitern,
- qualitative Verbesserung und Vereinheitlichung bisher vorhandener Ausbildungsgänge.

Für das *Pflegepersonal* exitieren an verschiedenen Stellen in der Bundesrepublik bereits ein- oder zweijährige Weiterbildungsgänge zur psychiatrischen Fachkrankenschwester bzw. zum psychiatrischen Fachkrankenpfleger (eine ähnliche Weiterbildung wird auch für die Kinder- und Jugendpsychiatrie diskutiert). Für diese Weiterbildung liegen Empfehlungen der Deutschen Krankenhausgesellschaft vor. Der Stoffplan solcher Weiterbildungsgänge umfaßt in der Regel:

- medizinisch-psychiatrische Grundlagen (allgemeine Psychopathologie, Psychiatrie, Kinder- und Jugendpsychiatrie, Neurologie),
- sozialwissenschaftliche und psychologische Grundlagen (Sozialpsychiatrie, Psychologie, Soziologie, Pädagogik) und
- therapeutisch-pflegerische Grundlagen (z. B. spezielle pflegerische Probleme in der Psychiatrie, therapeutische Methoden in der Psychiatrie, Grundlagen der Rehabilitation, Fragen der Berichterstattung, der Gesprächsführung usw.).

Diese Bereiche sind an verschiedenen Ausbildungsstätten unterschiedlich gewichtet. Es wäre erwünscht, hier eine Vereinheitlichung der Stoff- und Lehrzielkataloge vorzunehmen. Die Bestrebungen zur Vereinheitlichung der Ausbildung für das Pflegepersonal sollten so konzipiert werden, daß sie in die geplante Neuregelung des Krankenpflegegesetzes eingehen können.

Ähnliche Weiterbildungsgänge sollten unbedingt für Sozialarbeiter, Arbeitstherapeuten und Beschäftigungstherapeuten sowie verschiedene andere in der Psychiatrie tätigen Berufsgruppen konzipiert werden. Nur dadurch kann man erreichen, daß alle Gruppen zu einer einheitlichen Sprache und einem gemeinsamen Problembewußtsein finden.

Gerichtliche Psychiatrie und gesetzliche Bestimmungen

Die *forensische Psychiatrie* beschäftigt sich mit der rechtlichen Beurteilung von sozialen und strafrechtlichen Problemen, die die psychiatrischen Krankheiten aufwerfen. Patienten mit psychiatrischen Erkrankungen geraten einerseits häufig mit dem Gesetz in Konflikt, andererseits benötigen sie den Schutz des Gesetzes. Für beide Problemkreise gibt es rechtliche Bestimmungen, die sich für den Tatbestand strafbarer Handlungen im Strafgesetzbuch (StGB), für alle Fälle, in denen keine Strafbarkeit vorliegt, im Bürgerlichen Gesetzbuch (BGB) und im Bundessozialhilfegesetz (BSHG) finden.

Umfangreiche Wandlungen im Rahmen der gerichtlichen Psychiatrie werden sich aus dem zweiten Gesetz zur Reform des Strafrechts ergeben. Dieses stellt die Resozialisierung des Rechtsbrechers in den Mittelpunkt. Sie soll in den *sozialtherapeutischen Anstalten* erfolgen, die Rückfalltäter, Sexualdelinquenten, Frühkriminelle zwischen dem 16. und 27. Lebensjahr und Unzurechnungsfähige bzw. vermindert Zurechnungsfähige aufnehmen werden. Das Gesetz ist in vieler Hinsicht vorbildlich. Es erscheint jedoch zweifelhaft, ob es infolge eines Mangels an qualifiziertem Personal realisiert werden kann.

Wir können hier nicht alle Probleme und gesetzlichen Bestimmungen besprechen, die in der Psychiatrie von Bedeutung sind, sondern wollen nur einige praktisch wichtige Fragen herausgreifen, die täglich vorkommen können. Dabei werden jeweils die Veränderungen, welche sich durch die ab 1. 1. 1975 gültige neue Fassung des Strafgesetzbuches ergeben, sowie die Auswirkungen des Gesetzes zur Neuregelung des Volljährigkeitsalters berücksichtigt.

Berufsgeheimnis (§ 203 StGB)

„Wer unbefugt ein fremdes Geheimnis, namentlich ein zum persönlichen Lebensbereich gehörendes Geheimnis oder ein Betriebs- oder Geschäftsgeheimnis offenbart, das ihm als Arzt, Zahnarzt, Tierarzt, Apotheker oder Angehörigen eines anderen Heilberufs, der für die Berufsausübung oder die Führung der Berufsbezeichnung eine staatliche Ausbildung erfordert... anvertraut worden oder sonst bekanntgeworden ist, wird mit Freiheitsstrafe bis zu einem Jahr oder mit Geldstrafe bestraft."

Diesen Bestimmungen unterliegen auch Schwestern, Pfleger und alle anderen im Krankenhaus tätigen Berufsgruppen (z. B. Psychologen, Sozialarbeiter, Sozialpädagogen sowie Mitarbeiter von Beratungsstellen verschiedenster Art). Es ist wichtig zu wissen, daß es eine ganze Reihe von Situationen gibt, in denen die Gefahr der Verletzung des Berufsgeheimnisses besonders groß ist (z. B. Telefongespräche, Erkundigungen von Bekannten, Berufskollegen oder des Arbeitgebers).

Entmündigung und Pflegschaft

Entmündigung

Nach den Bestimmungen des § 6 BGB kann entmündigt werden, wer infolge von

- Geistesstörung (Geisteskrankheit, Geistesschwäche),
- Verschwendung oder
- Trunksucht seine Angelegenheiten nicht zu besorgen vermag.

„Die Entmündigung ist wieder aufzuheben, wenn der Grund der Entmündigung wegfällt."

Bei den beschriebenen Rechtsbestimmungen ist zu beachten, daß *Geisteskrankheit* und *Geistesschwäche* keine medizinischen Fachausdrücke sind, sondern vom Gesetzgeber, in Anlehnung an den Gebrauch dieser Begriffe im Volksmund, verwendet werden. In medizinischer Terminologie ausgedrückt kann man Schwachsinn, Schizophrenie, Psychopathie und viele andere Störungen dazurechnen. Dabei umfassen „Geisteskrankheiten" als *qualitative* Abweichungen die Folgen von Krankheiten (Rubrik B des Schemas von K. Schneider, Tab. **7**, S. 222), die „*Geistesschwäche* als *quantitative* Abweichung die abnormen Spielarten seelischen Wesens (Abschnitt A der Systematik von K. Schneider).

Der Antrag auf Entmündigung kann von den nächsten Angehörigen, vom Staatsanwalt, bei Trunksüchtigen auch vom Fürsorgeamt gestellt werden.

Pflegschaft

Die Errichtung einer Pflegschaft geschieht nach § 1910/2 des BGB. Die entsprechende Bestimmung lautet: „Vermag ein Volljähriger, der nicht unter Vormundschaft steht, infolge geistiger oder körperlicher Gebrechen einzelne seiner Angelegenheiten oder einen bestimmten Kreis seiner Angelegenheiten, insbesondere seine Vermögensangelegenheiten nicht zu besorgen, so kann er für diese Angelegenheiten einen Pfleger erhalten.

Die Pflegschaft darf nur mit Einwilligung des Gebrechlichen angeordnet werden, es sei denn, daß eine Verständigung mit ihm nicht möglich ist."

Im Gegensatz zur Vormundschaft beschränkt sich die Pflegschaft also nur auf einen bestimmten Kreis von Angelegenheiten, meist auf Vermögensangelegenheiten. Das Vormundschaftsgericht kann eine Pflegschaft wieder aufheben, wenn der Pflegebefohlene dies beantragt. In diesem Falle muß er allerdings geschäftsfähig sein.

Verschiedene Formen der Unterbringung

Nach dem StGB unterscheiden wir die Unterbringung in einem psychiatrischen Krankenhaus, in einer Entziehungsanstalt, in einer sozialtherapeutischen Anstalt und in der Sicherungsverwahrung.

Einweisung in eine geschlossene psychiatrische Abteilung

Die Einweisung in eine geschlossene psychiatrische Abteilung ist durch Ländergesetze geregelt. Diese bewegen sich im Rahmen des Artikels 104 (2) des Grundgesetzes, wo es heißt: „Über die Zulässigkeit und Fortdauer einer Freiheitsentziehung hat nur der Richter zu entscheiden. Bei jeder nicht auf richterlicher Anordnung beruhenden Freiheitsentziehung ist unverzüglich eine richterliche Entscheidung herbeizuführen."

In manchen Fällen läßt sich eine Einweisung gegen den Willen des Betroffenen oder seiner Familie nicht vermeiden. Dabei ist der Amtsarzt zu verständigen, der eine polizeiliche Einweisung erwirken kann. Aber auch diese muß „spätestens an dem auf die Unterbringung folgenden Tag" richterlich überprüft werden.

Unterbringung in einem psychiatrischen Krankenhaus (§ 63 StGB)

„Hat jemand eine rechtswidrige Tat im Zustand der Schuldunfähigkeit (§ 20 StGB) oder der verminderten Schuldfähigkeit (§ 21 StGB) begangen, so ordnet das Gericht die Unterbringung in einem psychiatrischen Krankenhaus an, wenn die Gesamtwürdigung des Täters und seiner Tat ergibt, daß von ihm infolge seines Zustandes erhebliche rechtswidrige Taten zu erwarten sind, und er deshalb für die Allgemeinheit gefährlich ist."

Unterbringung in einer Entziehungsanstalt (§ 64 StGB)

„(1) Hat jemand den Hang, alkoholische Getränke oder andere berauschende Mittel im Übermaß zu sich zu nehmen, und wird er wegen einer rechtswidrigen Tat, die er im Rausch begangen hat oder die auf seinen Hang zurückgeht, verurteilt oder nur deshalb nicht verurteilt, weil seine Schuldunfähigkeit erwiesen oder nicht auszuschließen ist, so ordnet das Gericht die Unterbringung in einer Entziehungsanstalt an, wenn die Gefahr besteht, daß er infolge seines Hanges erhebliche rechtswidrige Taten begehen wird.

(2) Die Anordnung unterbleibt, wenn eine Entziehungskur von vornherein aussichtslos erscheint."

Unterbringung in einer sozialtherapeutischen Anstalt (§ 65 StGB)

Unter bestimmten Voraussetzungen kann das Gericht die Unterbringung in einer sozialtherapeutischen Anstalt anordnen. Dies ist möglich, wenn:

(1) der Täter eine schwere Persönlichkeitsstörung aufweist, mehrfach zu einer Freiheitsstrafe verurteilt worden ist und „die Gefahr besteht, daß er weiterhin erhebliche rechtswidrige Taten begehen wird, oder

(2) der Täter wegen einer vorsätzlichen Straftat, die auf seinen Geschlechtstrieb zurückzuführen ist, zu einer zeitlichen Freiheitsstrafe von mindestens einem Jahr verurteilt wird und die Gefahr besteht, daß er im Zusammenhang mit seinem Geschlechtstrieb weiterhin erhebliche rechtswidrige Taten begehen wird.

Die Unterbringung wird nur dann angeordnet, wenn nach dem Zustand des Täters die besonderen therapeutischen Mittel und sozialen Hilfen einer ärztlich geleiteten sozialtherapeutischen Anstalt zu seiner Resozialisierung angezeigt sind."

Unterbringung in der Sicherungsverwahrung (§ 66 StGB)

„Wird jemand wegen einer vorsätzlichen Straftat zu zeitlichen Freiheitsstrafe von mindestens 2 Jahren verurteilt, so ordnet das Gericht neben der Strafe die Sicherungsverwahrung an, wenn

(1) der Täter wegen vorsätzlicher Strafen, die er vor der neuen Straftat begangen hat, schon zweimal jeweils zu einer Freiheitsstrafe von mindestens einem Jahr verurteilt worden ist;

(2) wenn er wegen einer oder mehrerer dieser Taten vor der neuen Tat für die Zeit von mindestens zwei Jahren Freiheitsstrafe verbüßt... und

(3) die Gesamtwürdigung des Täters und seiner Tat ergibt, daß er infolge eines Hanges zu erheblichen Straftaten neigt."

Geschäfts- und Testierunfähigkeit

Geschäftsunfähigkeit (§ 104 BGB)

„Geschäftsunfähig ist:

(1) wer nicht das siebente Lebensjahr vollendet hat;

(2) wer sich in einem die freie Willensbestimmung ausschließenden Zustande krankhafter Störung der Geistestätigkeit befindet, sofern nicht der Zustand seiner Natur nach ein vorübergehender ist;

(3) wer wegen Geisteskrankheit entmündigt ist."

Neben der Geschäftsunfähigkeit kennen wir noch die *beschränkte Geschäftsfähigkeit.* Sie liegt vor bei Minderjährigen zwischen 7 und 18 Jahren und bei wegen Geistesschwäche oder Trunksucht entmündigten Erwachsenen.

Geschäftsunfähige und beschränkt Geschäftsfähige bedürfen zur Regelung ihrer Angelegenheiten eines Vormunds.

Testierunfähigkeit (§ 2229 BGB)

Sie ist ein Sonderfall der Geschäftsunfähigkeit und bezieht sich auf die Unfähigkeit, Testamente und Erbverträge zu errichten. Die gesetzlichen Bestimmungen darüber lauten:

(1) „Wer entmündigt ist, kann kein Testament errichten.

(2) Wer wegen krankhafter Störung der Geistestätigkeit, wegen Geistesschwäche oder wegen Bewußtseinsstörung (z. B. wegen Trunkenheit) nicht in der Lage ist, die Bedeutung einer von ihm abgegebenen Willenserklärung einzusehen und nach dieser Einsicht zu handeln, kann ein Testament nicht errichten."

Schuldunfähigkeit und verminderte Schuldfähigkeit

Schuldunfähigkeit wegen seelischer Störungen (§ 20 StGB)

Der Gesetzestext lautet: „Ohne Schuld handelt, wer bei Begehung der Tat wegen einer krankhaften seelischen Störung, wegen einer tiefgreifenden Bewußtseinsstörung oder wegen Schwachsinns oder einer schweren anderen seelischen Abartigkeit unfähig ist, das Unrecht der Tat einzusehen oder nach dieser Einsicht zu handeln."

Schuldunfähigkeit liegt vor in der Regel bei allen Psychosen (bei körperlich begründbaren wie endogenen), beim pathologischen Rausch und Volltrunkenheit, bei schwerem Schwachsinn, bei schweren Hirntraumen, bei Süchtigen im Stadium des Giftenzugs und bei schweren organischen Hirnerkrankungen, die zu massiven Persönlichkeitsänderungen führen.

Verminderte Schuldfähigkeit (§ 21 StGB)

„Ist die Fähigkeit des Täters, das Unrecht der Tat einzusehen oder nach dieser Einsicht zu handeln, aus einem der in § 20 bezeichneten Gründen bei Begehung der Tat erheblich vermindert, so kann die Strafe nach § 49 Abs. 1 gemildert werden."

Der § 49 befaßt sich mit besonderen gesetzlichen Milderungsgründen und gibt Richtlinien für die Verfahrensweise.

Eherecht und psychiatrische Erkrankungen

Es geht hier vor allem um die Erklärung der Nichtigkeit einer Ehe, um Aufhebung der Ehe und Ehescheidung.

Nichtigkeit der Ehe (§ 18/1 EheG)

„Eine Ehe ist nichtig, wenn einer der Ehegatten zur Zeit der Eheschließung geschäftsunfähig war oder sich in einem Zustand der Bewußtlosigkeit oder vorübergehenden Störung der Geistestätigkeit befand."

Bei einem Zustand der Bewußtlosigkeit kann es sich um Rauschzustände aller Art handeln, als vorübergehende Störung der Geistestätigkeit sind meist manische Phasen gemeint, in denen es des öfteren zu Eheschließungen kommt.

Aufhebung der Ehe (§ 32 EheG)

„Ein Ehegatte kann die Aufhebung der Ehe begehren, wenn er sich bei der Eheschließung über solche persönliche Eigenschaften des anderen Ehegatten geirrt hat, die ihn bei Kenntnis der Sachlage und bei verständiger Würdigung des Wesens der Ehe von der Eingehung der Ehe abgehalten haben würden."

Als oben genannte persönliche Eigenschaften sind z. B. Geisteskrankheiten (schizophrener Schub), Alkoholismus, Morphinismus, schwere Psychopathie, die dem anderen Ehepartner zum Zeitpunkt der Eheschließung nicht bekannt waren, gemeint. Die Ehe kann nicht aufgehoben werden, „wenn der Ehegatte nach Entdeckung des Irrtums zu erkennen gegeben hat, daß er die Ehe fortsetzen will".

Ehescheidung (§§ 1564–1568 BGB)

Eine Ehe kann auf Antrag eines oder beider Ehegatten unter den im folgenden angeführten Voraussetzungen durch gerichtliches Urteil geschieden werden:

§ 1565 BGB (Zerrüttungsprinzip)

(1) „Eine Ehe kann geschieden werden, wenn sie gescheitert ist. Die Ehe ist gescheitert, wenn die Lebensgemeinschaft der Ehegatten nicht mehr besteht und nicht erwartet werden kann, daß die Ehegatten sie wiederherstellen."

(2) „Leben die Ehegatten noch nicht ein Jahr getrennt, so kann die Ehe nur geschieden werden, wenn die Fortsetzung der Ehe für den Antragsteller aus Gründen, die in der Person des anderen Ehegatten liegen, eine unzumutbare Härte darstellen würde."

Diese seit dem 1. 7. 1977 gültigen Bestimmungen lösten das bisherige Scheidungsrecht ab, das vorwiegend am Verschuldensprinzip orientiert war. Geistige Störungen und Geisteskrankheiten eines oder beider Ehepartner können zu den Gründen gehören, die zur Zerrüttung der Ehe führen oder ihre Fortsetzung zu einer unzumutbaren Härte für einen Ehepartner werden lassen. Als *geistige Störung* (juristische Ausdrucksweise) sind hier alle erheblichen Beeinträchtigungen aufzufassen, die nicht zu den Psychosen gehören (z. B. Morphinismus, schwerer Alkoholismus, epileptische Persönlichkeitsänderung, ausgesprochene Psychopathie usw.).

Mit dem Ausdruck *Geisteskrankheit* sind im wesentlichen die endogenen Psychosen gemeint, jedoch kann hier nicht in jedem Falle die Ehescheidung erreicht werden. So ist bei der Zyklothymie, bei der nach jeder Phase wieder eine Normalisierung eintritt, die Scheidung in der Regel nicht möglich. Wenn eine Geisteskrankheit jedoch ein Ausmaß erreicht hat, daß „die Fortsetzung der Ehe ... eine unzumutbare Härte darstellen würde", so ist die Scheidung möglich.

Schließlich gibt es noch eine *Härteklausel* (§ 1568 BGB), die besagt, daß einer Scheidung nicht entsprochen wird, „wenn und solange die Scheidung für den Antragsgegner, der sie ablehnt, aufgrund ungewöhnlicher Umstände eine so schwere Härte darstellen würde, daß die Aufrechterhaltung der Ehe auch unter Berücksichtigung der Belange des Antragstellers ausnahmsweise geboten erscheint". Bei Vorliegen psychotischer Erkrankungen ist in diesem Zusammenhang natürlich auch die Frage der Geschäftsfähigkeit zu diskutieren.

Schwangerschaftsabbruch (§ 218 a StGB)

Der Abbruch der Schwangerschaft durch einen Arzt ist nicht strafbar, wenn:

(1) „die Schwangere einwilligt und

(2) der Abbruch der Schwangerschaft unter Berücksichtigung der gegenwärtigen und zukünftigen Lebensverhältnisse der Schwangeren nach

ärztlicher Erkenntnis angezeigt ist, um eine Gefahr für das Leben oder die Gefahr einer schwerwiegenden Beeinträchtigung des körperlichen oder seelischen Gesundheitszustandes der Schwangeren abzuwenden, und die Gefahr nicht auf eine andere für sie zumutbare Weise abgewendet werden kann".

Diese Voraussetzungen gelten auch als erfüllt, wenn nach ärztlicher Erkenntnis:

(1) „dringende Gründe für die Annahme sprechen, daß das *Kind* infolge einer Erbanlage oder schädlicher Einflüsse vor der Geburt an einer nichtbehebbaren Schädigung seines Gesundheitszustandes leiden würde, die so schwer wiegt, daß von der Schwangeren die Fortsetzung der Schwangerschaft nicht verlangt werden kann (in diesem Falle dürfen nicht mehr als 22 Wochen seit der Empfängnis verstrichen sein),

(2) an der Schwangeren eine rechtswidrigee Tat (z. B. Vergewaltigung, sexueller Mißbrauch usw.) begangen worden ist und dringende Gründe für die Annahme sprechen, daß die Schwangerschaft auf der Tat beruht (seit der Empfängnis dürfen nicht mehr als 12 Wochen verstrichen sein) oder

(3) der Abbruch der Schwangerschaft sonst angezeigt ist, um von der Schwangeren die Gefahr einer Notlage abzuwenden, die

    (a) so schwer wiegt, daß von der Schwangeren die Fortsetzung der Schwangerschaft nicht verlangt werden kann und

    (b) nicht auf andere für die Schwangere zumutbare Weise abgewendet werden kann.

    Auch für diese Bestimmung gilt, daß der Zeitraum seit der Empfängnis nicht länger als 12 Wochen betragen darf".

Ob man bei psychisch Kranken dem Gesuch auf Interruptio entspricht, muß in jedem einzelnen Fall gründlich durchdacht werden. Psychiatrische Krankheiten, bei denen eine Interruptio immer angezeigt wäre, gibt es nicht. Zu empfehlen ist ein Schwangerschaftsabbruch z. B. bei einer Schizophrenie, bei der nachgewiesenermaßen während jeder Gravidität ein neuer Schub auftritt, oder bei Anfallskranken, die während der Schwangerschaft zum Status epilepticus neigen.

Die wichtigsten Bestimmungen aus dem Bereich der gerichtlichen Jugendpsychiatrie

In der Kinder- und Jugendpsychiatrie ergibt sich eine ganze Reihe von rechtlichen Problemen, die hier nicht einmal andeutungsweise behandelt werden können. Ebenso zahlreich sind die gesetzlichen Bestimmungen. Sie sind niedergelegt im Jugendwohlfahrtsgesetz, Jugendarbeitsschutzgesetz, im Gesetz zum Schutze der Jugend in der Öffentlichkeit, im Jugendgerichtsgesetz, im Bürgerlichen Gesetzbuch, im Strafgesetzbuch und im Bundessozialhilfegesetz.

Hier soll nur auf einige wichtige Bestimmungen eingegangen werden, die im Jugendwohlfahrtsgesetz (JWG), im Jugendgerichtsgesetz (JGG) und im Bundessozialhilfegesetz (BSHG) niedergelegt sind.

Durch das am 1. 1. 1975 in Kraft getretene Gesetz zur Herabsetzung des Volljährigkeitsalters auf das 18. Lebensjahr ergaben sich in allen diesen Bereichen erhebliche Veränderungen.

Erziehungsbeistandschaft, freiwillige Erziehungshilfe (FEH) und Fürsorgeerziehung (FE)

Erziehungsbeistand (§ 55 JWG)

„Für einen Minderjährigen, dessen leibliche, geistige oder seelische Entwicklung gefährdet oder geschädigt ist, ist ein Erziehungsbeistand zu bestellen, wenn diese Maßnahme zur Abwendung der Gefahr oder zur Beseitigung des Schadens geboten und ausreichend erscheint."

Die Aufgabe des Erziehungsbeistandes ist, die Personensorgeberechtigten bei der Erziehung zu unterstützen und dem Minderjährigen mit Rat und Hilfe zur Seite zu stehen. Der Erziehungsbeistand ist dem Jugendamt oder dem Vormundschaftsgericht verantwortlich.

Freiwillige Erziehungshilfe (§ 62 JWG)

Bei der freiwilligen Erziehungshilfe handelt es sich um eine freiwillige Maßnahme, die von den Eltern oder Personensorgeberechtigten des Betreffenden beim Jugendamt beantragt werden kann. Die entsprechende gesetzliche Bestimmung lautet: „Einem Minderjährigen, der das 17. Lebensjahr noch nicht vollendet hat und dessen leibliche, geistige oder seelische Entwicklung gefährdet oder geschädigt ist, ist freiwillige Erziehungshilfe zu gewähren, wenn diese Maßnahme zur Abwendung der Gefahr oder zur Beseitigung des Schadens geboten ist."

Fürsorgeerziehung (§ 64 JWG)

„Das Vormundschaftsgericht ordnet für einen Minderjährigen, der das 17. Lebensjahr noch nicht vollendet hat, Fürsorgeerziehung an, wenn sie erforderlich ist, weil der Minderjährige zu verwahrlosen droht oder verwahrlost ist. Fürsorgeerziehung darf nur angeordnet werden, wenn keine ausreichende andere Erziehungsmaßnahme gewährt werden kann."

Freiwillige Erziehungshilfe und Fürsorgeerziehung können jederzeit beendet werden, „wenn ihr Zweck erreicht oder anderweitig sichergestellt ist" (§ 75 JWG).

Der durch die Herabsetzung des Volljährigkeitsalters veränderten Rechtslage trägt ein neuer § 75 a Rechnung, der lautet: „Ist im Rahmen der freiwilligen Erziehungshilfe oder der Fürsorgeerziehung eine Maßnahme zur schulischen oder beruflichen Bildung einschließlich der Berufsvorbereitung eingeleitet worden, so kann diese Maßnahme über den Zeitpunkt des Eintritts der Volljährigkeit hinaus fortgesetzt werden, wenn der Volljährige dies beantragt und sich bereit erweist, am Erfolg der Maßnahme mitzuwirken."

Liegen jedoch erhebliche geistige oder seelische Regelwidrigkeiten vor, so können freiwillige Erziehungshilfe oder Fürsorgeerziehung nur dann aufgehoben werden, wenn „eine andere Form der Hilfe" sichergestellt ist. Diese regelt sich in vielen Fällen nach den Bestimmungen des BSHG. Das BSHG befaßt sich mit Hilfen in besonderen Lebenslagen (z. B. Eingliederungshilfe für Behinderte, Hilfe für Gefährdete, Ausbildungsbeihilfe) und den damit verbundenen Verfahrensfragen hinsichtlich der Kosten.

Verantwortlichkeit (§ 3 JGG)

„Ein Jugendlicher ist strafrechtlich verantwortlich, wenn er zur Zeit der Tat nach seiner sittlichen und geistigen Entwicklung reif genug ist, das Unrecht der Tat einzusehen und nach dieser Einsicht zu handeln. Zur Erziehung eines Jugendlichen, der mangels Reife strafrechtlich nicht verantwortlich ist, kann der Richter dieselben Maßnahmen anordnen wie der Vormundschaftsrichter." Die wichtigsten vom Vormundschaftsrichter angeordneten Maßnahmen sind die Erziehungsbeistandschaft, die freiwillige Erziehungshilfe und die Fürsorgeerziehung, die bereits besprochen wurden.

In Zweifelsfällen hinsichtlich Verantwortlichkeit und Reife ordnet das Gericht meist eine jugendpsychiatrische Begutachtung an.

Anwendung des Jugendstrafrechts auf „Heranwachsende" (§ 105 JGG)

Der § 105 JGG bleibt trotz der Herabsetzung des Volljährigkeitsalters auf das 18. Lebensjahr vorerst erhalten. Damit besteht die Möglichkeit, junge Volljährige (18–21jährige, früher: Heranwachsende) nach den Bestimmungen des Jugendstrafrechts zu beurteilen, wenn

- „die Gesamtwürdigung der Persönlichkeit des Täters bei Berücksichtigung auch der Umweltbedingungen ergibt, daß er zur Zeit der Tat nach seiner sittlichen und geistigen Entwicklung noch einem Jugendlichen gleichstand, oder
- es sich nach der Art, den Umständen oder den Beweggründen der Tat um eine Jugendverfehlung handelt".

Auch hier wird in Zweifelsfällen ein jugendpsychiatrisches Gutachten vom Gericht angefordert. Das Jugendstrafrecht ist im Vergleich zum Erwachsenenstrafrecht sehr stark an pädagogischen Gesichtspunkten orientiert und bietet eine große Anzahl von Hilfen für straffällig gewordene Jugendliche, deren Möglichkeiten in der Praxis allerdings meist nicht voll ausgeschöpft werden.

Beurteilung der Glaubwürdigkeit. Nicht selten stellt sich dem Jugendpsychiater die Aufgabe, Kinder oder Jugendliche auf ihre Glaubwürdigkeit zu untersuchen. Die meisten von ihnen werden als Opfer oder Zeugen im Rahmen von Sittlichkeitsdelikten begutachtet. Im Mittelpunkt der Untersuchung steht die Aussagefähigkeit des Kindes, die von einer ganzen Reihe psychischer Vorgänge (Wahrnehmung, Gedächtnis, Suggestibilität) abhängt und nicht leicht zu beurteilen ist.

Literatur

Arns, W., A. Hüter-Becker: Krankengymnastik bei neurologischen Erkrankungen, 3. Aufl. Pflaum, München 1983

Asperger, H.: Heilpädagogik. Springer, Wien 1965

Baumhauer, J.: Das Neue Lehrbuch der Krankenpflege. Kohlhammer, Stuttgart 1979

Birkmayer, W., W. Danielczyk: Ärztlicher Rat für Parkinson-Kranke. Thieme, Stuttgart 1981

Bodechtel, G.: Differentialdiagnose neurologischer Krankheitsbilder, 3. Aufl. Thieme, Stuttgart 1974

Bräutigam, W., P. Christian: Psychosomatische Medizin, 3. Aufl. Thieme, Stuttgart 1981

Delay, J., P. Pichot: Medizinische Psychologie, 6. Aufl. Thieme, Stuttgart 1981

Jentschura, G., H.-W. Janz: Beschäftigungstherapie, 2 Bde, 3. Aufl. Thieme, Stuttgart 1979

Jochheim, K.-A., F. Löw, A. Rütt: Lumbaler Bandscheibenvorfall. Springer, Berlin 1961

Kayser, H., H. Krüger, W. Mävers, P. Petersen, M. Rohde, H.-K. Rose, A. Veltin, V. Zumpe: Gruppenarbeit in der Psychiatrie, 2. Aufl. Thieme, Stuttgart 1981

Kolle, K.: Einführung in die Psychiatrie, 5. Aufl. Thieme, Stuttgart 1969

Langen, D.: Psychotherapie, 4. Aufl. Thieme, Stuttgart 1978

Matthes, A.: Ärztlicher Rat für Anfallkranke, 3. Aufl. Thieme, Stuttgart 1980

Meinertz, F.: Heilpädagogik, 6. Aufl. Klinkhardt, Bad Heilbrunn 1981

Mumenthaler, M.: Neurologie, 7. Aufl. Thieme, Stuttgart 1982

Mumenthaler, M., H. Schliack: Läsionen peripherer Nerven, 4. Aufl. Thieme, Stuttgart 1982

Pöldinger, W.: Kompendium der Psychopharmakotherapie. Hoffmann-La Roche, Grenzach 1971

Rave-Schwank, M., Winter von Lersner: Psychiatrische Krankenpflege, 3. Aufl. Fischer, Stuttgart 1980

Remschmidt, H.: Kinder- und Jugendpsychiatrie. Eine praktische Einführung, 2. Aufl. Thieme, Stuttgart 1987

Remschmidt, H.: Psychologie für Krankenpflegeberufe, 5. Aufl. Thieme, Stuttgart 1988

Remschmidt, H., M. Schmidt: Multiaxiales Klassifikationsschema für psychiatrische Erkrankungen bei Kindern und Jugendlichen, 2. Aufl. Huber, Bern 1986

Remschmidt, H., M. Schmidt: Neuropsychologie des Kindesalters. Enke, Stuttgart 1980

Richter, H. E.: Eltern, Kind und Neurose. Rowohlt, Reinbek 1969

Scheid, W.: Lehrbuch der Neurologie, 5. Aufl. Thieme, Stuttgart 1983

Schirmer, M.: Einführung in die Neurochirurgie, 4. Aufl. Urban & Schwarzenberg, München 1979

Schneider, K.: Klinische Psychopathologie, 12. Aufl. Thieme, Stuttgart 1980

Schulte, W.: Epilepsie und ihre Randgebiete in Klinik und Praxis. Lehmann, München 1964

Schultz, J. H.: Das autogene Training, 16. Aufl. Thieme, Stuttgart 1979

Stutte, H., H. Remschmidt: Fachwörterverzeichnis für Jugendwohlfahrtspflege und Jugendrecht. II. Teil, Veröffentlichung des allgemeinen Fürsorgeerziehungstages e. V., 4. Aufl. 1977

Thom, H.: Die infantilen Zerebralparesen. Diagnose, Therapie, Rehabilitation und Prophylaxe, 2. Aufl. Thieme, Stuttgart 1982

Toohey, M.: Innere Medizin für Krankenschwestern und Krankenpfleger, 4. Aufl. Thieme, Stuttgart 1974

Weinschenk, C.: Die erbliche Lese- und Rechtschreibschwäche und ihre sozialpsychiatrischen Auswirkungen. Huber, Bern 1965

Weitbrecht, H. J.: Psychiatrie im Grundriß, 4. Aufl. Springer, Berlin 1979

Wieck, H. H.: Lehrbuch der Psychiatrie. Schattauer, Stuttgart 1967

Prüfungsfragen

Neurologie

1. Doppeltsehen tritt auf bei Lähmung des:
   a) N. oculomotorius
   b) N. trochlearis
   c) N. trigeminus
   d) N. abducens
   e) N. facialis

2. Die Kaumuskulatur wird versorgt vom:
   a) N. trigeminus
   b) N. facialis
   c) N. glossopharyngeus
   d) N. hypoglossus
   e) keinem der genannten

3. Die mimische Muskulatur wird versorgt vom:
   a) N. oculomotorius
   b) N. trigeminus
   c) N. facialis
   d) N. accessorius
   e) keinem der genannten

4. Zu den unwillkürlichen Bewegungen gehören:
   a) Tremor
   b) Paresen
   c) faszikuläre Zuckungen
   d) Athetose
   e) Kauen

5. Zur spastischen Parese gehören:
   a) Kraftminderung
   b) Reflexabschwächung
   c) Tonussteigerung
   d) Tremor
   e) Widerstand gegen passive Bewegungen

6. Physiologische Reflexe sind:
   a) Bizepsreflex
   b) Rossolimo-Reflex
   c) Bauchhautreflexe
   d) Patellarsehnenreflex
   e) Babinski-Reflex

7. Pathologische Reflexe sind:
   a) Trizepsreflex
   b) Kornealreflex
   c) Bauchhautreflexe
   d) Babinski-Reflex
   e) Rossolimo-Reflex

8. Leitung der Sensibilität erfolgt über:
   a) periphere Nerven
   b) Rückenmark
   c) Pyramidenbahnen
   d) Nervenplexus
   e) alle genannten Systeme

9. Parästhesien sind:
   a) Muskelschwäche
   b) Taubheitsgefühl
   c) Mißempfindungen
   d) Reflexveränderungen
   e) keine der genannten Störungen

10. Koordinationsstörungen können bedingt sein durch Schäden im:
    a) Großhirn
    b) Kleinhirn
    c) Rückenmark
    d) peripheren Nerv
    e) sensiblen System

11. Aphasie wird bedingt durch eine Schädigung im:
    a) Großhirn
    b) Kleinhirn
    c) Rückenmark
    d) N. facialis
    e) N. hypoglossus

12. Liquorentnahme kann erfolgen:
    a) zwischen Hinterhauptschuppe und Atlas
    b) im Bereich der Brustwirbelsäule
    c) zwischen 3. und 4. Lendenwirbel
    d) zwischen 4. und 5. Lendenwirbel
    e) über ein Bohrloch im Schädel durch Punktion der Ventrikel

13. Pathologische Bestandteile im Liquor sind:
    a) Meningokokken
    b) Leukozyten
    c) Erythrozyten
    d) Eiweiß
    e) Zucker

14. Die Computertomographie ist eine:
    a) Ableitung der Hirnströme
    b) Röntgenspezialuntersuchung
    c) Untersuchung mit radioaktiven Isotopen
    d) Kontrastmitteluntersuchung
    e) psychologische Testuntersuchung

15. Die Angiographie der Hirngefäße kann erfolgen:
    a) über die A. carotis
    b) über die A. brachialis
    c) über eine Lumbalpunktion

d) durch i.v. Injektion
e) über den Aortenbogen

16. Häufigste Ursache einer Hirndurchblutungsstörung sind:
a) Hirnblutung
b) Embolien
c) Mangeldurchblutung bei Arteriosklerose
d) Gefäßmißbildungen
e) Venenthrombosen

17. Zum Syndrom der spastischen Hemiparese gehören:
a) Kraftminderung
b) Tonussteigerung
c) pathologische Reflexe
d) schlaffe Lähmungen
e) Reflexverlust

18. Die Hemiparese ist mögliche Folge:
a) einer Hirnverletzung
b) einer Rückenmarksverletzung
c) einer Hirnarteriosklerose
d) einer Polyneuropathie
e) eines Hirntumors

19. Enzephalomalazie ist:
a) eine Hirnentzündung
b) eine Hirnerweichung
c) ein Hirntumor
d) eine angeborene Hirnmißbildung
e) ein allgemeines Nervenleiden

20. Als Hirngefäßmißbildungen kommen vor:
a) subdurale Hämatome
b) arteriovenöse Angiome
c) Hirnvenenthrombosen
d) Aneurysmen
e) Embolien

21. Mögliche Hinweise auf einen raumfordernden intrakraniellen Prozeß sind:
a) Stauungspapille
b) Hemiparese
c) Nackensteifigkeit
d) Krampfanfälle
e) Bewußtseinstrübung

22. Zu raumfordernden intrakraniellen Prozessen gehören:
a) Meningiome
b) Glioblastome
c) subdurale Hämatome
d) Luftembolien
e) Hirnmetastasen

23. Zu den Schädel-Hirn-Verletzungen gehören:
    a) Basisfraktur
    b) Commotio cerebri
    c) Fettembolie
    d) epidurales Hämatom
    e) Contusio cerebri

24. Symptome der Commotio cerebri sind:
    a) Bewußtseinsstörung
    b) Amnesie
    c) Krampfanfälle
    d) Hemiparese
    e) Pupillendifferenz

25. Mögliche Folgen einer Contusio cerebri sind:
    a) Hemiparese
    b) Wesensänderung
    c) Querschnittslähmung
    d) Polyneuropathie
    e) Krampfanfälle

26. Mögliche Hinweise auf ein subdurales Hämatom sind:
    a) Bewußtseinstrübung
    b) Pupillendifferenz
    c) Hemiparese
    d) blutiger Liquor
    e) Hirnhautentzündung

27. Das epidurale Hämatom liegt:
    a) im Gehirn
    b) zwischen harter Hirnhaut und Knochen
    c) in der weichen Hirnhaut
    d) unter der Kopfhaut
    e) in der Umgebung der Augen (Brillenhämatom)

28. Komplikationen der offenen Schädel-Hirn-Verletzung sind:
    a) Fettembolie
    b) Liquorfistel
    c) Hirnhautentzündung
    d) Hirnabszeß
    e) Stauungspapille

29. Meningitiden können entstehen durch:
    a) Pilze
    b) Meningokokken
    c) Viren
    d) Spirochäten
    e) Pneumokokken

30. Zum Bild der eitrigen Meningitis gehören:
    a) Zellvermehrung im Liquor
    b) Nackensteifigkeit (Meningismus)
    c) Fieber

d) schlaffe Lähmungen
e) Hirnembolien

31. Beweisend für eine eitrige Meningitis sind:
a) Nackensteifigkeit
b) Bewußtseinstrübung
c) Liquorbefund
d) Lähmungen
e) Krampfanfälle

32. Der Verdacht auf eine tuberkulöse Meningitis wird erhärtet durch:
a) besonders hohe Pleozytose
b) Erniedrigung des Zuckergehaltes im Liquor
c) Blutbeimengung im Liquor
d) Eiweißverminderung im Liquor
e) hohe Blutsenkungsgeschwindigkeit

33. Nichteitrige Meningitiden kommen vor bei:
a) Mumps
b) Meningitis epidemica
c) Poliomyelitis
d) Leptospirosen
e) Parkinson-Syndrom

34. Enzephalitiden können auftreten bei:
a) Endocarditis lenta
b) Masern
c) Lues
d) Herpesinfektionen
e) Hirndurchblutungsstörungen

35. Mögliche Symptome beim Hirnabszeß sind:
a) Stauungspapille
b) Krampfanfälle
c) schlaffe Lähmungen
d) Hemiparese
e) Bewußtseinsstörungen

36. Blutbeimengungen im Liquor können vorkommen bei:
a) subduralen Hämatomen
b) Enzephalomalazien
c) Polyneuropathien
d) Hirnvenenthrombosen
e) Subarachnoidalblutungen

37. Aphasien kommen vor bei:
a) multipler Sklerose
b) Parkinson-Syndrom
c) Hirnkontusionen
d) Alzheimer-Krankheit
e) Zungenlähmung

38. Hinweise auf eine Schädelinnendrucksteigerung sind:
   a) Liquorabfluß aus der Nase
   b) Stauungspapille
   c) Streckkrämpfe
   d) Tremor
   e) Harnverhaltung

39. Eine Angiographie erfolgt bei Verdacht auf:
   a) Meningitis
   b) subdurales Hämatom
   c) Hirnatrophie
   d) Hirntumor
   e) multiple Sklerose

40. Hirnnervenstörungen kommen vor bei:
   a) Meningitiden
   b) Querschnittslähmungen
   c) Schädelbrüchen
   d) Polyneuropathien
   e) multipler Sklerose

41. Zum Zentralnervensystem gehören:
   a) Kleinhirn
   b) Nervenplexus
   c) Rückenmark
   d) Cauda equina
   e) Medulla oblongata

42. Hauptsymptom des Parkinson-Syndroms ist:
   a) der Tremor
   b) die Hypokinese
   c) der Rigor
   d) eine spastische Reflexsteigerung
   e) eine Hypästhesie

43. Zum Parkinson-Syndrom gehören nicht:
   a) Intentionstremor
   b) spastische Lähmungen
   c) Sensibilitätsstörungen
   d) Hypomimie
   e) Blasenstörungen

44. Mögliche Symptome beim Parkinson-Syndrom sind:
   a) schlaffe Lähmungen
   b) Wesensänderung
   c) Aphasie
   d) Blickkrämpfe
   e) Krampfanfälle

45. Wesentliche Bestandteile der Behandlung Parkinson-Kranker sind:
   a) medikamentöse Therapie
   b) Diät
   c) krankengymnastische Übungsbehandlung

d) Elektrotherapie
e) stereotaktische Operationen

46. Spastische Lähmungen können zurückbleiben nach:
a) Plexusschäden
b) Polynewuropathien
c) Parkinson-Syndrom
d) multipler Sklerose
e) Querschnittslähmungen

47. Extrapyramidale Hyperkinesen treten auf bei:
a) Chorea Huntington
b) Poliomyelitis
c) Torticollis dystonicus
d) Athetose
e) Hemiballismus

48. Als Folge frühkindlicher Hirnschäden kommen vor:
a) spastische Lähmungen
b) Krampfanfälle
c) Athetosen
d) Minderbegabung
e) Koordinationsstörungen

49. Die Poliomyelitis ist:
a) eine Erbkrankheit
b) ein degeneratives Leiden
c) eine Virusinfektion
d) eine bakterielle Infektion
e) in ihrer Herkunft bisher ungeklärt

50. Bei der Poliomyelitis kommen vor:
a) Reflexsteigerungen
b) schlaffe atrophische Paresen
c) Hypästhesie
d) Hyperkinesen
e) Krampfanfälle

51. Als Folgen syphilitischer Erkrankungen des Nervensystems kommen vor:
a) Meningitis
b) Hemiparese
c) Querschnittslähmung
d) Krampfanfälle
e) Hirnnervenstörungen

52. Mögliche Hinweise auf eine Tabes sind:
a) Blasenstörungen
b) Pupillenstörungen
c) Reflexsteigerung
d) Ataxie
e) verzögerte Schmerzleitung

53. Bei der Paralyse kommen vor:
    a) Krampfanfälle
    b) Demenz
    c) typische Liquorveränderungen
    d) Hemiparese
    e) Pupillenstörungen

54. Die multiple Sklerose ist:
    a) eine Erbkrankheit
    b) eine Virusinfektion
    c) eine Autoimmunkrankheit
    d) ein degeneratives Leiden
    e) in ihrer Herkunft bisher nicht geklärt

55. Häufige Erstsymtpome der multiplen Sklerose sind:
    a) Doppeltsehen
    b) Blasenstörungen
    c) schlaffe Paresen
    d) Parästhesien
    e) Aphasie

56. Nicht zur multiplen Sklerose gehören:
    a) spastische Lähmungen
    b) Sensibilitätsstörungen
    c) Koordinationsstörungen
    d) Verlust der Eigenreflexe
    e) Optikusatrophie

57. Die multiple Sklerose befällt:
    a) zahlreiche periphere Nerven
    b) Nervenwurzeln
    c) Rückenmark
    d) Kleinhirn
    e) Großhirn

58. Die multiple Sklerose verläuft:
    a) immer tödlich
    b) meist in Schüben mit Restsymptomen
    c) immer günstig bis zur Heilung
    d) bei medikamentöser Behandlung immer günstig
    e) niemals ohne Restsymptome

59. Mögliche Ursachen für eine Rückenmarksschädigung sind:
    a) Wirbelbruch
    b) Enzephalomalazie
    c) Bandscheibenschaden
    d) Polyneuropathie
    e) Fehlbildungen

60. Raumfordernde Prozesse im Wirbelkanal können sein:
    a) Poliomyelitis
    b) epidurale Hämatome
    c) Bandscheibenvorfall

d) spinale Muskelatrophie
e) Rückenmarkstumoren

61. Gefürchtete und häufige Komplikationen der Rückenmarksschädigung sind:
a) Dekubitus
b) Wesensänderung
c) Sensibilitätsausfall
d) Blasenstörungen
e) atrophische Paresen der Beine

62. Zu den wichtigsten Feststellungen bei einer Rückenmarksschädigung gehören:
a) Paresen
b) Aphasie
c) Blasenstörungen
d) Sensibilitätsstörungen
e) Reflexverlust

63. Kaudalähmung bedeutet:
a) Lähmung einzelner Nervenfasern
b) Schädigung des Rückenmarks im Bereich der Brustwirbelsäule
c) komplette Lähmung aller Extremitäten
d) Schädigung des Nervensystems unterhalb des Rückenmarks
e) isolierte Blasenstörung

64. Akute Gefahren für den Querschnittsgelähmten sind:
a) Blasenschädigung
b) Wesensänderung
c) Kontrakturen
d) Dekubitus
e) schlaffe Lähmungen

65. Wichtigste Maßnahmen bei einer akuten Querschnittslähmung sind:
a) Blasenentleerung
b) Hautpflege
c) Lagerung
d) Psychotherapie
e) Einleitung des Rehabilitationsverfahrens

66. Die Syringomyelie kann führen zu:
a) schlaffen atrophischen Paresen
b) Spastik
c) Rigor
d) dissoziierter Empfindungstörung
e) trophischen Störungen

67. Zur amyotrophischen Lateralsklerose gehören nicht:
a) spastische Paresen
b) atrophische Paresen
c) Sensibilitätsstörungen
d) faszikuläre Zuckungen
e) Sehstörungen

68. Die funikuläre Spinalerkrankung kann führen zu:
   a) Parästhesien
   b) Spastik
   c) Ataxie
   d) eitrigem Liquor
   e) psychischen Störungen

69. Zum Bereich des peripheren Nervensystems gehören:
   a) Kleinhirn
   b) Nervenplexus
   c) Rückenmark
   d) Nervenwurzeln
   e) einzelne Extremitätennerven

70. Das Syndrom der peripheren Lähmung ist gekennzeichnet durch:
   a) Muskelschwäche
   b) Muskelschwund
   c) Sensibilitätsstörungen
   d) Abschwächung oder Aufhebung der physiologischen Reflexe
   e) Babinski-Reflex

71. Mögliche Ursache einer Wurzelschädigung sind:
   a) Bandscheibenvorfall
   b) Wirbelsäulenverletzung
   c) Tumor im Wirbelkanal
   d) Intoxikationen
   e) Erbanlage

72. Die Operation eines Bandscheibenschadens ist dringlich:
   a) immer
   b) beim Auftreten von Blasenstörungen
   c) bei sehr ausgeprägten Lähmungen
   d) bei Zunahme der Lähmungen
   e) in Abhängigkeit vom Ausmaß der Schmerzen

73. Der Ort der Wurzelschädigung ist ableitbar aus:
   a) der Verteilung der Paresen
   b) der Verteilung der Sensibilitätsstörungen
   c) dem Röntgenbild
   d) dem Myelogramm
   e) dem Elektromyogramm

74. Ursache für eine Armplexusschädigung sind:
   a) Sturz auf die Schulter
   b) Schnitt- und Stichverletzungen
   c) Entzündungen
   d) Lungentumoren
   e) Geburtsschäden

75. Ursachen, die zur Schädigung einzelner peripherer Nerven führen können, sind:
   a) Druck durch schnürende Verbände
   b) Druck durch falsche Lagerung
   c) falsche Technik bei i.m. Spritzen

d) Rückenmarksprozesse
e) Poliomyelitis

76. Eine Verletzung des N. peronaeus führt zu:
a) Lähmung der Schultermuskulatur
b) Lähmung der Fuß- und Zehenheber
c) Blasenstörungen
d) Sensibilitätsstörungen an Unterschenkel und Fuß
e) pathologischen Reflexen

77. Symptome der peripheren Fazialislähmung sind:
a) Oberlid hängt herab
b) Taubheitsgefühl im Gesicht
c) Stirnrunzeln unmöglich
d) Schwierigkeiten beim Trinken
e) betroffener Mundwinkel hängt herab

78. Mögliche Ursachen für eine Polyneuropathie sind:
a) Alkoholabusus
b) Nikotinabusus
c) Diabetes mellitus
d) Thalliumvergiftung
e) Erkrankung des Rückenmarks

79. Mögliche Komplikationen bei schwerer Polyneuropathie sind:
a) Druckschäden der Haut
b) Gelenkkontrakturen
c) Thrombosen und Embolien
d) Aphasie
e) Krampfanfälle

80. Eine Polyneuropathie ist:
a) immer tödlich
b) unheilbar
c) oft völlig rückbildungsfähig
d) nach einigen Wochen immer abgeklungen
e) in manchen Fällen nur teilweise rückbildungsfähig

81. Wichtige Richtlinien bei der Pflege und Behandlung einer Polyneuropathie sind:
a) Dekubitusprophylaxe
b) Vermeidung jeder Bewegung
c) Thromboseprophylaxe
d) frühzeitige Übungsbehandlung
e) Psychotherapie

82. Symptome einer Myasthenie sind:
a) rasche Muskelermüdbarkeit
b) Augenmuskellähmungen
c) Reflexsteigerungen
d) symmetrische Sensibilitätsstörungen
e) Blasenlähmung

83. Muskeldystrophien sind:
   a) entzündliche Nervenleiden
   b) erbliche Muskelekrankungen
   c) Folgen von Rückenmarksschäden
   d) Folgen von Verletzungen peripherer Nerven
   e) psychosomatische Leiden

84. Zu den häufigsten organischen Nervenleiden gehören:
   a) Neurosen
   b) multiple Sklerose
   c) Parkinson-Syndrom
   d) amyotrophische Lateralsklerose
   e) Wurzelschäden bei Bandscheibenvorfall

85. Meldepflichtige Nervenerkrankungen sind:
   a) multiple Sklerose
   b) Polyneuropathien
   c) Poliomyelitis
   d) Meningokokkenmeningitis
   e) Pneumokokkenmeningits

86. Infektiös bedingte Nervenleiden sind:
   a) Bandscheibenschäden
   b) Paralyse
   c) Poliomyelitis
   d) funikuläre Spinalerkrankung
   e) amyotrophische Lateralsklerose

87. Dissoziierte Empfindungsstörungen kommen vor bei:
   a) Enzephalomalazien
   b) amyotrophische Lateralsklerose
   c) Syringomyelie
   d) Hirnkontusionen
   e) keiner dieser Erkrankungen

88. Dauernde schlaffe Lähmungen kommen vor nach:
   a) Commotio cerebri
   b) multipler Sklerose
   c) Bandscheibenschäden
   d) Kleinhirnerkrankungen
   e) Polyneuropathien

89. Unheilbare Nervenleiden sind:
   a) Meningitiden
   b) amyotrophische Lateralsklerose
   c) Polyneuropathien
   d) Commotio cerebri
   e) Paralyse

90. Die Neurochirurgie befaßt sich mit der Behandlung von:
   a) Bandscheibenschäden
   b) Polyneuropathien
   c) multipler Sklerose

d) intrakraniellen Hämatomen
e) Hirntumoren

91. Welche klinischen Zeichen sprechen für eine Hyperthyreose?
a) Gewichtsverlust
b) Schlafstörungen
c) Tachykardie
d) rote Striae
e) Hypertonie

92. Welche Symptome weisen auf einen Hypophysentumor hin?
a) Visusverfall
b) Akromegalie
c) Diabetes mellitus
d) Exophthalmus
e) Durchfälle

93. Welche Klagen kennzeichnen das Klimakterium?
a) Hitzewallungen
b) Schlafstörungen
c) Metrorhagien
d) Verschwendungssucht
e) Heißhunger

94. Welche Ursachen führen zur vegetativen Entgleisung?
a) chronische Infektionskrankheiten
b) Genuß- und Arzneimittelmißbrauch
c) Schlafentzug
d) Überernährung
e) seelische Konflikte

95. Welche therapeutischen Maßnahmen empfehlen sich bei vegetativen Fehlsteuerungen in ergotroper Richtung?
a) zentrale Stimulation
b) autogenes Training
c) Schwimmen, Rudern, Radfahren
d) Klimakuren im Hochgebirge
e) Konfliktberatung

96. Welche Berufsgruppen gehören zum Rehabilitationsteam?
a) Zahntechniker
b) medizinisch-technische Assistentin
c) Beschäftigungs- und Arbeitstherapeuten
d) Krankenschwestern und -pfleger
e) Psychologen

97. Welche Leistungen im Rahmen der medizinischen Rehabilitation übernimmt die Krankenversicherung?
a) Prothesenversorgung
b) Beschäftigungstherapie
c) Berufsausbildung
d) Sonderschulausbildung
e) Krankengymnastik

98. Welche Aufgaben übernimmt das Arbeitsamt im Rahmen der Rehabilitation?
   a) ärztliche Untersuchung
   b) psychologische Untersuchung
   c) Berufsfindung
   d) Gewährung von Arbeitslosengeld
   e) Vermittlung von Arbeitsstellen im Rahmen des Schwerbehindertengesetzes

99. Welche langfristigen wirtschaftlichen Hilfen kann ein Schwerbehinderter beanspruchen?
   a) Krankengeld
   b) Berufs- und Erwerbsunfähigkeitsrente
   c) Pflegegeld
   d) Lohnfortzahlung
   e) Übergangsgeld

100. Wer berät Behinderte nach Rückkehr in die Familie?
   a) Hausarzt
   b) Gesundheitsamt
   c) Berufshelfer der gesetzlichen Unfallversicherung
   d) Schwerbehindertenvermittler des Arbeitsamtes
   e) Behindertenverbände

A. Der direkte Nachweis einer frischen intrakraniellen Blutung erfolgt durch:
   a) Filmschichtaufnahmen des Schädels
   b) tangentiale Aufnahmen der Schädelkalotte
   c) Computertomographie
   d) Karotisangiographie
   e) digitale Subtraktionsangiographie

B. Schichtaufnahmen des Kopfes entstehen durch:
   a) Filmtomographie (Verwischungstechnik)
   b) Spezialaufnahmen der Schädelbasis
   c) Computertomographie
   d) digitale Subtraktionsangiographie
   e) Kernspintomographie

C. Welches bildgebende Verfahren ist für den Patienten am wenigsten schädlich?
   a) Schädelübersichtsaufnahmen in 2 Ebenen (2 Bilder)
   b) Karotisangiographie (8 Bilder)
   c) Filmtomographie (8 Bilder)
   d) Computertomographie (8 Bilder)
   e) Kernspintomographie (10 Bilder)

D. Das Kontrastmittel zur Myelographie wird injiziert in:
   a) den Ventrikel
   b) den Epiduralraum
   c) den Subduralraum
   d) den Subarachnoidalraum
   e) das Rückenmark

Psychiatrie

1. Der psychiatrische Untersuchungsbefund umfaßt:
   a) körperliche Veränderungen des Kranken
   b) die Familienanamnese
   c) Angaben zur beruflichen Situation
   d) die psychischen Krankheitssymptome
   e) die Ergebnisse der EEG-Untersuchung

2. Psychogene Störungen werden verursacht durch:
   a) Intoxikationen
   b) Vererbung
   c) psychische Erlebnisse und Konflikte
   d) gestörte Organfunktionen
   e) eine bestimmte körperliche Konstitution

3. Die Erkrankungswahrscheinlichkeit für Schizophrenie in der Durchschnittsbevölkerung beträgt:
   a) 5%
   b) 10%
   c) 0,1%
   d) etwa 1%
   e) 20%

4. Bewußtseinsstörungen können vorkommen:
   a) bei der Schizophrenie
   b) bei abnormen Persönlichkeiten
   c) im Rahmen von Epilepsien
   d) bei Hirntumoren
   e) bei neurotischen Störungen

5. Welches sind die Kennzeichen eines Komas?
   a) Abwehrbewegungen und stereotype Reaktionen
   b) tiefe Bewußtlosigkeit mit Areflexie
   c) Bewußtseinstrübung
   d) delirante Unruhe
   e) ausgeprägter Dämmerzustand

6. Was versteht man unter einer Amnesie?
   a) einen zeitlich begrenzten Erinnerungsverlust
   b) einen Zustand der Desorientierung
   c) einen Zustand motorischer Unruhe
   d) eine inhaltliche Denkstörung
   e) einen wahnhaften Einfall

7. Absencen kommen vor:
   a) bei Hirntumoren
   b) bei körperlich begründbaren Psychosen
   c) im Rahmen eines deliranten Syndroms
   d) bei psychogenen Dämmerzuständen
   e) im Rahmen der Epilepsie

8. Unter einer Halluzination versteht man:
   a) eine Überempfindlichkeit gegen Sinnesreize
   b) eine Unterempfindlichkeit gegen Sinnesreize
   c) eine Verlangsamung der Wahrnehmungsvorgänge
   d) eine Wirklichkeitsverkennung
   e) eine Trugwahrnehmung

9. Räumliche Orientierungsstörungen kommen vor:
   a) bei der Hirnarteriosklerose
   b) bei verschiedenen psychosomatischen Erkrankungen
   c) beim Korsakow-Syndrom
   d) bei der Zwangsneurose
   e) bei abnormen Persönlichkeiten

10. Worüber gibt der Intelligenzquotient (IQ) Auskunft?
    a) über die persönliche Belastbarkeit
    b) über die individuelle Konfliktlage
    c) über die Fähigkeit, mit neuartigen Problemen fertig zu werden
    d) über die Persönlichkeitsstruktur
    e) über die Fähigkeit, sich sozialen Situationen anzupassen

11. Welches Symptom ist *nicht* typisch für den Mongolismus?
    a) die Vierfingerfurche
    b) eine Überstreckbarkeit der Gelenke
    c) die schräggestellten Lidachsen
    d) eine familiäre Belastung mit der Störung
    e) eine gute Fähigkeit zur Nachahmung

12. Für die Behandlung des Kretinismus entscheidend ist:
    a) eine motorische Übungsbehandlung
    b) die frühzeitige Verabreichung von Schilddrüsenhormonen
    c) eine rechtzeitige psychotherapeutische Behandlung
    d) die Gabe von Vitaminpräparaten
    e) die Durchführung eines Wahrnehmungstrainings

13. Für eine Lernbehinderung ist *nicht* typisch:
    a) eine reduzierte Fähigkeit zur Abstraktion
    b) eine Verlangsamung der Lernprozesse
    c) eine starke emotionale Unausgeglichenheit
    d) eine eingeschränkte Gliederungsfähigkeit für Lernaufgaben
    e) eine verminderte intellektuelle Leistungsfähigkeit

14. Für das Klinefelter-Syndrom ist *nicht* typisch:
    a) eine normale Begabung
    b) eine Anomalie im Bereich der Körperchromosomen
    c) ein auffälliger Hochdruck
    d) eine weibliche Brustentwicklung
    e) eine deutliche Minderbegabung

15. Welche endokrinen Störungen sind mit Schwachsinn verbunden?
    a) eine Überfunktion der Schilddrüse
    b) eine Überfunktion des Hypophysenvorderlappens
    c) eine Unterfunktion der Schilddrüse

d) eine Unterfunktion der Nebennierenrinde
e) eine Unterfunktion der Keimdrüsen

16. Was versteht man unter einem pathologischen Rausch?
a) einen Zustand der Erregtheit nach sehr hohen Alkoholdosen
b) einen deliranten Zustand nach Einnahme von LSD
c) eine abnorme Reaktion nach suggestiven Erlebnissen
d) einen Dämmerzustand nach Genuß geringer Alkoholmengen
e) eine Reaktion auf Alkoholentzug

17. Welches Symptom gehört *nicht* zum Alkoholdelir?
a) eine leichte bis mäßige Bewußtseinstrübung
b) eine hochgradige motorische Unruhe
c) produktive Symptome (Illusionen, Halluzinationen)
d) eine zeitliche und örtliche Desorientierung
e) Hirndruckzeichen

18. Welches sind die wichtigsten 3 Komplikationen des Alkoholdelirs?
a) ein Herz-Kreislauf-Versagen
b) eine Blasenlähmung
c) eine Pneumonie
d) eine hämorrhagische Enzephalopathie
e) eine sekundär sich entwickelnde Psychose

19. Das Korsakow-Syndrom kommt vor:
a) beim chronischen Alkoholismus
b) bei der Schizophrenie
c) nach langjähriger LSD-Einnahme
d) nach einem Schädel-Hirn-Trauma
e) im Rahmen der Epilepsie

20. Welches Symptom ist *nicht* typisch für die Morphinabhängigkeit?
a) Pupillenverengung
b) Appetitlosigkeit
c) Durchfall
d) Nachlassen der Libido
e) Abmagerung

21. Welches Symptom gehört *nicht* zur chronischen Schlafmittelvergiftung?
a) eine euphorische Grundstimmung
b) Gedächtnisstörungen
c) Bewußtseinseinschränkungen
d) eine Antriebsverlangsamung
e) optische Halluzinationen

22. Unter einer Neurose versteht man:
a) eine Erkrankung, die mit einer Störung der neuralen Bahnen einhergeht
b) eine Erkrankung, bei der das extrapyramidale Nervensystem betroffen ist
c) eine Nervenkrankheit, die mit Lähmungen einhergeht
d) eine seelische Störung, bedingt durch eine Fehlverarbeitung von traumatischen Erlebnissen und Konflikten
e) eine abnorme Persönlichkeitsstruktur

23. Zu den abnormen psychogenen Reaktionen rechnet man:
    a) Explosivreaktionen
    b) Kurzschlußhandlungen
    c) Primitivreaktionen
    d) reaktive Erregungen
    e) Organneurosen

24. Was versteht man unter einer Phobie?
    a) einen allgemeinen schweren Angstzustand
    b) eine abnorme ängstliche Besorgtheit um den eigenen Körper
    c) eine sexuelle Verhaltensabweichung
    d) einen depressiven Zustand
    e) einen gerichteten Angstzustand mit Furcht vor bestimmten Tieren, Orten oder Situationen

25. Der Schwerpunkt der Neurosenbehandlung erstreckt sich auf:
    a) psychotherapeutische Methoden
    b) die Behandlung mit Psychopharmaka
    c) heilpädagogische Maßnahmen
    d) die Verabreichung von Lithium
    e) die Soziotherapie

26. Beim Wahn handelt es sich um:
    a) eine Störung der optischen oder akustischen Wahrnehmung
    b) eine Gedächtnisstörung
    c) eine Affektstörung
    d) eine Verkennung der Umgebung
    e) eine inhaltliche Denkstörung

27. Unter psychosomatischen Erkrankungen versteht man:
    a) seelische Erkrankungen, die durch körperliche Ursachen hervorgerufen werden
    b) körperliche Erkrankungen vermutlich psychischen Ursprungs
    c) neurotische Störungen, die sich auf ein bestimmtes Organ beschränken
    d) körperliche Erkrankungen, die mit Dämmerzuständen einhergehen
    e) hysterische Zustandsbilder mit Manifestation im körperlichen Bereich

28. Welche beiden Erkrankungen rechnet man nicht zu den psychosomatischen Krankheiten?
    a) Asthma bronchiale
    b) Magengeschwür
    c) Colitis ulcerosa
    d) Asthma cardiale
    e) Diabetes mellitus

29. Körperlich begründbare Psychosen kommen vor:
    a) nach schwerem Schädel-Hirn-Trauma
    b) nach Intoxikationen
    c) im Rahmen von Stoffwechselstörungen
    d) bei abnormen Persönlichkeiten
    e) bei Menschen mit einer entsprechenden Disposition

30. Was ist das Kardinalsymptom einer akuten körperlich begründbaren Psychose?
    a) eine Bewußtseinstrübung
    b) eine motorische Unruhe
    c) Halluzinationen
    d) Gedächtnisstörungen
    e) eine Demenz

31. Wodurch unterscheiden sich körperlich begründbare Psychosen von endogenen Psychosen?
    a) durch das Vorliegen körperlicher Befunde bei den ersteren
    b) durch die Bewußtseinstrübung bei den körperlich begründbaren Psychosen
    c) durch das Fehlen von Halluzinationen bei den körperlich begründbaren Psychosen
    d) durch das Fehlen somatischer Befunde bei den körperlich begründbaren Psychosen
    e) durch eine erbliche Verursachung der körperlich begründbaren Psychosen

32. Was versteht man unter einem Durchgangssyndrom?
    a) eine Phase im Verlauf einer Schizophrenie
    b) ein Stadium im Verlauf einer Neurose
    c) eine psychische Funktionsminderung im Rahmen einer körperlich begründbaren Psychose
    d) einen Demenzprozeß nach einer entzündlichen Hirnerkrankung
    e) eine Phase depressiver Verstimmung

33. Ein organisches Defektsyndrom ist gekennzeichnet durch:
    a) eine Demenz
    b) eine Wesensveränderung
    c) stereotype Verhaltensweisen
    d) neurotische Störungen
    e) eine Verlangsamung der psychischen Abläufe

34. Die wichtigsten Ursachen körperlich begründbarer Psychosen sind:
    a) traumatische Schädigungen des Gehirns
    b) entzündliche Erkrankungen des Gehirns
    c) Intoxikationen
    d) Stoffwechselstörungen
    e) funktionelle Organstörungen bei seelischen Konflikten

35. Welches sind die typischen psychischen Erscheinungen einer Hirnarteriosklerose?
    a) eine Affektlabilität
    b) ein Demenzprozeß
    c) eine Vergröberung der Charakterzüge
    d) Merkfähigkeitsstörungen
    e) Zwangssymptome

36. Worauf muß die Schwester (der Pfleger) bei bewußtlosen Patienten achten:
    a) die richtige Lagerung
    b) die Freihaltung der Atemwege
    c) die Kreislaufsituation
    d) die Ausscheidungsfunktionen
    e) Antwortangebote a–d sind richtig

37. Endogene Psychosen sind:
    a) Erkrankungen, die sich auf psychische Konflikte zurückführen lassen
    b) entzündliche Erkrankungen des Gehirns
    c) abnorme Reaktionen auf traumatische Erlebnisse
    d) Folgezustände von Intoxikationen
    e) konstitutionell-genetisch bedingte oder mitbedingte Krankheiten mit Störungen der Realitätsbezüge, der Wahrnehmung, des Denkens und der Affektivität

38. Welche psychiatrische Erkrankung verläuft in Schüben?
    a) die Zyklothymie
    b) manche Formen neurotischer Erkrankungen
    c) körperlich begründbare Psychosen
    d) epileptische Dämmerzustände
    e) schizophrene Psychosen

39. Die Symptome einer endogenen Depression:
    a) sind am frühen Morgen besser
    b) sind abends besser
    c) zeigen keinen tageszeitlichen Wechsel
    d) umfassen oft eine Diarrhö
    e) umfassen oft einen übermäßigen Appetit

40. Eine endogene Depression ist gekennzeichnet durch:
    a) eine Denkhemmung
    b) eine traurige Grundstimmung
    c) Verarmungs- und Minderwertigkeitsgefühle
    d) Selbstmordgedanken
    e) optische Halluzinationen

41. Kennzeichnend für eine Manie ist:
    a) eine gehobene Stimmungslage
    b) eine Vermehrung des Antriebs
    c) eine Geringschätzung der eigenen Person
    d) die Ideenflucht
    e) das Gedankenabreißen und der Gedankenentzug

42. In welcher Altersgruppe kommen Manien am häufigsten vor?
    a) im Kindesalter
    b) um die Pubertät
    c) im mittleren Lebensalter (30–50)
    d) zwischen 60 und 70 Jahren
    e) jenseits des 70. Lebensjahres

43. Welche psychiatrischen Erkrankungen verlaufen in Phasen?
    a) schizophrene Psychosen
    b) die endogene Depression
    c) die endogene Manie
    d) die psychomotorische Epilepsie
    e) die symptomatischen Depressionen

44. Mit Lithiumpräparaten werden behandelt:
    a) schizophrene Psychosen

b) Verhaltensstörungen im Kindesalter
c) epileptische Anfälle
d) endogene Manien
e) manisch-depressive Psychosen

45. Formale und inhaltliche Denkstörungen sind typisch für:
a) körperlich begründbare Psychosen
b) Psychopathien
c) schizophrene Psychosen
d) die Pyknolepsie
e) die Angstneurose

46. Unter Depersonalisation versteht man:
a) eine Entfremdung des eigenen Körpers und des eigenen Seelenlebens
b) eine Veränderung des Charakters
c) eine besondere Variante der Persönlichkeitsstruktur
d) einen intellektuellen Abbau
e) eine Beeinträchtigung der Persönlichkeit durch abnorme Angst

47. Welche Symptome zählt man zu den Persönlichkeitsstörungen?
a) die organische Wesensveränderung
b) Ich-Störungen
c) die Depersonalisation
d) die Imbezillität
e) Wahnvorstellungen

48. Welches sind die beiden wichtigsten Nebenwirkungen der Neuroleptika?
a) extrapyramidal-motorische Erscheinungen (Dyskinesien)
b) die Senkung des Blutdrucks
c) Schlafstörungen
d) Reizleitungsstörungen im Bereich des Herzens
e) die Antriebssteigerung

49. Die Katatonie ist:
a) eine Verlaufsform der endogenen Depression
b) ein Zustand der Antriebslosigkeit nach Schlafentzug
c) ein Dämmerzustand im Rahmen der Epilepsie
d) eine Verlaufsform der Schizophrenie
e) ein vorübergehender Zustand der Antriebssteigerung

50. Im akuten Stadium der Schizophrenie sind folgende Behandlungsmaßnahmen wichtig:
a) die Verabreichung von dämpfenden Neuroleptika
b) evtl. die Heilkrampfbehandlung
c) die Arbeitstherapie
d) in manchen Fällen die Insulinkomabehandlung
e) Berufseingliederungsmaßnahmen

51. In der Arbeitstherapie Schizophrener versucht man:
a) die kreativen Fähigkeiten der Patienten zu fördern
b) die Patienten einer Berufsausbildung zuzuführen
c) die Patienten stufenweise an Leistungsanforderungen anzupassen

d) die Nebenwirkungen der Neuroleptika abzumildern
e) die Patienten von ihrer psychotischen Gedankenwelt abzulenken

52. Neuroleptika haben folgende Wirkungskomponenten:
    a) eine dämpfende Wirkung
    b) eine extrapyramidal-motorische Wirkung
    c) eine appetithemmende Wirkung
    d) eine vegetative Wirkung
    e) eine stimulierende Wirkung

53. Zu den großen epileptischen Anfällen rechnet man:
    a) das Wach-Grand-mal
    b) das diffuse Grand mal
    c) den psychomotorischen Anfall
    d) die Pyknolepsie
    e) das Schlaf-Grand-mal

54. Unter Absencen versteht man:
    a) Dämmerattacken mit motorischen „Krampfzuständen“
    b) kurze Bewußtseinslücken, die mit Rückwärtsbewegungen des Kopfes oder des Oberkörpers einhergehen können
    c) fokale Anfälle ohne Bewußtseinsverlust
    d) altersgebundene Anfälle, die auf die ersten 4 Lebensjahre beschränkt sind
    e) kurze Bewußtseinstrübungen ohne Veränderung der hirnelektrischen Erregbarkeit

55. Altersgebundene epileptische Anfälle sind:
    a) psychomotorische Anfälle
    b) Blitz-, Nick- und Salaamkrämpfe
    c) Impulsiv-Petit-mal-Anfälle
    d) Absencen
    e) Hirnstammanfälle

56. Bei welcher Anfallsform werden ACTH-Präparate angewandt?
    a) bei Absencen
    b) bei der psychomotorischen Epilepsie
    c) beim Impulsiv-Petit-mal
    d) bei BNS-Krämpfen
    e) bei fokalen Anfällen

57. Zu den fokalen Anfällen gehören:
    a) die Absencen
    b) Jackson-Anfälle
    c) die psychomotorische Epilepsie
    d) Halbseitenanfälle
    e) Stammhirnanfälle

58. Welches sind die wichtigsten psychischen Veränderungen im Rahmen der Epilepsie?
    a) die Demenz
    b) die (epileptische) Wesensänderung
    c) der (epileptische) Dämmerzustand
    d) die phobische Reaktion
    e) die ständige Suizidneigung

59. Was ist richtig?
    a) Beim großen epileptischen Anfall sollte man versuchen, durch Festhalten von Armen und Beinen den Anfall zum Stillstand zu bringen.
    b) Man sollte den Kranken so lagern, daß er sich nicht verletzt, aber ihn nicht festhalten.
    c) Durch ein Taschentuch, das man zwischen die Zähne schiebt, kann man einen Zungenbiß vermeiden.
    d) Man sollte noch während des Anfalls ein Antiepileptikum spritzen.
    e) Nach dem Anfall sollte der Kopf des Patienten seitlich gelagert werden, damit er nicht aspiriert.

60. Vorwiegend symptomatische Anfallsarten sind:
    a) fokale Anfälle
    b) Petit-mal-Anfälle
    c) Impulsiv-Petit-mal-Anfälle
    d) diffuse Grand-mal-Anfälle
    e) psychomotorische Anfälle

61. Ursachen für eine symptomatische Epilepsie sind:
    a) traumatische Hirnschädigungen
    b) raumfordernde Prozesse
    c) entzündliche Erkrankungen des Gehirns
    d) schreckhafte Erlebnisse in der frühen Kindheit
    e) Stoffwechselstörungen und Mißbildungen des Nervensystems

62. Was versteht man unter einem Status epilepticus?
    a) eine pausenlose Aufeinanderfolge mehrerer epileptischer Anfälle gleichen Typs
    b) eine konstitutionelle Neigung zu epileptischen Anfällen
    c) eine rasche Aufeinanderfolge verschiedener epileptischer Anfälle
    d) die genaue körperliche und psychologische Untersuchung eines Epileptikers
    e) Antwortangebote b und c sind richtig

63. Die wichtigsten Behandlungsmaßnahmen bei den Epilepsien umfassen:
    a) die medikamentöse Behandlung mit Antiepileptika
    b) die Beratung des Kranken und seiner Familie über die Natur der Erkrankung
    c) die Verabreichung von Vitamin-Kombinationspräparaten
    d) ein absolutes Alkoholverbot
    e) die Vermeidung jeglicher sportlicher Betätigung

64. Was versteht man unter einer frühkindlichen Hirnschädigung?
    a) eine Mißbildung des Groß- und Kleinhirns
    b) eine unspezifische Schädigung des Gehirns durch sehr unterschiedliche Noxen, die zwischen dem 6. Schwangerschaftsmonat und dem Ende des 1. Lebensjahres auf das Gehirn eingewirkt haben
    c) eine entzündliche Schädigung des Gehirns nach dem 2. Lebensjahr
    d) eine Schädigung des Gehirns, die mit körperlichen und psychischen Störungen einhergehen kann
    e) Antwortangebote b und d sind richtig

65. Die meisten Mitarbeiter im Krankenhaus sind zugleich Träger sozialer Rollen. Welches sind die allgemeinen Kennzeichen einer solchen Rolle?
    a) Sie läßt sich von anderen Rollen abgrenzen.

b) Sie ist auf die Rollen anderer Personen angewiesen und abgestimmt.
c) Sie ist unabhängig vom jeweiligen Rollenträger.
d) Sie tritt im Verhalten wenig in Erscheinung.
e) Antwortangebote a bis c sind richtig.

66. Welches sind die wichtigsten Fehler im Umgang mit psychisch Kranken?
a) die Angst vor der Gefährlichkeit der Patienten
b) die Distanzlosigkeit
c) die Vernachlässigung und die Überprotektion
d) das Nichternstnehmen des Patienten
e) alle Antwortangebote treffen zu

67. Schwestern und Pfleger sollten das Gespräch mit dem Patienten suchen. Sie sollten sich aber auch vor Gefahren derartiger Gespräche hüten. Welches sind solche Gefahren?
a) die zu starke psychische Belastung für das Personal
b) die zu starke Betonung von Therapieansprüchen
c) das Hineintragen eigener Probleme in das Gespräch
d) die zu starke Betonung diagnostischer Gesichtspunkte
e) Antwortangebote b bis d sind richtig

68. Welches sind die Kennzeichen des präsuizidalen Syndroms?
a) die ständige Suiziddrohung
b) eine psychische Einengung in allen Lebensbereichen
c) eine Aggressionshemmung, wobei die Aggressionen gegen die eigene Person gerichtet werden
d) Suizidphantasien und Todeswünsche
e) eine familiäre Belastung mit endogenen Depressionen

69. Welche Gruppen von Medikamenten rechnet man zu den Psychopharmaka?
a) Tranquilizer
b) Neuroleptika
c) Hormonpräparate
d) Thymoleptika
e) Psychostimulantien

70. Lithiumpräparate werden angewandt zur Behandlung:
a) von schizophrenen Psychosen mit ausgeprägten Unruhezuständen
b) von schwer einstellbaren Epilepsien
c) von kindlichen Verhaltensstörungen schweren Ausmaßes
d) von manisch-depressiven Psychosen
e) von rezidivierenden endogenen Depressionen

71. Neuroleptika haben folgende Wirkungen:
a) eine antipsychotisch-antischizophrene Wirkung
b) eine schlafanstoßende Wirkung
c) eine extrapyramidal-motorische Wirkung
d) eine stimulierende Wirkung
e) eine blutdrucksenkende Wirkung

72. Was sind Thymoleptika (Antidepressiva)?
a) Psychopharmaka mit antidepressiver Wirkung
b) Psychopharmaka mit stimmungsaufhellender Wirkung

c) Psychopharmaka mit „antischizophrener“ Wirkung
d) Psychopharmaka mit hemmungslösender Wirkung
e) Antwortangebote a, b und d sind richtig

73. Unter Psychotherapie versteht man:
a) die Behandlung seelischer Erkrankungen
b) die Behandlung seelischer Erkrankungen mit psychischen Mitteln
c) die Behandlung psychischer Erkrankungen mit Psychopharmaka
d) die Zusammenfassung einer ganzen Reihe von Behandlungsmethoden, denen die Anwendung psychischer Mittel oder psychologischer Methoden gemeinsam ist
e) Antwortangebote b und d sind richtig

74. Hauptindikationsgebiet für die Psychotherapie sind:
a) die endogenen Depressionen
b) die schizophrenen Psychosen
c) die Neurosen
d) die abnormen Persönlichkeiten
e) die abnormen psychogenen Reaktionen

75. Das hervorstechendste Kennzeichen einer Neurose ist:
a) eine Desorganisation der Persönlichkeit
b) Schuldgefühle
c) die Angst
d) Ernährungsstörungen
e) eine biochemische Störung

76. Welche Psychotherapiemethoden rechnet man zu den stützenden Verfahren?
a) die analytische Psychotherapie
b) die Verhaltenstherapie
c) die Hypnose
d) die Suggestion
e) Antwortangebote a und b sind richtig

77. Zu den aufdeckenden Methoden der Psychotherapie zählt man:
a) die analytische Psychotherapie
b) die Verhaltenstherapie
c) die Hypnose
d) das autogene Training
e) die Narkoanalyse

78. Was versteht man unter Verhaltenstherapie?
a) die direkte Beeinflussung des Verhaltens auf der Grundlage von Lerngesetzen
b) eine Veränderung des Verhaltens durch die Aufdeckung frühkindlicher Konflikte
c) eine Behandlungsmethode, die eine Stärkung des „Ich“ anstrebt
d) eine Behandlungsmethode, die eine Bewußtmachung verdrängter Triebregungen anstrebt
e) eine Behandlungsmethode, die darauf abzielt, unerwünschtes Verhalten abzubauen und erwünschtes Verhalten aufzubauen

79. Die Indikationen des autogenen Trainings umfassen:
    a) psychogene Störungen mit Angstsymptomatik
    b) funktionelle Herzbeschwerden
    c) psychosomatische Erkrankungen
    d) schizophrene Psychosen mit Angstzuständen
    e) hypochondrische Beschwerden im Jugendalter

80. Was versteht man unter Generalisation?
    a) die Kombination mehrerer Behandlungsmethoden
    b) eine wieder behebbare psychische Fehlanpassung
    c) die Übertragung eines Behandlungserfolges von einer Situation auf andere
    d) eine wichtige Gesetzmäßigkeit der Verhaltenstherapie
    e) Antwortangebote c und d sind richtig

81. Welches Ziel verfolgt die Beschäftigungstherapie?
    a) den Patienten wieder an Arbeitsanforderungen anzupassen
    b) schöpferische und gestalterische Impulse im Patienten zu wecken
    c) den Patienten auf höhere Anforderungen wie die der Arbeitstherapie vorzubereiten
    d) Antwortangebot a trifft zu
    e) Antwortangebote b und c treffen zu

82. Was ist richtig?
    a) In der therapeutischen Gemeinschaft versucht man alle Mitglieder dazu anzuhalten, krankhaftes Verhalten besser zu verstehen.
    b) In der therapeutischen Gemeinschaft will man Konflikte und Probleme des einzelnen aufdecken und wie in der Psychoanalyse deuten.
    c) In der therapeutischen Gemeinschaft sollen bei den Patienten diejenigen Situationen gefördert werden, die korrigierende Erfahrungen ermöglichen.
    d) In der therapeutischen Gemeinschaft sollen die gesunden Seiten der jeweiligen Persönlichkeit durch die Gruppe anerkannt und durch entsprechende Reaktionen gefördert werden.
    e) Antwortangebote a, c und d sind richtig

83. Was versteht man unter einer therapeutischen Kette?
    a) die gleichzeitige Kombination verschiedener Behandlungsverfahren
    b) eine spezielle verhaltenstherapeutische Behandlungsmethode
    c) die zeitliche Abfolge verschiedener Behandlungsmethoden im Rahmen eines stufenweise aufgebauten Gesamtkonzeptes
    d) die Nachbehandlung von Patienten in einer Rehabilitationseinrichtung
    e) Angebote a und b sind richtig

84. Bei welchen psychiatrischen Erkrankungen kann eine Entmündigung angezeigt sein?
    a) bei Oligophrenien
    b) bei der Schizophrenie
    c) bei der Angstneurose
    d) bei der manisch-depressiven Psychose
    e) beim Alkoholismus

85. Unter welchen Bedingungen kann einem psychiatrisch Kranken vor Gericht für eine Straftat verminderte Schuldfähigkeit zugesprochen werden?
    a) wenn eine tiefgreifende Bewußtseinsstörung vorliegt

b) bei schwerem Schwachsinn
c) bei phobischen Angstzuständen
d) bei einer Organneurose
e) im Entziehungsstadium bei Sucht

86. Welches sind die wichtigsten im Jugendwohlfahrtsgesetz festgelegten Erziehungshilfen?
    a) die Jugendstrafe
    b) die Erziehungsbeistandschaft
    c) die freiwillige Erziehungshilfe
    d) die Fürsorgeerziehung
    e) die Anwendung des Jugendstrafrechts auch für junge Menschen über 18 Jahren

Antworten auf die Prüfungsfragen

Neurologie:

1: a, b, d
2: a
3: c
4: a, c, d
5: a, c, e
6: a, c, d
7: d, e
8: a, b, d
9: c
10: a, b, c, d, e
11: a
12: a, c, d, e
13: a, c
14: b
15: a, b, e
16: c
17: a, b, c
18: a, c, e
19: b
20: b, d
21: a, b, c, d, e
22: a, b, c, e
23: a, b, d, e
24: a, b
25: a, b, e
26: a, b, c
27: b
28: b, c, d
29: a, b, c, d, e
30: a, b, c
31: c
32: b
33: a, c, d
34: a, b, c, d
35: a, b, d, e
36: b, d, e
37: c, d
38: b, c
39: b, d
40: a, c, d, e
41: a, c, e
42: b
43: a, b, c, e
44: b, d
45: a, c, e
46: d, e
47: a, c, d, e
48: a, b, c, d, e
49: c
50: b
51: a, b, c, d, e
52: a, b, d, e
53: a, b, c, d, e
54: e
55: a, b, d
56: d
57: c, d, e
58: b
59: a, c, e
60: b, c, e
61: a, c, d
62: a, c, d
63: d
64: a, c, d
65: a, b, c, d
66: a, b, d, e
67: c, e
68: a, b, c, e
69: b, d, e
70: a, b, c, d
71: a, b, c
72: b, c, d
73: a, b, d, e
74: a, b, d, e
75: a, b, c
76: b, d
77: c, d, e
78: a, c, d
79: a, b, c
80: c, e
81: a, c, d
82: a, b
83: b
84: b, c, e
85: c, d
86: b, c
87: c
88: c, e
89: b
90: a, d, e
91: a, b, c, e
92: a, b
93: a, b, c, e
94: a, b, c, e
95: b, c, e
96: c, d, e

97: a, b, e
98: a, b, c, d, e
99: b, c
100: a, b, c, d, e

A : ●
B : ●
C : ●
D : ●

Psychiatrie:

1: d
2: c
3: d
4: c, d
5: b
6: a
7: e
8: e
9: a, c
10: c
11: d
12: b
13: c
14: a, b
15: c
16: d
17: e
18: a, c, d
19: a
20: c
21: e
22: d
23: e
24: e
25: a
26: e
27: b
28: d, e
29: a, b, c, e
30: a
31: a, b
32: c
33: a, b, c, e
34: a, b, c, d
35: a, b, c, d
36: e
37: e
38: e
39: b
40: a, b, c, d
41: a, b, d
42: c
43: b, c
44: d, e
45: c
46: a
47: a, b, c
48: a, b
49: d
50: a, b, d
51: c, e
52: a, b, d
53: a, b, e
54: b
55: b, c, d
56: d
57: b, d, e
58: a, b, c
59: b, c, e
60: a, d, e
61: a, b, c, e
62: a
63: a, b, d
64: b, d, e
65: e
66: a, b, c, d, e
67: e
68: b, c, d
69: a, b, d, e
70: d, e
71: a, b, c, e
72: a, b, d, e
73: b, d, e
74: c, e
75: c
76: c, d
77: a, e
78: a, e
79: a, b, c
80: c, d, e
81: b, c, e
82: a, c, d, e
83: c
84: a, b, d, e
85: a, b, e
86: b, c, d

Sachverzeichnis

B

C

E

F

J

K

S

U

V

W

Z